H. Burkhard Dick / Ronald D. Gerste / Tim Schultz

Femtosecond Laser Surgery in Ophthalmology

眼科飞秒激光手术

〔德〕H. 布克哈德·迪克

主　编　〔美〕罗纳德·D. 格斯特

〔德〕蒂姆·舒尔茨

主　审　王勤美

主　译　胡　亮　张丰菊　俞阿勇

天津出版传媒集团

天津科技翻译出版有限公司

著作权合同登记号:图字:02-2019-360

图书在版编目(CIP)数据

眼科飞秒激光手术 / (德)H.布克哈德·迪克(H. Burkhard Dick),(美)罗纳德·D.格斯特(Ronald D. Gerste),(德)蒂姆·舒尔茨(Tim Schultz)主编;胡亮,张丰菊,俞阿勇主译. —天津:天津科技翻译出版有限公司,2023.5

书名原文: Femtosecond Laser Surgery in Ophthalmology

ISBN 978-7-5433-4323-8

Ⅰ. 眼… Ⅱ. ①H… ②罗… ③蒂… ④胡… ⑤张… ⑥俞… Ⅲ. ①外科手术-激光手术 Ⅳ. ①R779.63

中国国家版本馆 CIP 数据核字(2023)第 037388 号

Original title:

Femtosecond Laser Surgery in Ophthalmology by H.Burkhard Dick/Ronald D.Gerste/Tim Schultz

授权单位:Thieme Medical Publishers
出　　版:天津科技翻译出版有限公司
出 版 人:刘子媛
地　　址:天津市南开区白堤路 244 号
邮政编码:300192
电　　话:(022)87894896
传　　真:(022)87893237
网　　址:www.tsttpc.com
印　　刷:天津海顺印业包装有限公司
发　　行:全国新华书店
版本记录:889mm×1194mm　16 开本　15 印张　300 千字
　　　　　2023 年 5 月第 1 版　2023 年 5 月第 1 次印刷
　　　　　定价:168.00 元

译者名单

主　审　王勤美　温州医科大学附属眼视光医院

主　译　胡　亮　温州医科大学附属眼视光医院
　　　　张丰菊　首都医科大学附属北京同仁医院
　　　　俞阿勇　温州医科大学附属眼视光医院

副主译　陆勤康　宁波大学附属人民医院
　　　　韩　伟　浙江大学医学院附属第二医院
　　　　黄锦海　复旦大学附属眼耳鼻喉科医院

译　者　（按姓氏汉语拼音排序）
　　　　陈世豪　温州医科大学附属眼视光医院
　　　　巩倩文　温州医科大学附属眼视光医院
　　　　李嘉文　重庆医科大学附属大学城医院
　　　　梁　刚　云南大学附属医院
　　　　龙克利　青岛眼科医院北部院区
　　　　罗　岩　北京协和医院
　　　　邵　毅　南昌大学第一附属医院
　　　　宋胜仿　重庆医科大学附属永川医院
　　　　文　丹　中南大学湘雅医院
　　　　叶宇峰　浙江省眼科医院杭州院区
　　　　余　野　温州医科大学附属眼视光医院
　　　　张　君　杭州明视康眼科医院
　　　　张　琳　天津市眼科医院
　　　　张　钰　北京大学第三医院
　　　　张立军　大连市第三人民医院
　　　　赵　炜　空军军医大学(第四军医大学)西京医院
　　　　周　胜　中山大学中山眼科中心

秘　书　王宇舟　温州医科大学附属眼视光医院

主编简介

H. Burkhard Dick, MD
Full Clinical Professor and Chairman
Ruhr University Eye Hospital
Bochum, Germany

Ronald D. Gerste, MD
Ophthalmologist, Historian, and Science Writer
North Potomac, Maryland

Tim Schultz, MD, FEBO
Ophthalmologist
University Eye Hospital Bochum
Bochum, Germany

编者名单

Amar Agarwal, MBBS, MS, FRCS, FRCOphth
Professor and Chairman of Ophthalmology
Dr. Agarwal's Eye Hospital Limited
Chennai, India

Jorge L. Alio, MD, PhD, FEBOphth
Professor and Chairman of Ophthalmology
Miguel Hernandez University
Alicante, Spain

María A. Amesty, MD, PhD
Ophthalmologist
Oculoplastic Department
Vissum Corporation
Alicante, Spain

Gerd U. Auffarth, MD, PhD
Professor and Chairman
Department of Ophthalmology
University of Heidelberg
Heidelberg, Germany

Dimitri Azar, MD, MBA
Executive Dean and Professor
University of Illinois
Chicago, Illinois

Surendra Basti, MD
Professor of Ophthalmology
Northwestern University Feinberg School of Medicine
Chicago, Illinois

Juan F. Battle, MD
Ophthalmologist
Bascom Palmer Eye Institute
Miami, Florida

Marcus Blum, MD
Ophthalmologist
Helios Klinkum Erfurt
Erfurt, Germany

Mark Cherny, MD
Opthalmologist
Catatact Clinic of Victoria
Caulfield, Australia

Efekan Coskunseven, MD
Ophthalmologist
Dunyagoz Hospital Group
Istanbu,l Turkey

Zachary Davis, MS
Ophthalmologist
Florida International University
Centerport, New York

Alois K. Dexl, MD
Ophthalmologist
Neumarkt Eye Institute
Neumarkt am Wallersee, Austria

H. Burkhard Dick, MD
Director
University Eye Clinic
Chair of Ophthalmology
University of Bochum
Bochum, Germany

Joshua R. Ford, MD
Ophthalmologist
Department of Ophthalmology
Tulane University
New Orleans, Louisiana

Branka Gavrilovic
Research Assistant
Department of Ophthalmology
University of Heidelberg
Heidelberg, Germany

Ronald D. Gerste, MD
Ophthalmologist, Historian, and Science Writer
North Potomac, Maryland

Günther Grabner
Professor of Ophthalmology
University Eye Clinic
Paracelsus Medical University
Salzburg, Austria

Dilraj Singh Grewal, MD
Associate Professor
Duke Eye center, Department of Ophthalmology
Duke University
Durham, North Carolina

Joelle Hallak, MS, PHD
Assistant Professor and Executive Director
Ophthalmic Clinical Trials and Translational Center
Department of Ophthalmology and Visual Science
University of Illinois
Chicago, Illinois

Soosan Jacob, MS, FRCS, DNB
Director and Chief
Dr. Agarwal's Refractive and Cornea Foundation
Senior Consultant, Cataract, and Glaucoma Services
Dr. Agarwal's Group of Eye Hospitals
Chennai, India

Anastasios John Kanellopoulos, MD
Professor of Ophthalmology
Laservision.gr Eye Institute
Athens, Greece

Mateusz Mariusz Kecik, MD
Hopitaux Universitaires De Geneve – Clinique D' ophtalmologie
Cleveland Clinic- Cole Eye institute
Acacias, Switzerland

Clare Kelliher, MD
Ophthalmologist
The Krieger Eye Institute
Philadelphia, Pennsylvania

Sumitra S. Khanelwal, MD
Ophthalmologist
Baylor College of Medicine
Cullen Eye Institute
Houston, Texas

Ronald R. Krueger, MD, MSE
Professor of Ophthalmology
Cleveland Clinic Lesner College of Medicine
Western Reserve University
Cole Eye Institute
Cleveland, Ohio

Douglas D. Koch, MD
Professor and Allen, Mosbacher, and Law Chair in Ophthalmology
Cullen Institute
Baylor College of Medicine
Houston, Texas

Samuel Masket, MD
Clinical Professor
David Geffen School of Medicine
UCLA, Stein Eye Institute
Los Angeles, California

Sarah Moussa, MD
Ophthalmologist
Paracelsus Medical University
Salzburg, Austria

Rozina Noristani, MD
Ophthalmologist
University Eye Hospital Bochum
Bochum Germany

Ioannis G. Pallikaris, MD, PhD
Ophthalmologist
Dunyagoz Hospital Group
Istanbul, Turkey

J. Bradley Randleman, MD
Professor of Ophthalmology
Keck School of Medicine of USC
USC Roski Eye Institute
Los Angeles, California

Timothy V. Roberts, MBBS, MMed, FRANZCO, FRACS, GAICD
Ophthalmologist
University of Sydney
Sydney, Australia

Onurcan Sahin, Mr-BSc, MSc
Dunyagoz Hospital Group
Instanbul, Turkey

Craig S. Schallhorn, MD
Ophthalmologist
Naval Medical Center San Diego
San Diego, California

Steven C. Schallhorn, MD
Ophthalmologist
University of California San Francisco
San Francisco, California

Merita Schojai, MD
Ophthalmologist
University Eye Hospital Bochum
Bochum, Germany

Tim Schultz, MD, FEBO
Ophthalmologist
University Eye Hospital Bochum
Bochum, Germany

Wendell Scott, MD
Ophthalmologist
Mercy Eye Specialists
Springfield, Missouri

Georg Schüle, PhD
Senior Associate Research Fellow
Abbot Medical Optics
Sunnyvale, California

Walter Sekundo, MD
Professor
University Eye Hospital
Marbug, Germany

Stephen G. Slade, MD
Ophthalmologist
Slade & Baker Vision
Houston, TX

Huek-Soo Son, MD
Ophthalmologist
Department of Ophthalmology
University of Heidelberg
Heidelberg, Germany

Rushi K. Talati, MD, MBA
Research Assistant
Department of Ophthalmology, Northwestern University
Feinberg school of medicine
Chicago, Illinois

Suphi Taneri, MD
Ophthalmologist
University Eye Hospital Bochum
Bochum, Germany

William B. Trattler, MD
Ophthalmologist
University of Miami Hospital
Miami, Florida

Alfredo Vega, MD, PhD
Ophthalmologist
Vissum Cornea Department
Alicante, Spain

Urs Vossmerbaeumer, MD, PD, MSc, FEBO, DIU
Head, Division of Cataract and Refractive Surgery
Department of Ophthalmology
University of Mainz, Germany
Mainz, Germany

O. Bennett Walton IV, MD, MBA
Ophthalmologist
Slade & Baker Vision
Houston, Texas
Atlanta, Georgia

Heather M. Weissman, MD
Ophthalmologist
Atlanta Ophthalmology Associates
Atlanta, Georgia

Liliana Werner, MD, PRD
Associate Professor of Ophthalmology and Visual Sciences
PRD A. Moran Eye Center
University of Utah
Salt Lake City, Utah

Peter Wei- Ju Wu, MD
Ophthalmologist
Cornea and External Disease
Kaiser Permanente
Sacramento, California

Nilufer Yesilirmak, MD
Ophthalmologist
Bascom Palmer Eye Institute
Miami, Florida

Sonia H. Yoo, MD
Professor of Ophthalmology
Bascom Palmer Eye Institute
University of Miami Miller School of Medicine
Miami, Florida

中文版序言

进入20世纪以来，屈光手术技术经历了飞速的发展和创新，其中最具创新的一项技术当属飞秒激光，它引领着屈光手术迈向了“无刀时代”。近年来，随着对飞秒激光技术理解的进一步加深，以及技术的进一步革新，飞秒激光辅助的角膜移植术、角膜基质环植入术、角膜胶原交联术、白内障手术，甚至是眼后节手术的积极开展与推广又使人们更加重视飞秒激光技术在科学、生物学、医学方面的应用和进展。本书对该项技术在眼科多个方面的应用提供了全方位的视角。来自该领域著名的国际专家和学者对该项技术在眼科领域的最新进展和未来发展趋势做了一个清晰的介绍。从眼表到眼内，再到眼底；从飞秒激光技术的原理、仪器设备到手术操作的细节、注意点；从飞秒激光可能引起的并发症到对未来进一步发展的展望均进行了细致入微的阐述。

本书共29章，由胡亮教授牵头的屈光、视光、角膜、白内障等领域知名一线专家组成的译者团队所翻译，他们为本书在国内的出版付出了辛勤的汗水。本书内容丰富，与临床实际紧密结合，是一本具有临床实践指导意义的飞秒激光技术教科书。此外，在译者团队的努力下，本书翻译上力求“信、达、雅”的境界，为我国读者所理解和接受奠定了基础。本书能为眼科医生提供有益参考，并提升眼科医生的手术水平，这也是诸多眼科医生所殷切希望的。

胡亮教授嘱我为本书写序，希望能和广大眼科同仁们共同努力和进步，为推动眼科事业继续不断蓬勃发展贡献自己的一份绵薄之力。

瞿佳

2023年1月　温州

中文版前言

自20世纪60年代，激光技术首次被应用到医学领域以来，已被引入并应用到多种专业来治疗各种疾病，尤其是在眼科专业。从眼前节到眼后节，激光技术都在越来越多的诊疗过程中发挥着不可替代的作用。而飞秒激光技术的革新与应用更是为眼科多个领域的解决方案提供了新的视角。飞秒激光技术的低能量、高精度、超高频脉冲的特点使其在提升手术的安全性、有效性方面具有独特的优势，也使得飞秒激光技术在未来仍有着极大的应用前景和发展潜能。

由H. Burkhard Dick、Ronald D. Gerste和Tim Schultz三位教授主编的《眼科飞秒激光手术》采用简洁、精练的语言，简明、流畅的形式，从飞秒激光在屈光手术、角膜移植、白内障手术等的实际应用，到该项技术在眼科领域的最新进展和未来发展趋势，对飞秒激光技术做了一个清晰、全面的介绍。多位来自该领域的国际专家和学者也通过本书首次分享了自己的经验。本书中文版秉承了原版简明、流畅的理念，希望能不负读者的期望。同时，希望本书可为中国眼科手术医生提供有益参考。

在此，我要特别感谢本书所有的译者及出版社所有的工作人员，是他们的严谨工作、辛勤付出才使得本书得以顺利出版。因译者专业水平和语言能力有限，不当之处恳请各位读者指正。

温州医科大学附属眼视光医院

2022年12月

序　言

在过去的10年中，飞秒激光在眼前节手术中的应用呈指数级增长。我将飞秒激光视为极其精确的可以直接切割任何透明组织的手术刀。其可以手动聚焦，更常见的是在成像系统（如光学相干断层扫描）的控制下驱动计算机引导系统来聚焦。每一位做过YAG激光囊膜切开术的眼科医生都了解飞秒激光的工作原理。通过这两类聚焦方式，大量的能量被聚焦到一个微小的空间，导致光学击穿。同时释放出迅速膨胀的自由电子云，产生声波冲击，导致周围组织的光破坏。虽然在焦点中心产生非常高的温度，但它们发生在如此小的区域，以至于周围组织不会产生光凝。这就像往组织中投放微小而精确聚焦的深水炸弹一样，可能会产生气泡，这也有助于沿着板层平面解剖组织，如在角膜中那样。

YAG激光器和飞秒激光器都使用波长接近1053nm的红外光。传统的YAG激光器和新的飞秒激光器之间的区别在于脉冲的持续时间。YAG激光器的光击穿时间超过10^{-9}秒，而飞秒激光的光击穿时间比它短100万倍，也就是10^{-12}秒。光在1飞秒内仅传播0.3μm。这种非常精细的在焦点产生的光破坏可以非常精确地进行切割，并将周围组织的损伤降至最低。飞秒激光手术后有一个典型的愈合反应，但当利用较低的能量和紧密的光斑模式时，这种愈合反应可以被最小化，从而产生非常光滑的界面，并减少组织中典型切口所伴随的瘢痕和角膜上皮下的雾状混浊。

自20世纪90年代初Ron Kurtz博士首次在密歇根大学研究飞秒激光领域的潜力以来，创新周期的魔力，以及才华和好奇心与大量资本相结合，已经在飞秒激光领域发挥了25年的作用。与之前一样，这项技术及其应用呈指数级增长。飞秒激光凭借其在LASIK中精确的角膜瓣制作能力和在SMILE中精确的基质透镜制作能力，彻底改变了角膜屈光手术。角膜手术医生还将飞秒激光应用于各种形式的角膜移植术，甚至发现其在角膜胶原交联术中的作用——基质内染色。最近批准的治疗老花眼的角膜基质透镜植入需要非常光滑的界面，最好用飞秒激光创建。白内障手术医生已经学会了精细切口的切割，包括用于治疗散光、远视和近视的穿透性和切口松解切开术，其能在常规或复杂的白内障患者中进行尺寸、形状、中心定位接近完美的撕囊术，并进行劈核，甚至术中的后囊切开术也是可能的，从而我们可以开发新的创新型人工晶状体。这些人工晶状体可以更好地居中，倾斜度更小。青光眼手术医生也应用了飞秒激光，并且可以用高渗溶液使巩膜暂时透明。更令人惊讶的是，自然晶状体的径向松弛切口在增强自然调节方面展现出前景，并且丙烯酸人工晶状体的功效可以在手术后通过飞秒激光来调整。

当然，飞秒激光仍然存在技术挑战和潜在的并发症，希望通过应用这一先进技术造福患者的手术医生需要该领域权威机构不断更新的高质量信息。对我们大有裨益的是，飞秒激光临床应用领域的世界领导者H.Burkhard Dick博士汇集了一群杰出的作者，撰写了《眼科飞秒激光手术》一书。本书内容全面，具有时代性和权威性。我鼓励每一位希望在实践中应用飞秒激光的眼前节外科医生都拥有这本书并仔细阅读，并将其放在手边以备参考。

Richard L. Lindstrom, MD

前　言

激光——几乎没有任何其他术语能像激光一样激发患者的幻想，这个术语带有科幻小说的味道，似乎提供了任何寻求医疗帮助的人所渴望的一切：精确度、安全性、良好的甚至绝对的治愈机会，最重要的是，没有疼痛。外行人对红光、绿光或其他颜色奇特光束的良性力量的信任几乎是无限的，几乎每天在所有医学学科的谈话室里都会听到这样一个问题："但是，医生，你可以用激光做到这一点，不是吗？"

这是一件好事。对于多种适应证，答案是肯定的。自从1962年皮肤科医生Leon Goldman首次使用（红宝石）激光去除不想要的文身，并很快去除同样不想要的胎记，最后去除黑色素瘤，这项技术就已经被引入许多专业领域并得到了空前的丰富，从皮肤科和泌尿科到最重要的眼科领域。激光被用来治疗各种病症。如果没有激光，现代眼后节的治疗是不可想象的。

然而，一场真正的革命发生在眼前节。飞秒激光已经成为真正的游戏规则改变者，首先是在角膜屈光手术中，其被引入LASIK中用于制作角膜瓣。然后，从2008年开始，飞秒激光被用于白内障手术。在工业化国家，白内障手术是开展最多的侵入性手术，远远超过植入人工髋关节和膝关节，以及切除发炎的阑尾和胆囊的手术。在一些国家，只有拔牙的数量可能超过人工晶状体植入的数量。如今的常识是：白内障手术永远是屈光手术。飞秒激光保证了无与伦比的精确度，尤其是在进行囊膜切开时；其似乎是安全的，有时可能比传统的超声乳化手术更安全（关于内皮细胞丢失的研究似乎证明了这一点）——提到超声乳化，飞秒激光可能会在许多情况下使超声应用变得多余。

飞秒激光辅助白内障手术（LCS）真正吸引人的是什么？我们拥有了一个真正的普遍适用的方法。这是一项几乎惠及所有人的技术，因为其高精确度、安全性及在经验丰富的手术医生手下的出色结果。传统上被认为有困难的患者现已经成功地得到了治疗，如那些患有膨胀性白内障、具有角膜状况和患有特殊病理者，如马方综合征的患者。

飞秒激光在眼科的应用无疑是一项正在进行的工作。科学家和临床医生们开发新的应用程序、收集数据和分享经验。在飞秒激光技术被引入角膜屈光手术近20年并且第一次用于进行白内障手术不到10年后，广泛概述其在眼科中的地位、提供的机会和带来挑战的时机已经成熟。

从角膜的基础物理到屈光和治疗，再到激光白内障手术的不同方面，我们非常荣幸地与本书所涉及的不同领域的专家合作。他们中的一些人是真正的先驱，是世界上第一个完成他们将要在此对读者讲述的事物的人。我们感谢所有这些杰出的贡献者，就像我们感谢Thieme的出版专业人员一样。希望本书在读者的日常实践中有用，并最终使我们所有人（临床医生、科学家、作者和编辑）最关心的人——我们的患者受益。

H. Burkhard Dick, MD, PhD
Ronald D. Gerste, MD, PhD
Tim Schultz, MD

致谢

感谢以下医学专业人士，感谢他们的建议和贡献。以下按姓氏汉语拼音排序。

陈晓萌	浙江工业大学
程　丹	温州医科大学附属眼视光医院杭州院区
邓晓妤	宁波大学附属人民医院
狄　宇	北京协和医院
方石峰	大连市第三人民医院
傅　雪	重庆医科大学附属大学城医院(第四临床学院)
傅秋满	中南大学湘雅医院
高蓉蓉	温州医科大学附属眼视光医院
龚　宇	重庆医科大学附属大学城医院(第四临床学院)
何笑英	浙江大学医学院附属二院眼科中心
胡　悦	重庆医科大学附属大学城医院(第四临床学院)
黄铠妍	温州医科大学附属眼视光医院
黄秀旗	重庆医科大学附属大学城医院(第四临床学院)
来凌波	首都医科大学附属北京同仁医院眼科中心
李　华	重庆医科大学附属永川医院
李　玉	首都医科大学附属北京同仁医院眼科中心
刘　立	重庆医科大学附属大学城医院(第四临床学院)
刘　玲	重庆医科大学附属永川医院
陆天昊	温州医科大学附属眼视光医院
吕晓彤	首都医科大学附属北京同仁医院眼科中心
罗　丽	重庆医科大学附属永川医院
秦　爽	重庆医科大学附属大学城医院(第四临床学院)
秦　宇	云南大学附属医院眼屈光中心
覃　珂	重庆医科大学附属大学城医院(第四临床学院)
任阅诚	温州医科大学附属眼视光医院
宋彦锋	首都医科大学附属北京同仁医院眼科中心
苏　蒙	台州眼视光医院
孙明甡	首都医科大学附属北京同仁医院眼科中心
孙怡然	温州医科大学附属眼视光医院

唐晓兰	重庆医科大学附属永川医院
王丽雯	大连市第三人民医院
魏　红	南昌大学第一附属医院
吴文静	首都医科大学附属北京同仁医院眼科中心
徐玉珊	首都医科大学附属北京同仁医院眼科中心
许梦尧	首都医科大学附属北京同仁医院眼科中心
杨倩颖	重庆医科大学附属永川医院
袁琳慧	大连市第三人民医院
张　程	重庆医科大学附属永川医院
张冬梅	重庆医科大学附属永川医院
张嘉播	山东第一医科大学附属青岛眼科医院
张丽芳	宁波大学附属人民医院
赵　检	温州医科大学附属眼视光医院
周开晶	温州医科大学附属眼视光医院

目录

第 1 章

飞秒激光技术的理论基础

Georg Schüle

摘　要

眼屈光间质可以透光的独特性质，使得激光技术在眼科得以广泛应用。飞秒激光作为典型代表，可在透过且不损伤眼表的前提下，直接对角膜或晶状体组织实 p 现精准切割。

关键词

激光与组织的相互作用；飞秒激光；等离子体的形成；空化气泡

1.1 激光与组织的相互作用

激光作为物理学中诞生的新型光，一经问世就推动各行各业实现了巨大飞跃，医学就是率先获益的学科之一。其中眼科学，作为研究机体唯一具有透光性器官的学科，在 1961 年(首台激光器诞生的次年)开创了激光技术在医学应用的先河。为了能够让激光技术更好地服务于医疗，了解激光与生物组织间相互作用的理论基础，优化定制激光参数至关重要。根据光照时间(激光脉冲持续时间)和辐射照度(单位面积下的光照功率)的不同，通常可以把激光与组织间相互作用机制分为四大类(图 1.1)。

当外界光源的光照时间和辐射照度符合图 1.1 对应范围，就会在作用区产生相应的光诱导组织效应。

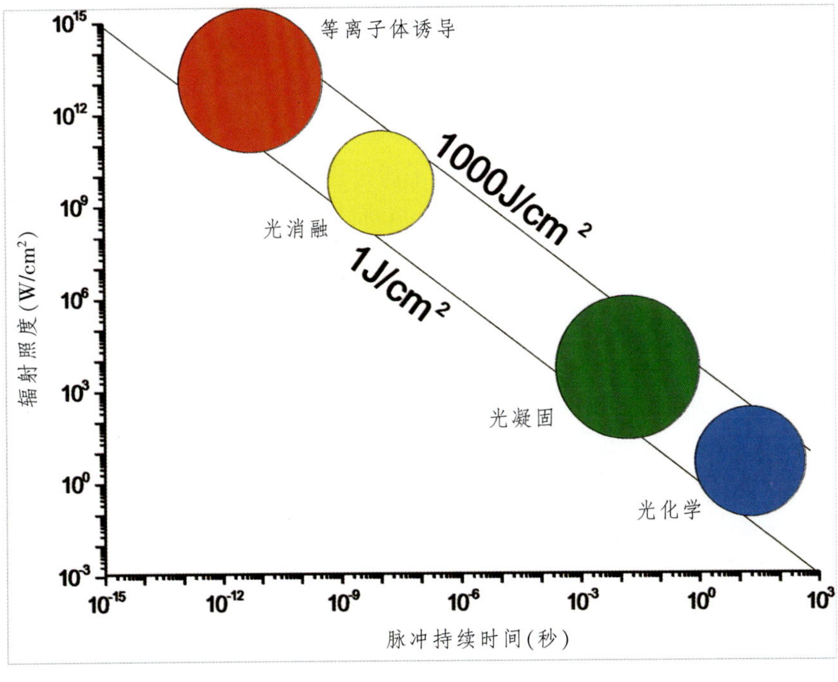

图 1.1　脉冲持续时间-辐射照度图，概括了激光与组织间相互作用的基本机制。在双对数曲线中，横坐标为脉冲持续时间，纵坐标为辐射照度，两条斜线分别表示 1J/cm² 与 1000J/cm² 时的恒定能量流。四个圆形区覆盖了四类不同作用的参数参考范围（边界非绝对鲜明）。

1.1.1 光化学

光化学也叫光化，发生于长时间(数秒以上)、低强度的光照条件下。其机制是光能直接被组织吸收，使组织内分子从基态受激跃迁到激发态，但激发态的分子不稳定，会自发迁回基态，在这一过程中，化学键断裂或形成新键，继而形成新的产物。分子键的能量为 3~9eV(电子伏)刚好相当于 138~410nm 波长单光子的光能。因此，紫外线很容易与组织产生光化，如皮肤晒伤。在眼科临床中，角膜交联技术[1]就是使用辐射照度为 mW/cm^2 量级的紫外发光二极管与光致聚合物质产生光化，通过调整光照时间获得期望的反应程度。而光动力疗法[2]是使用红光诱导的光化，被用于治疗新生血管。

1.1.2 光凝

光凝[3]发生于光照时间为数亚毫秒至数秒的低强度(10W/cm^2 量级)的光照条件下。其机制是光能在组织的线性吸收过程中，将光能直接转换成热能使组织局部温度升高，进而引起蛋白变性或酶失活的光热效应。机体的主要光能吸收组织，包括水(红外光谱)、黑色素(宽光谱)、血红蛋白(可见光谱)和蛋白质(远紫外光谱)。在眼科临床中，可以根据靶组织通路上所含色素物质的不同，选择相应光谱的光源，使光能穿透到目标深度并作用于靶组织。在应用时，还需要关注组织对光能的吸收率。避免因过度吸收后向外热扩散引起光照区域外的组织热损伤。光凝在眼科的应用有视网膜光凝、氩激光小梁成形术[4]和激光热角膜移植术[5]。

1.1.3 光消融

光消融，发生于脉冲持续时间小于靶组织热弛豫时间 T_r 时。热弛豫时间 T_r 指在激光穿透深度 μ_a 范围内，50%峰值温度向外扩散所需的时间，也就是峰值温度降低一半所需的时间，计算公式为：

$$T_r=\frac{\mu_a^2}{4\kappa}$$

κ 表示组织的热弥散度。

机制是在中等辐射照度下，使光能局限于靶组织区，表现局部的加热膨胀，由于邻近组织还未接收到热能的传输，但靶组织区热膨胀过程已经完成，从而在两者间产生机械剪切力，形成组织的机械消融。该过程的优势在于消融的高精准性，以及仅发生共价键断裂而组织没有坏死。这是光消融可用于角膜屈光手术(PRK 和 LASIK)[6]的主要原因。通过参数为 193nm 波长、6.4eV 光能的紫外光实现单分子光分离效应，同时，被分离的组织在吸收光子提供动能的驱动下，弹离组织表面。由于观察到单脉冲消融深度超过了光穿透深度，推测除光消融外还应与组织间的物理性机械撕脱有关。

1.2 等离子体诱导消融

光化、光凝和光消融这三类前文中描述的激光与组织间相互作用，有一个共同特点，就是严格依赖于组织固有色素物质对激光光能的线性吸收，对无色素物质的透明组织无效。而等离子体诱导消融不受此限制，激光可通过非线性吸收在局部产生光能自吸收体。这种非线性吸收是一个多步骤过程，下文将分步给予阐述。

1.2.1 等离子体的形成

激光诱导等离子体的形成的根源是非线性电离，即多光子电离和雪崩电离共同作用下生成准自由电子[7](图 1.2)。首先，可将超高峰值功率的飞秒或纳秒激光聚焦，获得高密度光能。在高密度光能下，电子可从相对稳定且排列紧密的价带受激吸收后跃迁到导带成为自由电子。其中单电子完成跃迁的 6.5eV，约需要吸收 6 个以上光子能量。因为波长为 1064nm 的单光子能量仅 1.17eV。随后，进入导带的自由电子进一步吸收光能，其临界能大约是价带能量的 1.5 倍。达到临界能的电子通过逆韧致吸收，释放部分能量用于碰撞电离，激发另外一个电子跃迁进入导带，使得导带上的自由电子数实现倍增。只要光子充足，这个倍增自由电子的步骤就会持续进行，形成雪崩链式反应，直至达到临界自由电子密度。至此，形成等离子体。由于聚焦区光子密度高，等离子体甚至可以在无色素的透明介质中通过产生自吸收体而获得 (图 1.2)。当等离子体形成后，光能吸收率会急剧增加，使光能几乎不再透过。

在上述级联反应中，等离子体的形成恰好位于激光焦点，也就是光密度最高区。其中，等离子体形成阈

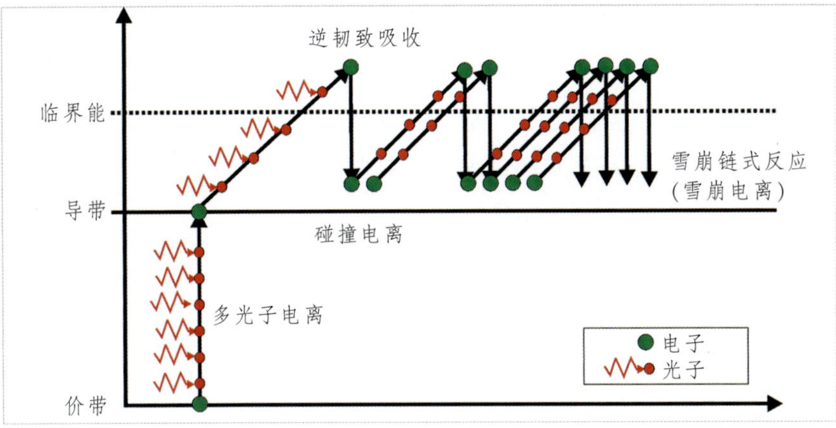

图 1.2　多光子电离级联反应形成等离子体示意图。

值所需的光密度,因激光的脉冲持续时间和焦点直径而不同。比如,用于晶状体后囊膜截开的纳秒激光[8],脉冲能量需要毫焦耳级;对于皮秒激光,脉冲能量可降到数十微焦耳级;而用于角膜屈光手术的飞秒激光,脉冲能量仅需亚微焦耳级[9]。

1.2.2 冲击波和空化气泡

在激光焦点区,生成的等离子体将通过逆韧致吸收充分吸收激光脉冲的后续能量,并将其转移到靶组织用于升温。由于激光脉冲持续时间短,势必小于靶组织热弛豫时间,则焦点区热能高度聚集,导致靶组织过热。此外,等离子体形成时发生的超音速膨胀会形成高压冲击波,这种冲击波的拉伸应力超过组织的抗拉强度,进而形成空化气泡。空化气泡的直径与等离子体中储存的能量多少有关。换句话说,等离子体的形成阈值所需的能量越大,形成的空化气泡直径也越大。从纳秒激光的毫焦耳级降到皮秒激光的数十微焦耳级再降到飞秒激光的亚微焦耳级,空化气泡直径可以从 1~2mm 缩小到 200~500μm 再缩小到 30μm。值得注意的是,激光等离子体诱导消融的精度受限于空化气泡的直径,而非等离子体直径。

等离子体诱导消融的主要步骤以及不同激光脉冲持续时间与生成相应空化气泡直径间的关系如图 1.3 所示。

根据临床应用中不同需求精度,可对激光器参数进行选择以获得相应的空化气泡直径,从而在不损伤相邻组织的情况下,实现靶点位精准定位“爆破”。进而,在二维平面内通过邻近点不断“爆破”生成空化气泡,可辅助实现组织的板层分离。再进一步,将定位系统扩展到三维层面,可实现任何形状的“切割”。为确保该过程能精准完成,扫描时间不宜过长,需要辅以高频激光系统。

在眼科临床的应用中,后囊膜截开[8]以往通过纳秒激光器手动瞄准下单点发射完成。如今,该过程可通过发射频率为 10 万赫兹或数兆赫兹的飞秒激光器在短时间内完成。

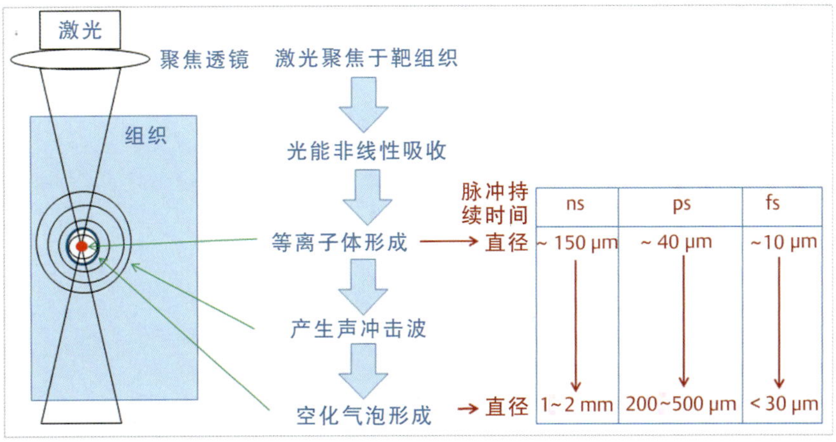

图 1.3　等离子体诱导消融流程图以及不同激光脉冲持续时间与生成相应空化气泡直径间的关系。

1.3 系统注意事项

1.3.1 激光安全性

激光系统发射频率的提升需要不断攻克多项技术难题,然而,即使忽略所有技术限制,也必然会受到激光安全性的限制。因为即使处于理想状态,激光能量也不可能全在焦点处被吸收,势必会有部分光能引起焦点后组织的副作用。更何况现实中,光介质中总会伴有不同程度的不均匀,降低激光的聚焦程度,延缓等离子体的形成,使更多的光能作用于焦点后组织,从而加重副作用。在眼科临床中,这就关系到视网膜、虹膜或角膜的安全极限。受 ISO 15004、IEC 60825 和 ANSI Z136 的监管,所有激光系统都需要先符合安全极限。

1.3.2 数值孔径

数值孔径(NA)是定量描述激光光斑大小的光学参数,用以衡量光学系统可聚焦光线角度范围的指标,属于无量纲数(没有单位的物理量)。NA 是除脉冲持续时间外另一个重要参数,除了影响前面描述过的等离子体形成阈值能量、空化气泡直径和效果精准性外,还影响焦点形态的纵横比。在临床应用时,应加以考量和优化。NA 的计算式为:

$$NA=n\times\sin\theta$$

公式中 n 是激光聚焦时经过介质的折射率,θ 是可聚焦的最大光锥的半角。则激光聚焦光斑直径可以近似表示为:

$$D\cong\frac{2\times\lambda}{NA X\pi'}$$

公式中 λ 为激光波长,D 为激光聚焦光斑直径(表示激光强度降至峰值强度 13.5%的范围)。

聚焦光斑的轴向延伸距离称为瑞利范围 b (表示沿激光行进方向上,激光强度降至峰值强度 50%的轴向距离),计算公式为:

$$b=\frac{\pi\times D^2}{2\times\lambda}$$

图 1.4 以 1μm 波长的激光为例 (几乎覆盖了所有飞秒激光器),描述数值孔径与 D 和 b 的对应关系。

1.3.3 光束纵横比

光束纵横比顾名思义,就是焦点长度与焦点宽度的比值。当数值孔径改变时,光束纵横比会出现相应的显著变化。图 1.5 是数值孔径-光束纵横比函数图,并用几何图形形象地描绘出了光束形态。可见,随着数值孔径的增加,光束形态从高度拉伸的 30 纵横比趋近于球形的 1 纵横比。

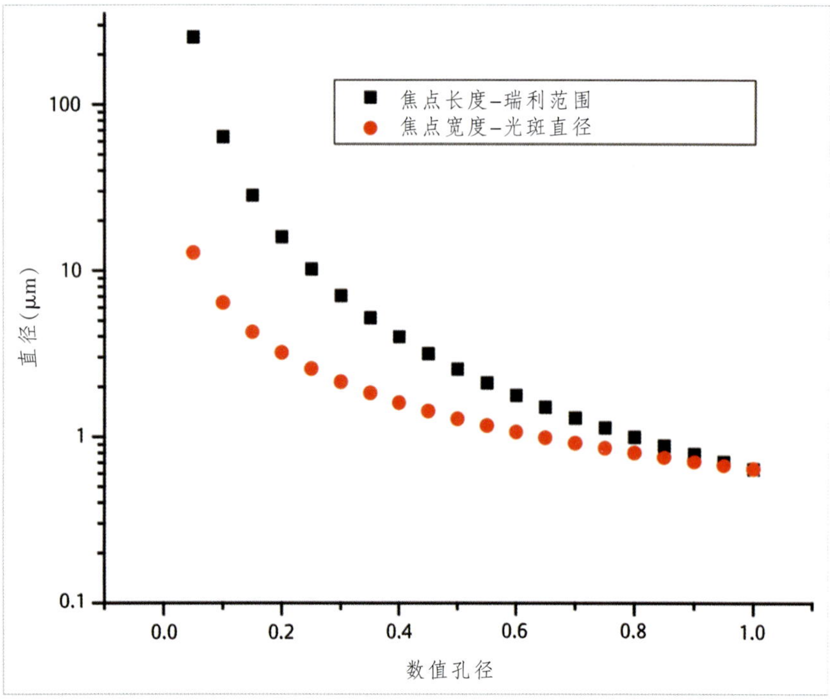

图 1.4 1μm 波长激光、数值孔径与光斑直径和瑞利范围的对应关系。

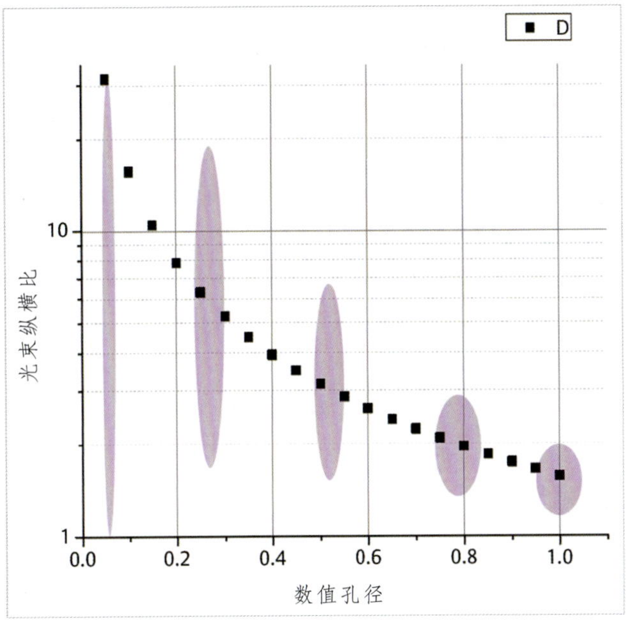

图 1.5 数值孔径–光束纵横比函数图。可形成高度拉伸的 30 纵横比降至趋近于球形的 1 纵横比。

由此可见，激光焦点直径与数值孔径成反比，故焦点处激光能量密度与数值孔径的平方成反比[2]。由于已知能量密度与空化气泡直径的形成正相关，可得空化气泡直径的形成与数值孔径平方的倒数正相关[2]。这就是为何光学元件的数值孔径是除激光脉冲持续时间外决定等离子体形成阈值的第二个重要因素，且数值孔径还与“切割”精度以及形成空化气泡形态的纵横比有关(图 1.6)。

1.3.4 光通路范围的基本需求

数值孔径对光通路有一定需求，数值孔径越大，自然光路上越大范围内不应有遮挡。图 1.7 用高数值孔径和低数值孔径为例，显示了高精度需求和光通路形态限制下的权衡。当应用于角膜时，光通路不受限，可选择大的数值孔径实现高精度。当应用于晶状体时，光通路受限，只能减小数值孔径以满足多数晶状体的需求，此外纵横比大的聚焦形态也有利于对晶状体进行全区域扫描。

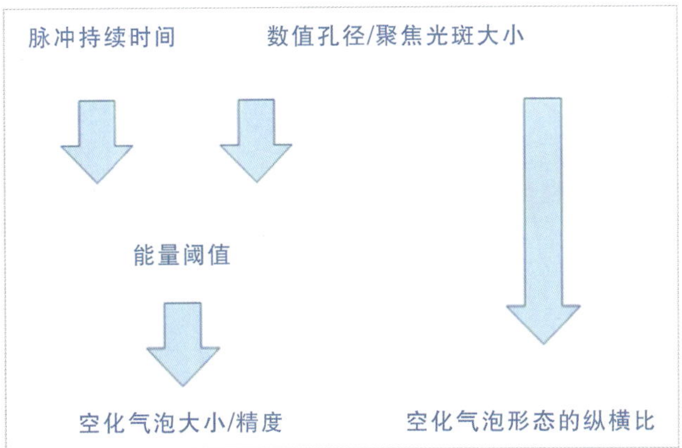

图 1.6 等离子体诱导消融中影响精度和空化气泡形态的因素。

1.3.5 斯特列尔比

斯特列尔比是除数值孔径外另一个衡量焦点质量的重要参数。斯特列尔比是由卡尔·斯特列尔在 1895 年首次提出，用以描述有像差光学系统形成焦点的峰值强度与理想无像差光学系统形成焦点的峰值强度的比。所以无像差完美光学系统的斯特列尔比为 1。由于现实中光学系统大多不完美，势必会影响激光焦点的峰值强度，而飞秒激光的非线性吸收又严重依赖于辐射照度(W/cm^2)，为了达到等离子体的形成阈值就需要更高的激光能量。比如，当斯特列尔比为 0.25 时，激光焦点峰值的辐射照度会被削减 4 倍，为

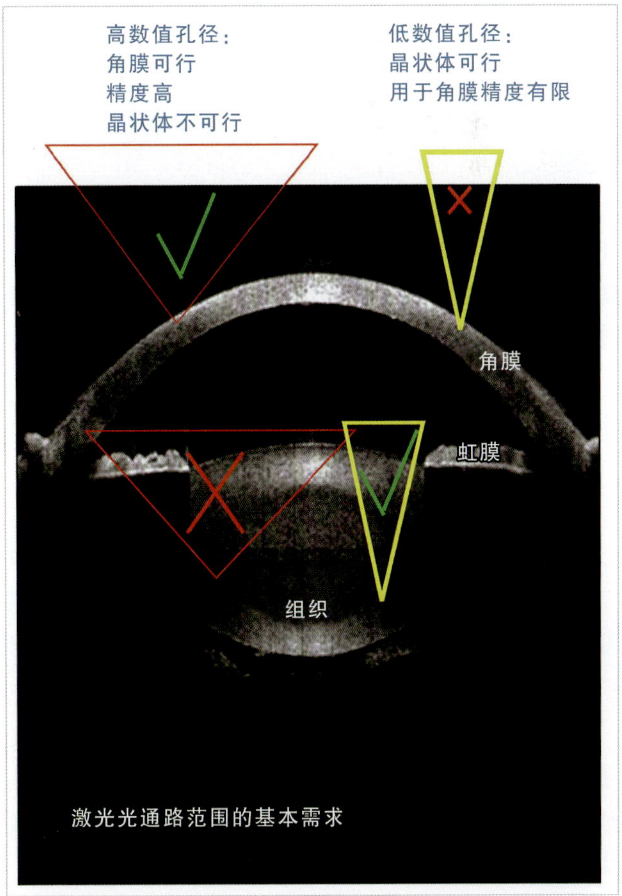

图 1.7 显示了眼内不同数值孔径下光通路形态的限制。

了形成等离子体就需要4倍阈值的光能。因此，激光系统内的所有光学镜都需要仔细设计，以获得接近斯特列尔比为1的无像差光学系统。

因此，飞秒激光在临床应用时，理想光介质自然像差越低越好。当作为角膜瓣辅助制作系统时[9]，无论是将角膜前表面压平还是维持角膜原有弧形的接触锥面，都可认为是非常均匀的光学界面。如果所有眼睛的界面曲率相同，则可以实现可靠的Strehl比率。相反，如果角膜组织被迫符合固定的前表面，则很难有一个清晰的角膜后表面。由于压平产生的诱导应力，形成了随机定向的角膜后皱襞。由于表面几何形状不均匀，这些褶皱使得无法产生良好的Strehl比率。这就是为什么现代飞秒激光白内障手术系统要么有一个浸水界面，要么有一个允许轻轻对接的系统，这样就消除了角膜后皱褶的可能性。只有这样才能获得持续的高斯特列尔比以满足晶状体治疗。

综上所述，应用激光进行角膜“切割”时，为了提高激光精度应选择尽可能高的数值孔径。虽然理论上没有问题，但依据光学工程的经验，数值孔径每增加1倍，光学系统的复杂性需要增加4倍。对于需要制作9mm直径大范围角膜瓣的激光器，几乎不可能应用0.8或1的极高数值孔径。光学透镜在工程学可控的范围内，高数值孔径显微镜的物镜只能获取到几百微米的视野。

因此，在眼科临床应用中，不仅需要明确激光的工作范围、靶组织的整体区域和达到的精度要求，还需要了解光学工程的实际情况，方能找到最佳的设计参数以解决特定的临床需求。

1.4 激光

激光的“LASER”是英文中受激辐射进行光放大技术的首字母缩写。早在20世纪20年代，汤斯和肖洛就提出了理论基础，但直到40年后的1960年，梅曼才首次证明了这一理论[10]。如今，激光的独特优势已在日常生活的各个领域中得到广泛应用。

正如“LASER”字面意思，激光的产生首先基于光子的“受激辐射”，这是一个特定波长的入射光子与围绕原子核运行的受激电子相互作用的过程。光子是基本粒子，是包括光在内的所有形式电磁辐射的量子。入射光子可使受激电子产生一个与入射光子具有同波长和同方向的新光子来释放其能量，并下降到较低的能级，这个过程被称为受激辐射。从最初只有一个光子，变为辐射出两个光子，光能被放大了2倍。为了维持这一放大过程，需要在激光增益介质中有更多的激发电子，并需要一种可以充分利用放大光同向性优势的反馈机制。

所有激光器都是基于这个原理。后文将详细介绍激光产生的具体步骤。

1.4.1 激光增益介质的激发、自发和受激辐射

作为轨道结构可用于表示原子或分子的多种离散能级。如图1.8所示，电子可以通过各种机制从基态(E_1)转移到激发态(E_2)。多数激光器通过光学刺激实现，但也可以通过电或化学激发实现。在光学刺激中，可使用波长较短的光子将电子从低能基态跃迁到高能激发态。如果泵浦光子的能量(以及波长)与电子所需的能级相匹配，则更易发生跃迁。这个过程被称为受激吸收。

被激发的电子不稳定，有辐射光子能量返回基态的倾向，这种效应被称为自发辐射(图1.9)。不稳定电子的平均寿命取决于激光增益介质本身，无法由外部控制。这种自发辐射出的光子通常是激光器用于激射的初始种子。

如果受激后电子所处的环境内有光子，且光子的能量刚好等于该电子两轨道的能量差。该电子就会受激辐射生成第二个光子，其能量和方向与入射光子均相同(图1.10)。一旦光以这种形式放大，这两个相同的光子就可以与其他被激发的电子继续作用，将同波长、同方向的光子进一步放大。这种光放大是激光原

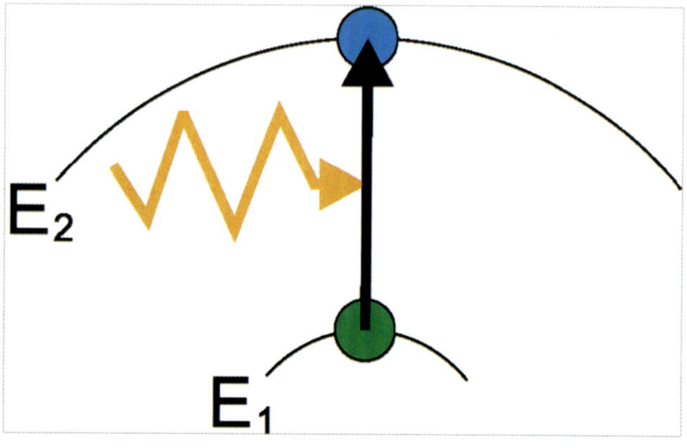

图1.8 电子受激吸收光子后，从基态 E_1 跃迁到激发态 E_2。

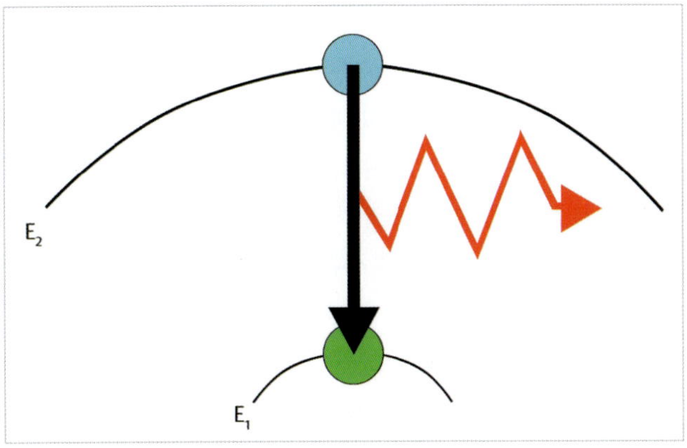

图 1.9　受激电子自发辐射光子，并从激发态 E_2 迁回基态 E_1。

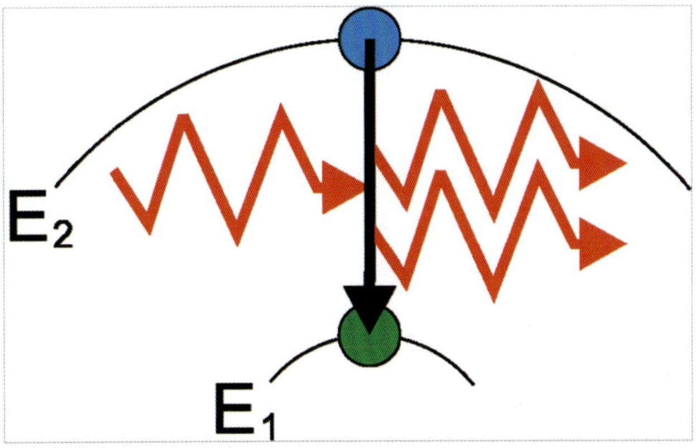

图 1.10　受激电子暴露于光子环境，且光子能量等于 E_2 和 E_1 之间能级差。光子受激放大辐射出两个光子。

理的核心。

不难发现，这种光的受激放大有赖于高密度的激发态 E_2 电子以及低密度的基态 E_1 电子。只有受激电子充足时，光才能被放大，否则入射光只会被介质吸收。在热平衡下，受激电子密度较低，基态电子密度较高，并不符合该条件。为了获取激光，就要使能级密度进行反转，也就是用超过自发辐射的速度将电子主动跃迁到激发态。

为了实现能级密度反转，激光增益介质中如果只有两个能级是完全不够的。因为最多也就是光子吸收和辐射的概率相同，获得两个相同密度的能级。因此，通常需要 3 个或 4 个能级用于激光的主动获取(图 1.11)。三能级激光系统的特点是从高能级 E_3 到激光上能级 E_2 的快速无辐射迁移。此时，电子在激光上能级 E_2 的持续时间比电子从 E_3 迁回 E_2 的时间长，这一点十分重要。当高能级的电子密度高于低能级时，是一种处于非热平衡状态下的反常情况，被称为布居反转(图 1.11)。

进一步扩展，四能级激光器(图 1.12)的优点是具有两个快速跃迁，一个从抽运高能级 E_4 到激光上能级 E_3，另一个从激光下能级 E_2 到抽运低能级 E_1。由于激光下能级有更高的抽空速率，所以激光下能级 E_2 层几乎不会存留电子。由于同时具有了更长的电子维持时间的激光上能级 E_3 以及两个快速非辐射跃迁能

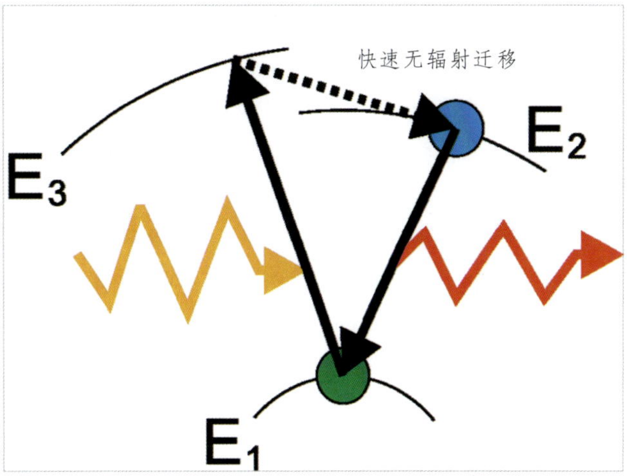

图 1.11　三能级激光系统的示例，光子将电子从基态 E_1 抽运到高能级 E_3，然后通过无辐射迁移迅速弛豫到激光上能级 E_2，最后从激光上能级 E_2 辐射光子回到基态。由于电子在 E_2 维持时间较长，因此可以实现在较高能级 E_2 中堆积比较低能级 E_1 更高的电子密度。

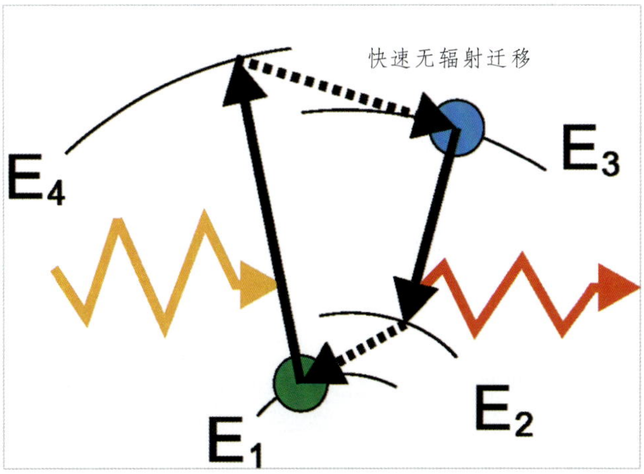

图 1.12　四能级激光系统的示例，光子将电子从基态 E_1 抽运到高能级 E_4，然后通过无辐射迁移迅速弛豫到激光上能级 E_3。E_3 能级是亚稳态，会辐射光子并迁回到激光下能级 E_2，再通过第二次无辐射迁移迅速弛豫到基态。由于这两次快速的无辐射迁移，容易实现较高程度的布居反转。

级($E_4 \rightarrow E_3$ 和 $E_2 \rightarrow E_1$),更容易实现布居反转,也就更容易满足振荡阈值的条件。但该结构在一定程度上限制了活性激光材料的选择,而且只有特定波长的光子容易获得。

激光器需要通过增益介质提供光能反馈,以利用模拟光子辐射放大后的同向性。通常需要一个光学谐振腔(激光腔),工作介质经过泵浦增益实现粒子反转后,光子不断与受激粒子相遇产生受激辐射,从而获得更高的能量密度。简单的激光腔包括两块平行的反射镜与其间的工作物质(受激的激光晶体)。一块完全反射镜把光子留在腔内继续增殖,另一块部分反射镜投射出需要的激光(图 1.13)。初始的种子光能由自发辐射提供,然后在激光增益介质内泵浦不断放大。

1.4.2 激光操作模式

激光器根据工作时间和激光脉冲持续时间分为不同类别。脉冲持续时间为毫秒(10^{-3} 秒)或更长的激光器,如视网膜光凝激光器,被称为连续波(CW)激光器。脉冲持续时间可通过打开和关闭激光器或通过外部快门进行调制。脉冲持续时间缩短到毫秒甚至微秒(10^{-6} 秒)的激光器,被称为自激激光器。脉冲持续时间可通过使用闪光灯作为激光泵浦源进行调制,只要激光材料受到闪光灯的泵浦,就会发出(“自由振荡激发”)光。欲将脉冲持续时间进一步缩短到微秒甚至纳秒(10^{-9} 秒)范围,仅通过闪光灯泵浦或机械开关是无法实现的。需要使用带有腔内开关的激光器,这种激光器也被称为质量开关(Q 开关)激光器,用于调制激光器内部光学谐振腔的质量,可产生纳秒级的脉冲持续时间。腔内的 Q 开关通过抑制激光腔内的受激辐射过程,可在腔内积累更多的激发电子。一旦 Q 开关关闭,累积的巨大脉冲就会被释放。经典的眼科应用是通过激光治疗白内障手术后的后发性白内障问题[8]。

欲将脉冲持续时间进一步缩短到皮秒或飞秒范围,需要对激光器进行模式锁定。这种操作方法可以产生尽可能短的脉冲持续时间。如果想要等离子体诱导的激光组织间相互作用以高精度运行,首选的方法是模式锁定。这种激光技术可以通过低脉冲能量诱发等离子生成激光,并引发小的空化气泡。

表 1.1 和图 1.14 总结了不同的激光运行模式以及获得所需脉冲持续时间的典型机制。

值得关注的是,不同操作方法所获取脉冲持续时间的差异横跨了 15 个数量级。通过举例不同激光脉冲持续时间光的路径距离,可以更好地理解这一抽象概念。已知光的传播速度约为 3×10^8m/s,所以 1 秒激光脉冲的光学路径为 3×10^6km,是地球周长的 7.5 倍。然而,100 飞秒激光脉冲的光学路径仅为 30μm,约是人类头发直径的一半。

这种脉冲持续时间的巨大差异能够覆盖这些激光器产生的峰值功率的巨大差异。激光脉冲的总能量 E 等于发射期间脉冲功率 W 乘以脉冲持续时间 t,如图 1.15 所示。

公式记做:

$$E=W \times t$$

表 1.1　列举了激光运行模式

运行模式	脉冲持续时间	指数	产生机制
连续波	毫秒	$1 \sim 10^{-3}$	开关激光器,外部快门
自由振荡	微秒	10^{-6}	泵浦模式
Q 开关	纳秒	10^{-9}	腔内反射通道的开关
锁模	皮秒和飞秒	$10^{-12} \sim 10^{-15}$	在激光谐振腔中的不同模式间引入固定的相位关系

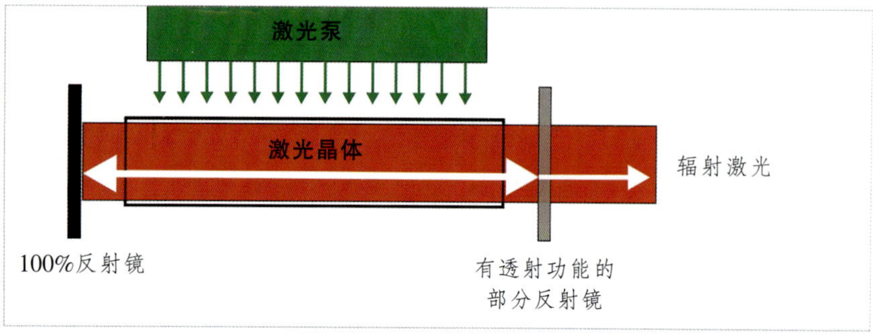

图 1.13　一块全反射镜和一块部分反射镜的简单激光腔示意图,作为光束输出的耦合器。

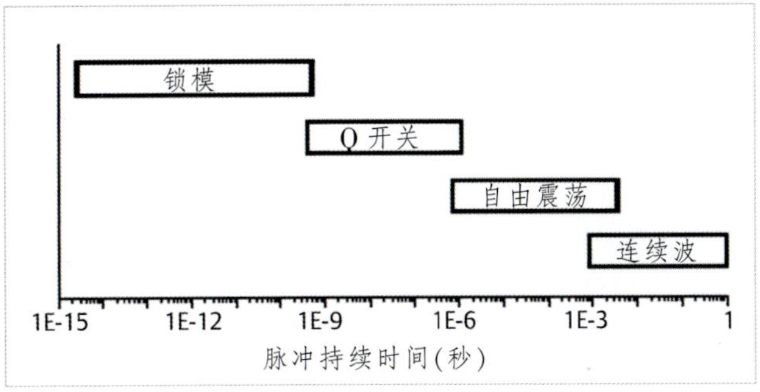

图 1.14　不同激光运行模式下的脉冲持续时间。

对于相同的脉冲能量，脉冲功率与脉冲持续时间成反比。

$$\frac{E}{t}=W$$

所以，在同脉冲能量下，改变脉冲持续时间，就可以改变脉冲功率。比如，功率为 1 瓦的连续激光在 1 秒脉冲持续时间中能量为 1 焦耳。而相同脉冲能量的纳秒(10^{-9} 秒)激光的峰值功率为 1 吉瓦(10^{9} 瓦)，约是核电站的平均输出功率。与持续发射这种能量的核电站相比，激光发射这种峰值的时间非常短。极高的峰值功率在短的脉冲持续时间下，可形成非线性物理现象，比如眼科中激光切割。由于飞秒激光器可提供尽可能短的脉冲，使得它们能提供最大可能的峰值功率，因此特别值得关注。

1.4.3 飞秒激光锁模

为了获得更短的脉冲，需要同步一个在激光腔内反射镜之间来回反弹的脉冲。为了以稳定的方式实现这一点，需要用某种方式锁定稍微不同的激光模式(具有不同波长的光)的相位，以便它们在仅产生一个脉冲时全部重叠。由于激光“模式”在其相对相位行为中被“锁定”，这类激光器被称为“模式锁定”，可用于获得皮秒(10^{-12} 秒)甚至飞秒(10^{-15} 秒)脉冲持续时间。如图 1.16 所示，可以直观地看到，相位调整一致后不同的激光模式相加可缩短脉冲持续时间。第一幅图只有 2 个激光模式，而下面图的模式分别增加到 4 个、10 个和 100 个。很明显，增加模式可用数量，脉冲持续时间显著缩短，峰值能量显著增加(图 1.16)。

目前，有几种不同的方法可以实现激光锁模。所有锁模技术的实现方式都是优先放大激光腔内的高峰值强度的脉冲，同时衰减低强度的脉冲。这使得激光器可以获得短脉冲，且这些脉冲包含最高的峰值强度。锁模可以通过主动或被动技术实现。对于大多数工业激光器，一般采用被动锁模。常用的被动锁模技术有克尔透镜锁模、半导体饱和吸收镜(SESAM)和石墨烯碳纳米结构。

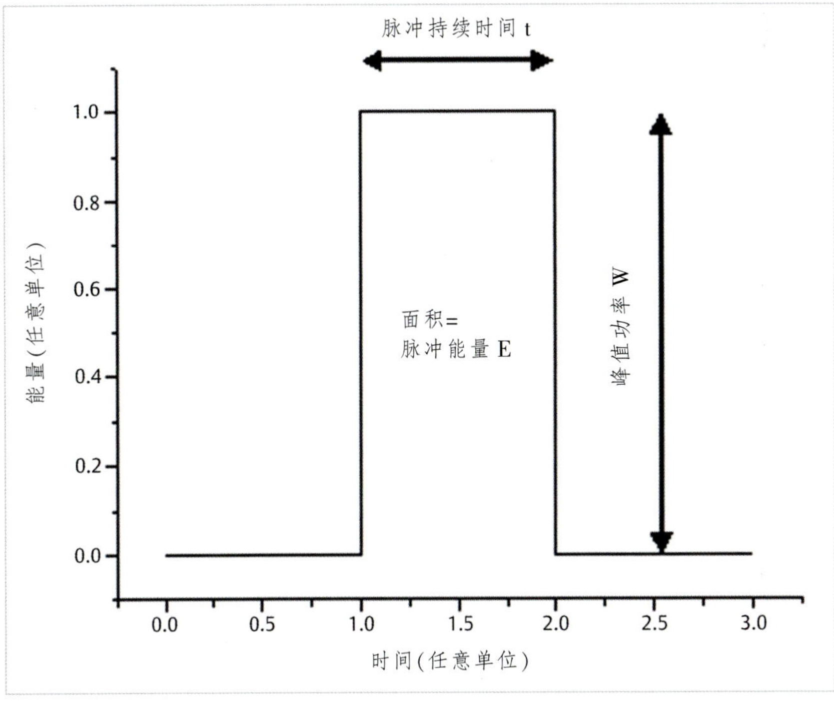

图 1.15　峰值功率和脉冲能量示意图。

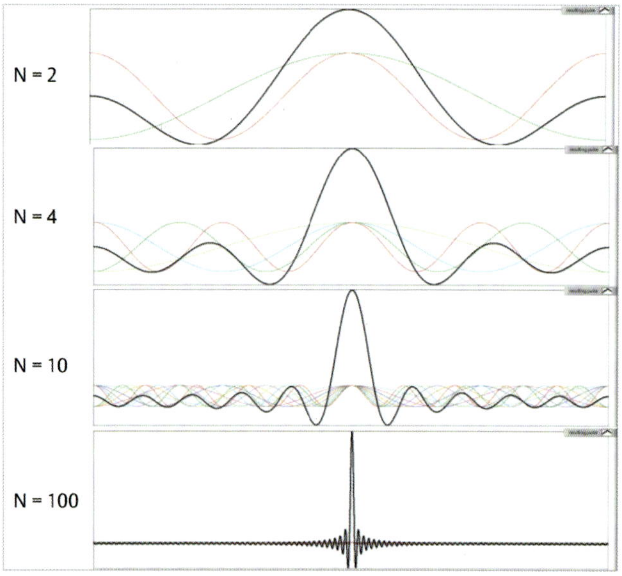

图 1.16 激光腔内 2 个、4 个、10 个和 100 个激光模式叠加示意图。黑线表示叠加后的脉冲。随着模式数量的增加，脉冲持续时间缩短。

1.4.4 飞秒激光类型

由于激光器设计或光学元件的限制，产生飞秒激光脉冲的激光器通常产生的脉冲能量也非常低，输出能量仅在皮焦耳级。由于能量级过低，无法直接应用，所以产生飞秒激光脉冲的激光器通常被称为“种子激光器”。这些脉冲需要放大，使其达到可用于等离子体诱导切割效果的能量水平。下面列出了 3 种眼科激光系统中使用的典型设计。不同激光系统的设计方式可以相互组合完成，但关键都是要缓和与高能脉冲相关的高峰值强度。在选择激光类型时需要知道，所有设计都各有利弊。虽然现代飞秒激光器的趋势是朝着光纤激光器的方向发展，但能否成为真正的技术赢家取决于能否调制特定参数以达到所需的目的。

再生放大器

再生放大器是由传统的光学元件制造的，如镜子、透镜、光栅和激光晶体。图 1.17 为再生放大器的构造模块示意图。种子激光器产生 100~200fs 的激光脉冲，频率可高达 30~80MHz。首先使用脉冲选择器将频率降至所需的 100~200kHz，与此同时，脉冲持续时间拉伸 1000 倍，变为 100~200ps，有效降低峰值强度，从而最小化非线性效应。随后，脉冲被引导到激光放大阶段。由于激光脉冲在放大器的单程中放大增益非常有限，它需要经过几百次放大器才能实现 1000 倍的放大。因此，放大器中需要有快速光开关，以允许脉冲进入或辐射出放大器。最后，激光脉冲再被压缩回 300~600fs 的脉冲持续时间(图 1.17)。

光纤激光器

顾名思义，光纤激光器主要使用光纤组件，但也少不了传统的光学子系统。总的来说，光纤激光器系统的布局与再生放大器非常相似。图 1.18 为光纤激光器的构造模块的示意图。不同之处在于，种子激光器后面的前置放大器，提高了光纤播种机的极低脉冲能量。在脉冲选择和光纤拉伸后，激光仅需单次通过放大器，最后进入大体积光学压缩器。虽然想法是将激光从本质上与激光光纤结合在一起，但主放大阶段的非线性吸收需要得到缓解，才能获得期望的脉冲形态。否则，压缩机无法将所有能量压缩到一起，也就无法获得短脉冲(图 1.18)。

腔倾倒激光器

在需要高频、低脉冲能量的应用中，腔倾倒激光器也是一种可行的选择。这项技术结合了再生放大器

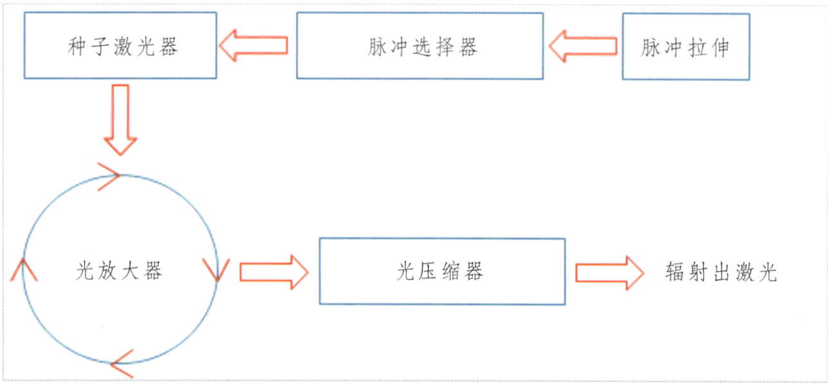

图 1.17 再生放大器的构造模块示意图。

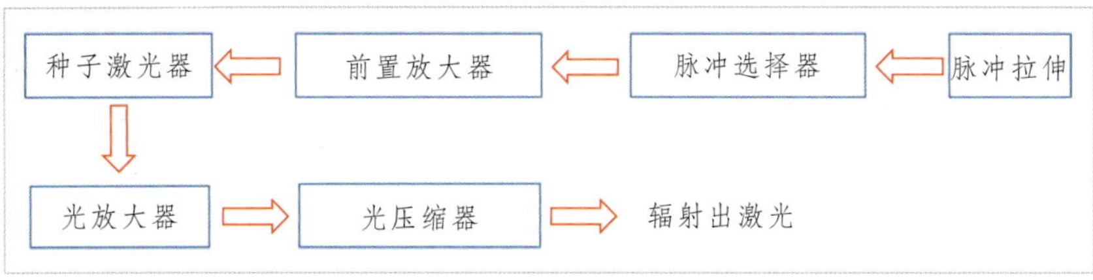

图 1.18　光纤激光器的构造模块示意图。

的快速开关功能和种子激光器的固有增益(图 1.19)。激光脉冲多次往返于种子激光器内,并多次通过激光增益晶体。可以使种子激光器内的激光脉冲得到放大,并降低频率,产生高达 200nJ 的脉冲能量。

虽然不同的飞秒激光技术在这里被描述为单独的概念,但可以通过选择不同技术的优点组合出一套混合系统。

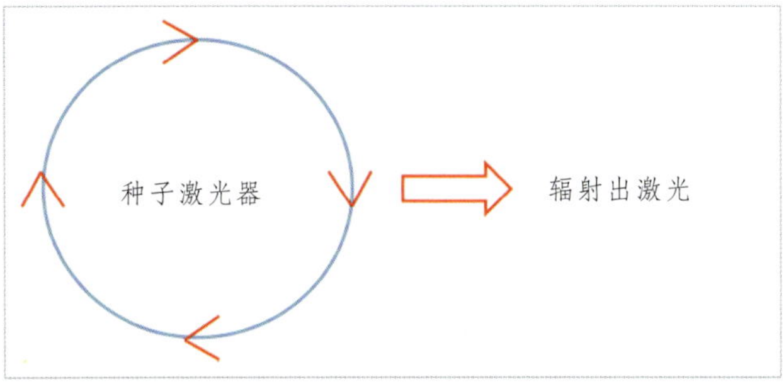

图 1.19　腔倾倒飞秒激光器的概念图。

(张君　译)

参考文献

[1] Wollensak G, Spoerl E, Seiler T. Riboflavin/ultraviolet-a-induced collagen crosslinking for the treatment of keratoconus. Am J Ophthalmol. 2003; 135(5):620–627

[2] Photodynamic therapy of subfoveal choroidal neovascularization in age-related macular degeneration with verteporfin: one-year results of 2 randomized clinical trials–TAP report. Treatment of age-related macular degeneration with photodynamic therapy (TAP) Study Group. Arch Ophthalmol. 1999; 117(10):1329

[3] Palanker D, Blumenkranz MS. Retinal laser therapy: biophysical basis and applications. In: Ryan SJ, Schachat AP, Wilkinson CP, Hinton DR, Sadda SR, Wiedemann P, eds. Retina. 5th ed. Vol 3. St. Louis, MO: Mosby Inc.; 2012

[4] Thomas JV, Simmons RJ, Belcher CD, III. Argon laser trabeculoplasty in the presurgical glaucoma patient. Ophthalmology. 1982; 89(3):187–197

[5] Koch DD, Abarca A, Villarreal R, et al. Hyperopia correction by noncontact holmium:YAG laser thermal keratoplasty. Clinical study with two-year follow-up. Ophthalmology. 1996; 103(5):731–740

[6] Munnerlyn CR, Koons SJ, Marshall J. Photorefractive keratectomy: a technique for laser refractive surgery. J Cataract Refract Surg. 1988; 14(1):46–52

[7] Vogel AOH. Optical breakdown in water and ocular media and its use for intraocular photodisruption. Maastricht: Shaker; 2001

[8] Keates RH, Steinert RF, Puliafito CA, Maxwell SK. Long-term follow-up of Nd:YAG laser posterior capsulotomy. J Am Intraocul Implant Soc. 1984; 10(2):164–168

[9] Juhasz T, Loesel FH, Kurtz RM, Horvath C, Bille JF, Mourou G. Corneal refractive surgery with femtosecond lasers. IEEE J Sel Top Quantum Electron. 1999; 5(4):902–910

[10] Maiman TH. Stimulated optical radiation in ruby. Nature. 1960; 187:493–494

第 2 章

飞秒激光在医学与眼科中的应用进展

Joshua R. Ford, Liliana Werner

摘　要

激光最初在20世纪60年代应用于眼科学的视网膜光凝术。随着新的能够发射更短波长、更精准脉冲的先进设备问世，眼科医生得以用其治疗各类青光眼及屈光性疾病。飞秒激光(FSL)于20世纪90年代首次应用于眼科学，极具潜力和发展前景。历经20世纪60年代末70年代初的锁模技术、80年代的啁啾脉冲放大技术，80年代末的钛宝石激光与克尔透镜锁模，最终诞生了飞秒激光技术。飞秒激光以高度聚焦的脉冲光束作用于靶组织，生成由自由电子和电离分子组成的等离子体，并迅速膨胀爆破，产生能够分离切割组织的微小气泡和声冲击波。飞秒激光采用10~15秒的超高频脉冲，在保证输出功率的同时使用更少的能量，从而避免薄弱的邻近组织受到损伤。飞秒激光在21世纪初首次应用于准分子激光原位角膜磨镶术(LASIK)，如今还应用于白内障手术，此外，在过去10年里的多项研究表明飞秒激光在青光眼与视网膜手术中也极具应用前景。如上所述，飞秒激光已广泛应用于多个医学领域，本章节将探讨飞秒激光的发展历程及在眼科疾病的治疗中的具体应用。

关键词

飞秒；激光；IntraLase；LensAR；VICTUS；LenSx；Catalys；FEMTEC；Visumax

2.1 引言

激光在医学领域尤其是在眼科学占有独一无二的地位，通常应用于各种疾病与病程阶段的诊断和治疗。激光首次应用于眼科学要追溯到50余年前，研究者利用其制造兔眼视网膜损伤，以阐明视网膜光凝术的原理，该方法至今仍用于指导一系列黄斑病变的治疗。经过多年的反复试验，激光技术的应用得到了极大的拓展，如今激光已成为治疗各类眼科疾病的重要手段。回顾历史，或可认为，激光技术的发展与眼科学的进步密不可分且相互促进。从20世纪60年代最早诞生的红宝石激光，到最新成果——飞秒激光，激光技术的发展无疑促进了眼科治疗技术的革新，同时，对眼病学的深入认识也推动了激光技术的改良。长久以来，人类试图开发利用(近年来已可谓“创造”)光学的治疗价值，而飞秒激光技术的问世正是对这一目标的完美印证。本章节我们将讨论飞秒激光是如何被引入医学和眼科学领域，它是如何发展的，以及其在眼科疾病的治疗中的具体应用。

2.2 基本概念

首先简要回顾激光的工作原理。受激发射的光(LASER)，是指由任何仪器产生并增强的窄谱聚焦光束。产生激光的装置包括增益介质、光学谐振腔和泵浦源。增益介质大多是红宝石等固态晶体,也可以是气态或液态物质。增益介质位于两个镀有高反射率膜的反射镜(其中一个反射镜是半透明的)组成的光学谐振腔内。泵浦源为激光的光源,它将原子激发至高能量子状态。光被反射镜反射并在介质内往复,使介质内的原子或分子跃迁至高能状态,称之为“粒子数反转”。高能原子衰变时释放光子,往复运动的光子同化其他光子进行相同运动,进而在原子通过链式反应释放能量时产生瞬时爆发的相干光,相干光通过半透明的反射镜离开增益介质并最终投射至目标上。尽管最初在 20 世纪 60 年代激光仅用于治疗视网膜病变,但从 20 世纪 70 年代至今,激光已横跨多个眼科分支,广泛应用于屈光、白内障与青光眼的手术治疗[1]。

2.3 飞秒激光的发展史

飞秒激光起源于 20 世纪 60 年代至 70 年代初时期理论与实验物理学的多项锁模技术研究。随着 20 世纪 80 年代对啁啾脉冲放大技术(CPA)的探索以及 80 年代末钛宝石激光器与克尔透镜锁模的发现,最终实现了飞秒级激光器的生产。

“激光锁模”的概念由 DiDomenico 和 Hargrove 等人于 20 世纪 60 年代的论文中提出[2,3]。尽管锁模技术很复杂, 文章也并未涉及量子力学基础相关描述,但简单地说,这个概念是基于“激光不是单一的、纯频率或波长”这一事实提出的。实际上,激光发射的带宽或频率范围,主要由增益介质的组成决定。如果每一种激光模式与其他模式之间具有固定的相位,那么这些模式就会周期性地相互干涉,并产生强脉冲光。大量同相振荡的模式会缩短脉冲持续时间。这一原理扩展到激光系统中,使研究人员能够得到皮秒甚至亚皮秒级的脉冲。

20 世纪 60 年代至 70 年代,研究者们震惊于无法产生峰能量超过千兆瓦/平方厘米的脉冲,因为这种高能量的脉冲会对增益介质造成严重损坏。Strickland 和 Mourou 意识到 CPA 的潜力——该技术于 20 世纪 60 年代最早应用于提高雷达能量——为了大幅度提高激光脉冲功率, 他们在 20 世纪 80 年代将 CPA 应用于激光器。当进行 CPA 时,一束超短激光脉冲在到达增益介质前首先被一对光栅“拆分”。其中低频成分的路径较高频成分短,这样原脉冲被“拆分”,其强度降低。随后脉冲安全进入增益介质并被放大,又被重新压缩回原来的脉冲宽度,从而规避对激光器的不良影响,同时获得较前更高量级的峰能量[4]。

20 世纪 80 年代中期,Moulton 开发的掺钛蓝宝石晶体激光器代表着飞秒激光的另一项划时代进步[5]。随后几年 Sibbett 及其团队利用 Ti:sapphire 系统和一种被称为“克尔透镜锁模”的新概念技术获得了亚百飞秒的激光脉冲。如前文所述,通过这种方式,短脉冲光穿过如钛宝石等非线性增益介质,形成大量彼此同步振荡的激光模式,从而产生飞秒级的脉冲。飞秒激光就此诞生。

2.4 飞秒激光在医学中的应用

飞秒激光在医学领域有多种应用,包括但不限于细胞、亚细胞水平的成像技术和纳米手术操作[6],神经外科和心血管介入治疗[7-9],以及牙科手术[10]。在分子水平上,飞秒脉冲被用于阐明细胞分裂过程中染色体分离的机制,诱导高度定位的 DNA 损伤,测量细胞骨架和线粒体的生物物理特性, 以及刺激活细胞中的钙波[6]。

重要的是,未来飞秒激光可能会扩展到神经疾病的治疗领域。在一项研究中,研究人员使用飞秒激光对秀丽隐杆线虫进行非常精准的轴突切断术来研究神经再生[11]。研究人员切断轴突后破坏了线虫的向后运动能力, 结果发现线虫在手术后 24 小时内恢复了向后运动, 说明被切断的轴突在 24 小时内恢复了功能。此外,康奈尔大学的研究人员将 4-氨基吡啶(一种诱发癫痫的药物) 局部注射到大鼠皮质组织中,并在不破坏正常神经功能的情况下,使用精确、可控的飞秒激光切口来阻止局灶性癫痫发作的传播[7]。

飞秒激光也可使心血管疾病患者受益,因为它有望减少药物洗脱支架的再狭窄,并能够加工微血管支架[8,9]。研究人员使用激光辅助模式加工支架表面,使他们能够控制细胞与支架表面的相互作用,这种相互作用正是引起再狭窄的主要因素。他们观察到,与未经处理的样本相比,经激光处理的样本中的肌成纤维细胞增殖显著减少,表明飞秒激光可用于修饰支架表面,以预防或减少再狭窄的发生[9]。飞秒激光在医学中的应用如表 2.1 所示。

表 2.1 飞秒激光在医学中的应用

领域	应用
分子和细胞生物学	• 阐明细胞分裂过程中染色体分离的机制 • 诱导高度定位的 DNA 损伤 • 测量细胞骨架和线粒体的生物物理特性
神经病学	• 轴突切断术和神经再生(研究中) • 停止局灶性癫痫发作(研究中)
心脏病学	• 预防支架再狭窄(研究中) • 微血管支架(研究中)
牙科学	• 种植牙消融术

2.5 飞秒激光在眼科中的应用

飞秒激光代表一种重大的革新转变。它于 2001 年首次被引入眼科实践,作为激光辅助 LASIK 中制作角膜瓣的一种方法。此后飞秒激光被用于多个眼科领域。飞秒激光将高度聚焦的脉冲激光束作用于靶组织,产生由自由电子和电离分子组成的等离子体,该等离子体迅速膨胀、爆破,产生分离和切割靶组织的微小气泡和声冲击波。飞秒激光采用 10^{-15} 秒的超高频脉冲,在保证输出功率的同时,允许使用更少的能量,从而避免薄弱的邻近组织受到损伤。另外,波长为 1053nm 的光在低功率密度下不会被光学透明组织吸收,并且不受角膜放大率的影响,从而精确聚焦在前房内的 3μm 光斑,精确到 5μm 以内。在一定程度上,飞秒激光还能够穿过光学模糊介质,如水肿角膜,甚至是相对半透明的角巩膜缘[1]。

飞秒激光从早期的实验研究发展为有意义的眼科临床应用经历了近 10 年的时间。20 世纪 90 年代临床上可用的纳秒激光系统需要强脉冲能量来实现光学击穿,而这会导致不受控制的不良组织效应。于是密歇根大学的 Tibor Juhasz 和 Ron Kurtz 决定探索如何利用脉冲更短的激光进行微创且高度定位的角膜手术。在美国国家科学基金会和密歇根州的资助下,他们搭建了钕玻璃固体激光系统原型机,能够产生波长为 1.06μm 的 500fs 脉冲。他们用此设备演示了角膜瓣制作、角膜磨镶术和基质内的屈光矫正手术,并注意到该方法无与伦比的准确性,且无附带组织损伤,这是以前纳秒激光无法实现的[12,13]。

Tibor Juhasz 和 Ron Kurtz 立即意识到他们在眼科领域实现革新转变的潜力。他们接着创立了 IntraLase 公司,目的是改进 LASIK 和其他屈光手术。他们找到了创立 American Medical Optics 和 Chiron Vision 的 William Link,Link 说服两人搬到加州尔湾(Irvine,CA),他觉得这个地方更适合像 IntraLase 这样的初创公司。美国食品药品监督管理局(FDA)在 2000 年批准 IntraLase 飞秒激光用于板层角膜手术,而后于 2001 年开始商用于制作 LASIK 角膜瓣。虽然该系统最初以 6kHz 的频率运行,后为 10kHz,IntraLase 很快改进了飞秒激光,从而缩短手术时间,提高手术效果和可操作性。他们在 2003 年推出了15kHz 模式,随后在 2005 年推出了 30kHz 模式,并在 2006 年推出了 60kHz 模式。60kHz 模式的角膜瓣制作时间与机械的显微角膜板层刀不相上下,而新的 150kHz 第五代 IntraLase 则进一步提高了制瓣速度,可以在低于 10 秒的时间内制作一个角膜瓣,并可以切割出各种几何形状、深度、直径、切口形状、光斑大小和光斑间距。AMO 公司于 2007 年收购了 IntraLase,Abbott Labs 而后于 2009 年收购了该公司[13,14]。

Kurtz 在公司被出售给 AMO 之前离开了 IntraLase,并于 2008 年创立了 LenSx Lasers,旨在应用飞秒激光改良白内障手术。在风险投资家的支持下,Kurtz 建立了 LenSx 系统,该系统以 50kHz 的频率运行,并结合三维频域光学相干断层扫描(OCT),以实现图像引导的白内障手术。Stephen Slade 在 2010 年首次应用 LenSx,对 50 只眼睛进行了激光白内障手术,并注意到飞秒激光前囊膜切开基本达到完美的居中性。LenSx 在美国获得 FDA 批准,在欧洲获得欧洲共同体(CE)认证,用于角膜和弧形切口制作、前囊膜切开术、晶状体粉碎和角膜瓣制作。为了巩固其产品线并在飞秒激光白内障手术市场占有一席之地,Alcon 与 LenSx 达成了收购协议[13,14]。

企业家 Randy Frey 在 2004 年创立了 Lasersoft Vision,后来与风险投资家 Aisling Capital 合作,他们共同开发了一种名为 LensAR 的 80kHz 飞秒激光,最初是通过使用飞秒脉冲来恢复天然晶状体的屈光度和弹性来治疗老视。然而,Frey 的医学顾问观察到激光更适合去除晶状体物质,他们认为这在复杂的高级白内障患者中可能有用。因此,该公司在 2007 年更名为 LensAR,并重新聚焦于白内障手术。最初的临床结果表明，使用 LensAR 制作的前囊切开术前囊口规则且居中性好，术后患者视力迅速恢复，并且在高级白内障的超声乳化术中需要较少的超声能量。到 2010 年 5 月，FDA 批准 LensAR 进行前囊膜切开术，不到一年后，批准进行晶状体粉碎术。LensAR 还获得了用于制作角膜和弧形切口的 FDA 和 CE 认证[13,14]。

另一家公司 OptiMedica 的创始人对飞秒激光可能扩展到视网膜和青光眼的手术更感兴趣，因此他们默默致力于开发 Catalys。然而，当投资者看到飞秒激光前囊膜切开术的潜力后，OptiMedica 在 2010 年出售了其视网膜和青光眼方面的资源，并开始聚焦于白内障手术。Catalys 的工作频率为 120kHz，具有一个组合的三维频域 OCT，支持图像引导的白内障手术，目前它已获得用于角膜和弧形切口制作、前囊膜切开术和晶状体粉碎术的 FDA 和 CE 认证[13,14]。

最近推出的飞秒激光 VICTUS 由 Tecnolas 于2011 年在欧洲白内障和屈光手术学会(ESCRS)会议上推出，是第一台能够在同一平台上进行白内障和屈光手术的飞秒激光设备，在白内障手术期间以 80kHz 的频率运行，在屈光手术期间以 160kHz 的频率运行。VICTUS 采用三维频域 OCT 来提高手术规划和监控，目前已获得用于角膜和弧形切口制作、前囊膜切开术、晶状体粉碎术和角膜瓣制作的 FDA 和 CE 认证。Tecnolas 已于 2011 年与 Bausch 和 Lomb 达成了联合推广协议，其中包括 Bausch 和 Lomb 在激光获得某种关键里程碑意义时有购买该公司的选择权。从那时起，两家公司都利用他们在白内障和屈光手术方面的经验来推广 VICTUS[13,14]。

美国市场上的其他飞秒激光系统包括 Tecnolas FEMTEC、Ziemer Femto LDV 和 Zeiss VisuMax。FEMTEC 的工作频率为 40kHz 或 80kHz，并获得 FDA 批准用于角膜瓣的制作和白内障手术。最近一项为期 36 个月的随访研究中，20 只眼睛在接受角膜基质屈光手术后裸眼近视力有所提高，表明 FEMTEC 可用于老视治疗[15]。Femto LDV 由 Ziemer 于 2005 年开发，最初作为 DaVinci 销售，直到后来其商标受到关注。它是美国批准最快的飞秒激光，脉冲频率在兆赫范围内。这种飞秒激光已被批准用于 LASIK 角膜瓣的制作，并被用于制作放置老视矫正镶嵌物的角膜囊袋、制作放置角膜基质环的环形隧道切口以及进行板层角膜移植术。另一种飞秒激光 Zeiss VisuMax 已获得用于飞秒激光角膜基质透镜取出术(FLEx)的欧洲 CE 认证[16]。FLEx 和小切口飞秒激光角膜基质透镜取出术(SMILE)都是涉及基质内消融的屈光手术，如果广泛的研究证明其安全性、有效性和长期稳定性，那么它们可能成为 LASIK 的直接竞争对手。飞秒激光在眼科的应用如表 2.2 所示。

2.5.1 飞秒激光在角膜和屈光手术中的应用

飞秒激光最常用于制作 LASIK 角膜瓣。在制瓣过程中，医生使用低负压吸环固定患者眼球，对齐眼球并使角膜变平，随后医生在预定的角膜基质深度，以光栅或螺旋模式发射飞秒激光脉冲进行层状切割，然后以周边圆形模式创建周边垂直切口。与使用显微角膜刀制瓣的 LASIK 相比，飞秒激光制瓣的 LASIK

表 2.2　飞秒激光在眼科中的应用

领域	应用
角膜和屈光手术	• LASIK 角膜瓣 • 前部板层角膜移植术 • 穿透性角膜移植术切口 • 后部板层角膜供体材料，如 DLEK 和 DSAEK 中 • INTACS 的隧道 • 角膜基质内镶嵌术的制瓣 • 弧形散光性角膜切开术切口 • 切开受体角膜以进行永久性人工角膜移植 • 诊断性角膜活检 • 基质内消融手术(FLEx 和 SMILE)
白内障手术	• 透明角膜切口 • 晶状体囊膜切开术 • 晶状体粉碎 • 角膜缘松解切口
人工晶状体技术	• 术后无创人工晶状体度数调整
青光眼手术	• 形成通过小梁网的瘘管 • 制作板层巩膜瓣 • 将飞秒激光辅助的白内障手术与 MIGS 和房水引流装置植入术结合
视网膜手术	• 可能用于对视网膜病变的诊断和手术(研究中)

缩略语：DLEK，深板层角膜内皮移植术；DSAEK，角膜后弹力层剥除自动角膜刀取材内皮移植术；FLEx，飞秒激光角膜基质透镜取出术；FSL，飞秒激光；LASIK，准分子激光原位角膜磨镶术；MIGS，微创青光眼手术；SMILE，小切口飞秒激光角膜基质透镜取出术。

降低了角膜瓣相关并发症的发生率;为外科医生提供了更多角膜瓣直径和厚度的选择、提高了切削精度、角膜瓣的安全性以及切削深度的可预测性;并且没有活动部件。通过调整飞秒激光参数,医生能够完成板层角膜移植术,在穿透性角膜移植术中制作成形的移植物-宿主连接切口,制作深板层角膜内皮移植术(DLEK)和角膜后弹力层剥除自动角膜刀取材内皮移植术(DSAEK)中供体后板层植片,以及制作角膜基质环植入术(Intacs)中的板层隧道、角膜透镜植入术中的角膜瓣、散光弧形角膜切开术的切口以及永久性人工角膜移植的受体角膜切口等[17,18]。

在动物和人体研究中,飞秒激光辅助的前板层角膜移植术显示出了其应用前景,同时还有飞秒激光辅助后板层剥离技术在眼库和动物模型研究中的应用。起初对后板层技术的组织学研究表明,激光能够产生具有直环钻边缘的平滑板层切口;但随后的扫描电子显微镜观察发现板层切口表面纹理不规则,认为其是由于激光在深层基质中的散射和衰减造成的。其他正在进行的眼库研究包括飞秒激光切削供体后部板层角膜植片用于 DSAEK;飞秒激光在穿透性角膜移植术中用于提取供体角膜组织,并将供体组织应用于受体角膜;在眼库角膜中,飞秒激光微型角膜刀制作角膜囊袋用以插入生物聚合物人工角膜。由于以上技术正处于初步研究阶段,相关的安全问题和并发症尚不清楚。根据一份报告,飞秒激光的另一个具有启发性的应用是它已被用于在疑似感染性角膜炎病例中获得诊断性角膜活检[17,18]。

飞秒激光可以通过辅助在角膜基质内植入聚甲基丙烯酸甲酯(PMMA)来有效地治疗圆锥角膜和近视(最高-3.5D)以及治疗穿透性角膜移植术(PKP)或白内障手术后引起的散光。据报道,与传统的机械扩张器相比,使用飞秒激光制作基质内 PMMA 植入物的植入隧道更容易、更精确且可预测性更强,不易造成角膜穿孔,能够获得良好的视觉效果。此外,通过激光辅助角膜切开术和(或)楔形切除术矫正 PKP 或白内障手术后的高度散光比徒手钻石刀片切削更容易、更精确,并且角膜穿孔的风险更低[17,18]。

飞秒激光推出的新的基质内消融技术(FLEx 和 SMILE)可能会彻底改变屈光手术,使 LASIK 逐渐被取代。在 2007 年推出 VisuMax 飞秒激光之后,Sekundo 于 2008 年开发了 FLEx。该技术涉及单飞秒激光(与 LASIK 中的两个激光器不同),它可以精确切割完全包含角膜基质内的组织透镜,以及用于提取微透镜的角膜瓣。一项为期 5 年的随访研究表明,FLEx 能够使近视和散光患者获得安全且长期稳定的屈光度改善。一种更新颖的技术(SMILE)也涉及切割基质内透镜,但这种方法不需要角膜瓣进行基质透镜取出。基于透镜是通过周边切口取出,因此 SMILE 的侵入性较小,与 LASIK 相比,有望改善角膜生物力学的稳定性,避免角膜瓣相关术后的并发症。根据一项综述,SMILE 产生了与 LASIK 相似的疗效、可预测性和安全性,但其生物力学的稳定性、术后炎症和改善干眼症相关的优势尚未完全证实[19]。FLEx 已在欧洲获得批准,而 FLEx 和 SMILE 都在等待 FDA 的批准。

2.5.2 飞秒激光在白内障手术中的应用

正如它在 LASIK 和其他屈光手术中所做的那样,飞秒激光可以在白内障手术中提供必要的准确性和精密度,以改善目前的临床效果。目前,飞秒激光系统设计用于透明角膜切口(CCI)、囊膜切开、晶状体碎裂和角膜缘松解切口(LRI)(图 2.1 和图 2.2)。

目前白内障包括使用锋利刀片手动制作 CCI。然而,由于 CCI 有发生切口渗漏和眼内炎的风险,在美国只有 72%的医生会行 CCI。Masket 在尸体眼证明飞秒激光可以减轻 CCI 相关眼内炎的风险增加,这是由于飞秒激光制作的角膜切口的结构稳定性和可重复性更强。最近一项涉及 60 例患者随机接受飞秒激光 CCI 或手动 CCI 的临床随机对照研究中显示,与手动切口相比,飞秒激光辅助切口可减少中央内皮细胞的丢失,还可减少切口处角膜厚度的增加,并改善隧道形态[14]。

最佳人工晶状体(IOL)的位置和性能取决于撕囊的大小,撕囊的大小本身取决于外科医生的技能以及与患者相关的因素,如瞳孔扩张和前房深度。小的撕囊可导致前囊纤维化和远视 IOL 移位,而撕囊过大可导致 IOL 倾斜、偏心、术后近视和后囊膜混浊的发生率增加。多项体内和体外的研究表明,与标准连续环形撕囊相比,飞秒激光切开囊膜术后 IOL 倾斜和偏心更少,屈光结果更稳定。使用 Catalys 的一项研究进一步表明,与手动技术相比,特定的飞秒激光可以产生更精确、准确和可重复的囊切开术。然而,对于飞秒激光是否会增加前囊膜撕裂的发生率以及降低囊切开

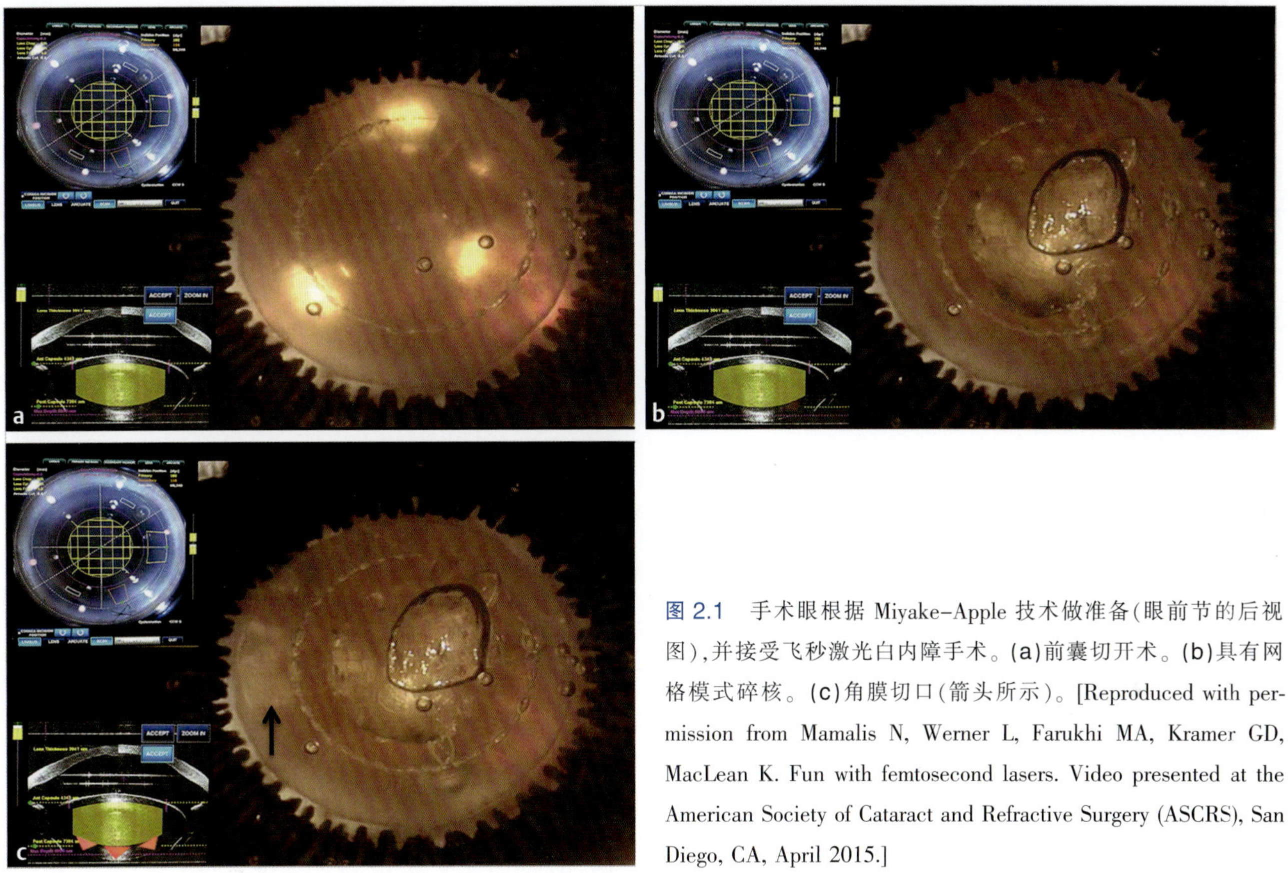

图 2.1　手术眼根据 Miyake-Apple 技术做准备(眼前节的后视图),并接受飞秒激光白内障手术。(a)前囊切开术。(b)具有网格模式碎核。(c)角膜切口(箭头所示)。[Reproduced with permission from Mamalis N, Werner L, Farukhi MA, Kramer GD, MacLean K. Fun with femtosecond lasers. Video presented at the American Society of Cataract and Refractive Surgery (ASCRS), San Diego, CA, April 2015.]

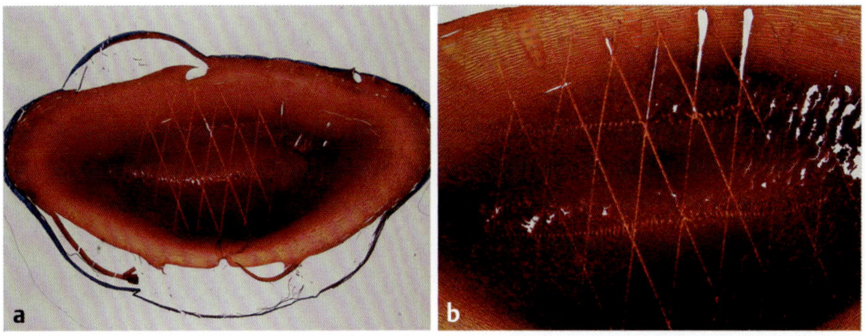

图 2.2　与图 2.1 相同眼的晶状体组织切片。图 2.1 Masson 三色染色;放大倍数分别为 20 和 100 倍,显示了飞秒激光应用于晶状体核的精确网格模式。晶状体后部保留一个安全区,不破坏后部皮质和后囊。前部和后部均观察到气体的形成。[Reproduced with permission from Mamalis N, Werner L, Farukhi MA, Kramer GD, MacLean K. Fun with femtosecond lasers. Video presented at the American Society of Cataract and Refractive Surgery (ASCRS), San Diego, CA, April 2015.]

术的完整性,白内障界仍存在争议[14]。

飞秒激光还可以降低复杂病例的手术风险,特别是那些涉及过熟白内障和(或)睫状小带松弛的病例。通过在超声乳化手术前分割晶状体核并软化白内障,外科医生可以跳过经常导致并发症的撕囊和劈核的步骤。预先白内障软化减少了粉碎晶状体所需的超声能量以及白内障超声乳化期间进出眼内的液体量,从而降低了囊并发症和角膜内皮损伤的风险[14]。

白内障手术后,角膜缘松解切开术(LRI)可用于通过压平角膜的最陡轴位屈光度来矫正术后散光。考虑到前房穿孔和结果的可变性,LRI 的使用受到限制,因为 5°的轴错位会导致切口效果降低 17%。飞秒激光辅助 LRI 可能在这方面有所帮助，因为屈光切口可以通过图像引导计算机系统进行控制，并且不依赖于外科医生的技能或经验[14]。

2.5.3 飞秒激光在人工晶状体植入术后屈光度无创调节中的应用

爱尔康实验室已经申请了一项新型 IOL 专利，该 IOL 可以在植入后通过飞秒激光进行屈光度的调节[20]，根据爱尔康的专利显示该 IOL 由若干连接元件所连接的两个同心环组成，在连接元件上装置有热敏材料或涂层。飞秒激光作用在热敏材料上会导致其收缩，增加内环和外环之间的张力。相反，连接元件在激光作用下会发生断裂，从而导致 IOL 内同心环之间的张力释放(图 2.3 至图 2.5)。爱尔康声称，该 IOL 可在植入后的任何时间进行重塑，并且可以与波前像差相结合，以提供出色的屈光效果，但截至撰写本书时，他们尚未发布有关这项新兴技术的任何数据。

Ding 等报道了将高频率低脉冲能量的飞秒激光聚焦到清晰的生物组织——猫的角膜基质和晶状体的皮质上雕刻微型光栅[21]。在这些组织表面雕刻光栅可诱导微小但显著且持久的折射率变化，且散射损失较低，这项技术被称为组织内折射率改造(IRIS)[21]。基于上述相同原理，飞秒激光还可用于诱导硅基和非硅基水凝胶聚合物的折射率调整。Perfect Lens LLC (Aaren Scientific 的姊妹公司) 已获得将 IRIS 用于制作疏水性透镜，并在术后对 IOL 进行屈光度调整的技术专利。其原理为 FLS 选择性地爆破嵌入在 IOL 中的 50μm 厚的材料层的电子，并改变材料层的三维形状，从而精确地改变其折射率并诱导屈光度调整(Bille JF. Generation and in situ modification of customized IOLs. Paper presented at the ASCRS, San Diego, CA, March 2011)。

Perfect Lens 使用 500mW 的双光子飞秒激光发射器以及声光调制器处理了一个直径为 1mm 的透镜(初始屈光度为 1.6D)，该透镜被整合到疏水性丙烯酸中。他们采用不同的相位包裹技术来完成材料内不同屈光度的变化。相位包裹是指将透镜表面划分为同心衍射区，总透镜屈光度是每个衍射区屈光度的总和。例如，6.0mm 的透镜中单个 50μm 的透镜层可提供高达 5D 的屈光度校正，因此理论上四层应提供 20D 的

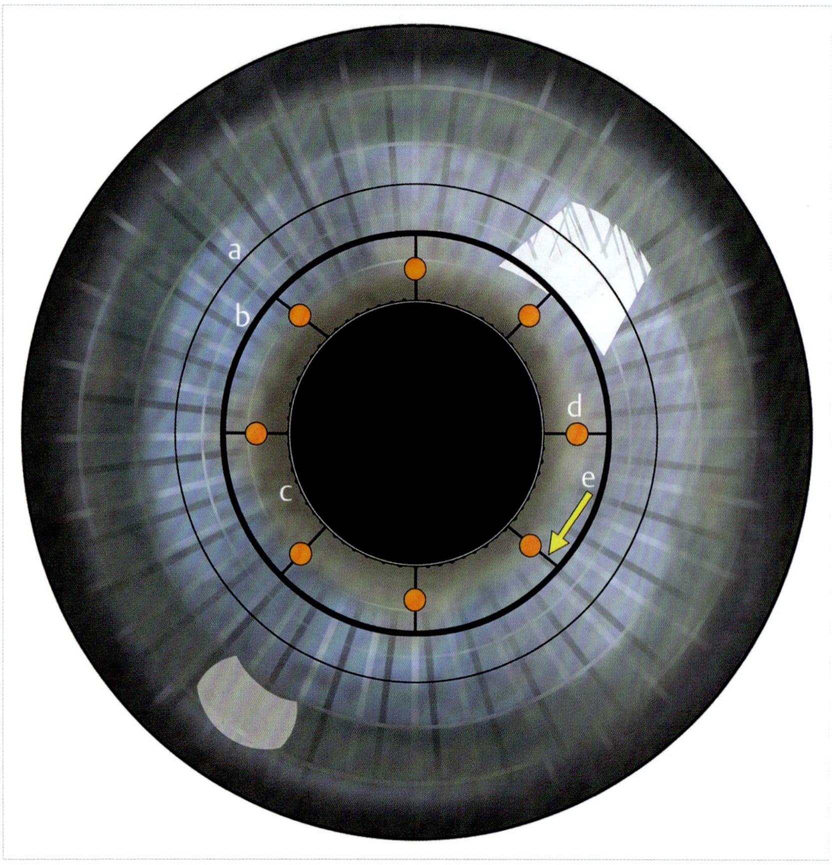

图 2.3 通过使用飞秒激光进行术后屈光度调节的 IOL 的探索性设计。IOL(a)由连接元件(e)和同心环(b,c)组成。连接元件上装置有热敏材料(d)。(Adapted from Ford J, Werner L, Mamalis N. Adjustable intraocular lens power technology. J Cataract Refract Surg 2014;40:1205-1223.)

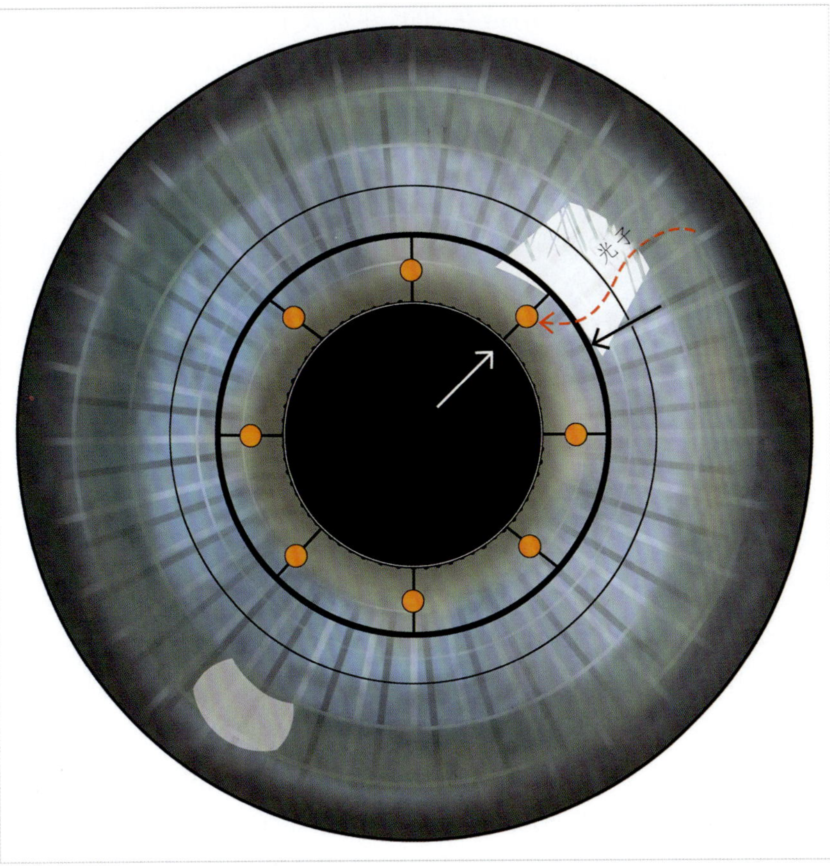

图 2.4　示意图，飞秒激光产生的光子作用在热敏材料上，导致 IOL 的同心环之间产生张力。(Adapted from Ford J，Werner L，Mamalis N. Adjustable intraocular lens power technology. J Cataract Refract Surg 2014；40：1205–1223.)

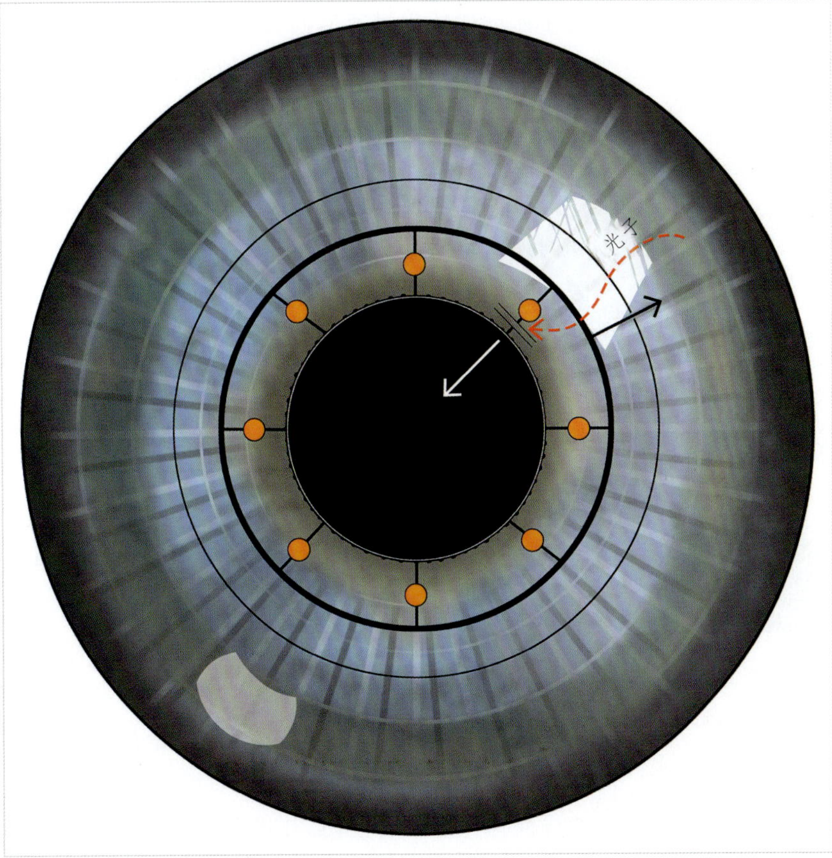

图 2.5　示意图，飞秒激光产生的光子作用在连接元件上，导致 IOL 的同心环之间的张力释放。(Adapted from Ford J，Werner L，Mamalis N. Adjustable intraocular lens power technology. J Cataract Refract Surg 2014；40：1205–1223.)

屈光度校正。沿单一轴向收缩衍射区面积并改变折射区的相对高度和轮廓可以分别提供散光和非球面校正(图 2.6)。通过使用声光调节器,这项有潜力的革命性技术可以在 20~60 秒处理完成。

2.5.4 飞秒激光在治疗青光眼和视网膜手术中的应用前景

直至今日,飞秒激光在眼科学领域中广泛应用于屈光手术和白内障手术中,然而,最新的研究表明飞秒激光可能会改变青光眼及视网膜手术治疗的现有格局。未来手术医生可通过飞秒激光重建小梁网房水流出通路或制作精准厚度的巩膜瓣以提高房水引流效率,鉴于目前白内障与青光眼联合手术的大趋势,新型的飞秒辅助白内障手术联合微创青光眼手术(MIGS)及房水引流装置植入的手术方案应运而生[23]。对猪眼的视网膜体外研究还表明,飞秒激光可能在未来十几年对视网膜病变的诊断和手术具有一定意义。

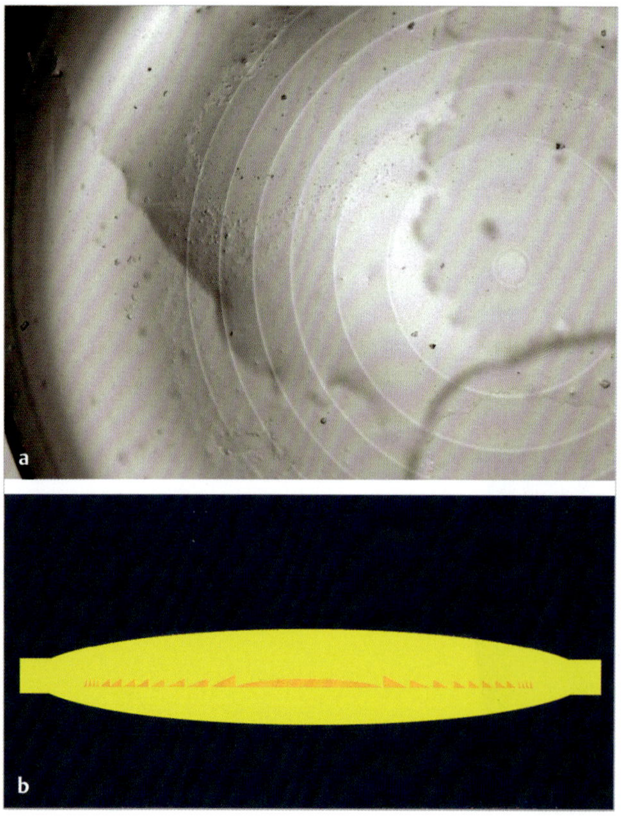

图 2.6 飞秒激光应用于 IOL 的微光栅雕刻。(a)从前方观测到的光栅。(b)应用于嵌入 IOL 光学元件内的薄层材料的光栅雕刻;侧视图。(Reproduced with permission from Ford J, Werner L, Mamalis N. Adjustable intraocular lens power technology. J Cataract Refract Surg 2014;40:1205-1223.)

Toyran 在 2005 年发表了一项体外研究,使用飞秒激光在人眼上制作了小梁全层消融通道,病理学检查证明其并未损伤到周边其他组织。这些通道可直接与 Schlemm 管相连以改善房水引流。在之后的研究中,Nakamura 通过房角镜将飞秒激光作用在人或者狒狒离体眼的房角,在高倍显微镜下观察除了散在的激光损伤斑外并没有其他周围组织的损伤。虽然在这项研究中,Nakamura 并没有将激光作用在管旁组织,但这样做的可能性值得进一步研究,因为这一技术的应用可以提供一种在飞秒激光辅助白内障手术的同时联合微创青光眼手术的可能方案[23]。

其他动物模型研究表明,外科医生可以通过飞秒激光巩膜切除术来降低眼压。2007 年,Bahar 使用 IntraLase 在人类离体眼中制造浅层和深层非穿透性的巩膜瓣,并且在切除深层巩膜瓣后,观察到房水通过暴露的 Descemet 膜向外渗透。在另一项研究中,Chai 开发了一个 3D 模型来预测房水流经飞秒激光制造的非穿透性巩膜通道的过程。建模结果显示眼压可降低 67%~81%,之后他将飞秒激光应用于兔眼巩膜,并观察到通过制造的通道的房水流出急剧增加。Chai 后来创造了不同尺寸的类似巩膜的引流通道,并观察到所有治疗过的兔眼的眼压均降低。眼压降低的程度取决于所创建的巩膜通道的大小,这意味着未来的青光眼外科医生可能会使用类似于 Chai 的模型来建立巩膜通道,从而获得可预测的眼压下降[23]。

研究人员还建议将飞秒激光辅助白内障手术与 MIGS 手术和设备(如 iStent 小梁旁路支架,小梁消融术和内镜下睫状体光凝术)相结合。这种组合使得外科医生可以在进行白内障手术的同时在小梁网中创建微孔,以允许房水绕过病变的小梁组织流入 Schlemm 管。虽然这一术式拥有令人激动的应用前景,但飞秒激光辅助白内障联合微创青光眼手术尚未在文献中报道。

关于飞秒激光在视网膜疾病的诊断和外科手术中应用的相关文献很少,但有两项研究应该引起眼科医生的注意。在一项体外研究中,Hild 通过采用一种称为多光子激光扫描显微镜(MLSM)的技术,用两个近红外 Ti:Sapphire 晶状体激光对猪眼进行视网膜手术并拍摄了视网膜的高清图像。他用聚焦的高能量(功率高于 80mW)激光束来制造宽度小于 5μm 的独特的线性神经纤维层损伤,并将周围附带损伤的区域限制在小于 1μm 以内。通过低于 2mW 的辐射照度提供了深度为 80μm 且分辨率低于 1μm/像素的组织内神经纤维层，神经节细胞层和内丛状层的清晰成像[24]。将这些标本置于 MLSM 和电子显微镜下，除检测到常规激光切割痕迹，并没有证据表明周围血管壁受损。这项技术可用于各种视网膜结构的高分辨率成像和视网膜手术中，但这项技术可能需要几十年的时间才能转化为临床实践[25]。

综上所述，自 15 年前被广泛接受以来，飞秒激光已经全面应用在各种角膜和白内障手术中，并有可能在未来 10 年内应用于青光眼和视网膜的诊断和手术中。我们期待见证飞秒激光如何改变既往医学中的传统诊疗规范，并进一步拓展新一代眼科医生的眼科思维及临床视野。

（张丰菊　译）

参考文献

[1] Trikha S, Turnbull AM, Morris RJ, Anderson DF, Hossain P. The journey to femtosecond laser-assisted cataract surgery: new beginnings or a false dawn? Eye (Lond). 2013; 27(4):461–473
[2] DiDomenico M. Small-signal analysis of internal (coupling type) modulation of lasers. J Appl Phys. 1964; 35:2870
[3] Hargrove L, Fork R, Pollack M. Locking of He-Ne laser modes induced by synchronous intracavity modulation. Appl Phys Lett. 1964; 5:4
[4] Strickland D, Mourou G. Compression of amplified chirped optical pulses. Opt Commun. 1985; 56(3):219–221
[5] Sibbett W, Lagatsky AA, Brown CT. The development and application of femtosecond laser systems. Opt Express. 2012; 20(7):6989–7001
[6] Vogel A, Noack J, Huttman G, et al. Mechanisms of femtosecond laser nanosurgery of cells and tissues. Appl Phys B. 2005; 81(8):1015–1047
[7] Fetcho R. Sub-surface, Femtosecond Laser Incisions as a Therapy for Partial Epilepsy [honors thesis]. 2012. Available at: http://courses2.cit.cornell.edu/schafferlab/wp-content/uploads/Fetcho-Robert-Honors-Thesis.pdf. Accessed June 26, 2015
[8] Wang HW, Cheng CW, Li CW, Wu PH, Wang GJ. Hollow three-dimensional endothelialized microvessel networks based on femtosecond laser ablation. Biomed Microdevices. 2013; 15(5):879–885
[9] Oberringer M, Akman E, Lee J, et al. Reduced myofibroblast differentiation on femtosecond laser treated 316LS stainless steel. Mater Sci Eng C. 2013; 33(2):901–908
[10] Kabas AS, Ersoy T, Gülsoy M, Akturk S. Femtosecond laser etching of dental enamel for bracket bonding. J Biomed Opt. 2013; 18(9):098003
[11] Yanik MF, Cinar H, Cinar HN, Chisholm AD, Jin Y, Ben-Yakar A. Neurosurgery: functional regeneration after laser axotomy. Nature. 2004; 432(7019):822
[12] Juhasz T, Loesel F, Kurtz R, Horvath C, Bille J, Mourou G. Corneal refractive surgery with femtosecond lasers. IEEE J Sel Top Quantum Electron. 1999; 5(4):902–910
[13] Arons I. The development of femtosecond lasers for cataract surgery. 2011. Available at: http://irvaronsjournal.blogspot.com/2011/03/development-of-femtosecond-lasers-for.html Accessed May 9, 2015
[14] Donaldson KE, Braga-Mele R, Cabot F, et al. ASCRS Refractive Cataract Surgery Subcommittee. Femtosecond laser-assisted cataract surgery. J Cataract Refract Surg. 2013; 39(11):1753–1763
[15] Khoramnia R, Fitting A, Rabsilber TM, Thomas BC, Auffarth GU, Holzer MP. Intrastromal femtosecond laser surgical compensation of presbyopia with six intrastromal ring cuts: 3-year results. Br J Ophthalmol. 2015; 99(2):170–176
[16] Blum M, Flach A, Kunert KS, Sekundo W. Five-year results of refractive lenticule extraction. J Cataract Refract Surg. 2014; 40(9):1425–1429
[17] Mian SI, Shtein RM. Femtosecond laser-assisted corneal surgery. Curr Opin Ophthalmol. 2007; 18(4):295–299
[18] Kullman G, Pineda R, II. Alternative applications of the femtosecond laser in ophthalmology. Semin Ophthalmol. 2010; 25(5)(–)(6):256–264
[19] Moshirfar M, McCaughey MV, Reinstein DZ, Shah R, Santiago-Caban L, Fenzl CR. Small-incision lenticule extraction. J Cataract Refract Surg. 2015; 41(3):652–665
[20] Ford J, Werner L, Mamalis N. Adjustable intraocular lens power technology. J Cataract Refract Surg. 2014; 40(7):1205–1223
[21] Ding L, Knox WH, Bühren J, Nagy LJ, Huxlin KR. Intratissue refractive index shaping (IRIS) of the cornea and lens using a low-pulse-energy femtosecond laser oscillator. Invest Ophthalmol Vis Sci. 2008; 49(12):5332–5339
[22] Ding L, Blackwell R, Kunzler JF, Knox WH. Large refractive index change in silicone-based and non-silicone-based hydrogel polymers induced by femtosecond laser micro-machining. Opt Express. 2006; 14(24):11901–11909
[23] Seibold L, Kahook M. Potential applications for femtosecond lasers in glaucoma. 2012. Available at: http://glaucomatoday.com/2012/04/potential-applications-for-femtosecond-lasers-in-glaucoma. Accessed May 9, 2015
[24] Hild M, Krause M, Riemann I, et al. Femtosecond laser-assisted retinal imaging and ablation: experimental pilot study. Curr Eye Res. 2008; 33(4):351–363
[25] Toropygin S, Krause M, Riemann I, et al. In vitro noncontact intravascular femtosecond laser surgery in models of branch retinal vein occlusion. Curr Eye Res. 2008; 33(3):277–283

第 3 章

飞秒激光辅助准分子激光原位角膜磨镶术

Ioannis G. Pallikaris, Onurcan Sahin

摘　要

角膜屈光手术的评估一直是手术医生和科学家面临的一大挑战。自从第一例屈光性角膜成形术以来,逐渐涌现出新的技术和设备,手术方式的困难和缺陷以及新技术的涌现一直激励科学家做进一步的探索。本章节回顾了角膜屈光手术从角膜成形术时代到飞秒激光辅助准分子激光原位角膜磨镶术(FS-LASIK)时代的历程。

关键词

历史;飞秒激光辅助准分子激光原位角膜磨镶术;准分子;屈光性角膜切削术;激光;角膜磨镶术

3.1 LASIK 的历史

自 Barraquer 开展角膜成形术以来[1],人眼屈光不正的矫正手术一直是一个巨大的挑战。此后,每一项新设备的发展都有助于科学家和手术医生了解当前术式的缺陷,并激励他们创造新的、更好的技术和设备。虽然出现了一些先进的手术方式,但也随之带来了新的难题。从 20 世纪 50 年代初至今,克服现存的和新出现的难题激励着屈光手术的发展。

关于准分子激光的探讨起源于 1938 年[3]。自1960 年,Houtermans 发现了束缚-自由激光,准分子(惰性气体的激发态二聚体)激光的发展为角膜屈光手术开辟了一个新的广阔领域[2]。1976 年,第一台商用准分子激光器被引入微加工和材料加工等多个领域[4,5]。1979 年,Ruderman 首次提出可以在组织上使用准分子激光[4]。在眼科学中首次应用到准分子激光的是 Trokel 和 Srinivasan 开展的放射状角膜切开术(RK)。准分子激光可以在角膜上进行精确的径向切割,从而替代了金刚石或钢刀片。在白化兔和猴子的眼睛上完成试验后,FDA 批准了第一个 193nm 氟化氩 (ArF)准分子激光应用于人体的试验[6-9]。1983 年,Trokel 等实施第一台屈光性角膜手术并发表了结果[6,10]。试验和对比研究的结果[8]表明,使用准分子激光可以获得更好的效果,并避免大多数的严重并发症[11]。

3.1.1 准分子激光屈光性角膜切削术

准分子激光技术的进步为屈光手术提供了一种新技术。通过使用准分子激光去除表面基质组织来改变中央角膜的屈光特性,该技术称为准分子激光屈光性角膜切削术(PRK),于 1988 年由 Seiler 等首次应用[12]。随后开展的一系列研究,明确了 PRK 的精确性、可预测性和安全性[10,12-15],1995 年 FDA 批准了准分子激光 PRK 为峰会技术[16]。

与 RK 相比,PRK 有以下优点:PRK 是一种微创手术,精度高,对医生操作和患者配合而言较简单;PRK 可以形成光滑的角膜表面,光化学过程变得可控,以精确的深度和亚微米精度切削组织[8];对邻近组织的热损伤[17]、机械损伤[18]、光化学损伤[19]可以忽略不计。对 PRK 术后结果的进一步研究发现,手术并发症包括角膜上皮下雾状混浊(Haze)、屈光回退、视力恢复延迟、不可预测性(大于 6D)和光晕[11,12,20–25]。

3.1.2 LASIK

为了克服 PRK 手术的并发症,Pallikaris 等研发了一种新的手术技术,通过特殊设计的微型角膜刀进行板层切割制作的角膜瓣称为“激光辅助原位角膜磨镶术”(LASIK)。该手术的目的是保持角膜前板层的完整性,并克服 PRK 手术的并发症。第一次试验是在白化兔上进行的,结果可观,为了证明其可行性,发表于 1990 年[26]。Pallikari 等在盲人的眼睛上进行了第一次临床研究。使用有着专门设计的吸引环(Polytech,Darmstadt,Germany)的 BKS 1000 (Barraquer–Krumeich–Swinger)微型角膜刀制作了 300μm 的角膜瓣。在进行准分子激光(ArF 193nm)切削后,给予患者配戴软性角膜接触镜 (不使用缝线或生物黏合剂)。研究结果术后早期结果较为理想,发表于 1991 年[27]。

前 3 个经 FDA 批准用于 LASIK 手术的系统是 Kremer 准分子激光系统(Lasersight Technologies,Inc.)、SVS Apex Plus 准分子激光工作站(Summit Technology,Inc.)和 C 型 VISX 准分子激光系统“Star”(AMO Manufacturing USA,LLC)[28–30]。

与 PRK 相比,LASIK 具有恢复快、术后无痛、术后早期视力稳定、Haze 较少等优点[31–36],比 PRK 更加先进;LASIK 的缺点是需要额外的先进设备、更长的手术时间,不适用于角膜较薄者以及术前患有干眼症的患者。

尽管 LASIK 手术的总体结果是成功的,但也有一些术中和术后严重并发症的报道。大多数术中并发症与微型角膜板层刀有关,主要包括薄瓣、纽扣瓣和游离瓣[33],甚至前房穿孔[32]。术后并发症包括干眼症、角膜瓣引起的像差[33,34,36–38],甚至角膜扩张[39–41]。

由于存在角膜扩张和角膜瓣引起像差的风险,LASIK 技术需要改进。先进的表面消融技术(Epi-Lasik[42–45]、LASEK[46–48]、PRK MMC[49–51])的出现推动了薄瓣 LASIK 的应用。因此,为了实现更薄、可预测和可再生的角膜瓣,出现了更先进的微型角膜刀。

3.1.3 飞秒 LASIK

Juhasz、Kurtz 和 Kruger 合作研发了超快激光(皮秒和飞秒) 用于 LASIK 手术制作角膜瓣。20 世纪 90 年代末,首次发表了在动物和人眼应用的相关研究[52–60]。2000 年,Intralase 成为第一台被 FDA 批准用于屈光手术的飞秒激光器[61]。

飞秒激光辅助准分子激光手术的使用为现有技术提供了显著的优势[54,62–68],其主要术中优势是降低了切削组织所需的能量、对周围组织的热损伤最小、无接触、足够的抽吸、更好的中心化、准确和可预测的角膜瓣厚度、更好的角膜瓣结构和更少的角膜瓣的相关并发症。

与机械角膜刀相比,飞秒激光的主要术后优势是无痛、视力恢复快、感染风险更低、像差更小、干眼症和上皮内生发生率低,角膜扩张风险更低。

与以往的方法相比,飞秒激光也有一些缺点:飞秒激光器是大型且昂贵的设备,还需要额外的运行(一次性吸引环)和维护成本;对于飞秒激光制瓣而言,瘢痕角膜制作超薄角膜瓣以及再次手术时的掀瓣难度更大。

飞秒激光的副作用包括不透明气泡层、短暂的光敏感综合征和微皱褶。大多数短暂的光敏感综合征可以通过长期的类固醇治疗而得以解决。

3.2 飞秒 LASIK 的现状

如今,飞秒激光辅助 LASIK 是角膜屈光手术中最常用的技术之一。虽然用于角膜诊断/角膜瓣制作/重塑的先进设备种类多样,但手术原则没有改变。

飞秒激光的目标是制作精确、无球差、完美的角膜瓣。当前的要求是在考虑到高阶和低阶像差的情况下,以最小的组织切削量制作更好的消融轮廓。本章前面提到的几家公司有生产飞秒激光器。以下章节列出了一些最常用的飞秒和准分子激光器。

术前和术后测量的发展是飞秒 LASIK 手术领域的另一个重要方面,诸如角膜测厚仪、角膜地形图仪和波前像差仪等设备的研发,使科研人员更好地评估患者术前和术后的情况。因此,对技术和设备的评估有助于医生和研发人员改进应用程序。

飞秒 LASIK 手术形成了两个层间界面:一个是由飞秒激光制作(角膜瓣后部),另一个是由准分子激光制作(基质前部)。这两个表面的光滑度并不相同,理想的方案是飞秒激光制作的界面有准分子的质量。

3.2.1 商业化的飞秒激光器

- Intralase FS(雅培医疗光学)。
- VisuMax 飞秒系统(卡尔蔡司媒体)。
- Femto LDV(Ziemer)。
- 德国鹰视 FS200(爱尔康)。
- VICTUS 飞秒激光平台(博士伦)。

3.2.2 商业化的准分子激光器

- STAR S4 IRTM 准分子激光系统。
- 德国鹰视 EX500 准分子激光器。
- MEL 90 准分子激光器。
- AMARIS 750S。

(黄锦海 译)

参考文献

[1] Ji B. Queratoplastia Refractiva. Estud Inf Oftal Inst. 1949; 10:2–10
[2] Houtermans FG. Über Maser-Wirkung im optischen Spektralgebiet und die Möglichkeit absolut negativer Absorption für einige Fälle von Molekülspektren (Licht-Lawine). Helv Phys Acta. 1960; 33:933
[3] Finkelnburg W. Kontinuierliche Spektren. Vol 21. Berlin: Springer-Verlag; 1938
[4] Ruderman W. Excimer lasers in photochemistry. Laser Focus. 1979; 15:68–69
[5] Rhodes C. Excimer lasers. In: Topics in Applied Physics. Vol. 30. Berlin: Springer-Verlag; 1979
[6] Trokel SL, Srinivasan R, Braren B. Excimer laser surgery of the cornea. Am J Ophthalmol. 1983; 96(6):710–715
[7] Puliafito CA, Steinert RF, Deutsch TF, Hillenkamp F, Dehm EJ, Adler CM. Excimer laser ablation of the cornea and lens. Experimental studies. Ophthalmology. 1985; 92(6):741–748
[8] Marshall J, Trokel S, Rothery S, Krueger RR. A comparative study of corneal incisions induced by diamond and steel knives and two ultraviolet radiations from an excimer laser. Br J Ophthalmol. 1986; 70(7):482–501
[9] L'Esperance FA, Jr, Taylor DM, Del Pero RA, et al. Human excimer laser corneal surgery: preliminary report. Trans Am Ophthalmol Soc. 1988; 86:208–275
[10] Waring GO, III. Development of a system for excimer laser corneal surgery. Trans Am Ophthalmol Soc. 1989; 87(9):854–983
[11] Taylor DM, L'Esperance FA, Jr, Del Pero RA, et al. Human excimer laser lamellar keratectomy. A clinical study. Ophthalmology. 1989; 96(5):654–664
[12] Seiler T, Bende T, Wollensak J, Trokel S. Excimer laser keratectomy for correction of astigmatism. Am J Ophthalmol. 1988; 105(2):117–124
[13] Tuft SJ, Zabel RW, Marshall J. Corneal repair following keratectomy. A comparison between conventional surgery and laser photoablation. Invest Ophthalmol Vis Sci. 1989; 30(8):1769–1777
[14] McDonald MB, Kaufman HE, Frantz JM, Shofner S, Salmeron B, Klyce SD. Excimer laser ablation in a human eye. Case report. Arch Ophthalmol. 1989; 107(5):641–642
[15] Del Pero RA, Gigstad JE, Roberts AD, et al. A refractive and histopathologic study of excimer laser keratectomy in primates. Am J Ophthalmol. 1990; 109 (4):419–429
[16] FDA. Excimed(TM) UV200LA Laser System; 1995
[17] Valderrama GL, Fredin LG, Berry MJ, Dempsey BP, Harpole GM. Temperature distributions in laser-irradiated tissues. Proceedings of SPIE 1427, Laser-Tissue Interaction II, 200 (June 1, 1991)
[18] Fantes FE, Hanna KD, Waring GO, Pouliquen Y, Thompson KP, Savoldelli M. Wound healing after excimer laser keratomileusis (photorefractive keratectomy) in monkeys. Arch Ophthalmol. 1990; 108(5):665–675
[19] Hanson DL, DeLeo VA. Long wave ultraviolet radiation stimulates arachidonic acid release and cyclooxygenase activity in mammalian cells in culture. Photochem Photobiol. 1989; 49(4):423–430
[20] Seiler T, McDonnell PJ. Excimer laser photorefractive keratectomy. Surv Ophthalmol. 1995; 40(2):89–118
[21] Seiler T, Derse M, Pham T. Repeated excimer laser treatment after photorefractive keratectomy. Arch Ophthalmol. 1992; 110(9):1230–1233
[22] Taylor HR, West SK. The clinical grading of lens opacities. Aust N Z J Ophthalmol. 1989; 17(1):81–86
[23] Pallikaris IG, Papatzanaki ME, Siganos DS, Tsilimbaris MK. A corneal flap technique for laser in situ keratomileusis. Human studies. Arch Ophthalmol. 1991; 109(12):1699–1702
[24] Wu WC, Stark WJ, Green WR. Corneal wound healing after 193-nm excimer laser keratectomy. Arch Ophthalmol. 1991; 109(10):1426–1432
[25] Marshall J, Trokel SL, Rothery S, Krueger RR. Long-term healing of the central cornea after photorefractive keratectomy using an excimer laser. Ophthalmology. 1988; 95(10):1411–1421
[26] Pallikaris IG, Papatzanaki ME, Stathi EZ, Frenschock O, Georgiadis A. Laser in situ keratomileusis. Lasers Surg Med. 1990; 10(5):463–468
[27] Pallikaris IG, Papatzanaki ME, Siganos DS, Tsilimbaris MK. A corneal flap technique for laser in situ keratomileusis. Human studies. Arch Ophthalmol (Chicago, Ill 1960). 1991; 109(12):1699–1702
[28] FDA. Kremer Laser System; 1998
[29] FDA. SVS Apex Plus Excimer Laser Workstation; 1999
[30] FDA. VISX Excimer Laser System Model C Star; 1999
[31] Kanellopoulos AJ, Pallikaris IG, Donnenfeld ED, Detorakis S, Koufala K, Perry HD. Comparison of corneal sensation following photorefractive keratectomy and laser in situ keratomileusis. J Cataract Refract Surg. 1997; 23(1):34–38
[32] Pallikaris IG, Siganos DS. Laser in situ keratomileusis to treat myopia: early experience. J Cataract Refract Surg. 1997; 23(1):39–49
[33] Gimbel HV, Penno EE, van Westenbrugge JA, Ferensowicz M, Furlong MT. Incidence and management of intraoperative and early postoperative complications in 1000 consecutive laser in situ keratomileusis cases. Ophthalmology. 1998; 105(10):1839–1847, discussion 1847–1848
[34] Durrie DS, Kezirian GM. Femtosecond laser versus mechanical keratome flaps in wavefront-guided laser in situ keratomileusis: prospective contralateral eye study. J Cataract Refract Surg. 2005; 31(1):120–126
[35] Raoof-Daneshvar D, Shtein RM. Femtosecond Lasers in Ophthalmology. US Ophthalmic Rev. 2013; 06(01):38–41
[36] Pallikaris IG, Kymionis GD, Panagopoulou SI, Siganos CS, Theodorakis MA, Pallikaris AI. Induced optical aberrations following formation of a laser in situ keratomileusis flap. J Cataract Refract Surg. 2002; 28(10):1737–1741
[37] Kymionis GD, Tsiklis NS, Astyrakakis N, Pallikaris AI, Panagopoulou SI, Pallikaris IG. Eleven-year follow-up of laser in situ keratomileusis. J Cataract Refract Surg. 2007; 33(2):191–196
[38] Randleman JB, Woodward M, Lynn MJ, Stulting RD. Risk assessment for ectasia after corneal refractive surgery. Ophthalmology. 2008; 115(1):37–50
[39] Roberts C. The cornea is not a piece of plastic. J Refract Surg. 2000; 16(4): 407–413
[40] Pallikaris IG, Kymionis GD, Astyrakakis NI. Corneal ectasia induced by laser in situ keratomileusis. J Cataract Refract Surg. 2001; 27(11):1796–1802
[41] Vesaluoma M, Pérez-Santonja J, Petroll WM, Linna T, Alió J, Tervo T. Corneal stromal changes induced by myopic LASIK. Invest Ophthalmol Vis Sci. 2000; 41(2):369–376
[42] Pallikaris IG, Katsanevaki VJ, Kalyvianaki MI, Naoumidi II. Advances in subepithelial excimer refractive surgery techniques: Epi-LASIK. Curr Opin Ophthalmol. 2003; 14(4):207–212
[43] Pallikaris IG, Naoumidi II, Kalyvianaki MI, Katsanevaki VJ. Epi-LASIK: comparative histological evaluation of mechanical and alcohol-assisted epithelial separation. J Cataract Refract Surg. 2003; 29(8):1496–1501
[44] Pallikaris IG, Kalyvianaki MI, Katsanevaki VJ, Ginis HS. Epi-LASIK: preliminary clinical results of an alternative surface ablation procedure. J Cataract Refract Surg. 2005; 31(5):879–885
[45] Katsanevaki VJ, Kalyvianaki MI, Kavroulaki DS, Pallikaris IG. One-year clinical results after epi-LASIK for myopia. Ophthalmology. 2007; 114(6):1111–1117
[46] Lee JB, Seong GJ, Lee JH, Seo KY, Lee YG, Kim EK. Comparison of laser epithelial keratomileusis and photorefractive keratectomy for low to moderate myopia. J Cataract Refract Surg. 2001; 27(4):565–570
[47] Scerrati E. Laser in situ keratomileusis vs. laser epithelial keratomileusis (LASIK vs. LASEK). J Refract Surg. 2001; 17(2) Suppl:S219–S221
[48] Azar DT, Ang RT, Lee JB, et al. Laser subepithelial keratomileusis: electron microscopy and visual outcomes of flap photorefractive keratectomy. Curr Opin Ophthalmol. 2001; 12(4):323–328
[49] Lai Y-H, Wang H-Z, Lin C-P, Chang S-J. Mitomycin C alters corneal stromal wound healing and corneal haze in rabbits after argon-fluoride excimer laser photorefractive keratectomy. J Ocul Pharmacol Ther. 2004; 20(2):129–138

[50] Lee DH, Chung HS, Jeon YC, Boo SD, Yoon YD, Kim JG. Photorefractive keratectomy with intraoperative mitomycin-C application. J Cataract Refract Surg. 2005; 31(12):2293–2298
[51] Torres RM, Merayo-Lloves J, Daya SM, et al. Presence of mitomycin-C in the anterior chamber after photorefractive keratectomy. J Cataract Refract Surg. 2006; 32(1):67–71
[52] Kautek W, Mitterer S, Kruger J, Husinsky W, Grabner G. Femtosecond-pulse laser ablation of human corneas. Appl Phys, A Solids Surf. 1994; 58(5):513–518
[53] Kurtz RM, Horvath C, Liu HH, Krueger RR, Juhasz T. Lamellar refractive surgery with scanned intrastromal picosecond and femtosecond laser pulses in animal eyes. J Refract Surg. 1998; 14(5):541–548
[54] Krueger RR, Marchi V, Gualano A, Juhasz T, Speaker M, Suárez C. Clinical analysis of the neodymium:YLF picosecond laser as a microkeratome for laser in situ keratomileusis. Partially Sighted Eye Study. J Cataract Refract Surg. 1998; 24(11):1434–1440
[55] Krueger RR, Juhasz T, Gualano A, Marchi V. The picosecond laser for nonmechanical laser in situ keratomileusis. J Refract Surg. 1998; 14(4):467–469
[56] Sletten KR, Yen KG, Sayegh S, et al. An in vivo model of femtosecond laser intrastromal refractive surgery. Ophthalmic Surg Lasers. 1999; 30(9):742–749
[57] Juhasz T, Loesel FH, Kurtz RM, Horvath C, Bille JF, Mourou G. Corneal refractive surgery with femtosecond lasers. IEEE J Sel Top Quantum Electron. 1999; 5(4):902–910
[58] Loesel FH, Kurtz RM, Horvath C, et al. Ultraprecise medical applications with ultrafast lasers: corneal surgery with femtosecond lasers. In: Altshuler GB, Andersson-Engels S, Birngruber R, et al., eds. BiOS Europe '98. International Society for Optics and Photonics; 1999:86–93
[59] Juhasz T, Djotyan G, Loesel FH, et al. Applications of femtosecond lasers in corneal surgery. Laser Phys. 2000; 10(2):495–500
[60] Spooner GJR, Juhasz T, Traub IR, et al. New developments in ophthalmic applications of ultrafast lasers. In: Proceedings of SPIE 3934, Society of Photo-Optical Instrumentation Engineers (2000)</conf>
[61] <unknown>FDA. Intralase 600C Laser Keratome; 2000
[62] Kezirian GM, Stonecipher KG. Comparison of the IntraLase femtosecond laser and mechanical keratomes for laser in situ keratomileusis. J Cataract Refract Surg. 2004; 30(4):804–811
[63] Flanagan GW, Binder PS. Precision of flap measurements for laser in situ keratomileusis in 4428 eyes. J Refract Surg. 2003; 19(2):113–123
[64] Vogel A, Schweiger P, Frieser A, Asiyo MN, Birngruber R. Intraocular Nd:YAG laser surgery: laser-tissue interaction, damage range, and reduction of collateral effects. IEEE J Quantum Electron. 1990; 26(12):2240–2260
[65] Sugar A. Ultrafast (femtosecond) laser refractive surgery. Curr Opin Ophthalmol. 2002; 13(4):246–249
[66] Ahn H, Kim J-K, Kim CK, et al. Comparison of laser in situ keratomileusis flaps created by 3 femtosecond lasers and a microkeratome. J Cataract Refract Surg. 2011; 37(2):349–357
[67] Agarwal A, Agarwal A, Agarwal T, Bagmar A, Agarwal S. Laser in situ keratomileusis for residual myopia after primary LASIK. J Cataract Refract Surg. 2001; 27(7):1013–1017
[68] Ozdamar A, Aras C, Bahçecioğlu H, Sener B. Secondary laser in situ keratomileusis 1 year after primary LASIK for high myopia. J Cataract Refract Surg. 1999; 25(3):383–388

第 4 章

全飞秒激光手术

Marcus Blum, Walter Sekundo

摘　要

屈光性角膜基质透镜取出术是一种单纯使用飞秒激光进行屈光矫正的微创手术技术。在手术过程中,使用飞秒激光在角膜基质内切削一个透镜,然后通过侧边切口将其取出并移除。本章作者讲述了这一手术技术的发展,并逐步介绍了手术的方法步骤。

关键词

飞秒激光角膜基质透镜取出术;小切口飞秒激光角膜基质透镜取出术;手术技术;临床结果;安全性;远期效果;适应证

4.1 引言

多年以来,许多先进的准分子激光系统已被用于进行 LASIK,这是一种广泛应用的、高度精准的角膜屈光手术[1]。2000 年后,飞秒激光被引入屈光手术,最初飞秒激光只是单纯用来制作角膜瓣,也就是取代了显微角膜板层刀[2,3],角膜切削仍然是使用 193nm的准分子激光进行的[4,5]。然而 LASIK 手术或术后的大部分并发症,例如,干眼症和角膜生物力学不稳定,都与角膜瓣本身有关,而与角膜瓣的制作方法无关。本章介绍的手术方法可以实现不制作角膜瓣。在进行了一系列实验室和动物模型实验,以及对人的盲眼进行一些初步尝试性的治疗后,单纯使用 VisuMax 飞秒激光系统(Carl Zeiss Meditec AG,Jena,Germany)进行角膜屈光矫正成为现实。在 2006 年的年度美国眼科学会(AAO)上,我们介绍了第一批这种不依赖准分子激光的新型屈光手术病例,这种手术从那时起被命名为“飞秒激光角膜基质透镜取出术(FLEx)”。在进行 FLEx 时,角膜瓣和角膜基质透镜由飞秒激光“一步”切削[6],这项技术将在本章后面进行描述[7-9]。得益于手术操作、能量设置和激光技术的不断改进,FLEx 这种新术式的出现成了屈光激光发展前进路上的一大进步。FLEx 的角膜瓣更小,但仍然类似于飞秒 LASIK 的角膜瓣。如果不需要掀开角膜瓣,手术过程仅通过一个小切口进行,这种术式被称为小切口飞秒激光角膜基质透镜取出术(SMILE),不需要掀起的角膜上层被称为“角膜帽”,而不是“角膜瓣”。我们团队在 2011 年首次发表了这项微创手术的成果[10]。这项精湛技术的潜在优势鼓励了国际上许多团队应用新开发的 500kHz 飞秒激光进行屈光性基质透镜取出术(ReLEx)。为了避免混淆,VisuMax 激光系统的制造商已经为 ReLEx 申请了两种可能的技术专利:ReLEx FLEx 和 ReLEx SMILE。同时,SMILE 成了一个众所周知的术语,并且这个术语将会长期保留,而不仅限于 VisuMax 激光系统。随着可分析的临床数据的不断增加,有关 ReLEx 的优点和缺点也备受争论。我们接下来描述这一技术的不同发展阶段和目前的临床应用。

4.2 屈光性角膜基质透镜取出术手术技术

4.2.1 飞秒激光角膜基质透镜取出术

手术方法

ReLEx 手术在表面麻醉下进行,手术前 2~3 分钟使用 3 滴不含防腐剂的四氯化羟丁卡因（如 Conjuncain EDO；Bausch & Lomb，Berlin，Germany）。患者躺在治疗床上，覆盖无菌布并置入开睑器，移至 VisuMax 飞秒激光系统下。安装负压吸引环，用适当的吸力将眼睛固定在接口上。患者需要集中注意力注视内部光亮目标，在吸引过程中仍保持注视闪烁的光亮目标（图 4.1a）。手术医生通过手术显微镜观察负压吸引过程，并使用操纵杆控制整个过程。VisuMax 飞秒激光产生超短脉冲激光，重复频率为 500kHz，典型脉冲能量为 100~160nJ，聚焦在角膜组织的精确深度上。在激光的光爆破作用下裂解角膜组织气化形成等离子体，并向周围扩散形成小气泡。脉冲以螺旋的方式产生，典型的激光斑大小为 3~5μm，导致组织裂解。飞秒激光按以下顺序扫描分离角膜基质透镜：基质透镜后表面（从中心到周边，图 4.1b）、基质透镜前表面（从周边到中心）和侧边。角膜蒂可以在任何位置，但通常保留在鼻侧部或上部（图 4.1c）。由于不需要准分子激光消融，FLEx 的角膜蒂通常设置得比 LASIK 的稍宽。在靠近角膜蒂附近的角膜瓣下插入掀瓣器（图 4.1e）；掀开角膜瓣（图 4.1d）。随后用 Blum 镊夹住分离的基质透镜并取出（图 4.1f）。然后，复位角膜瓣并用生理盐水冲洗眼睛表面（图 4.1g）。术后，使用 LASIK 术后同样的类固醇和抗生素眼药水进行治疗。

结果

起初实行这种手术方式的术眼没有达到同 LASIK 一样的屈光准确度，并且视力恢复需要相对更长的时间。但经过上百次的尝试后，经临床数据分析显示，FLEx 可以达到与 LASIK 手术方式同等的屈光度。经过激光参数设置的优化和扫描方向的改变，FLEx 手术获得了显著的提升。目前，这项手术技术第一批术眼的 5 年临床结果已经发表，结果显示术后屈光度稳定性良好[9]（图 4.2）。

FLEx 手术不仅应用于近视、散光，还可用于矫正远视。在第一批实行 FLEx 手术的患者中，证明了 ReLEx 是一种可行且有效的远视治疗方法，但术后屈光度的稳定性仍有待提高。在一项研究中，组内（26 例患者 47 只眼睛）术后屈光度不稳定，3~6 个月等效球镜度差（ΔSEQ）为每月 -0.08D，6~9 个月等效球镜度差为每月 0.02D[11]。通过改变基质透镜的几何形状，可以实现术后几个月的屈光度稳定性显著提高[11,12]。

4.2.2 小切口飞秒激光角膜基质透镜取出术

手术方法

当我们进行第一次 SMILE 时，我们做了两个位置相对的 80°弧长的切口，从而创建了一个潜在的隧道，这样做是为了防止引起不规则散光。后来我们发现，较浅的切口不会导致明显散光，因此改为只做一个切口，并且将切口减小。如今，大多数的手术医生只做一个 2~3mm 的弧形切口，作为进入装着角膜基质透镜的囊袋入口。随后，用 Blum 改良的锯齿状麦弗逊钳或 Shah 设计的改良玻璃体视网膜剥离钳抓住基质透镜并取出（图 4.3a~g）[13]。移除基质透镜后，使用标准 LASIK 冲洗套管冲洗基质内间隙（图 4.3h）。通过对初始切口施加轻微压力，即可将液体排出（图 4.3i）。

这是一项颇具挑战性的手术操作，有穿孔的风险，可能会导致基质透镜残留或角膜帽穿孔。术后治疗方案通常包括不含防腐剂的氧氟沙星（Floxal EDO，Bausch & Lomb）、地塞米松（Dexa EDO，Bausch & Lomb）和透明质酸润滑液（VisLube；Chemedica）每天 4 次，连续使用 1 周。在此之后，根据情况可调整为只使用润滑液但不超过 3 个月。在预后不良的情况下，可予以患者使用类固醇激素 1 个月。

结果

根据最初的研究结果，以及随后获得的一系列临床病例数据，93%接受 SMILE 治疗的术眼能达到预期屈光度±0.5D 的范围内[13-15]。通过改进激光参数，包括能量设置和激光光斑之间的距离设置，不断提高激光切削的质量[16-18]。正是由于这些改进，屈光性角膜基质透镜取出术的术后矫正视力的稳定性优于 LASIK。激光切削的精确度已经被许多独立工作的研究人员证明[19,20]。高阶像差（HOA）的诱发范围约为 0.1μm（Malacara 算法），等于或优于最新一代的准分子激光系统，这很大程度上归 s 因于诱发的球差较低，而彗差有时可能较高[21]。由于球差增加并不明显，所以即使是术前屈光不正较高的眼睛，在 ReLEx 手术后一般也不会出现光晕和眩光的问题。

SMILE 术后患者的满意度通常很高。对 48 例患者在随访 6 个月后进行问卷调查，在 0~100 分的术后视力评分范围（0 分=视力非常差；100 分=最佳视力）

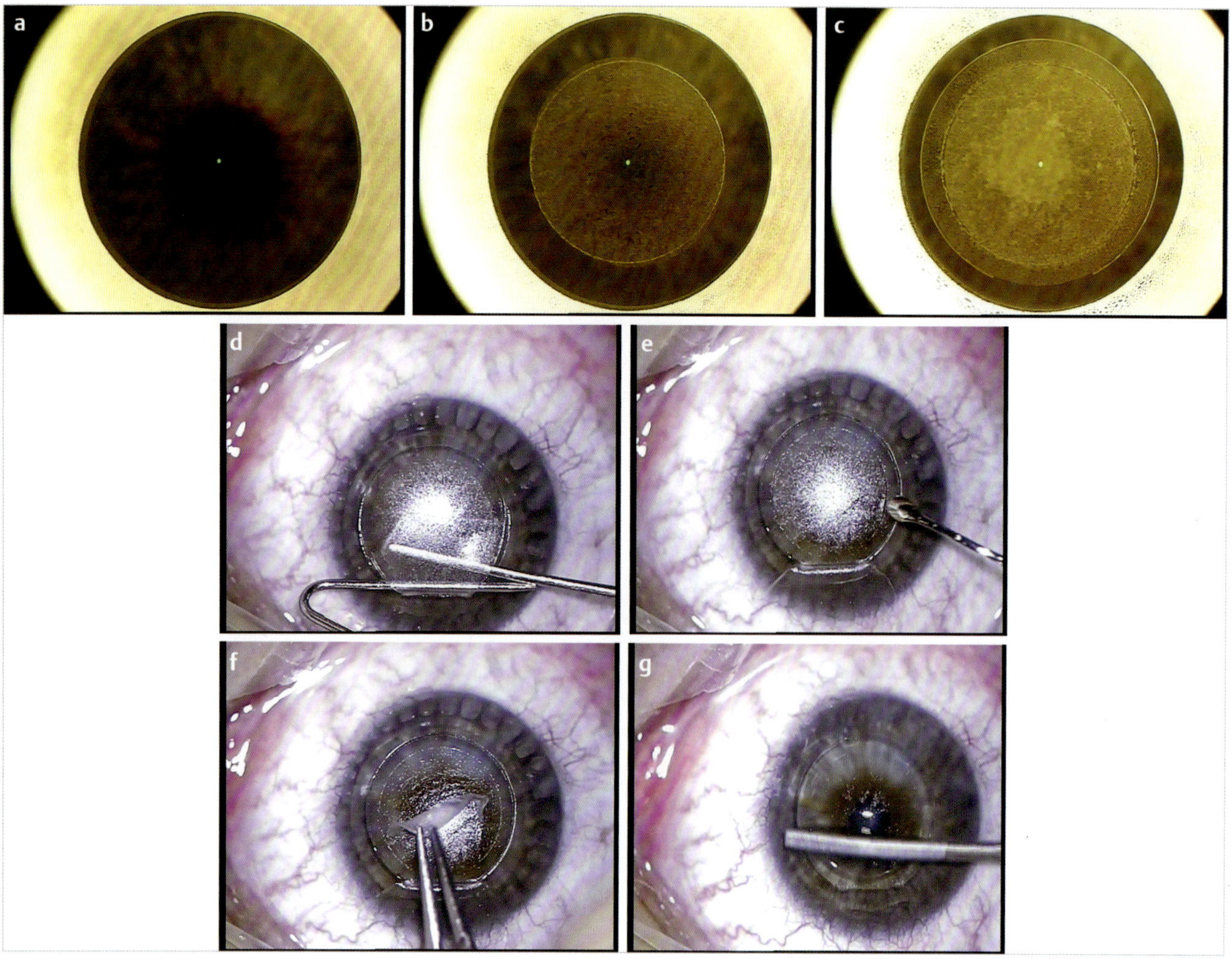

图 4.1 (a)飞秒激光角膜基质透镜取出术(FLEx)的过程。当患者注视固定时,负压吸引启动。注意视轴与光轴的夹角(Kappa 角)。(b)飞秒激光辅助切割基质透镜后表面及边缘。(c)飞秒激光辅助切割基质透镜前表面。切口延续到角膜表面(角膜瓣切口)。(d)掀开角膜瓣。(e)基质透镜边缘分离。(f)角膜基质透镜取出。(g)在冲洗眼睛表面的同时重新复位角膜瓣。

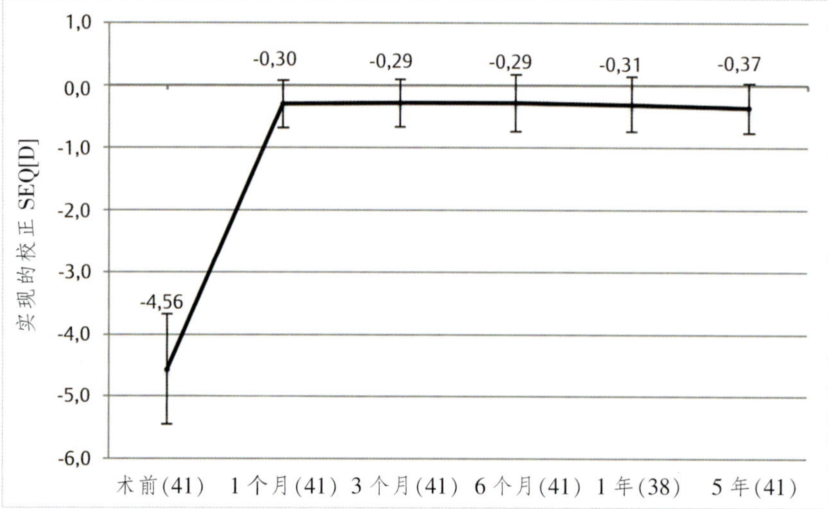

图 4.2 FLEx 术后长期(5 年)的屈光稳定性(n=36 只眼睛)。

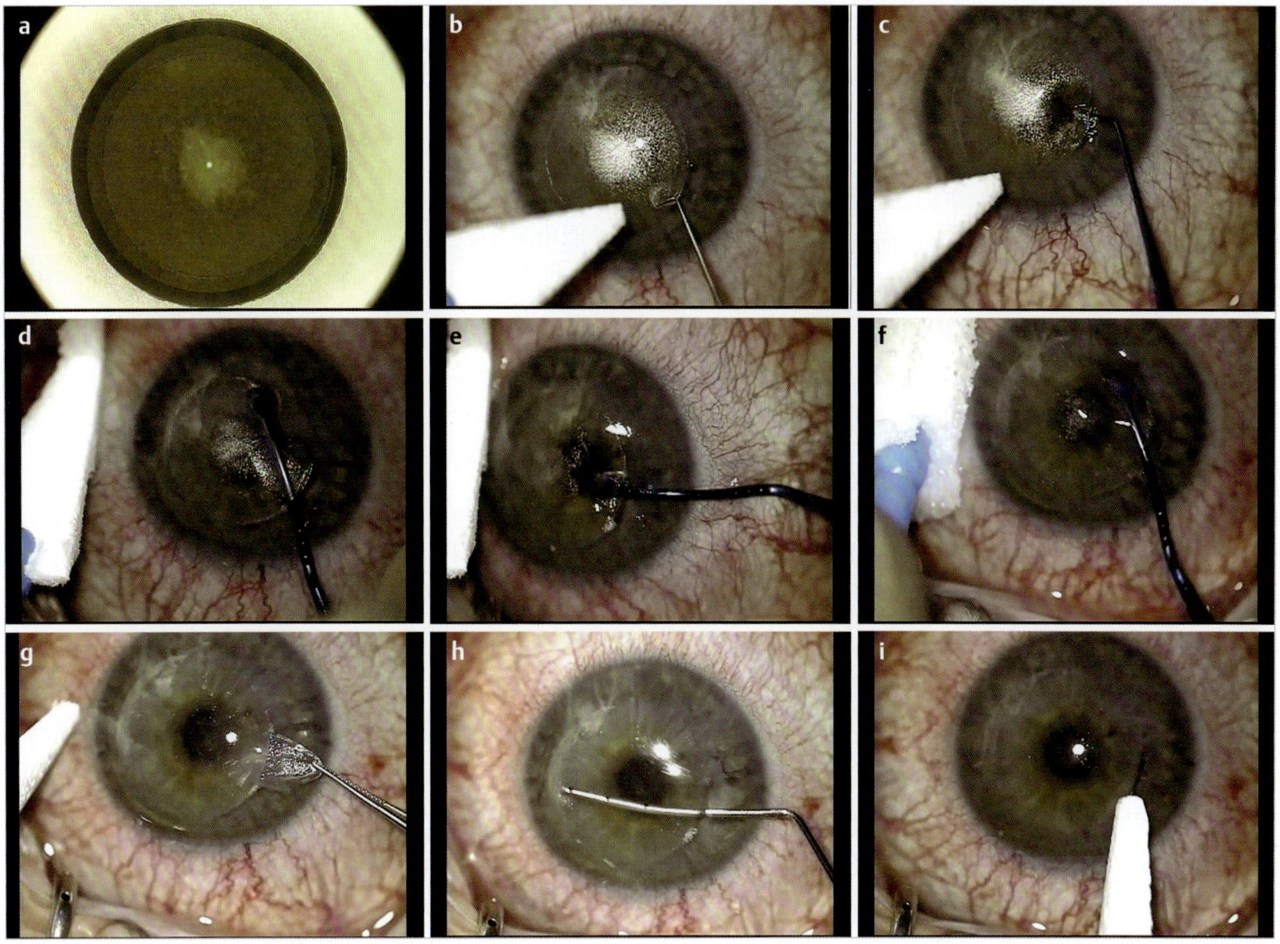

图 4.3　小切口飞秒激光角膜基质透镜取出术(SMILE)示意图。(a)飞秒激光切割角膜基质透镜前后表面,并做 2.4mm 侧切口(图示为右眼)。(b)使用弯调位器分离角膜帽后表面和基质透镜前表面之间的入口间隙。(c)从切口另一端进入更深层次(基质透镜后表面)。(d)使用 Chansue SMILE 分离器分离更深层次的组织。(e)通过局部施加压力,将 Chansue SMILE 分离器伸入预先准备的区域。(f)深平面的准备。(g)使用麦弗逊钳(Blum 改良)取出整个基质透镜。(h)角膜基质内腔隙的冲洗。(i)使用三角形 LASIK 海绵重新调整切口边缘,必要时拉伸角膜帽。

中的平均得分为 92.3 分。调查问卷独立针对每一只接受 SMILE 手术的术眼。25 例患者(28.4%)报告他们的视力有明显改善,60 例患者(68.2%)报告他们的视力有极大的改善,其余患者报告视力“有一些改善”,没有人报告视力变差。总体而言,对于“你还会再做一次手术吗?”这个问题,93.3%的患者回答“是”,6.7%的患者回答“不确定”,没有“否”的回答。当询问具体细节时,5.5%的人有夜视障碍,6.6%的人有在夜间开车困难,没有眩光的病例,但有 7 例患者(7.7%)术后感到眼睛干涩需要使用眼部润滑液,其中包括 2 例患者(2.2%)术前本身有此症状[10]。

4.3 安全性

这项手术的安全性较好。在迄今为止最大的一个研究人群中,Ivarsen 等报道了以下并发症[22]:角膜上皮缺损(6%),切口边缘小撕裂(1.8%),以及 1 例(0.06%)术眼切口边缘大撕裂。但这些患者术后长期都没有抱怨任何问题。在我们的一系列手术病例中,虽然我们认为已经使用足够多的灌洗液冲洗眼睛表面,但仍然记录到了 8.8%的病例出现角膜基质碎片残留[22]。14 只眼睛(0.8%)在手术期间发生负压吸引失吸。

Wong 等的一项研究描述了屈光性角膜基质透镜取出术(ReLExFLEx 和 SMILE)过程中出现的负压吸引失吸是一种相对少见的情况，总体累积发生率为 3.2%[23]。处理这类事件的建议如下：手术处于第 1 阶段时(基质透镜后表面切削<10%)，重新开始扫描；手术处于第 2 阶段时(基质透镜后表面切削>10%)，终止 SMILE，改为 LASIK 手术；手术处于第 3 阶段时(侧切基质透镜)，重新开始侧切基质透镜，并将透镜侧切直径缩小 0.2~0.4mm；手术处于第 4 阶段时(基质透镜前表面切削)，重新切削基质透镜前表面；手术处于第 5 阶段时(基质透镜前表面侧切)，重新侧切基质透镜前表面，并将透镜前表面侧切的直径缩小 0.2~0.4mm[23]。

Zhao 等报道了 1112 只接受 SMILE 手术的术眼中 1.6%发生了弥漫性板层角膜炎[24]，发生时间一般在术后 1~3 天，常见的症状是畏光和眼红(88%)、轻度疼痛(44%)、流泪(33%)，根据报道，这一发生率低于 LASIK 术后弥漫性板层角膜炎的发生率。Zhao 等认为一种可能的解释是，SMILE 使用新一代飞秒激光系统具有更高的脉冲频率和更低的脉冲能量[24]。此前有报道称，高能量的激光照射会引起组织损伤和气泡堆积，使细胞炎症反应增强，并导致弥漫性板层角膜炎。轻度到中度炎症通常使用强效的局部类固醇治疗，有时使用全身类固醇治疗。更严重的炎症首先需要层间冲洗，然后使用局部类固醇来治疗。强烈建议在术后第一天进行仔细的裂隙灯检查，这对于弥漫性板层角膜炎的早期诊断和干预至关重要[24]。

我们的研究中，8%的患者术后有雾状混浊，0.3%的角膜表面有轻度浸润。这些患者中只有 1 例在术后 3 个月提出有影响视力的抱怨。与 FLEx 相比，微皱褶出现的频率要低得多。然而，由于角膜基质透镜摘除后对角膜表层的压迫效应，近视 SMILE 术后仍然可以观察到一些微皱褶。

在相关文献中有一个病例汇报报道了部分基质透镜残留在界面，随后导致散光[23]。患者最常提出的不良反应是泪膜的暂时改变。然而，需要补充的是，与 FLEx 和其他基于角膜瓣的角膜屈光手术相比，SMILE 术后出现角膜点状染色和主观干眼的症状都相对少见。这些发现都支持了这样一种假设，即 SMILE 术可以减少神经纤维的损伤。

4.4 远期结果

最新的长期研究较少关注这种新手术的安全性，而更多地关注在较长时间内的屈光状态的稳定性和可能出现的晚期并发症。截至目前，屈光稳定性已经被证明是 ReLEx 术式的一个主要优点：FLEx 和SMILE 术后 5 年的结果都只观察到了轻微的屈光回退，41 只术眼的平均屈光回退量仅为 0.07 D。所有眼的裸眼视力(UDVA)均为 20/40 或更好[9,24](图 4.4)。在列线图中可以证明，屈光性角膜基质透镜取出术矫正屈光度的稳定性优于 LASIK。LASIK 术后 6~7 年的平均屈光回退范围为 0.63~0.97D，而在我们研究中的平均屈光回退量为 0.07D。根据这些发现可以推测，无瓣 SMILE 术后的角膜有更高的内部结构稳定性。随着无角膜瓣 SMILE 技术的引入，屈光性角膜基质透镜取出术越来越被人们所接受，新的研究将逐步减少人们对飞秒激光手术稳定性和晚期并发症的担忧。

4.4.1 手术创伤

一些研究致力于研究这些新术式对角膜结构完整性的影响是否小于现有的其他屈光手术。角膜是人体内神经分布最密集的组织之一，目前普遍认为屈光手术导致的角膜神经损伤是导致许多患者频繁出现眼睛表面问题的主要原因之一。

在 Vestergaard 等的一项研究中，侵入性相对较小的 SMILE 似乎比 FLEx 更能“节省”角膜中央神经，并且对角膜感觉没有显著影响[27]。在另一项研究中，屈光性角膜基质透镜取出术与波前像差优化的飞秒 LASIK 相比，显著减少了 HOA 的产生，并提高了中期对比敏感度[21]，因此，晚期并发症并不是一个大问题。

我们没有期望在 SMILE 后不出现干眼的症状。然而，一些研究发现，SMILE 术后的眼睛表面损伤明显减少[27-31]。

4.4.2 角膜稳定性

SMILE 的另一个优势可能是——与其他屈光手术方式相比，提高了角膜的生物力学稳定性。起初在一个数学模型中建立假设[32]，后来 SMILE 手术相对高

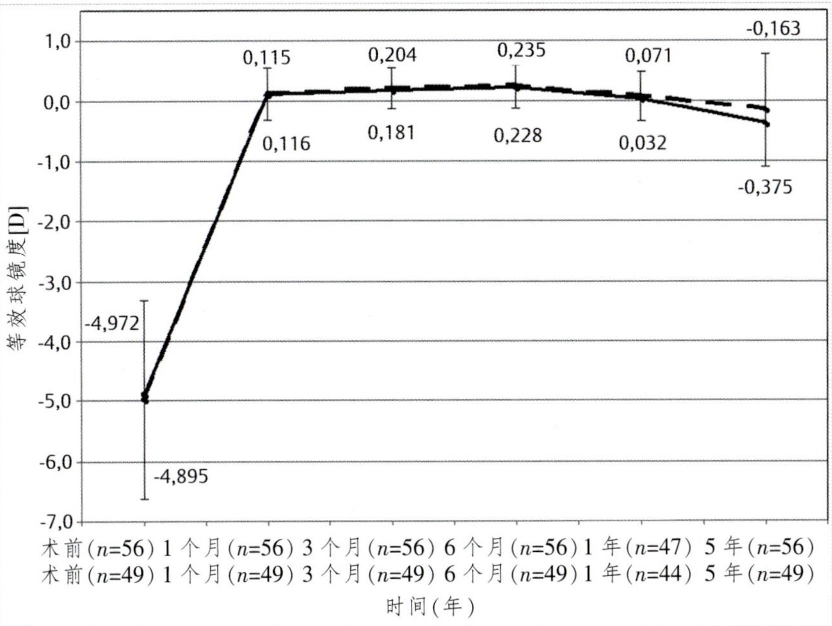

图 4.4 小切口飞秒激光角膜基质透镜取出术(SMILE)的长期屈光稳定性(5 年)(n=56 只眼睛)。

的角膜生物力学稳定性在许多临床研究中得到证实[33,34]。进一步的临床评估将探究对高度近视患者是否可以进行更深的切削而不会有角膜扩张的风险[35]。

4.4.3 目前的适应证

根据德国屈光手术委员会(KRC)的指南,SMILE手术的矫正范围是-3.00~-8.00D 的近视和-5.00D 以内的散光。在某些情况下,可以矫正近视至-10.00D,矫正散光至-6.00D。在角膜厚度足够的情况下,具有丰富技术经验的眼科医生可以做到-1.00~-12.00D(此为目前飞秒激光制造商允许的矫正范围)的屈光手术。在对低度近视眼进行 SMILE 时,手术经验将会是一个重要的影响因素。

SMILE 有许多禁忌证:角膜厚度小于 480μm,慢性进行性角膜疾病,圆锥角膜,18 岁以下的患者,角膜基质透镜取出后角膜残留基质床厚度低于 250μm。然而,来自 LASIK 的"角膜残留基质床厚度"的概念受到了一些研究者的质疑,他们建议将其替换为"剩余角膜厚度",因为与基于角膜瓣的手术相比,SMILE 的前角膜基质没有削减。

4.5 待解决的问题

虽然一些国际同行评议的研究已经证明了ReLEx 技术的优势,但关于这种微创手术的一些问题仍有待解答。在 LASIK 中,残余屈光不正通常可以通过掀开角膜瓣和再次激光消融来矫正——这在没有角膜瓣的手术中是不能实现的。目前,做 SMILE 的眼睛需要额外的表面消融(通常使用丝裂霉素 C),或者需要手术打开(使用飞秒激光或手动)侧切口,从而创建一个角膜瓣,以达到二次手术的目的。另一种方法是在角膜帽上再做一个薄瓣飞秒激光手术。来自法国的 Donato 博士最近在法国眼科协会的会议上提出了一种新的解决方法,即所谓的 CAPLETS SMILE。其操作过程是,切割一个新的基质透镜的后表面,而新切割的基质透镜的前表面设置在原先基质透镜的底部。手动重新打开第一次手术时的侧切口,并分离和取出新的角膜基质透镜。有研究报道了该方法的不足,特别是在有散光的情况下[36],这是因为在开始负压吸引时无法控制旋转。这里的技巧是在角膜上标记水平轴并通过旋转重新调整。迄今为止,屈光性角膜基质透镜取出术治疗远视的经验仍是有限的[11,12]。有必要对不断增加的临床经验进行持续的科学评估。

4.6 未来展望

这一新的手术方法有可能为角膜屈光手术开辟一条新的、前景光明的道路。想象一下,例如,可以通过在基质内植入基质透镜来实现角膜内基质环植入术[37]。另一项可能的未来发展可以给这项手术技术带来可逆性,方法是将角膜基质透镜冷冻,如果必要的话可以将其储存起来,以后再重新植入[38]。将 SMILE

与其他角膜手术如角膜交联术相结合也是未来可能的发展。对 SMILE 的细节感兴趣的读者，推荐进一步阅读相关资料，例如，最近由斯普林格出版、Sekundo 编辑的 *Small Incision Lenticule Extraction (SMILE): Principles, Techniques, Complication Management, and Future Concepts*。

（胡亮 译）

参考文献

[1] Sekundo W. Refraktive Chirurgie. In: Augustin AJ, ed. Augenheilkunde. Heidelberg: Springer; 2007:823–845

[2] Nordan LT, Slade SG, Baker RN, Suarez C, Juhasz T, Kurtz R. Femtosecond laser flap creation for laser in situ keratomileusis: six-month follow-up of initial U. S. clinical series. J Refract Surg. 2003; 19(1):8–14

[3] Durrie DS, Kezirian GM. Femtosecond laser versus mechanical keratome flaps in wavefront-guided laser in situ keratomileusis: prospective contralateral eye study. J Cataract Refract Surg. 2005; 31(1):120–126

[4] Binder PS. Flap dimensions created with the IntraLase FS laser. J Cataract Refract Surg. 2004; 30(1):26–32

[5] Blum M, Kunert K, Gille A, Sekundo W. LASIK for myopia using the Zeiss VisuMax femtosecond laser and MEL 80 excimer laser. J Refract Surg. 2009; 25(4):350–356

[6] Sekundo W, Kunert K, Russmann Ch, et al. First efficacy and safety study of femtosecond lenticule extraction for the correction of myopia: six-month results. J Cataract Refract Surg. 2008; 34(9):1513–1520

[7] Blum M, Kunert K, Schröder M, Sekundo W. Femtosecond Lenticule Extraction (FLEX) for the correction of myopia: 6 months results. Graefes Arch Clin Exp Ophthalmol. 2010; 248(7):1019–1027

[8] Blum M, Kunert KS, Engelbrecht C, Dawczynski J, Sekundo W. Femtosekunden-Lentikel-Extraktion (FLEx) - Ergebnisse nach 12 Monaten bei myopen Astigmatismus. Klin Monatsbl Augenheilkd. 2010; 227(12):961–965

[9] Blum M, Flach A, Kunert KS, Sekundo W. Five-year results of refractive lenticule extraction. J Cataract Refract Surg. 2014; 40(9):1425–1429

[10] Sekundo W, Kunert K, Blum M. Small incision corneal refractive surgery using the small incision lenticule extraction (SMILE) procedure for the correction of myopia and myopic astigmatism: results of a 6 month prospective study. Br J Ophthalmol. 2011; 95:335–339

[11] Blum M, Kunert KS, Voßmerbäumer U, Sekundo W. Femtosecond lenticule extraction (ReLEx) for correction of hyperopia - first results. Graefes Arch Clin Exp Ophthalmol. 2013; 251(1):349–355

[12] Sekundo W, Reinstein DZ, Blum M. Improved lenticule shape for hyperopic Femtosecond lenticule extraction (ReLEx FLEx): a pilot study. Lasers Med Sci. 2016; 31(4):659–664

[13] Shah R, Shah S, Sengupta S. Results of small incision lenticule extraction: all-in-one femtosecond laser refractive surgery. J Cataract Refract Surg. 2011; 37 (1):127–137

[14] Hjortdal JO, Vestergaard AH, Ivarsen A, Ragunathan S, Asp S. Predictors for the outcome of small-incision lenticule extraction for Myopia. J Refract Surg. 2012; 28(12):865–871

[15] Kamiya K, Shimizu K, Igarashi A, Kobashi H. Visual and refractive outcomes of femtosecond lenticule extraction and small-incision lenticule extraction for myopia. Am J Ophthalmol. 2014; 157(1):128–134.e2

[16] Shah R, Shah S. Effect of scanning patterns on the results of femtosecond laser lenticule extraction refractive surgery. J Cataract Refract Surg. 2011; 37 (9):1636–1647

[17] Kunert KS, Blum M, Duncker GI, Sietmann R, Heichel J. Surface quality of human corneal lenticules after femtosecond laser surgery for myopia comparing different laser parameters. Graefes Arch Clin Exp Ophthalmol. 2011; 249(9):1417–1424

[18] Heichel J, Blum M, Duncker GIW, Sietmann R, Kunert KS. Surface quality of porcine corneal lenticules after femtosecond lenticule extraction. Ophthalmic Res. 2011; 46(2):107–112

[19] Reinstein DZ, Archer TJ, Gobbe M. Accuracy and reproducibility of cap thickness in small incision lenticule extraction. J Refract Surg. 2013; 29(12): 810–815

[20] Ozgurhan EB, Agca A, Bozkurt E, et al. Accuracy and precision of cap thickness in small incision lenticule extraction. Clin Ophthalmol. 2013; 7:923–926

[21] Sekundo W, Gertnere J, Bertelmann T, Solomatin I. One-year refractive results, contrast sensitivity, high-order aberrations and complications after myopic small-incision lenticule extraction (ReLEx SMILE). Graefes Arch Clin Exp Ophthalmol. 2014; 252(5):837–843

[22] Ivarsen A, Asp S, Hjortdal J. Safety and complications of more than 1500 small-incision lenticule extraction procedures. Ophthalmology. 2014; 121(4):822–828

[23] Wong CW, Chan C, Tan D, Mehta JS. Incidence and management of suction loss in refractive lenticule extraction. J Cataract Refract Surg 2014; 40:2002–2010

[24] Zhao J, He L, Yao P, Shen Y, Zhou Z, Miao H, Wang X, Zhou X. Diffuse lamellar keratitis after small-incision lenticule extraction. J Cataract Refract Surg 2015; 41:400–4007

[25] Dong Z, Zhou X. Irregular astigmatism after femtosecond laser refractive lenticule extraction. J Cataract Refract Surg. 2013; 39(6):952–954

[26] Blum M, Täubig K, Gruhn C,, et al. Five-year results of Small Incision Refractive Lenticule Extraction (ReLEx SMILE). BMJ. 2016; 100(9):1192–1195

[27] Vestergaard AH, Grønbech KT, Grauslund J, Ivarsen AR, Hjortdal JØ. Subbasal nerve morphology, corneal sensation, and tear film evaluation after refractive femtosecond laser lenticule extraction. Graefes Arch Clin Exp Ophthalmol. 2013; 251(11):2591–2600

[28] Demirok A, Ozgurhan EB, Agca A, et al. Corneal sensation after corneal refractive surgery with small incision lenticule extraction. Optom Vis Sci. 2013; 90(10):1040–1047

[29] Li M, Zhou Z, Shen Y, Knorz MC, Gong L, Zhou X. Comparison of corneal sensation between small incision lenticule extraction (SMILE) and femtosecond laser-assisted LASIK for myopia. J Refract Surg. 2014; 30(2):94–100

[30] Mohamed-Noriega K, Riau AK, Lwin NC, Chaurasia SS, Tan DT, Mehta JS. Early corneal nerve damage and recovery following small incision lenticule extraction (SMILE) and laser in situ keratomileusis (LASIK). Invest Ophthalmol Vis Sci. 2014; 55(3):1823–1834

[31] Xu Y, Yang Y. Dry eye after small incision lenticule extraction and LASIK for myopia. J Refract Surg. 2014; 30(3):186–190

[32] Reinstein DZ, Archer TJ, Randleman JB. Mathematical model to compare the relative tensile strength of the cornea after PRK, LASIK, and small incision lenticule extraction. J Refract Surg. 2013; 29(7):454–460

[33] Wu D, Wang Y, Zhang L, Wei S, Tang X. Corneal biomechanical effects: small-incision lenticule extraction versus femtosecond laser-assisted laser in situ keratomileusis. J Cataract Refract Surg. 2014; 40(6):954–962

[34] Kamiya K, Shimizu K, Igarashi A, Kobashi H, Sato N, Ishii R. Intraindividual comparison of changes in corneal biomechanical parameters after femtosecond lenticule extraction and small-incision lenticule extraction. J Cataract Refract Surg. 2014; 40(6):963–970

[35] Sinha Roy A, Dupps WJ, Jr, Roberts CJ. Comparison of biomechanical effects of small-incision lenticule extraction and laser in situ keratomileusis: finite-element analysis. J Cataract Refract Surg. 2014; 40(6):971–980

[36] Ivarsen A, Hjortdal J. Correction of myopic astigmatism with small incision lenticule extraction. J Refract Surg. 2014; 30(4):240–247

[37] Pradhan KR, Reinstein DZ, Carp GI, Archer TJ, Gobbe M, Gurung R. Femtosecond laser-assisted keyhole endokeratophakia: correction of hyperopia by implantation of an allogeneic lenticule obtained by SMILE from a myopic donor. J Refract Surg. 2013; 29(11):777–782

[38] Liu H, Zhu W, Jiang AC, Sprecher AJ, Zhou X. Femtosecond laser lenticule transplantation in rabbit cornea: experimental study. J Refract Surg. 2012; 28 (12):907–911

第 5 章

飞秒激光制瓣的准分子激光原位角膜磨镶术的要点

Urs Vossmerbaeumer

摘　要

飞秒激光首次用于 LASIK 角膜制瓣后，彻底改变了 LASIK 的安全性。本章从物理的角度介绍了飞秒激光技术是超短近红外激光脉冲在组织中产生的光裂解：它是利用计算机化的扫描模式，在不用刀切割的情况下使角膜中产生裂解面，从而切开角膜组织结构的技术。只要牢记这一原则，外科医生便可以在 LASIK 手术中充分利用这项技术。角膜瓣的裂解切开面由飞秒激光形成，然后由外科医生在手术过程中进行分离，其中残余组织桥的破坏是手术的核心部分。该过程的一个关键步骤是眼睛与飞秒激光锥镜的最佳对接。切开面中气体的产生和扩散表明激光产生了效应，但是如果形成了不透明气泡层，则可能对后续的手术步骤产生阻碍。飞秒激光制作角膜瓣的一个最大优势是可以设计角膜瓣缘的角度，这大大增强了术后角膜瓣的稳定性，最大限度地减少了角膜瓣相关的并发症。飞秒激光角膜瓣的设计、定义和手术操作的整个过程与显微角膜板层切开刀手术有很大的不同。本章涵盖了与手术相关的一些核心要点。

关键词

光破裂；激光诱导光裂解；不透明气泡层；裂解模式；组织桥；角膜瓣结构；瓣边缘；瓣稳定性

5.1 引言

在 20 世纪 90 年代，随着自动化角膜刀的里程碑式发展，LASIK 成了常规的角膜屈光手术[1]。当时，准分子激光已经进入眼科手术领域达 10 年之久，具有极高的可预测性和组织消融精度。受益于计算机化的程序控制模式，准分子激光角膜切削术也是迄今为止自动化程度最高的手术。然而这种表面切削术也有其缺点，如在高度近视患者中常出现角膜上皮下雾状混浊(Haze)等。

患者常因为害怕表面切削术后会经历长期疼痛而畏惧或犹豫是否进行手术[2-5]，因此在角膜基质内进行消融被认为是更可取，并且术后风险更小的方法。但由于准分子激光发射的紫外光能量会被角膜的表面吸收，因此需要制作一个浅表角膜瓣来使准分子激光直接作用于角膜基质。显微角膜板层切开刀应运而生，不断改良优化的角膜板层切开刀可以在角膜的浅层切割形成薄的角膜瓣，并成为屈光手术的辅助步骤。虽然以前已知的表面消融手术的并发症如感染、Haze、回退的发生率减少，但 LASIK 又伴随了大量的新的风险：手术出现的游离瓣，纽扣瓣，角膜瓣条纹等现象，都可能对视力造成破坏性的影响[6]。事实上，随着 LASIK 技术的广泛应用，角膜瓣相关并发症将超过表面消融术的相关并发症。随着计算机技术的创新和对角膜激光消融生物力学的不断深入了解，激光矫正手术的视力预后得以迅速提高。但显微角膜板层切开刀的本质脱离不了暂时固定在眼球上的机械刀片，这一限制使得显微角膜板层切开刀渐渐无法跟上 LASIK 进步的步伐。

21 世纪飞秒激光技术的出现及其在眼科显微手术中的应用标志着这一挑战的转折点，同时它也为外科手术方式打开了一扇新的大门。飞秒激光不仅可以用于制作角膜表面的角膜瓣，眼科医生还设想利用这项技术作为一种虚拟刀片在不破坏表面完整性的情况下进行极其精确的显微外科手术，这些运用将成为外科手术中的美好未来。

5.2 了解你所使用的工具的工作原理

在自然条件下，红外光能被角膜吸收并转化为热能，即组织被加热。然而，相同的波长在超短范围内高能脉冲传递时，可能会被聚焦以引起光破裂效应[7]。在角膜透明组织中电子与原子核有固定的轨道，当高能量的光子撞击组织时，原子化合物里的电子的静电键断裂，释放出带负电的电子。这意味着如果以超短激光脉冲的形式传递自然可透射光，它的光能就会被吸收。这种现象被称为光裂解(LIOB)[8]。带负电荷的电子相互排斥，导致爆炸性离心运动(等离子体)从而形成空化气泡。它产生后以超音速扩展，达到气泡内外压力相等后停止扩张[9]，随后紧接着气泡崩塌导致组织裂开。这样就可以通过快速传递多个飞秒脉冲，并将这种分离效应用于创建组织内的连续的切割线。

人类对这一现象的洞察正是飞秒激光运用于组织精准分离的起源，这种现象被称为光声耦合，是一种电磁波转化为声能(动能)的过程[10]。飞秒范围内的超短脉冲不会引起原子的空间偏转，因此，不会导致材料升温。而有无这种会导致温度升高的热耦合效应正是相同波长下脉冲在毫秒级和飞秒级的不同之处。

这种复杂的物理学特性使得飞秒激光成为组织分离的一个精准的工具。事实上物理学特性只是组织分离的一部分，另两个同样重要的条件是组织的生理学和细胞学特性。假如我们是要切削生物学特性一致的材料是很容易的，但人类角膜是一种复杂的多层组织，每一层均具有不同的特性。在飞秒激光用于角膜切口设计的早期面临的主要挑战是调整各种设置参数，如脉冲的能量、系列脉冲序列空间和时间分布来形成点的破坏，实现平滑的组织分裂。我们需要优化这些设置才能形成连续的线性组织切割线，而不是一个孤立的破裂点。

5.3 切削模式-组织桥

前面我们已经复习了飞秒激光的物理特性，现在我们来关注角膜瓣的制备细节。飞秒激光切削时释放无数微小的爆炸气泡可以辅助角膜前板层与基质进行分离。在理想情况下切削后的角膜像是一块切开的组织，但偶尔也需要手动分离破坏组织桥(图 5.1)[11]。在侧切口和切割平面上都可能遇到这样的组织桥带来的阻力。这种组织桥的形成可能与飞秒设备本身的设置、患者角膜或机器与患者之间的对接面有关。

飞秒激光的设置需要针对激光脉冲的点线间距和脉冲能量进行优化，否则在打开角膜瓣时，常会遇到组织桥带来的不便[12]。我们可以从整个组织分离时遇到的高度阻力来识别组织桥的产生，即分离和提起角膜瓣需要大量的机械力。虽然飞秒激光制作的角膜瓣是需要用一定的机械力来分离并掀开，但不像用板层刀制作的那样顺滑且掀瓣无阻力；如果整个组织分离面上出现高阻力难以分离时，就需要请工程师修改机器设置。尽管一些机器配备了专家模式，允许独立

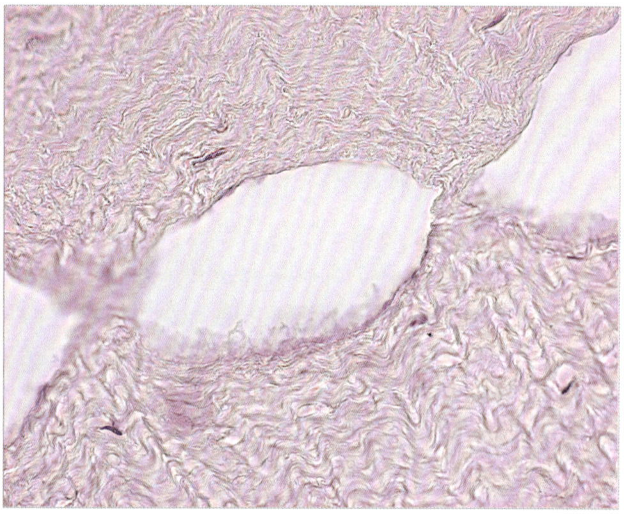

图 5.1 飞秒激光作用于角膜后形成的单个气泡之间的组织桥。注意激光脉冲气泡破坏胶原板层，但在气泡附近的胶原连续性未被破坏。实验装置：第一代飞秒激光显微角膜板层刀，猪角膜，HE(苏木精-伊红)染色×40 倍。

修改激光模式设置,但我们仍旧更推荐采用工程师的经验和专业知识来修改设置。另外由于某些物理和计算机原因,这些设备的核心——飞秒激光源在各个机器之间并不完全相同。在激光源使用了不同的时间后,它们的能量发射特性也各不相同,而且手术室的温度和气压也会对这些特性产生影响。事实上激光设备就如同制作钢琴一样:尽管使用相同的材料、相同的结构制作,但没有两件作品是完全相同的。

如果激光扫描过程没有问题, 但打开角膜瓣时仍然有实心的岛状组织桥区域, 我们需要回看手术开始的视频。特别是在患者的眼睛对接到锥镜的那一刻是否存在锥镜镜面和上皮之间的微小气泡,导致激光偏转;而当激光脉冲被气泡影响而偏转散焦时, 下面的组织并未受到激光切削。也就是说当分离角膜瓣时,这些岛状组织桥区域就只能采用暴力进行分离, 这样就达不到我们用飞秒激光对组织预期的精准切削。为了避免这种并发症, 不论机器锥镜设计是平面还是曲面吸附,都建议在对接之前确保角膜上皮的稳固和均匀润滑。

在预计的激光分离平面上出现岛状组织桥区域的另一个原因来源于患者:如不完美的对接是因为患者的眼睛或头部轻轻移动,导致角膜发生水平轴或是垂直轴上的小偏移[13]。如果吸附界面吸住了小部分结膜, 那么角膜在不失吸的情况下也可以发生轻微旋转。当飞秒激光由外到内扫描过程中基质床界面扫描完成而还未做侧切口时,患者因视野模糊且看不清固视灯光;如果这时患者试图寻找灯光,很小的扫视动作就可能导致侧切口相对基质床的小偏移。用分离器从侧切口伸到角膜瓣下方时就会遇到坚实的阻力。如何避免出现这种情况呢? 首先接触面弧度不能太大,以免结膜瓣被误吸使角膜位置不稳定。另外,用 Weck Cel 或 Merocel 吸血海绵吸干结膜上的泪膜有助于确保对接时良好的吸力。此外,还要在手术前确保充分的表面麻醉,避免对接过程中其受刺激产生过多的泪液。手术前还应告知患者手术的步骤、感觉。从锥镜吸引到解除吸引期间, 外科医生可以向患者说明配合很完美,一切都按计划顺利进行,以此来稳定患者情绪。

最后,角膜完整性的破坏如小片混浊区也可能是飞秒激光下组织分离不良的显而易见但又较少见的原因,但即使是极轻微的混浊也可能导致[14]。这些角膜混浊可能是以前的外伤带来的上皮下异物或角膜手术留下的瘢痕。当然如果进行 FS-LASIK,之前需要对这些眼睛进行仔细检查。如果角膜上有为散光矫正做的标记墨迹,那它也可能屏蔽激光脉冲导致下方的组织得不到飞秒激光的切削[15,16]。

5.4 切削模式—不希望出现的气体

我们在第一段中讨论了飞秒激光的作用机制,你还记得其中提到的气泡吗? 让我们把气泡作为下一个要讨论的要点吧。

在常规程序中切削界面上会形成一层气泡,并在完成后的几分钟内消散。然而,在某些情况下,气体会进入基质层中形成弥散云雾状混浊。它会使受影响区域的角膜完全混浊,并可能导致组织分离不完全。点线间距和能量的设置都可能导致这个现象的产生。过密的激光脉冲模式会形成过多的气泡, 从而导致气体积聚。如果气体在基质层间传播,可能形成不透明层。角膜的组织结构决定了角膜的滞后性、弹性、厚度、阻力和曲率,这些特性对不透明气泡层(OBL)的形成起着决定性作用[17]。IntraLase FS 设备在切割模式中设计了一个“口袋”结构,以最大限度地减少这个问题的发生,即在角膜瓣蒂部的位置创建一条深的组织分离线作为排气阀[8,17]。这种设计出现在早期切削模式版本中,其线扫描模式从“口袋”部位开始。此外,早期设备的能量设置也不那么精细。在 Wavelight FS 200 激光设备中,角膜瓣蒂部后侧的排气口也是出于同样的目的(图 5.2)。

在飞秒激光制瓣的过程中,OBL 的形成很常见也不属于并发症, 但也对手术操作产生了不良的影响。据最近的研究报道显示不同的激光设备,OBL 的发生率为 5%~48%。所有统计分析都认为角膜滞后性、厚度和阻力可能是形成 OBL 的影响因素[18];此外,术者也可能是影响因素之一。尤其是在使用曲面锥镜对接界面的设备中,眼睛与激光机器的不良对接可能会增加 OBL 形成的风险。如果施加过大的压力,或者角膜为适应对接界面的曲率而变得非常陡峭,则更有可能出现 OBL。另外,如果在角膜缘处进行吸引,可能会对角膜板层施加剪切力,导致环状 OBL 的形成[19]。不过 OBL 的出现是一种暂时现象,气体在飞秒激光手术后几分钟内就会消散, 随后患者就能获得清晰的视力。OBL 的气体比常规的密度更大,体积更小,消失需要几分钟。在外行人看来 OBL 一开始出现很明显,但时间却不长久;但它仍可能在准分子激光消融时出现问

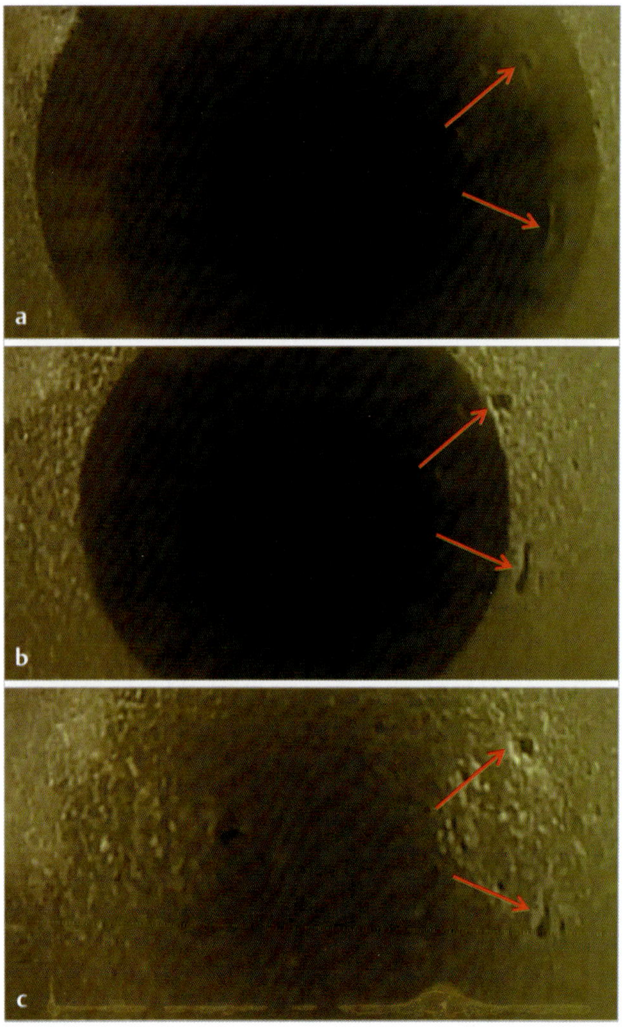

图 5.2 (a)红色箭头表示小气泡的位置，随后这些气泡会阻止飞秒(FS)激光脉冲对正常组织的切割。在显微镜视图的外围，可以看到切削面的前部。(b)飞秒激光脉冲范围已到达气泡的位置(红色箭头所示)。在规则的气体图像中可以看到空隙。(c)在飞秒激光程序结束时，在初始气泡的位置可以看到裂解面的中断(红色箭头所示)。

题。当准分子激光消融时，眼球追踪系统是通过识别非红外反射的瞳孔和虹膜来确保消融的中心，其中虹膜的追踪对于眼球旋转校正特别重要。如果 OBL 导致瞳孔虹膜成像不清，准分子激光设备可能会出于无法辨别而不能安全启动。OBL 距中心越近这个可能性就越大，而这种情况只能等待 OBL 消散直至准分子设备能识别图像进行追踪启动[17]。

5.5 角膜瓣结构

在采用飞秒激光制作角膜瓣之前的时代，人们对显微角膜板层刀制瓣一直存在一些批判的观点。大量的研究调查了角膜瓣的有效厚度和均匀度[20-24]，更高的角膜瓣厚度的重复性和更好的均匀性成为显微角膜板层刀广告中的经典主题。人们痴迷于创造完全均匀的，而且尽可能薄的角膜瓣，以便保留最大的基质床厚度。同时，学者认为角膜的光学质量降低与角膜瓣的厚度不均匀有关。事实上，这也是开发飞秒激光制作角膜瓣的主要驱动力[25]。在预定的平面上对齐一系列焦点后切割的新概念将有望解决用锋利刀片切割弯曲的角膜组织的困难。事实上，从飞秒时代开始，作为激光聚焦基准面的切割界面就有两个相互竞争的概念：平面切割(如微型角膜刀)或弯曲面切割(类似于角膜的自然形状)[25]。

这两种方法在目前的市场上持续共存，在角膜瓣的制作上并没有显示出谁有更明显的优势。大量的研究旨证明飞秒激光技术可以使角膜瓣的厚度更均匀[26-29]。至于制瓣的厚度，由于飞秒激光制瓣不会在切削面的位置直接机械切割，因此它可以使角膜瓣的总厚度最小化。“角膜的前 1/3 对生物力学的贡献最大”的这种观点推动了对前弹力层下角膜磨镶术的手术探索。显微角膜板层刀不可避免的产生机械剪切力，因此需要防止显微角膜板层刀太接近前弹力层造成损伤。而飞秒激光的角膜切削深度具有完美的可重复性，因此飞秒激光在角膜基质的前层工作时具有很好的精准定位。这也意味着飞秒激光具有完成尽可能薄的角膜瓣的潜力。角膜瓣厚度在实际操作中的限制在于角膜上皮的平均厚度约为 50μm，一个 90μm 的角膜瓣中仅有 40μm 由角膜基质组成。通常需要在软件设置中将角膜瓣的最小厚度限制为 90μm。一旦低于该限制，角膜瓣撕裂的风险就可能会增加[8]。

飞秒激光技术在角膜瓣制作方面的另一个优点是侧切口的角度设计。在使用显微角膜板层刀时，术后的主要并发症之一就是角膜瓣移位[30]，即使是很小的外力作用也会带来角膜瓣侧向移位的风险。这种风险往往是伴随患者终身的，因为即使顺利的 LASIK 术后数年，患者也可能会在轻微创伤后出现意外的角膜瓣移位。好的角膜瓣移位后修复可能只是影响视觉质量，但差的可能导致视力丧失。手术修复的结果不仅取决于外科医生的能力，还取决于受伤的时间和严重程度[31]。这个风险可能与角膜瓣的形态有关：自动前进的刀片需要形成一个浅的切向进入角膜的角度，穿过压平角膜并到达预定深度进行切割。这个渐变平面的优点是在裂隙灯下几乎看不到瓣缘;而缺点是没有任何机械阻力以阻止角膜瓣横向移位或抵挡边缘的机械冲击。而通过飞秒激光来解决这个问题成了该手术的主要革新点。在飞秒激光用于角膜瓣制作的早期,飞秒激光造成组织分离的新模式正是它的技术特点。事实上,用飞秒激光在组织内形成切割线是飞秒激光带来的真正革命,这是显微角膜板层刀时代所无法想象的,激光"刀片"可以编程后沿着组织中的一个向量运行。显微角膜板层刀在切割之前使角膜变形,而最后当组织恢复其自然形状时,切割线不是直线而是曲线。而飞秒激光器的工作原理是将脉冲线聚焦在组织中的任何给定点上,因此只需要修改扫描软件设置就可完成指定切割。认识到这一点后,飞秒激光成为角膜外科医生设计各种形态角膜瓣的"游乐场",用于角膜移植片和 LASIK 角膜瓣的制作。关于后者,设计者的理念是制作一个最终嵌入周围组织而不仅是覆盖在角膜床上的角膜瓣。因此在手术结束时,角膜瓣复位并嵌入角膜基质床边缘构成的框架中。研究表明,这种具有陡峭边缘的角膜瓣具有良好的黏附性和稳定性[32-34]。此外,早期和晚期角膜瓣移位的发生率也被降至最低,成了一种罕见的并发症。事实上,基质床创建、分离和后来被称为"侧切口"的定义是飞秒激光用于角膜瓣创建的一个重大概念性进展(图 5.3)。为角膜瓣制作一个不是切向而是成角度的边缘的主要想法不仅源于预想的生物力学优势,也来自穿透性角膜移植术中使用环钻的经验。众所周知,被环钻切开的切口处角膜细胞有相当强劲的愈合力,而角膜刀制作的前部角膜瓣边缘就缺少这种强劲愈合力而永久都易受损伤。历史已经证明了这些论点的可靠性,飞秒激光也已经成为创造角膜瓣的金标准。更重要的是,目前角膜屈光手术的创新发展,如 SMILE 手术或角膜内植入物,也完全依赖于这项技术[35]。由于飞秒激光的明显优势,已没有人再进行显微角膜板层刀的研发。总之,最大限度地利用飞秒激光创建角膜瓣不仅意味着可以设计最薄的角膜瓣厚度,还代表着设

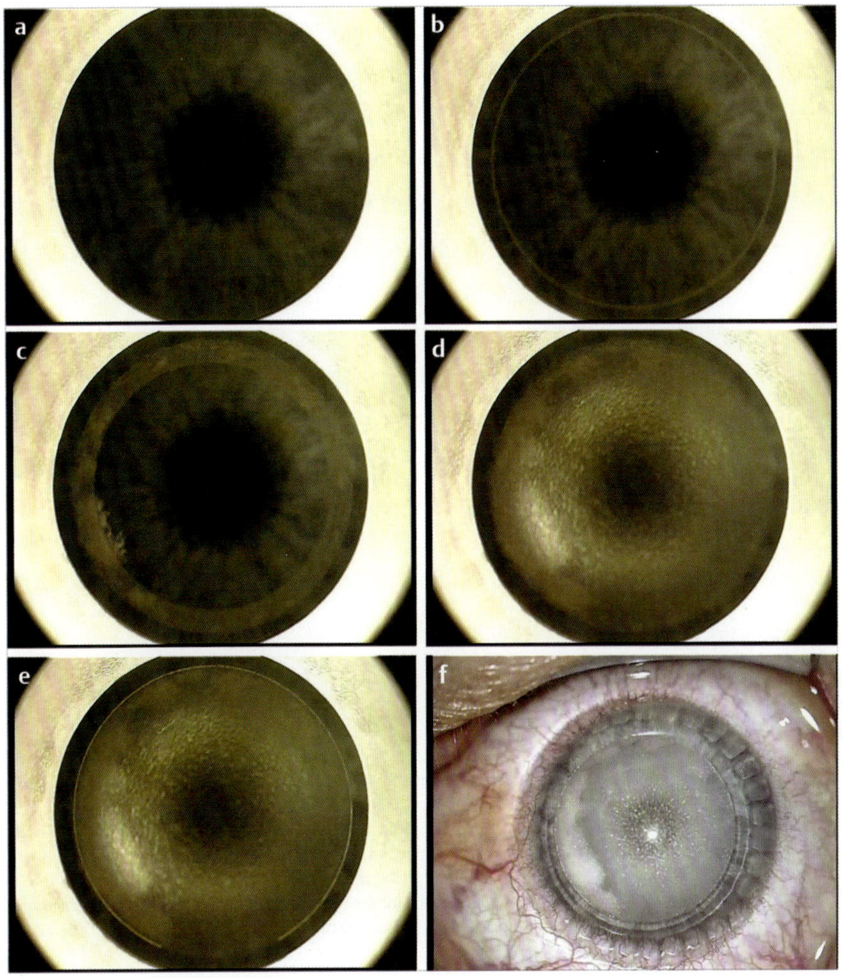

图 5.3　(a)FS 激光程序开始前锥镜对接后患者界面的视图。(b)在飞秒激光程序的早期阶段:从外到内的螺旋扫描模式。(c)2~3 点钟方位 OBL 的早期显现(注:12 点钟方位位于视图底部)。(d)OBL 在未来角膜床 1~6 点钟方位内沿圆周延伸。(e)侧切完成后,角膜瓣蒂部位于上方 11~1 点钟。(f)飞秒激光手术后立即观察:注意 12 点半至 4 点钟方位的 OBL;角膜缘周围的锯齿状图案来自对接装置的负压吸引通道,它们将在几分钟内消失;在未来角膜瓣区域出现的云状外观是一层气泡,气泡也将在几分钟内随着角膜瓣掀起而消失;角膜瓣完全位于眼的光轴中心,这使其相对于整个角膜具有偏心的外观。

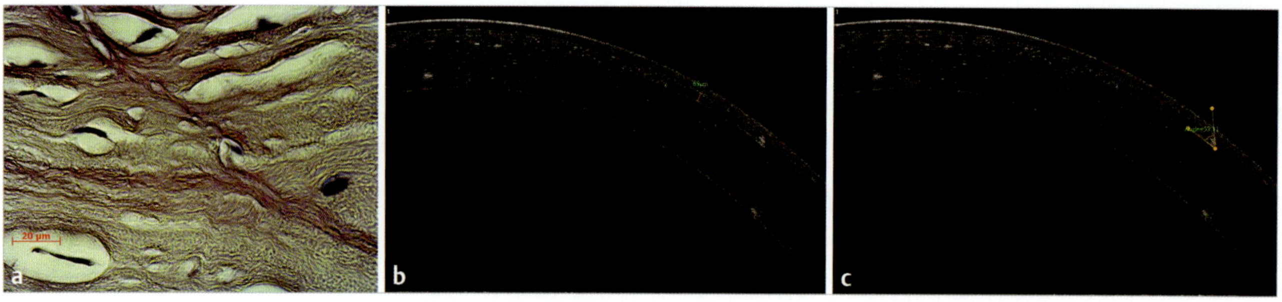

图 5.4 (a)尖锐角膜瓣边缘的组织学。组织断裂线以陡峭的角度相交。实验材料，猪角膜，HE(苏木精-伊红)染色，×40 倍。(b)飞秒激光角膜瓣周边的眼前节光学相干断层扫描，角膜瓣总厚度为 100μm，瓣边缘侧切口角度为 60°。这张照片是在患者因近视接受 FS-LASIK 术后 3 个月随访时拍摄的。前基质中的断裂面和角膜瓣轮廓中的成角边缘清晰可见。注意边缘最外侧区域的信号强度相对增加，表明组织内有轻度瘢痕。(c)与之前相同的 OCT，定量测量角膜瓣边缘的角度。

计成角度的侧切边缘可以确保角膜瓣愈合的稳定性。

5.6 角膜瓣的处理

我们关注飞秒激光制作的角膜瓣的物理特性，介绍其优点及飞秒激光制作角膜瓣的独特之处。接下来需要讨论角膜瓣的手术处理。

如前文所述，飞秒激光制瓣中是不存在真正的机械切割的。因此，是外科医生沿着飞秒激光预计的切割线进行分离创建了角膜瓣。为了实现这一点，有两种方法可供选择：常见的方法是用一个精细但不尖锐的分离器，从角膜蒂附近侧切口的外端进入，分离侧切口中的组织桥。分离并不需要沿角膜瓣缘 300°一次性完全分离。在大多数情况下，分离几度就足以进入下一步预设的角膜瓣平面位置。这一步中需要注意应确保分离器位于真正的基质层，而不是将上皮从基质中剥离下来。分离器进入切削面后，就用一个更长的、圆钝的分离器穿过角膜瓣蒂部附近的基质床，然后沿着这个飞秒激光预设置的切削平面划向角膜瓣的下边缘。飞秒激光手术中角膜瓣蒂部通常位于上方。微型角膜板层刀时代所常用的角膜瓣蒂部是位于鼻侧的，当时是为了方便将刀片从颞侧穿过角膜[36]。在破坏组织桥时，必须避免用力过度，尤其是在分离牢固的组织桥时，这可能造成角膜瓣蒂部被撕裂的风险。打开角膜瓣的另一种方法是用显微手术镊抓住角膜瓣蒂部对面的远端瓣边缘(即 6 点钟位置)，然后像翻书一样将瓣向后折叠。在消融过程中，角膜瓣最好自行折叠，同时将角膜瓣蒂部向后翻转。在消融过程中，可以使用大尺寸的吸血海绵对角膜瓣蒂部进行保护，这样可以吸走角膜瓣上端可能聚集的泪液。消融完成后，嘱患者稍微向下看，同时从上到下展开角膜瓣，然后再次嘱患者固视灯光，角膜瓣可以很容易地重新回到其自然位置。这一系列的眼球运动有助于在不给组织施加压力的情况下复位角膜瓣。此外，如果事先在基质床上滴一小滴平衡盐溶液(BSS)，角膜瓣可以在液膜上滑动从而更容易回到正确的位置。但要避免在角膜瓣下过度冲洗，因为既没有碎屑需要清除，还可能导致角膜瓣即刻水肿。界面流体的排出最好通过两个湿吸血海绵做弧形反向运动来实现：两个吸血海绵从角膜瓣边缘的一个共同起点出发，沿着边缘分别走向角膜瓣边缘 9 点钟和 3 点钟的位置。可能需要花点时间才能把液体从基质床上排出，然后通过吸走侧切口中的液体来验证角膜瓣位置是否正确。吸走液体后出现的小缝隙必须在瓣缘具有相同的宽度，特别是在瓣的直径的两端要避免出现沟壑。在取下开睑器前通过条纹测试验证角膜瓣的稳定黏附。用细的 Weck Cel 海绵在角膜缘按压角膜，可以很好地显示角膜瓣的切口却不会使侧切口分离(图 5.4)。

(文丹 译)

参考文献

[1] Pallikaris IG, Papatzanaki ME, Siganos DS, Tsilimbaris MK. A corneal flap technique for laser in situ keratomileusis. Human studies. Arch Ophthalmol. 1991; 109(12):1699–1702

[2] Rosman M, Alió JL, Ortiz D, Perez-Santonja JJ. Comparison of LASIK and photorefractive keratectomy for myopia from -10.00 to -18.00 diopters 10 years after surgery. J Refract Surg. 2010; 26(3):168–176

[3] Netto MV, Mohan RR, Sinha S, Sharma A, Dupps W, Wilson SE. Stromal haze, myofibroblasts, and surface irregularity after PRK. Exp Eye Res. 2006; 82(5): 788–797

[4] Reilly CD, Panday V, Lazos V, Mittelstaedt BR. PRK vs LASEK vs Epi-LASIK: a comparison of corneal haze, postoperative pain and visual recovery in moderate to high myopia. Nepal J Ophthalmol. 2010; 2(2):97–104

[5] Alió JL, Artola A, Claramonte PJ, Ayala MJ, Sánchez SP. Complications of photorefractive keratectomy for myopia: two year follow-up of 3000 cases. J Cataract Refract Surg. 1998; 24(5):619–626

[6] Al-Mezaine HS, Al-Amro SA, Al-Obeidan S. Intraoperative flap complications in laser in situ keratomileusis with two types of microkeratomes. Saudi J Ophthalmol. 2011; 25(3):239–243

[7] Lubatschowski H. Overview of commercially available femtosecond lasers in refractive surgery. J Refract Surg. 2008; 24(1):S102–S107

[8] Salomão MQ, Wilson SE. Femtosecond laser in laser in situ keratomileusis. J Cataract Refract Surg. 2010; 36(6):1024–1032

[9] Juhasz T, Kastis GA, Suárez C, Bor Z, Bron WE. Time-resolved observations of shock waves and cavitation bubbles generated by femtosecond laser pulses in corneal tissue and water. Lasers Surg Med. 1996; 19(1):23–31

[10] Ruello P, Gusev VE. Physical mechanisms of coherent acoustic phonons generation by ultrafast laser action. Ultrasonics. 2015; 56:21–35

[11] Binder PS, Sarayba M, Ignacio T, Juhasz T, Kurtz R. Characterization of submicrojoule femtosecond laser corneal tissue dissection. J Cataract Refract Surg. 2008; 34(1):146–152

[12] Shah SA, Stark WJ. Mechanical penetration of a femtosecond laser-created laser-assisted in situ keratomileusis flap. Cornea. 2010; 29(3):336–338

[13] Shajari M, Bühren J, Kohnen T. Dynamic torsional misalignment of eyes during laser in-situ keratomileusis. Graefes Arch Clin Exp Ophthalmol. 2016; 254(5):911–916

[14] Zhang ZY. Effect of corneal opacity on LASIK flap creation with the femtosecond laser. J Refract Surg. 2012; 28(7):450–, author reply 450–451

[15] Ide T, Kymionis GD, Abbey AM, Yoo SH, Culbertson WW, O'Brien TP. Effect of marking pens on femtosecond laser-assisted flap creation. J Cataract Refract Surg. 2009; 35(6):1087–1090

[16] Kaur M, Sharma N, Titiyal JS. Inadequate femtosecond laser-assisted corneal incision caused by reference ink mark. J Cataract Refract Surg. 2015; 41(7): 1530–1531

[17] Kaiserman I, Maresky HS, Bahar I, Rootman DS. Incidence, possible risk factors, and potential effects of an opaque bubble layer created by a femtosecond laser. J Cataract Refract Surg. 2008; 34(3):417–423

[18] Courtin R, Saad A, Guilbert E, Grise-Dulac A, Gatinel D. Opaque bubble layer risk factors in femtosecond laser-assisted LASIK. J Refract Surg. 2015; 31(9): 608–612

[19] Jung HG, Kim J, Lim TH. Possible risk factors and clinical effects of an opaque bubble layer created with femtosecond laser-assisted laser in situ keratomileusis. J Cataract Refract Surg. 2015; 41(7):1393–1399

[20] Yao P, Xu Y, Zhou X. Comparison of the predictability, uniformity and stability of a laser in situ keratomileusis corneal flap created with a VisuMax femtosecond laser or a Moria microkeratome. J Int Med Res. 2011; 39(3): 748–758

[21] Vongthongsri A, Srivannaboon S, Horatanaruang O, Nariptaphan P. Laser in situ keratomileusis corneal flap creation with the Nidek MK-2000 and the Carriazo Barraquer microkeratomes. J Refract Surg. 2000; 16(2) Suppl:S272–S275

[22] Naripthaphan P, Vongthongsri A. Evaluation of the reliability of the Nidek MK-2000 microkeratome for laser in situ keratomileusis. J Refract Surg. 2001; 17(2) Suppl:S255–S258

[23] Kymionis GD, Portaliou DM, Tsiklis NS, Panagopoulou SI, Pallikaris IG. Thin LASIK flap creation using the SCHWIND Carriazo-Pendular microkeratome. J Refract Surg. 2009; 25(1):33–36

[24] Cobo-Soriano R, Calvo MA, Beltrán J, Llovet FL, Baviera J. Thin flap laser in situ keratomileusis: analysis of contrast sensitivity, visual, and refractive outcomes. J Cataract Refract Surg. 2005; 31(7):1357–1365

[25] Talamo JH, Meltzer J, Gardner J. Reproducibility of flap thickness with IntraLase FS and Moria LSK-1 and M2 microkeratomes. J Refract Surg. 2006; 22(6):556–561

[26] Netto MV, Mohan RR, Medeiros FW, et al. Femtosecond laser and microkeratome corneal flaps: comparison of stromal wound healing and inflammation. J Refract Surg. 2007; 23(7):667–676

[27] Kanellopoulos AJ, Asimellis G. Three-dimensional LASIK flap thickness variability: topographic central, paracentral and peripheral assessment, in flaps created by a mechanical microkeratome (M2) and two different femtosecond lasers (FS60 and FS200). Clin Ophthalmol. 2013; 7:675–683

[28] Holzer MP, Rabsilber TM, Auffarth GU. Femtosecond laser-assisted corneal flap cuts: morphology, accuracy, and histopathology. Invest Ophthalmol Vis Sci. 2006; 47(7):2828–2831

[29] Kezirian GM, Stonecipher KG. Comparison of the IntraLase femtosecond laser and mechanical keratomes for laser in situ keratomileusis. J Cataract Refract Surg. 2004; 30(4):804–811

[30] Sugar A, Rapuano CJ, Culbertson WW, et al. Laser in situ keratomileusis for myopia and astigmatism: safety and efficacy: a report by the American Academy of Ophthalmology. Ophthalmology. 2002; 109(1):175–187

[31] Kim HJ, Silverman CM. Traumatic dislocation of LASIK flaps 4 and 9 years after surgery. J Refract Surg. 2010; 26(6):447–452

[32] Knox Cartwright NE, Tyrer JR, Jaycock PD, Marshall J. Effects of variation in depth and side cut angulations in LASIK and thin-flap LASIK using a femtosecond laser: a biomechanical study. J Refract Surg. 2012; 28(6): 419–425

[33] Knorz MC, Vossmerbaeumer U. Comparison of flap adhesion strength using the Amadeus microkeratome and the IntraLase iFS femtosecond laser in rabbits. J Refract Surg. 2008; 24(9):875–878

[34] Kim JY, Kim MJ, Kim TI, Choi HJ, Pak JH, Tchah H. A femtosecond laser creates a stronger flap than a mechanical microkeratome. Invest Ophthalmol Vis Sci. 2006; 47(2):599–604

[35] Aristeidou A, Taniguchi EV, Tsatsos M, et al. The evolution of corneal and refractive surgery with the femtosecond laser. Eye Vis (Lond). 2015; 2:12

[36] Nassaralla BA, McLeod SD, Boteon JE, Nassaralla JJ, Jr. The effect of hinge position and depth plate on the rate of recovery of corneal sensation following LASIK. Am J Ophthalmol. 2005; 139(1):118–124

第 6 章

飞秒激光辅助准分子激光原位角膜磨镶术：临床结果

Craig S. Schallhorn, Steven C. Schallhorn

摘　要

飞秒激光辅助准分子激光原位角膜磨镶术（FS-LASIK）已被证明是治疗屈光不正安全有效的方法。这项技术在角膜瓣制作中提供了高水平的精确度和个性化的选择，同时促进了手术后的视觉快速恢复。使用飞秒平台可以获得令人满意的结果，尽管个别结果取决于各种其他因素，如屈光不正的程度和准分子激光平台的不同。

关键词

飞秒；LASIK；结果；屈光不正；角膜瓣；安全性；有效性；厚度；蒂；侧切；准分子；波前引导；波前优化；HOA；视力；对比度；夜间驾驶

6.1 引言

飞秒激光在 LASIK 中的应用标志着该手术关键技术的进步。飞秒技术在屈光手术中提供了几个重要的优势。这些设备在角膜基质内的焦点处选择性地、可设计地造成组织破裂，从而为角膜瓣的形成提供了具有高精度的切割平面（图 6.1 和图 6.2）。飞秒技术提供的高精确度切割平面使操作者能对角膜瓣结构进行更好的操作，使手术更好地满足患者的个性化需求（图 6.3）。与显微角膜板层刀不同，角膜瓣厚度、中心、直径、角膜蒂角度和宽度以及角膜瓣形态的参数都是

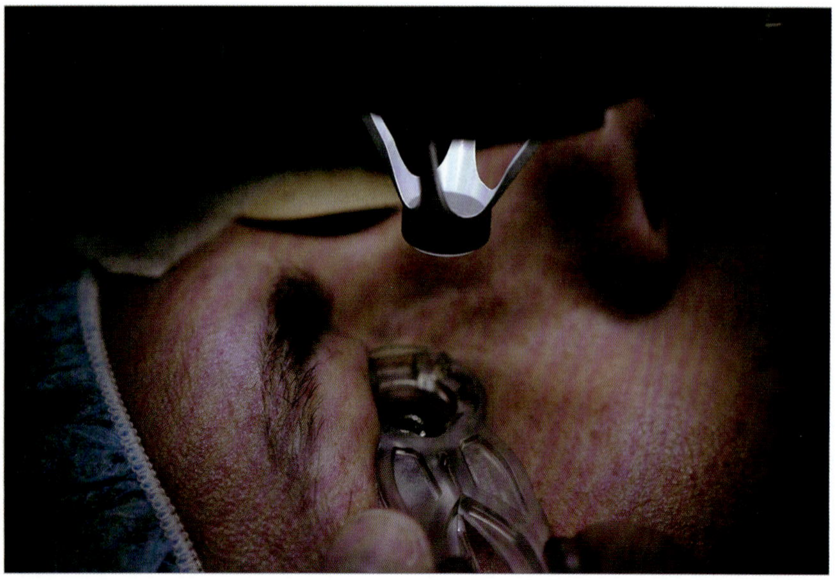

图 6.1　患者接口吸引环已经置于眼睛上，即将与飞秒激光对接（角膜平压）。（Image courtesy of SC Schallhorn.）

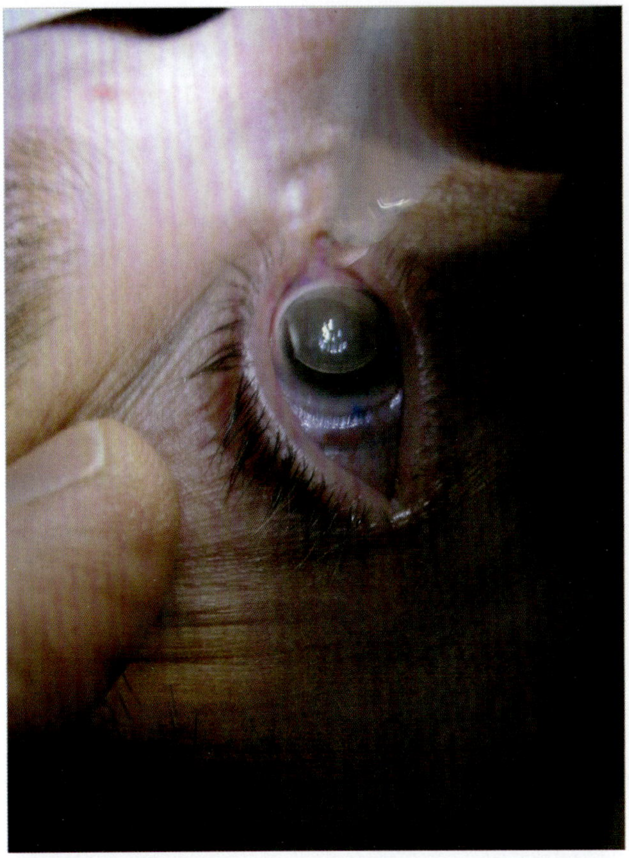

图 6.2　在飞秒激光制瓣后，存在微小的气泡，这些气泡通常会迅速消失。（Image courtesy of SC Schallhorn.）

可定制的，都会对视觉效果产生影响。此外，新设备的总手术时间达到或超过了使用显微角膜板层刀的手术，这使得它成为手术量较大的手术中心的合适选择。总的来说，飞秒激光最突出的优点是它的安全性和重复性。飞秒辅助手术始终可以稳定地制作可预测、可定制的角膜瓣，产生安全有效的视觉效果。飞秒激光限制很少，但是以下几点很重要：LASIK 通常需要更多资源的支持，包括手术成本和手术空间，以及术中和术后并发症，这些对于此平台来说可能都是需要特别注意的，所以使用时要强调操作者的经验，以达到最佳的效果。

目前，根据脉冲能量和脉冲重复频率的相对差异，市场上可用的飞秒平台分为两大类：高能/低频平台和低能/高频平台。高能/低频平台产生微焦耳（μJ）范围内的脉冲，并以千赫（kHz）范围内的频率发射。相反，低能/高频平台的脉冲能量和脉冲重复频率分别以纳焦耳（nJ）和兆赫（MHz）发射。设备之间还有许多其他的区别，包括角膜压平的方法、手术时间和侧切角度等。在很大程度上，飞秒平台提供的优势被认为可以推广到这些技术上，但比较设备之间结果的研究有限。

目前可用设备的最新信息可在表 6.1 中找到。这些数据显示了制造商提供设备的最新规格。

6.2 角膜瓣制作

6.2.1 飞秒和显微角膜板层刀

同行评议的文献表明，飞秒激光制作的 LASIK 角膜瓣至少与显微角膜板层刀制作的 LASIK 角膜瓣一样有效。大量文献对飞秒制作的角膜瓣的特性进行了研究，其中许多都与机械方法制作的角膜瓣进行了直接比较。这些研究主要集中于手术预期和实际情况的对比，包括角膜瓣切割深度和形态、角膜瓣完整性和角膜基质变化等方面。角膜瓣制作的理念是创建一个与切削区域相匹配的基质床，在此情况下，飞秒激光提供了许多优势，包括提供可定制的角膜瓣直径和椭圆形角膜瓣（图 6.3）。但总体而言，最大的优势是角膜瓣制作的可靠性，这是获得良好手术效果的关键一步。关于角膜瓣质量的研究结果通常分为以下两类：一类阐述使用飞秒激光制作的角膜瓣在结果上没有什么不同，另一类则详细说明了这种技术在精度上的特殊优势。在某种程度上，这些结论和飞秒技术随着时间的推移而改进的趋势一致。通常，对老一代飞秒平台的研究倾向于观察其与显微角膜板层刀的等效性，而对新设备的研究则更显示了飞秒激光平台的一些优势。

6.2.2 角膜瓣厚度

角膜瓣制作的精确性和重复性对于飞秒激光在 LASIK 中的应用和发展是至关重要的。角膜瓣制作的厚度的可靠性对于制作薄瓣是非常重要的。这项技术研究的一个重点是与实际测量的角膜瓣厚度进行对比。当使用显微角膜板层刀时，已知各种因素会影响角膜瓣的厚度，包括刀片质量、切口角度、切割机制和切割速度，这些因素在飞秒设备中基本上是不存在的。

飞秒激光产生的平均角膜瓣厚度可能比使用显微角膜板层刀更接近目标厚度。在比较飞秒激光辅助 LASIK 和显微角膜板层刀研究结果的 Meta 分析中，

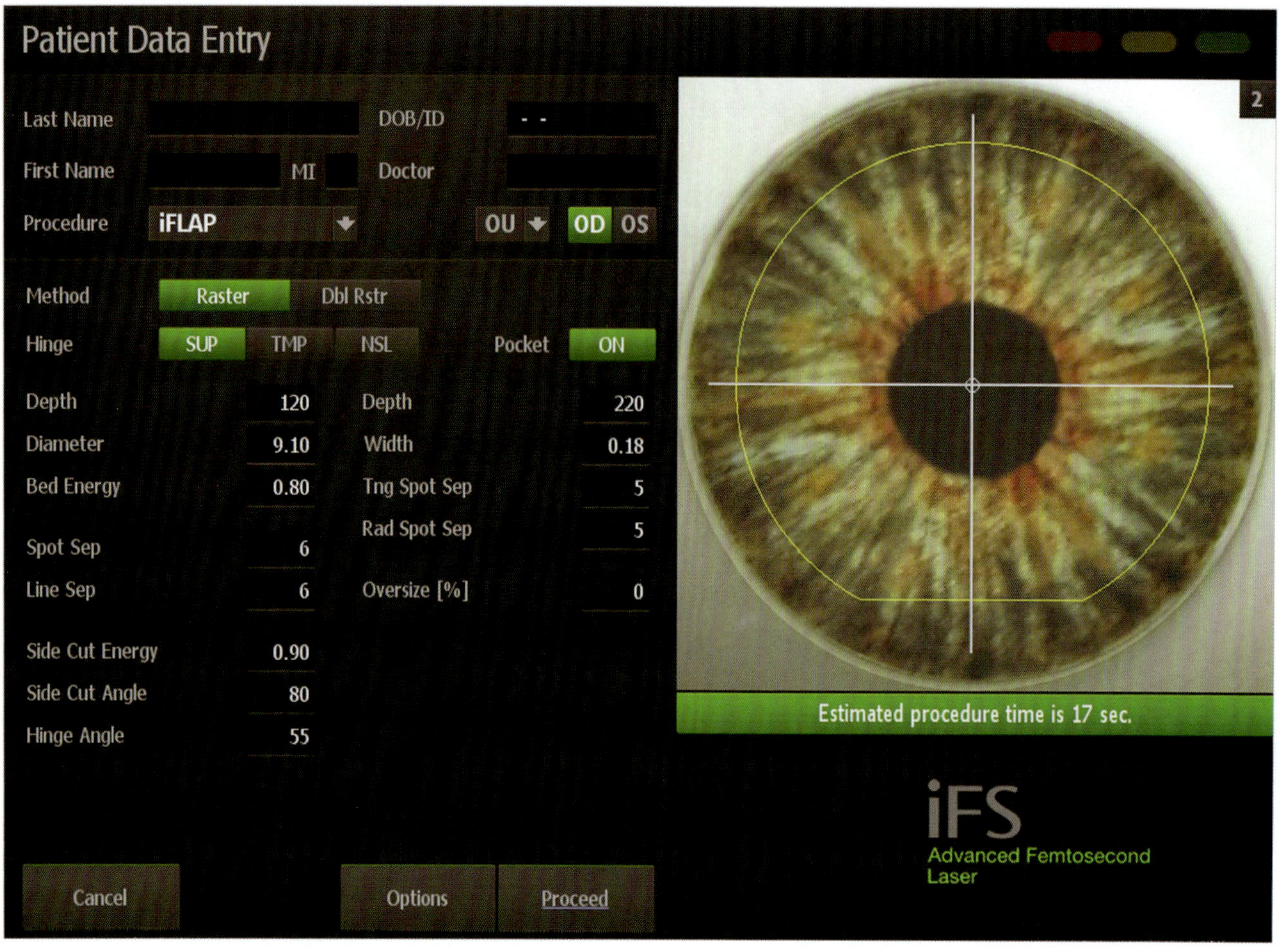

图 6.3 飞秒计算机屏幕数据输入字段的图像，显示了创建角膜瓣的高度定制化。请注意左栏上的医生可定制的输入参数，包括角膜蒂、深度、直径、侧切角度和角膜蒂角度。

Chen 等[1]报道 IntraLase(Abbott Medical Optics，Santa Ana，CA)制作的角膜瓣与目标厚度的偏差显著低于显微角膜板层刀。这一结果可以延伸至 IntraLase 平台以外的其他设备。在一项针对 44 例患者的随机、前瞻性、双眼对照研究中，Pajic 等[2]分别比较了使用 Femto LDV(Ziemer Ophthalmic Systems AG，Port，Switzerland)和显微角膜板层刀的角膜瓣厚度和术后的视觉质量。研究发现，飞秒激光制作的角膜瓣厚度与目标厚度的平均偏差为(6.5±5.2)μm，而显微角膜板层刀为(16.8±10.5)μm。通过对角膜瓣中央平均厚度和角膜瓣外周平均厚度的对比评估来评价角膜瓣制作的准确性。值得注意的是，在对整个角膜进行多点测量时飞秒激光会始终产生更接近目标厚度的角膜瓣，而显微角膜板层刀通常会在外周形成更厚的角膜瓣。在 Ahn 等[3]的一项研究中，将来自 3 种飞秒平台制作的角膜瓣与显微角膜板层刀制作的角膜瓣参数进行了比较，结果显示，与目标厚度相比，平均中央–外周厚度差异在 7.1~11.9μm(飞秒设备)到 55.4μm(显微角膜板层刀)。因此，目前普遍认为飞秒激光可以产生平坦形状的角膜瓣，而显微角膜板层刀可以产生半月板状的角膜瓣。显微角膜板层刀制作的角膜瓣的半月板形状可能会造成 LASIK 术后屈光回退。

考虑到多项研究已经表明飞秒激光可能产生与预期厚度略有不同的角膜瓣，目标角膜瓣厚度仍然是飞秒激光制瓣中一个重要的考虑因素。Ahn 等[3]在他们的研究中发现，IntraLase 60kHz 和 VisuMax(Carl Zeiss Meditec，Jena，Germany)平台倾向于产生比目标(110μm)略厚的角膜瓣，尽管这些设备产生的角膜瓣具有可预测的连续性和平坦性。Patel 等[4]在一项对 21 例患者进行的随机对照、双眼对比试验中证明，将飞秒激光和显微角膜板层刀进行了比较，结果显示 IntraLase 15kHz 平台产生的角膜瓣比目标厚度(120μm)

表 6.1　自 2015 年 6 月 1 日起，飞秒激光已获得 FDA 的许可，用于 LASIK 角膜瓣的制造

激光设备	IntraLase iFS	Femto LDV Z6	VisuMax	VICTUS	WaveLight FS200
公司	Abbott Laboratories Inc., Illinois	Ziemer Ophthalmic Systems AG, Switzerland	Carl Zeiss Meditec Inc., Germany	Bausch & Lomb Inc. MO, USA	Alcon Laboratories TX, USA
图片	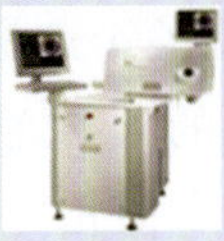	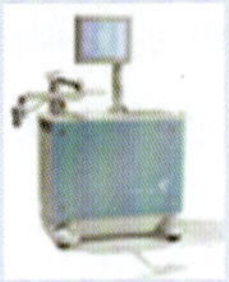	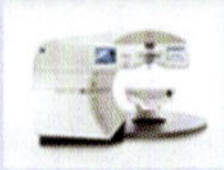	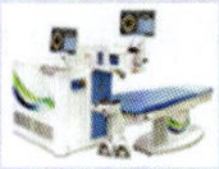	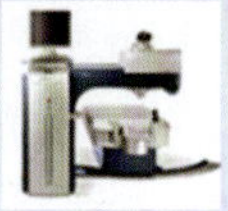
激光类型	二极管列阵泵浦钕玻璃	二极管泵浦镱振荡器	光纤放大器	二极管泵浦固态激光器	振荡器-放大器
波长(nm)	1053	1020~1060	1043	1040	1045
重复率	150kHz	20MHz	500kHz	160kHz	200kHz
脉冲能量(μj)	0.7~2.5	0.150	0.121.0	0.65~2.0	0.1~1.2
手术可视化	虚拟	可视，虚拟	可视，虚拟	虚拟，OCT	可视，虚拟
切割模式	光栅	光栅	螺旋	螺旋	光栅
角膜瓣直径(mm)	5~9.5	8.5, 9, 9.5, 10	7~9.6	6~9.5	5~10
角膜瓣形状	圆形、椭圆形	圆形、椭圆形	圆形	圆形	圆形、椭圆形
侧切角(度)	30~50	30~150	45~135	60~120	30~150
压平表面	平面	平面	曲面	曲面	优化平面
平均发射时间(9mm 角膜瓣)	13s	15~30s	15s	N/A	20s
估计程序数	6 500 000	1 000 000	N/A	N/A	N/A
其他外科应用	AK, CC, EK, ICRS, LK, PKP, Pocket	AK, CC, ICRS, LK, PKP, Pocket	LK, PKP	AK, CC, FLACS	AK, ICRS, LK, PKP

缩略语：AK，散光角膜切开术；CC，透明角膜切口；EK，内皮角膜移植术；FLACS，飞秒激光辅助白内障手术；ICRS，角膜内环段；LK，板层角膜移植术；PKP，穿透性角膜移植术。

厚。通过对个别平台的适当的监测和训练来维持最新的系统，仍然是角膜瓣质量的重要保障。

6.2.3 角膜瓣可变性

与显微角膜板层刀相比，与角膜瓣厚度相关的操作范围和角膜瓣的变异性在使用飞秒激光时有所改善。无刀片技术提供的可预测的操作范围对于维持足够的残余基质(>250μm)以避免术后并发症(包括角膜扩张)非常重要[5]。Talamo 等[6]在一项对 99 只眼睛使用 IntraLase FS 激光、目标角膜瓣厚度为 110μm 的回顾性研究中报道了≥170μm 的厚角膜瓣的比例很低，为 0~3.7%。相比之下，这一比例在使用 Moria M2(Moria SA，Antony，France)显微角膜板层刀且目标角膜瓣厚度为 130μm 的眼睛中较高，为 5.8%~16.8%。在现有的文献中，飞秒制作的角膜瓣的平均厚度的标准差为 4~18.4μm，这反映了与显微角膜板层刀产生的半月形角膜瓣相比有很大的改善[7]。为了估计这一精确度，Sutton 和 Hodge[8]报道了在目标深度±20μm 范围内的角膜瓣比例。在接受 LASIK 的一组患者中，他们对 260 例使用 15kHz 或 30kHz IntraLase 平台患者的角膜瓣参数进行了前瞻性分析，发现用飞秒激光制作的角膜瓣中，87.3%的角膜瓣测量值在目标厚度的 ±20μm 范围内。当用 30kHz 激光制作的角膜瓣进行分析时，这个比例提高到了 98%。这些研究强调了飞秒平台利用无刀片技术在角膜瓣制作中提供了更高的可信度。

6.2.4 角膜瓣完整性

除了为 LASIK 提供可靠和个性化的角膜瓣之外，飞秒手术取得良好临床结果的一个重要因素是角膜

瓣的完整性和相关的结构变化。LASIK 术中角膜瓣形成明显改变了角膜的生物力学,并且角膜瓣通常只保留了一小部分角膜之前的张力。保持 LASIK 术后角膜瓣的完整、附着是避免发生角膜瓣移位等并发症的关键。在一项研究角膜瓣形成后角膜黏附强度的兔子模型中,Kim 等[9]发现,与显微角膜板层刀制作的角膜瓣相比,飞秒激光制作的角膜瓣需要更大的力量才能破坏。作者推测,这一发现可能是飞秒手术后早期观察到的间质炎症加剧的结果。关于飞秒角膜瓣制作后角膜基质细胞和组织反应的数据有限。然而,迄今为止的证据表明,与显微角膜板层刀相比,飞秒激光切削并不会导致肌成纤维细胞或瘢痕形成反应的增加,并且可能与角膜细胞增殖减少和炎性细胞侵袭有关[10]。

6.2.5 侧切角度和角膜蒂

飞秒手术后的结果也可能受到侧切角度的影响,这是一个可由许多飞秒平台定制的参数。当侧切角度呈≥90°的陡峭或反向角度时, 角膜瓣的边缘被夹在相邻组织的下方,这可能会促进粘连,减少角膜瓣移位和上皮内生的发生率(图 6.4)。这与显微角膜板层刀和部分飞秒平台提供的浅的、固定的侧切角度形成鲜明对比。在 Clare 等[11]的一项大型回顾性研究中,使用显微角膜板层刀的 LASIK 术后早期角膜瓣移位的风险似乎比使用飞秒激光更高。平坦的角膜瓣形态、上侧角膜蒂、更大的初始间质炎症反应与更陡峭的侧切角度共同作用,有助于改善飞秒激光辅助 LASIK 术后的角膜瓣黏附。在一项随机对照试验中,Kung 等[12]对 120 只随机接受传统 70°侧切角度(使用 IntraLase 60kHz 平台)和 130°反向侧切角度(使用 IntraLase 150kHz 平台)的眼睛进行了比较。他们发现,接受反向侧切角度的眼睛在手术后角膜感觉恢复得更快,但这一发现并没有提供干眼的症状改善的证据。

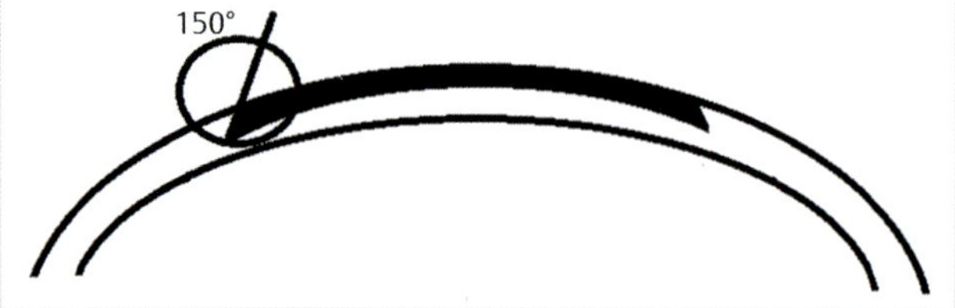

图 6.4 侧切角度是许多飞秒平台独特的可定制的参数。侧切角度可以反向角度(>90°),从而可以将角膜瓣边缘夹入邻近组织的下方,促进正确的对准和就位。

角膜瓣的角膜蒂位置也一直是富有争议的话题,上铰接角膜瓣或鼻铰接角膜瓣没有明确的区别。理论上,鼻侧角膜蒂的角膜瓣可能会切断较少的角膜神经束,因为这些神经束更多在 3 点钟和 9 点钟的位置进入角膜[13]。鼻侧角膜蒂的角膜瓣可能对术后角膜敏感度降低的影响较小,但是关于这是否能减轻 LASIK 术后干眼的症状还是未知的。与之不同的是,上侧角膜蒂的角膜瓣由于与重力方向相同,较少受到扭转力的影响。这有助于确定适当的角膜瓣位置,并降低角膜瓣移位的风险。因此,在临床上,上侧角膜蒂的角膜瓣是很常见的。

6.3 临床结果

6.3.1 安全性

越来越多的文献支持飞秒激光辅助 LASIK 的高度安全性。这些设备的安全性已经过严格的研究,尤其是与显微角膜板层刀制订的标准相比,其性能受到了特别的关注。在随机对照试验的 Meta 分析中,Zhang 等[14]得出结论,飞秒激光辅助 LASIK 和显微角膜板层刀一样安全。他们发现,在手术后最佳远距矫正视力(CDVA)回退两行或两行以上视标的情况,不同设备之间没有差异。据报道,在长期随访中,两行或两行以上 CDVA 回退率很低, 占总病例数的 1%或更少。文献中对 CDVA 一行视标的回退率不太明确,但预计会低至几个百分点[15]。这些比率可能取决于随访间隔,术后早期 CDVA 降低的一部分患者在长期随访过程中会有所改善[16]。

6.3.2 有效性

视觉效果

在近视、混合散光和远视领域,LASIK 中使用的飞秒装置矫正屈光不正的效果已得到充分证明。现有证据表明,飞秒激光辅助 LASIK 是安全有效的,具有良好的视觉质量和屈光效果。飞秒激光辅助 LASIK 允许医生定制角膜瓣以满足切削区域的要求。尽管术后高阶像差(HOA)的增高是一个常见的问题,但已有大量文献强调其具有良好的视觉质量和屈光效果,提高了对比敏感度。除了降低并发症的发生率和需要再治疗外,飞秒激光最重要的临床优势可能是它提供较高精确度的切割平面，以及可以在提高对比敏感度的同时，产生相对较少的 HOA。

飞秒激光辅助 LASIK 产生的视觉效果是非常好的。大量已经进行的广泛的临床研究分析了飞秒平台在各种设置下的性能。文献中报道的结果普遍表明：≥80%的接受飞秒激光辅助 LASIK 治疗的眼睛能够达到 20/20 或更好的裸眼远距视力（UDVA），这一结果很大程度上取决于患者的人口统计学、治疗类型和切削平台。Tanzeret 等[15]在一项对 633 只眼睛（548 只近视眼，60 只混合散光眼，25 只远视眼）的研究中报道了接受飞秒辅助（IntraLase 60 或 150kHz）波前像差引导（WFG）LASIK（VISX Star S4 IR，Abbott Medical Optics，Inc）的患者的视觉效果。术后 3 个月，98.3%的近视或混合散光患者的 UDVA≥20/20，95.7%的远视患者的 UDVA≥20/20。所有眼睛的术后 CDVA≥20/20。其中，39.7%的近视/混合性散光眼睛患者增加了一行或多行 CDVA，而在远视眼中这一比例为 30.4%。其安全性良好，仅 2 只近视眼（0.4%）有两行 CDVA 回退。2.6%的近视眼和 4.3%的远视眼发生一行 CDVA 回退。其术后屈光效果良好，随访期间几乎所有眼睛的屈光度均维持在预期目标的±1.00D 以内。术后观察到的总 HOA 增加，均方根（RMS）平均增加（0.03±0.10）μm。

Tomita 等[17]报道了 685 例近视或混合散光患者的 1280 只眼睛经优化非球面切削术后（Amaris 750S；Schwindeye-tech-solutions GmbH，Kleinostheim，Germany）的视觉效果。所有角膜瓣均采用飞秒激光（Femto LDV Crystal Line）制瓣，术后 3 个月，96.6%眼 UDVA≥20/20。术后所有眼睛 CDVA≥20/20，其中 26.4%的眼睛有一行或多行 CDVA 的增加；其安全性很好，仅有 0.3%的治疗眼睛有两行或两行以上的 CDVA 回退，9.6%的治疗眼睛有一行 CDVA 回退；屈光效果也良好，98.9%的眼屈光度在目标度数的±1.00D 以内；在这项研究中，也观察到术后 HOA 的增加。术前平均 HOA 值为（0.35±0.10）μm，术后为（0.66±0.20）μm。

飞秒激光辅助 LASIK 治疗远视后的视觉效果也有相关研究。Leccisotti[18]报道了 413 例患者中的 800 例眼睛中，术前平均球差为（+3.41±1.16）D。术后 9 个月，95%的眼睛的 UDVA≥20/40。0.4%的眼睛发生两行或两行以上的 CDVA 减退，7.3%的眼睛发生一行 CDVA 回退，且术后球差和慧差均有增加。

准分子平台和切削技术的影响

准分子平台影响视觉效果，与角膜瓣的制作无关。Binder 和 Rosenshein[19]比较了 721 只接受飞秒激光辅助 LASIK（Intra-Lase 15 和 30kHz，Abbott Medical Optics，Inc）的眼睛数据，分别使用 3 个平台分别进行切削：Visx Star S4（Abbott Medical Optics，Inc）、LADARVision 4000（Alcon Labora tories，Inc，Ft Worth，TX）和 WaveLight Allegretto（Alcon Labo ratories，Inc）。在这项研究中，无论接受何种准分子治疗，在 2~3 个月的随访中都进行了波前像差测量。在该项研究中，Star S4 波前引导组术后 CDVA 最好，但临床意义不明显，各组中比例最高的 WaveLight 组 UDVA≥20/20 的占 80%。

在一项前瞻性的随机双眼对照研究中，He 等[20]报道了 55 例患者的 110 只眼睛接受波前引导（WFG）和波前优化（WFO）FS-LASIK 治疗的结果。用 IntraLase 60 kHz 制作角膜瓣。每名患者的一只眼睛被随机分配到 WFG 或 WFO 组（Allegretto WaveEye-Q 400 Hz；Alcon Labs，Ft Worth，TX）。术后 12 个月，WFG 组 87%的眼睛 UDVA≥20/20，WFO 组 78%的眼睛 UDVA≥20/20。两组之间 CDVA 变化方面没有差异，WFG 组 52%的眼睛提高了一行或多行视力，而 WFO 组只有 46%。WFG 组接近正视眼的比例明显更多，80%在±0.50D 以内，而 WFO 组的这一比例为 72%。在 HOA 方面，两组之间没有差异，但两组患者的 HOA 均较基线有所增加。在对比度为 5%和 25%的情况下，接受 WFG 治疗的眼睛显示出更加优越的视觉效果。

其他衡量结果的标准

高阶像差

正如前面关于视觉效果的讨论中提到的，用飞秒激光辅助 LASIK 矫正低阶屈光不正往往会导致高阶像差（HOA）。这包括彗差、三叶像差和球差，它们可能与眩光、光晕、闪光感或复视等视觉障碍有关。飞秒激光辅助 LASIK 术后 HOA 较基线增加的幅度很小，可能在标准方差范围内。Wang 等[21]报道在屈光不正度数为+3.00~-3.00D 的人群中，前角膜 HOA 一般为（0.48±0.12）μm。相比之下，Tanzer 等[15]报道 HOA 的 RMS 较术前平均增加了（0.03±0.10）μm。Tomita 等[17]

报道，总 HOA 的 RMS 由术前的(0.35±0.10)μm 增加到术后的(0.66±0.2)μm。在这两项研究中，术后 HOA 的增加虽然有统计学意义，但都很小，而且被认为与临床结果无关。

研究发现可能影响术后 HOA 增加的各种因素，特别是切削形状和矫正度数。Binder 和 Rosenshein[19] 发现准分子平台和切削形状会影响 LASIK 术后的 HOA。在他们的研究中，与其他组(Visx Star S4 常规组、LADARVision 4000WFG 组和常规 WaveLight Allegretto 组）相比，Visx Star S4 WFG 组术后 HOA 的 RMS 增加较少。在一项对 171 例近视患者的 171 只眼睛的回顾性研究中，Hood 等[22]研究了定制性 LASIK 术后飞秒角膜瓣参数与 HOA 的关系。当比较薄角膜瓣(90μm)和厚角膜瓣(100 或 110μm)时，他们发现术后的 HOA 没有差异，但近视矫正程度越高，诱导产生的 HOA 越有显著增加。

对比敏感度和基于视觉任务的满意度

飞秒激光辅助 LASIK 术后出现低对比度的现象已有报道。Tanzer 等[15]发现，在 WFG LASIK 治疗的所有眼睛中，超过 40%的人在 3 个月的随访中增加了一行或多行的低对比度(25%)的 CDVA。相比之下，低对比度 CDVA 回退占全部治疗眼睛的 6.1%。Reinstein 等[23]测量了中间视觉对比敏感度，发现在接受 VisuMax 激光治疗的 286 只眼睛中，3、6、12 和 18CPD 的对比敏感度有统计学上的显著增加。

低对比度视力是评估结果的重要指标，但基于视觉任务的表现可能更直接地与患者的印象和对其视力的满意度有关。在一项回顾性研究中，Schallhorn 等[24]分析了接受使用 WFG 的飞秒激光辅助 LASIK (IntraLase 15kHz)或使用机械角膜板层刀的常规切削术的近视患者，在术后 6 个月的夜间驾驶的表现。结果参数包括在有或没有眩光来源的模拟器中识别和检测危险。飞秒/WFG 组在所有测试指标上都有改善，而传统/机械角膜板层刀组的表现比基线时的数据更差。这项研究进一步强调了飞秒激光辅助 LASIK 能够实现功能上更加优越的结果，但作者指出，该研究不能区分飞秒激光或切削形状对改善结果的影响。

6.3.3 飞秒与显微角膜板层刀的比较

迄今为止公布的大多数证据表明，飞秒激光辅助 LASIK 在与显微角膜板层刀直接比较的试验中取得了优异的结果。总体而言，研究表明两种技术产生的视觉效果是等效的，只是飞秒角膜瓣的屈光效果可能更好。此外，与显微角膜板层刀相比，飞秒激光辅助 LASIK 可以促进术后视力恢复更快。表 6.2 总结了飞秒激光和显微角膜板层刀在制作准分子激光角膜瓣方面的比较。

一项对 Meta 分析很好地概述了比较这两种方法的研究结果。Zhang 等[14]统计了 7 项随机对照试验，共纳入 577 只近视眼，其安全性相当，两组之间 CDVA 回退两行或更多行的情况没有差异。在 6 个月或更长时间的随访中，他们发现飞秒和显微角膜板层刀在术后 UDVA≥20/20 的眼睛比例方面没有差异。飞秒和显微角膜板层刀的术后屈光度在目标度数±0.50D 以内的眼睛比例也相近。同时，与显微角膜板层刀相比，接受飞秒激光辅助 LASIK 的眼睛诱导产生的总 HOA 和球差较少。

Chen 等[1]利用几项相同的研究得出了类似的结

表 6.2 飞秒激光与显微角膜刀在 LASIK 角膜瓣制作中的比较

	飞秒激光	纤维角膜刀
角膜瓣形状	平面	新月形
角膜瓣直径	可定制，计算机控制	取决于角膜曲率
角膜瓣厚度	减少可变性，中心-边缘差异	准确的预期中心厚度，增加了可变性
蒂角度	可定制	取决于角膜曲率
角膜瓣形态	圆形、椭圆形	圆形
侧切角度	可定制，可倒置	浅的
安全性	<1%损失 2 行及以上 CDVA	<1%损失 2 行及以上 CDVA
效果	术后视力恢复更快，屈光度提高，HOA 减少	长期随访的疗效可相等
平台并发症	垂直气体穿透，TLSS，彩虹眩光	纽扣孔角膜瓣

缩略语：CDVA，最佳矫正远距视力；HOA，高阶像差；TLSS，瞬时光敏感综合征。

果,在 15 篇文章中总共纳入了 3679 只眼睛。安全性同样相当,在两行或更多行 CDVA 回退方面没有区别。两组患者≥20/20 UDVA 的比例、最终 UDVA 和 HOA 的变化无差异。飞秒组在目标度数±0.50D 的范围内的比例更大。

在一项对 2000 只接受低度近视或混合散光治疗的眼睛的大型回顾性研究中,Tanna 等[16]比较了飞秒和显微角膜板层刀治疗术后 3 个月的结果。虽然两组的结果都很好,但在所有术后的随访中,接受飞秒治疗的眼睛在 UDVA≥20/20 眼睛中占的比例更大。在第 1 天和 1 周的时间点,这种差异最为明显,飞秒组分别多出 5.4%和 6.7%的治疗眼睛达到 20/20 或更好。此外,在术后早期,飞秒组较少有眼睛回退两行或两行以上的 CDVA。在手术后 3 个月,这种差异便已消失。这项研究的作者指出,与显微角膜板层刀相比,飞秒激光辅助 LASIK 有助于更快的视力恢复 UDVA。

6.3.4 患者体验和主观结果

在使用飞秒激光的 LASIK 过程中,患者的体验也一直是关注的焦点。在一项前瞻性、随机的双眼对照研究中,Tan 等[25]采访了 41 例患者,他们一只眼睛接受飞秒激光辅助 LASIK,另一只眼睛接受显微角膜板层刀制瓣,且在手术后 30~60 分钟完成了关于他们术中体验的问卷调查。在吸引和制作角膜瓣的过程中,与接受飞秒制瓣的眼睛相比,更多的接受显微角膜板层刀制瓣的眼睛报道光感丧失(吸引时为 85.4%比 39%,制瓣时 90.2%比 61%)。LASIK 中常见的光感丧失是由于眼压升高,导致短暂的血管流动受限。总的来说,19.5%的患者报道在手术过程中感到了"恐惧"。现代设备更快的角膜瓣生成速度,更短的负压吸引时间,均有利于改善患者的体验感。

在另一项前瞻性、随机的双眼对照研究中,Patel 等[4]报道飞秒辅助或显微角膜板层刀辅助 LASIK 术后患者偏好的关系。在纳入研究的 21 例患者中,5 例患者接受飞秒制瓣的眼睛视力更好,7 例患者更喜欢显微角膜板层刀制瓣,9 例患者没有偏好。

除了先前讨论的结果外,Tanzer 等[15]还报道了主观问卷调查结果。在 305 例患者报道的结果中,94.9%的患者表示他们的视力在手术后有所改善,而 5.1%的患者表示他们的视力没有改善,没有患者出现视力恶化。99.6%的绝大多数人表示,他们会向同事推荐这项手术。

6.4 其他主题

6.4.1 薄角膜瓣 LASIK

在很大程度上,由于飞秒技术提供的高精度,人们开始讨论薄角膜瓣 LASIK 的潜在应用,一些人将其称为"亚前弹力层角膜磨镶术"或 SBK。这种变更主要针对厚度在 90~110μm 的角膜瓣,目的是减少 LASIK 术后角膜生物力学强度的损失,并最大限度地增加可用于准分子切削的基质床量。Prakash 等[26]在一项含 240 只眼睛的试验中,将其随机等量分组,分别使用飞秒激光制作 90μm、100μm、110μm 和 120μm 的角膜瓣。在这项试验中,各组之间的视觉效果没有差异。在 110 和 120μm 组中,角膜瓣的平整度有轻微的改善趋势,但这与临床结果无任何差异。Wong 等[27]的进一步研究也表明,随机分为 100μm 和 120μm 角膜瓣的200 只眼睛的结果之间没有显著差异。因此,在残余量足够的角膜中,较薄的角膜瓣不太可能有特别的益处。此外,Rocha 等[28]报道,小于 90μm 的角膜瓣有可能破坏前弹力层。这可能导致类似于准分子激光角膜切削术(PRK)的愈合反应,并增加术后角膜混浊的风险,其特征是角膜细胞增殖和肌成纤维细胞的产生。

6.4.2 飞秒激光的比较研究

鉴于一些设备最近刚刚上市,在较新的平台上发布的数据有限;因此,很少有关比较研究的发表。在没有直接比较特定飞秒平台的具体试验情况下,这些装置作为同一个类别用于治疗屈光不正可以被认为是安全和有效的。公布的数据也支持这一结论。迄今为止的研究已经评估了角膜瓣参数差异、视力和屈光状态的变化,以及患者和手术医生的体验。

在一系列对比的病例中,Ahn 等[3]评估了 3 台飞秒激光仪器和一台显微角膜板层刀产生的厚度。3 种飞秒平台(IntraLase 60,VisuMax,Femto LDV)均制作出质量良好的角膜瓣,并被认为优于显微角膜板层刀。总之,IntraLas 和 VisuMax 生产的角膜瓣是平坦的,在厚度测量中,其中央-外周偏差也是有限的。然而,这两个平台制作的角膜瓣厚度比预期值要厚了一小部分。Femto LDV 制作的角膜瓣在统计学上更接近目标厚度,但略微呈半月板形状。

在一项病例回顾中，Ang 等[29]比较了两种接受不同飞秒平台制瓣的 LASIK 眼睛的视觉效果。本研究包括用 VisuMax 制瓣的 381 例患者(381 只眼睛)和接受 IntraLase 60kHz 制瓣的 362 例患者(362 只眼睛)。所有切削均采用 WaveLight Allegretto Eye-Q 400Hz 准分子系统，术后 3 个月，两组间的 UDVA 相当，VisuMax 组 75.5%的眼睛达到 20/20，而 IntraLase 组为 75%。同样，在屈光不正结果方面也没有差别，VisuMax 组中 86.9%的眼睛与 IntraLase 组中 87.3%的眼睛在目标度数±0.50D 范围内。这些设备同样安全，两个平台都具有极好的可预测性和有效性。

Hall 等[30]在一项前瞻性、随机眼科临床试验中，使用两个飞秒平台描述了患者和外科医生在 LASIK 期间的主观体验。在这项研究中，46 例患者接受了 IntraLase 60kHz 或 VisuMax 500kHz 的角膜瓣制作，并使用 WaveLight Allegretto Eye-Q 400Hz 进行切削。IntraLase 组有 50%的患者描述了在飞秒过程中有光感丧失，而 VisuMax 组的这一比例为 0。患者说，在和吸引和对接的过程中，他们在 IntraLase 制瓣感受到了更多的“恐惧”。统计数据显示，在使用 VisuMax 制瓣的过程中看到固定光的患者比使用 IntraLase 的患者更多。78.3%的患者首选 VisuMax 而不是 IntraLase。手术医生更喜欢 IntraLase (50%)，而不是 VisuMax (8.7%)或没有偏好(41.3%)。如表 6.1 所示，光感的不同归因于两种装置不同的角膜压平和负压应用技术。对 VisuMax 的偏好可能是由于在使用 IntraLase 进行吸引压平期间的光感损失率较高。

6.5 结论

飞秒激光在 LASIK 制瓣中的应用反映了该手术的关键进展。这项技术在角膜瓣制作方面提供了卓越的精确度和定制化，同时促进了手术后快速的视觉恢复。飞秒平台结果取决于许多变量，例如，屈光不正程度和切削方法。飞秒激光用于治疗屈光不正是安全有效的，进一步的改进无疑会在屈光和角膜手术中带来新的创新应用，但即使是现在，飞秒激光仍然代表着最先进的 LASIK 技术。

(胡亮 译)

参考文献

[1] Chen S, Feng Y, Stojanovic A, Jankov MR, II, Wang Q. IntraLase femtosecond laser vs mechanical microkeratomes in LASIK for myopia: a systematic review and meta-analysis. J Refract Surg. 2012; 28(1):15-24

[2] Pajic B, Vastardis I, Pajic-Eggspuehler B, Gatzioufas Z, Hafezi F. Femtosecond laser versus mechanical microkeratome-assisted flap creation for LASIK: a prospective, randomized, paired-eye study. Clin Ophthalmol. 2014; 8:1883-1889

[3] Ahn H, Kim JK, Kim CK, et al. Comparison of laser in situ keratomileusis flaps created by 3 femtosecond lasers and a microkeratome. J Cataract Refract Surg. 2011; 37(2):349-357

[4] Patel SV, Maguire LJ, McLaren JW, Hodge DO, Bourne WM. Femtosecond laser versus mechanical microkeratome for LASIK: a randomized controlled study. Ophthalmology. 2007; 114(8):1482-1490

[5] Salz JJ, Binder PS. Is there a "magic number" to reduce the risk of ectasia after laser in situ keratomileusis and photorefractive keratectomy? Am J Ophthalmol. 2007; 144(2):284-285

[6] Talamo JH, Meltzer J, Gardner J. Reproducibility of flap thickness with IntraLase FS and Moria LSK-1 and M2 microkeratomes. J Refract Surg. 2006; 22(6):556-561

[7] Farjo AA, Sugar A, Schallhorn SC, et al. Femtosecond lasers for LASIK flap creation: a report by the American Academy of Ophthalmology. Ophthalmology. 2013; 120(3):e5-e20

[8] Sutton G, Hodge C. Accuracy and precision of LASIK flap thickness using the IntraLase femtosecond laser in 1000 consecutive cases. J Refract Surg. 2008; 24(8):802-806

[9] Kim JY, Kim MJ, Kim TI, Choi HJ, Pak JH, Tchah H. A femtosecond laser creates a stronger flap than a mechanical microkeratome. Invest Ophthalmol Vis Sci. 2006; 47(2):599-604

[10] Sumioka T, Miyamoto T, Takatsuki R, Okada Y, Yamanaka O, Saika S. Histological analysis of a cornea following experimental femtosecond laser ablation. Cornea. 2014; 33 Suppl 11:S19-S24

[11] Clare G, Moore TC, Grills C, Leccisotti A, Moore JE, Schallhorn S. Early flap displacement after LASIK. Ophthalmology. 2011; 118(9):1760-1765

[12] Kung JS, Sáles CS, Manche EE. Corneal sensation and dry eye symptoms after conventional versus inverted side-cut femtosecond LASIK: a prospective randomized study. Ophthalmology. 2014; 121(12):2311-2316

[13] Müller LJ, Pels L, Vrensen GF. Ultrastructural organization of human corneal nerves. Invest Ophthalmol Vis Sci. 1996; 37(4):476-488

[14] Zhang ZH, Jin HY, Suo Y, et al. Femtosecond laser versus mechanical microkeratome laser in situ keratomileusis for myopia: Metaanalysis of randomized controlled trials. J Cataract Refract Surg. 2011; 37(12):2151-2159

[15] Tanzer DJ, Brunstetter T, Zeber R, et al. Laser in situ keratomileusis in United States Naval aviators. J Cataract Refract Surg. 2013; 39(7):1047-1058

[16] Tanna M, Schallhorn SC, Hettinger KA. Femtosecond laser versus mechanical microkeratome: a retrospective comparison of visual outcomes at 3 months. J Refract Surg. 2009; 25(7) Suppl:S668-S671

[17] Tomita M, Watabe M, Yukawa S, Nakamura N, Nakamura T, Magnago T. Safety, efficacy, and predictability of laser in situ keratomileusis to correct myopia or myopic astigmatism with a 750 Hz scanning-spot laser system. J Cataract Refract Surg. 2014; 40(2):251-258

[18] Leccisotti A. Femtosecond laser-assisted hyperopic laser in situ keratomileusis with tissue-saving ablation: analysis of 800 eyes. J Cataract Refract Surg. 2014; 40(7):1122-1130

[19] Binder PS, Rosenshein J. Retrospective comparison of 3 laser platforms to correct myopic spheres and spherocylinders using conventional and wavefront-guided treatments. J Cataract Refract Surg. 2007; 33(7):1158-1176

[20] He L, Liu A, Manche EE. Wavefront-guided versus wavefront-optimized laser in situ keratomileusis for patients with myopia: a prospective randomized contralateral eye study. Am J Ophthalmol. 2014; 157(6):1170-1178.e1

[21] Wang L, Dai E, Koch DD, Nathoo A. Optical aberrations of the human anterior cornea. J Cataract Refract Surg. 2003; 29(8):1514-1521

[22] Hood CT, Krueger RR, Wilson SE. The association between femtosecond laser flap parameters and ocular aberrations after uncomplicated custom myopic LASIK. Graefes Arch Clin Exp Ophthalmol. 2013; 251(9):2155-2162

[23] Reinstein DZ, Carp GI, Lewis TA, Archer TJ, Gobbe M. Outcomes for myopic LASIK with the MEL 90 excimer laser. J Refract Surg. 2015; 31(5):316-321

[24] Schallhorn SC, Tanzer DJ, Kaupp SE, Brown M, Malady SE. Comparison of night driving performance after wavefront-guided and conventional LASIK

for moderate myopia. Ophthalmology. 2009; 116(4):702–709
[25] Tan CS, Au Eong KG, Lee HM. Visual experiences during different stages of LASIK: Zyoptix XP microkeratome vs Intralase femtosecond laser. Am J Ophthalmol. 2007; 143(1):90–96
[26] Prakash G, Agarwal A, Yadav A, et al. A prospective randomized comparison of four femtosecond LASIK flap thicknesses. J Refract Surg. 2010; 26(6):392–402
[27] Wong RC, Yu M, Chan TC, Chong KK, Jhanji V. Longitudinal comparison of outcomes after sub-Bowman keratomileusis and laser in situ keratomileusis: randomized, double-masked study. Am J Ophthalmol. 2015; 159(5):835–45.e3
[28] Rocha KM, Kagan R, Smith SD, Krueger RR. Thresholds for interface haze formation after thin-flap femtosecond laser in situ keratomileusis for myopia. Am J Ophthalmol. 2009; 147(6):966–972, 972.e1
[29] Ang M, Mehta JS, Rosman M, et al. Visual outcomes comparison of 2 femtosecond laser platforms for laser in situ keratomileusis. J Cataract Refract Surg. 2013; 39(11):1647–1652
[30] Hall RC, Rosman M, Chan C, Tan DT, Mehta JS. Patient and surgeon experience during laser in situ keratomileusis using 2 femtosecond laser systems. J Cataract Refract Surg. 2014; 40(3):423–429

第 7 章

飞秒激光辅助准分子激光原位角膜磨镶术：并发症与管理

J. Bradley Randleman，Heather M. Weissman

摘　要

飞秒激光通过提高角膜瓣制作的精确性、可预测性和可重复性，改进了 LASIK 角膜瓣的制作。虽然术后并发症罕见，但存在各种与飞秒 LASIK 角膜瓣制作有关的并发症。

关键词

飞秒；LASIK；角膜瓣；虹视眩光；不透明气泡层；垂直气体穿透

7.1 引言

LASIK 是世界上最成功的选择性外科手术之一。它已经成为大多数屈光不正的主要矫正方法。手术的第一个关键步骤是角膜瓣制作，可以使用显微角膜板层刀或飞秒激光。显微角膜板层刀通过可控地操纵一个振动刀片穿过角膜基质层以制作角膜瓣[1]。飞秒激光则使用红外光（1053nm）在角膜基质层内产生微等离子体和微腔气泡，其目的是制作一个可轻易手动分离的瓣界面[2]。

自 2001 年推出飞秒激光以来，其技术不断发展，使其成为制作 LASIK 角膜瓣的首选方法。许多研究已经对飞秒 LASIK 和显微角膜板层刀 LASIK 的术后结果进行了比较。这些研究的数据并不一致，但总体共识是一致的，他们都认为飞秒激光的角膜瓣制作能比显微角膜板层刀提供更高的准确性、可重复性和均匀性[2-5]。

飞秒激光的应用使得角膜瓣的制作更具可定制性，其特点是能够制作更薄、更光滑、结构更平坦或更均匀的角膜瓣[6]。从理论上讲，更薄的角膜瓣具有更高的生物力学稳定性，可以防止大多数 LASIK 术后角膜膨隆的发生，并且与更快的视力恢复相关[7-9]。飞秒激光具有极佳的准确性和精确性，可以预设均匀的角膜瓣厚度和侧切角度。Stahl 等用眼前节 OCT 检查了 25 只 IntraLase 飞秒激光制作角膜瓣的眼睛，研究发现角膜瓣厚度标准偏差只有 4μm[10]。

飞秒辅助 LASIK 和显微角膜板层刀 LASIK 的并发症有相似之处，但也有仅与飞秒激光使用相关的独特并发症。即使对于最具经验的屈光手术医生来说，罕见的并发症也为诊断和处理带来了挑战。飞秒手术特有的并发症可分为光学问题、角膜瓣相关并发症以及层间相关并发症。除了飞秒辅助 LASIK 特有的并发症外，眼表问题、残余屈光不正和角膜膨隆仍然是术中要点且需要探究的。本章旨在说明一些最常见的与飞秒辅助 LASIK 手术相关的并发症，并提供相关的处理方法。

7.2 光学问题

Krueger[11]在 2008 年首次描述了虹视眩光,这是一种与飞秒辅助 LASIK 角膜瓣制作相关的轻度光学副作用。这种现象在一些没有其他并发症的 LASIK 病例中有提及,但对这种现象的解释少之又少。虹视眩光发生的原因被认为是角膜瓣面的光栅图案造成了衍射[12]。Gatinel 等近期用共聚焦显微镜观察右眼角膜瓣界面水平,证实了 LASIK 会造成光栅图案(图 7.1)[13]。通常在术后,患者会即刻描述有 4~12 行彩虹色的光从黑暗背景下的白光光源辐射出来。Bamba 等研究发现 LASIK 术后的虹视眩光的发生率具有双峰性[12]。第 1 组患者在使用飞秒激光后立即出现虹视眩光,这被认为是由于激光瞄准误差和光栅能量较高造成的;第 2 组患者在激光发射之前就出现虹视眩光。作者提出,激光束的质量是影响虹视眩光发生率最重要的因素。虹视眩光与屈光度、年龄或性别无关[12]。对虹视眩光的病因知之甚少,且其多具有自限性,使得虹视眩光难以治疗。

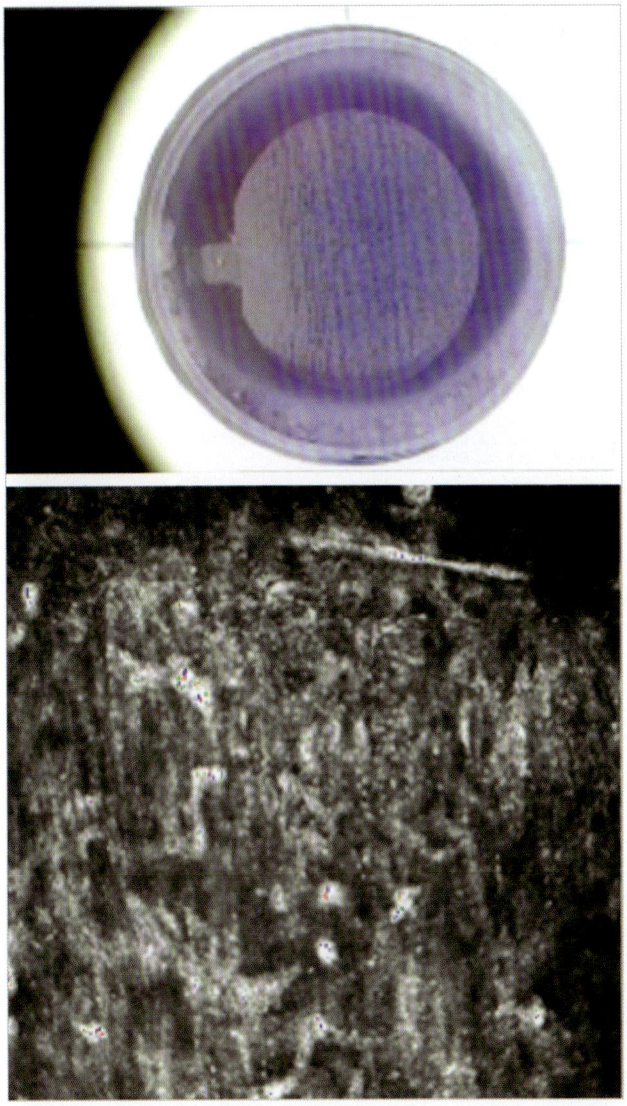

图 7.1 OCT 显示可导致虹视眩光现象的光栅图案。(Image courtesy of Damien Gatinel, MD, PhD.)

近期,Gatinel 等报道了通过角膜瓣下消融可以成功治疗虹视眩光。作者描述了 1 例单纯 LASIK 术后出现单侧虹视眩光和微小残余近视散光的患者,通过掀起角膜瓣,用激光消融角膜瓣的基质侧,术后患者的症状得以立即消失[14]。

7.3 角膜瓣相关并发症

在飞秒激光制作角膜瓣的过程中,会产生微气泡从而获得板层分离。在气泡形成的过程中,可能会出现 3 种独特的并发症:垂直气体穿透、不透明气泡层(OBL)和前房气泡。此外,若定制角膜瓣的厚度太薄,有可能增加角膜基质混浊的风险。

7.3.1 垂直气体穿透

与显微角膜板层刀产生纽扣瓣类似,当小气泡进入角膜瓣间隙及角膜上皮下间隙时,即发生垂直气体穿透(图 7.2)。当这些气泡经上皮溢出时,就会在角膜瓣上形成一个“纽扣孔”。如果发生这种情况需要小心,不要掀起角膜瓣,因为“纽扣孔”区域可能会导致瘢痕和上皮内生。角膜瘢痕、Bowman 膜的显微断裂和过薄的角膜瓣都有可能导致垂直气体穿透的发生,因此,术前必须进行详细的裂隙灯检查[1,15]。

7.3.2 不透明气泡层

当气泡聚集在表面基质层时,就会出现 OBL(图 7.3)[16]。这会导致弥漫性混浊,通常随着角膜瓣的掀起而消失,但是可能会干扰激光跟踪、残余基质床测量和角膜瓣制作。OBL 有两种类型:硬型和软型。硬型更密集,软型更分散。Liu 等最近对 40 只飞秒制作角膜瓣的眼睛进行测量,发现较厚的角膜倾向于形成 OBL。作者建议,为了尽可能地减少 OBL 的形成,手术医生可以使用更高的脉冲频率和更小的线间距来确保足够的分离面,并尽可能地减少基质桥的保留和气

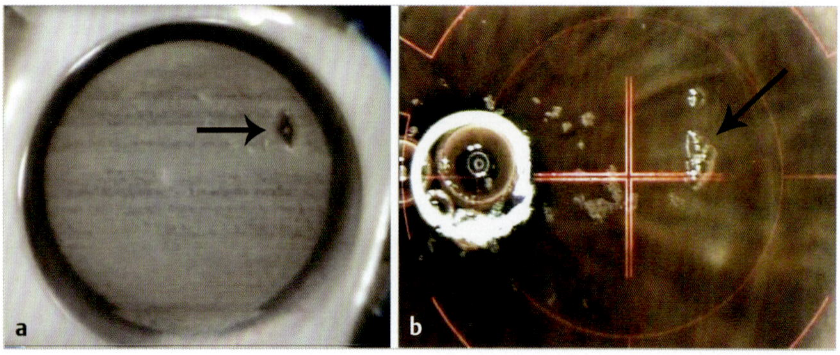

图 7.2 Intralase 飞秒激光出现的垂直气体穿透(a)以及角膜瓣制作后手术显微镜下观(b)。黑色箭头所示垂直气体穿透。(Images courtesy of Samir Melki, MD, PhD.)

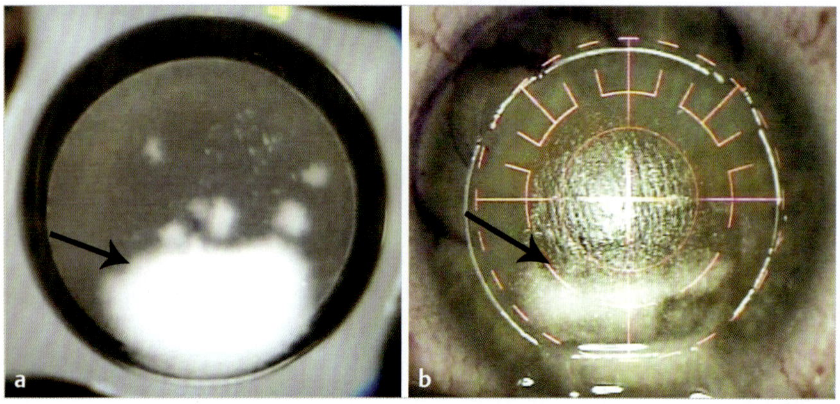

图 7.3 飞秒激光角膜瓣制作后的 OBL(a) Intralase 飞秒激光角膜瓣制作出现的硬型 OBL。(b)掀起角膜瓣后深部基质的程度较轻的 OBL。黑色箭头所示 OBL。(Images courtesy of Samir Melki, MD, PhD.)

体积聚。OBL 很少对术后视力有影响,但尚未对其进行广泛研究[17]。

7.3.3 前房气泡

当激光产生的气泡通过小梁网进入前房时,就会产生前房气泡(图 7.4)。前房气泡通常对视力影响很小,但在激光消融过程中可能会影响瞳孔跟踪[1]。如果瞳孔跟踪受阻,手术医生可以等待气泡消散,通常在当天可以继续手术。

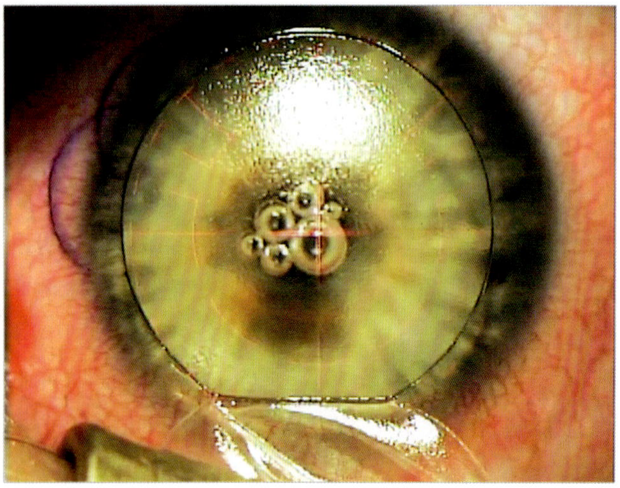

图 7.4 飞秒激光制作角膜瓣后的前房气泡(Images courtesy of Samir Melki, MD, PhD.)

7.3.4 薄角膜瓣混浊

飞秒激光已经被证明对制作稳定的薄角膜瓣是有效的,然而,有证据表明超薄的角膜瓣可能会增加术后基质混浊的风险。Rocha 等最近评估了薄角膜瓣 LASIK 基质混浊形成的阈值[8]。这项研究观察了 199 例接受近视飞秒眼 LASIK 的薄角膜瓣,作者发现超薄角膜瓣(<90μm)形成基质混浊的风险更高。确切原因尚不清楚,但被认为与上皮细胞和 Bowman 膜的损伤有关。Bowman 膜损伤可能引发炎症级联反应,导致基质混浊[18]。作者提出为防止基质混浊的形成,角膜瓣厚度应至少为 100mm[8]。

7.4 层间相关并发症

显微角膜板层刀和飞秒激光辅助 LASIK 均可出现层间的相关并发症[19]。有一些特有的并发症与飞秒激光的使用密切相关,包括弥漫性层间角膜炎(DLK)、短暂性光敏感综合征(TLSS)和层间积血，而感染性角膜炎、压力性基质角膜病(PISK)和中央毒性角膜病等其他并发症同样可出现于使用显微角膜板层刀或飞秒激光制作角膜瓣。为了正确诊断以及提供恰当的处理方法，理解层间相关并发症是必要的。

7.4.1 弥漫性层间角膜炎

DLK 的特征是术后 1 周内出现角膜瓣层间非感染性白色颗粒状炎症。DLK 可以发生在显微角膜板层刀和飞秒 LASIK 术后。然而，据报道，飞秒 LASIK 术后 DLK 的发生率更高[1,20,21]。理论上，在角膜瓣层间气泡的形成和飞秒激光的能量会增加层间的炎症反应[1]。

DLK 的症状包括异物感和轻度视力下降。大多数病例通过短期类固醇治疗而痊愈，而且这个过程很少对视力产生显著的影响。DLK 的确切病因尚不清楚，推测和层间的细菌内毒素、碎屑或血液以及聚维酮碘溶液相关[19-22]。

Linebarber 等[23]描述了 DLK 的 4 个阶段。Ⅰ期指在视轴外的角膜瓣边缘存在白细胞；Ⅱ期指角膜瓣中央出现白细胞，这一阶段包括视轴和角膜瓣周边的累及；Ⅲ期指角膜瓣中央有一个密度更高、团块状的白细胞聚集体，而周边清晰。在这一阶段，中央视轴的炎症反应会导致视力下降；Ⅳ期定义为伴随基质溶解、瘢痕化和永久性视力丧失的角膜炎。所幸的是，Ⅳ期罕见，据估计每 5000 例 DLK 患者中仅有 1 例出现Ⅳ期[19,23]。

DLK 对局部类固醇非常敏感，术后第 1 天尽早发现 DLK 很重要。Ⅰ和Ⅱ期通常只要局部使用类固醇，频率为每小时一次。Ⅲ和Ⅳ期最初可以使用局部类固醇进行治疗，但如果在第 2 天或第 3 天没有缓解，则可能需要掀瓣并冲洗[23]。

7.4.2 短暂性光敏感综合征

TLSS 是飞秒激光应用后特有的并发症。TLSS 表现为 LASIK 术后 3~6 周光敏性增加，视力良好，无明显炎症。Stonecipher 等在 2006 年首次描述了 TLSS，并发现其与较高的能量设置直接相关。预防 TLSS 的处理方法包括使用尽可能低的激光能量来制作角膜瓣。TLSS 患者通常在局部使用一个疗程类固醇后有所改善，并且不会对患者产生长期的视觉影响[1,4,24]。

7.4.3 层间积血

Wavelight FS200 飞秒激光的特点是在制作角膜瓣开始时创建一个气泡疏散通道。这条通道允许飞秒激光产生的气体通过并扩散到角膜缘，从而避免产生 OBL。角膜缘血管可能被激光脉冲损伤并流入通道内，并一直到达层间(图 7.5)。层间的血液导致视力下降，并诱发不规则散光。Au 和 Krueger 最近描述了 3 例需要掀瓣和冲洗的层间积血患者[25]。作者建议，当使用这种激光时，必须在整个手术过程中观察通道和血液，如果存在大量血液时，可以限制角膜瓣的分离，以防止通道和层间的连接。一旦检查发现层间血液，建议立即掀起角膜瓣[25]。

7.4.4 感染性角膜炎

LASIK 术后最可能危及视力的层间并发症是感染性角膜炎。大致分为术后前 2 周出现的感染(葡萄球菌和链球菌属)，以及术后 2~3 周出现的感染(分枝杆菌和真菌属)。感染性角膜炎的已知风险因素包括睑缘炎、上皮伤口愈合延迟、术中污染，以及皮质类固醇的使用。一旦确诊为感染性角膜炎，立即开始治疗

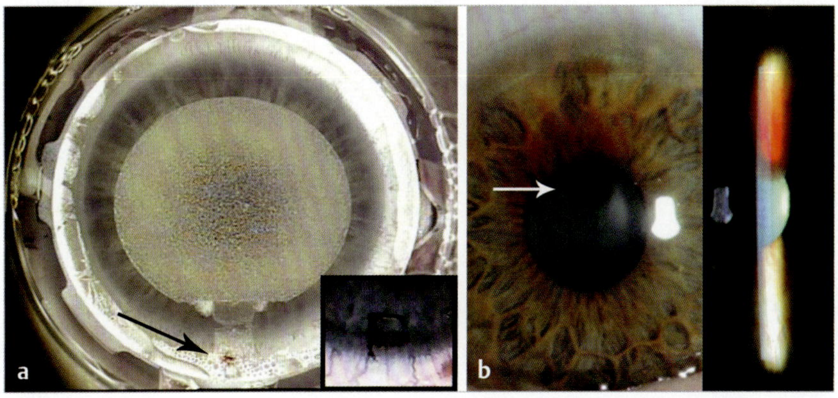

图 7.5 层间积血。(a)进行飞秒制作角膜瓣时拍摄的照片，显示来自角膜缘血管的血液通过气体排出通道(黑色箭头所示)，小图显示该血液彩色图像。(b)LASIK 术后视轴处层间积血(白色箭头所示)的裂隙灯图像，在后照法下更清晰。(Images courtesy of Ron Krueger, MD.)

非常重要。除了使用强效抗生素外,还应该掀起角膜瓣,进行微生物培养,并使用强效抗生素冲洗[19]。

7.4.5 压力性基质角膜病

PISK 是一种层间并发症，发生于快速的类固醇反应诱导眼压升高导致层间液体积聚[19]。这种情况发生在术后几周,表现为各种各样、大小不等的液体积聚。在局部使用类固醇的情况下,常规检查 LASIK 术后患者的眼压是很重要的。PISK 患者的眼压可能由于中央液体集聚而被低估[26]。PISK 的处理包括青光眼药物治疗和停止使用类固醇。

7.4.6 中央毒性角膜病

中央毒性角膜病(CTK)是一种罕见的非炎症性角膜中央混浊,发生于 LASIK 术后 3~5 天,并随时间逐渐恶化。症状包括疼痛、发红和畏光。CTK 的病因被认为是角膜细胞被酶降解导致基质缺乏和变薄[27,28]。不幸的是,没有发现任何有效针对 CTK 的干预措施。建议对这些患者进行密切观察[29]。

7.4.7 上皮内生

上皮内生是 LASIK 手术最常见的层间相关并发症,发病率为 1%~20%[30]。用显微角膜板层刀和飞秒激光制作角膜瓣都可以发生上皮内生,但飞秒 LASIK 发生率较低[31,32]。这可能是由于飞秒制作的角膜瓣具有更垂直的切口,可作为上皮细胞迁移的屏障。

上皮内生可能出现于 LASIK 术后数周至数月,特征表现包括角膜瓣层间的上皮珠、角膜瓣缘的荧光素染色池、角膜瓣缘溶解或一道白色分界线[30]。上皮内生的病理生理学机制被认为主要有两种:第一种是制作角膜瓣过程中的上皮细胞植入,第二种是上皮细胞通过角膜瓣缺口侵袭并增殖。上皮内生的危险因素包括上皮缺损、上皮基底膜疾病以及层间血液或软膏残留[32]。

上皮内生的处理通常以早期观察为主,进展性病例当出现上皮内生累及视轴时,需要掀开角膜瓣并刮除。

7.5 眼表问题

干眼症是 LASIK 手术后最常见的症状之一,接受角膜屈光手术的患者中大约有一半会出现干眼的症状,其中大部分患者的症状仅在术后短期存在。LASIK 术后干眼的病理生理学机制是由于制作角膜瓣过程中切断了角膜传入神经,从而导致感觉神经损伤。这会导致角膜神经分布相对减少,从而影响泪膜的稳定性、杯状细胞数量、眨眼频率和基础泪液分泌[33-35]。

Salomão 等在最近的研究中对比了显微角膜板层刀和飞秒激光制作角膜瓣。他们发现,飞秒激光组的患者相较于显微角膜板层刀组患者,干眼症发生率较低，且需要较少的治疗。而且他们将飞秒激光组 LASIK 术后干眼症的总体发生率较低的原因归结为飞秒激光能制作更薄、更平整的角膜瓣,切除了更少的感觉传入神经[36]。

LASIK 干眼症的有效治疗策略包括使用人工泪液、软膏、0.05%环孢素、泪点栓塞,甚至在特殊情况下也可以使用血清制剂和湿房镜。

7.6 残余屈光不正

飞秒激光和显微角膜板层刀 LASIK 术后都可能发生屈光不正(或残余屈光不正)。大部分情况下,残余屈光不正可以忽略不计,然而一些有症状的患者则需要进行干预治疗。这在远视和散光矫正的患者中更为常见。大约 10%的患者可能需要在 LASIK 术后进行额外的屈光手术[37,38]。

如果最初的手术很顺利,那么在术后最初几个月内进行优化的最佳方法是掀起现有的角膜瓣,并切削下面的基质床。这种手术在术后早期较为容易进行,但也可以在几年后进行。上述的角膜瓣优化手术最常见的并发症是上皮内生,这种风险随着优化手术的次数而增加[31,32]。如果初次手术的角膜瓣不规则,可以用飞秒制作额外的角膜瓣。如果初次手术是在就诊前几年进行的,准分子激光屈光性角膜切削术(PRK)通常是再治疗的最佳选择。在一些病例中,使用飞秒激光制作新的侧切口达到旧界面的方法也获得了成功,且降低了上皮内生的发生率[37]。

7.7 术后角膜膨隆

LASIK 术后的角膜膨隆是一种进行性的角膜变薄和变陡的病理现象,可导致不规则散光,通常患者会有最佳矫正视力下降[39]。LASIK 术后角膜膨隆的发生率在不同的文献中有所不同，为 0.04%~0.2%。使用单一术前变量不能够预测角膜膨隆的发展，而使用多种危险因素变量的加权方法能够提供最佳的筛查策略[39,40]。对人类角膜的内聚抗拉强度的研究表明，角膜基质的前部 40%强度最高，后部 60%强度约比前部低 50%，因此膨隆的风险随着角膜切削的深入而增加[41]。

LASIK 术后发生角膜膨隆的患者往往较年轻，近视发生较多，术前角膜较薄并且术后残留基质床厚度较薄。大多数术后角膜膨隆患者在首次屈光手术筛查时存在一些角膜地形图异常，然而一些报道称手术前角膜地形图正常和厚度数据正常的患者在术后也会出现角膜膨隆[42]。对于角膜地形图正常的患者来说，在所有变量中，最能预测角膜膨隆发生率的是在手术时角膜组织改变的百分比。这个百分比需要考虑角膜瓣的厚度，切削的深度以及角膜中央厚度[43,44]。对于易感患者而言，这也是降低术后角膜膨隆发生最易控制的因素。

与大多数显微角膜板层刀相比，飞秒激光能够产生更薄、重复性更好的角膜瓣厚度，并且更薄的角膜瓣可以降低术后角膜膨隆的发生率。但是，角膜膨隆仍然有可能发生，尤其是在术前筛查时遗漏角膜地形图异常的患者（图 7.6）[45]。

7.8 结论

由于飞秒激光辅助 LASIK 制作角膜瓣的精确性、准确性和重复性，已成为 LASIK 角膜瓣制作优先考虑的方法。但飞秒激光制作角膜瓣存在一些其特有的并发症，需要及时处理以获得最佳的视觉效果。

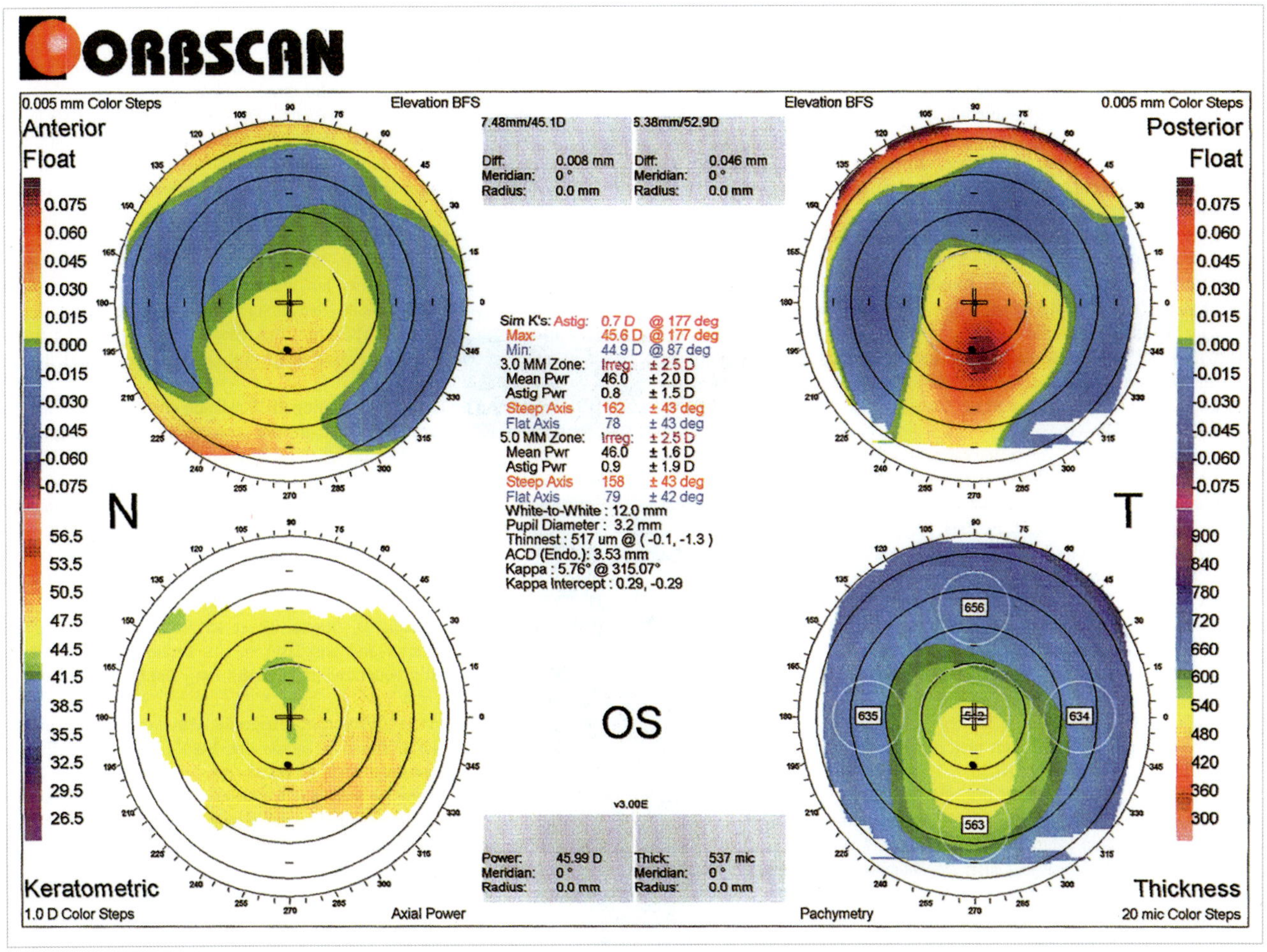

图 7.6　飞秒 LASIK 术后角膜膨隆患者的术前角膜地形图。注意前部曲率图中下部地形变陡，伴 1 屈光度的色阶梯度（左下图），可疑的厚度图（右下图）显示最薄点下移，以及后部异常升高（左上图）。

（余野　译）

参考文献

[1] Moshirfar M, Gardiner JP, Schliesser JA, et al. Laser in situ keratomileusis flap complications using mechanical microkeratome versus femtosecond laser: retrospective comparison. J Cataract Refract Surg. 2010; 36(11):1925-1933

[2] Chen S, Feng Y, Stojanovic A, Jankov MR, II, Wang Q. IntraLase femtosecond laser vs mechanical microkeratomes in LASIK for myopia: a systematic review and meta-analysis. J Refract Surg. 2012; 28(1):15-24

[3] Randleman JB. Femtosecond LASIK flaps: excellent, but superior? J Refract Surg. 2012; 28(1):9-10

[4] Cosar CB, Gonen T, Moray M, Sener AB. Comparison of visual acuity, refractive results and complications of femtosecond laser with mechanical microkeratome in LASIK. Int J Ophthalmol. 2013; 6(3):350-355

[5] Zhang Y, Chen YG, Xia YJ. Comparison of corneal flap morphology using AS-OCT in LASIK with the WaveLight FS200 femtosecond laser versus a mechanical microkeratome. J Refract Surg. 2013; 29(5):320-324

[6] Kymionis GD, Kontadakis GA, Naoumidi I, et al. Comparative study of stromal bed of LASIK flaps created with femtosecond lasers (IntraLase FS150, WaveLight FS200) and mechanical microkeratome. Br J Ophthalmol. 2014; 98 (1):133-137

[7] Santhiago MR, Kara-Junior N, Waring GO, IV. Microkeratome versus femtosecond flaps: accuracy and complications. Curr Opin Ophthalmol. 2014; 25(4):270-274

[8] Rocha KM, Kagan R, Smith SD, Krueger RR. Thresholds for interface haze formation after thin-flap femtosecond laser in situ keratomileusis for myopia. Am J Ophthalmol. 2009; 147(6):966-972, 972.e1

[9] Durrie DS, Brinton JP, Avila MR, Stahl ED. Evaluating the speed of visual recovery following thin-flap LASIK with a femtosecond laser. J Refract Surg. 2012; 28(9):620-624

[10] Stahl JE, Durrie DS, Schwendeman FJ, Boghossian AJ. Anterior segment OCT analysis of thin IntraLase femtosecond flaps. J Refract Surg. 2007; 23(6):555-558

[11] Krueger RR, Thornton IL, Xu M, Bor Z, van den Berg TJ. Rainbow glare as an optical side effect of IntraLASIK. Ophthalmology. 2008; 115(7):1187-1195.e1

[12] Bamba S, Rocha KM, Ramos-Esteban JC, Krueger RR. Incidence of rainbow glare after laser in situ keratomileusis flap creation with a 60 kHz femtosecond laser. J Cataract Refract Surg. 2009; 35(6):1082-1086

[13] Gatinel D, Saad A, Guilbert E, Rouger H. Unilateral rainbow glare after uncomplicated femto-LASIK using the FS-200 femtosecond laser. J Refract Surg. 2013; 29(7):498-501

[14] Gatinel D, Saad A, Guilbert E, Rouger H. Simultaneous correction of unilateral rainbow glare and residual astigmatism by undersurface flap photoablation after femtosecond laser-assisted LASIK. J Refract Surg. 2015; 31(6):406-410

[15] Srinivasan S, Herzig S. Sub-epithelial gas breakthrough during femtosecond laser flap creation for LASIK. Br J Ophthalmol. 2007; 91(10):1373

[16] Chang JS. Complications of sub-Bowman's keratomileusis with a femtosecond laser in 3009 eyes. J Refract Surg. 2008; 24(1):S97-S101

[17] Liu CH, Sun CC, Hui-Kang Ma D, et al. Opaque bubble layer: incidence, risk factors, and clinical relevance. J Cataract Refract Surg. 2014; 40(3):435-440

[18] Farjo AA, Sugar A, Schallhorn SC, et al. Femtosecond lasers for LASIK flap creation: a report by the American Academy of Ophthalmology. Ophthalmology. 2013; 120(3):e5-e20

[19] Randleman JB, Shah RD. LASIK interface complications: etiology, management, and outcomes. J Refract Surg. 2012; 28(8):575-586

[20] Hoffman RS, Fine IH, Packer M. Incidence and outcomes of LASIK with diffuse lamellar keratitis treated with topical and oral corticosteroids. J Cataract Refract Surg. 2003; 29(3):451-456

[21] Haft P, Yoo SH, Kymionis GD, Ide T, O'Brien TP, Culbertson WW. Complications of LASIK flaps made by the IntraLase 15- and 30-kHz femtosecond lasers. J Refract Surg. 2009; 25(11):979-984

[22] Stulting RD, Randleman JB, Couser JM, Thompson KP. The epidemiology of diffuse lamellar keratitis. Cornea. 2004; 23(7):680-688

[23] Linebarger EJ, Hardten DR, Lindstrom RL. Diffuse lamellar keratitis: diagnosis and management. J Cataract Refract Surg. 2000; 26(7):1072-1077

[24] Stonecipher KG, Dishler JG, Ignacio TS, Binder PS. Transient light sensitivity after femtosecond laser flap creation: clinical findings and management. J Cataract Refract Surg. 2006; 32(1):91-94

[25] Au J, Krueger RR. Interface blood as a new indication for flap lift after LASIK using the WaveLight FS200 femtosecond laser. J Refract Surg. 2014; 30(12): 858-860

[26] Randleman JB, Lesser GR. Glaucomatous damage from pressure-induced stromal keratopathy after LASIK. J Refract Surg. 2012; 28(6):378-379

[27] Marí Cotino JF, Suriano MM, De La Cruz Aguiló RI, Vila-Arteaga J. Central toxic keratopathy: a clinical case series. Br J Ophthalmol. 2013; 97(6):701-703

[28] Moshirfar M, Hazin R, Khalifa YM. Central toxic keratopathy. Curr Opin Ophthalmol. 2010; 21(4):274-279

[29] Sonmez B, Maloney RK. Central toxic keratopathy: description of a syndrome in laser refractive surgery. Am J Ophthalmol. 2007; 143(3):420-427

[30] Asano-Kato N, Toda I, Hori-Komai Y, Takano Y, Tsubota K. Epithelial ingrowth after laser in situ keratomileusis: clinical features and possible mechanisms. Am J Ophthalmol. 2002; 134(6):801-807

[31] Güell JL, Elies D, Gris O, Manero F, Morral M. Femtosecond laser-assisted enhancements after laser in situ keratomileusis. J Cataract Refract Surg. 2011; 37(11):1928-1931

[32] Letko E, Price MO, Price FW, Jr. Influence of original flap creation method on incidence of epithelial ingrowth after LASIK retreatment. J Refract Surg. 2009; 25(11):1039-1041

[33] Ambrósio R, Jr, Tervo T, Wilson SE. LASIK-associated dry eye and neurotrophic epitheliopathy: pathophysiology and strategies for prevention and treatment. J Refract Surg. 2008; 24(4):396-407

[34] Turu L, Alexandrescu C, Stana D, Tudosescu R. Dry eye disease after LASIK. J Med Life. 2012; 5(1):82-84

[35] Garcia-Zalisnak D, Nash D, Yeu E. Ocular surface diseases and corneal refractive surgery. Curr Opin Ophthalmol. 2014; 25(4):264-269

[36] Salomão MQ, Ambrósio R, Jr, Wilson SE. Dry eye associated with laser in situ keratomileusis: Mechanical microkeratome versus femtosecond laser. J Cataract Refract Surg. 2009; 35(10):1756-1760

[37] Vaddavalli PK, Yoo SH, Diakonis VF, et al. Femtosecond laser-assisted retreatment for residual refractive errors after laser in situ keratomileusis. J Cataract Refract Surg. 2013; 39(8):1241-1247

[38] Randleman JB, White AJ, Jr, Lynn MJ, Hu MH, Stulting RD. Incidence, outcomes, and risk factors for retreatment after wavefront-optimized ablations with PRK and LASIK. J Refract Surg. 2009; 25(3):273-276

[39] Randleman JB, Russell B, Ward MA, Thompson KP, Stulting RD. Risk factors and prognosis for corneal ectasia after LASIK. Ophthalmology. 2003; 110(2): 267-275

[40] Randleman JB, Trattler WB, Stulting RD. Validation of the Ectasia Risk Score System for preoperative laser in situ keratomileusis screening. Am J Ophthalmol. 2008; 145(5):813-818

[41] Randleman JB, Dawson DG, Grossniklaus HE, McCarey BE, Edelhauser HF. Depth-dependent cohesive tensile strength in human donor corneas: implications for refractive surgery. J Refract Surg. 2008; 24(1):S85-S89

[42] Klein SR, Epstein RJ, Randleman JB, Stulting RD. Corneal ectasia after laser in situ keratomileusis in patients without apparent preoperative risk factors. Cornea. 2006; 25(4):388-403

[43] Santhiago MR, Smadja D, Gomes BF, et al. Association between the percent tissue altered and post-laser in situ keratomileusis ectasia in eyes with normal preoperative topography. Am J Ophthalmol. 2014; 158 (1):87-95.e1

[44] Santhiago MR, Smadja D, Wilson SE, Krueger RR, Monteiro ML, Randleman JB. Role of percent tissue altered on ectasia after LASIK in eyes with suspicious topography. J Refract Surg. 2015; 31(4):258-265

[45] Santhiago MR, Wilson SE, Smadja D, Randleman JB. Relative contribution of flap thickness and ablation depth to the percent tissue altered (PTA) in post-LASIK ectasia. J Cataract Refract Surg. 2015; Nov: 41(11):2493-2500

第 8 章

准分子激光原位角膜磨镶术的未来：飞秒激光及其他技术

Peter Wu, Clare Kelliher, Joelle Hallak, Dimitri Azar

摘 要

飞秒激光是眼科医生使用最广泛的技术之一。本章回顾了飞秒激光在初次 LASIK 和 LASIK 再治疗中的应用和优势，此外，还讨论了飞秒激光其他方面的应用，包括激光角膜楔形切除术、激光弓状角膜切开术、角膜基质环植入术和穿透性角膜移植术后的处理等。飞秒激光应用于 LASIK 大幅度提高了角膜屈光手术的安全性、有效性和可预测性。在飞秒技术的最新进展中，介绍了不使用准分子激光的手术方式：诸如，FLEx、RLE 和 SMILE，还可与其他技术相结合，如联合角膜交联术的飞秒技术。目前研究显示，这些新方法可更好的保护角膜生物力学强度和角膜神经，但未来仍需要进一步的研究来评估与这些技术相关的手术效果和个性化方案。

关键词

LASIK；飞秒激光；技术；准分子

8.1 引言

LASIK 是世界上应用最广泛的眼科手术之一。最早由 Jose Barraquer 教授于 1949 年提出，Jose Barraquer 教授是板层角膜屈光手术的先驱之一，他提出了通过增加或减少角膜组织量来改变眼的屈光度这个概念。他将这种新概念命名为角膜磨镶术“keratomileusis”，该词源于希腊语 keras(hornlike=角膜)和 smileusis(雕刻或凿除)[1]。随着技术和仪器的改进，板层角膜屈光手术经历了一个不断发展的过程。Jose Barraquer 教授提出的近视角膜磨镶术，最早是用 Paufique 刀制作盘状板层角膜组织，然后从残余角膜基质床组织或盘状板层角膜组织上手工切除角膜组织，来替换游离板层角膜盘[2]。随后 Jose Barraquer 教授使用显微角膜板层刀、眼球固定环和压平镜等提高了板层角膜切除术的精确性和可靠性[3]。1985 年 Barraquer-Krumeich-Swinger 屈光系统的引入使板层角膜屈光手术得到了进一步发展。用改良的显微角膜板层刀制作角膜瓣，然后在基质层进行屈光切削[4]。Luis Ruiz 教授发明了一种称为自动角膜成形器(ACS)的机械性显微角膜板层刀，它由齿轮带动、利用负压吸附装置固定眼球，切削的速度可通过脚踏控制。ACS 技术推动了自动板层角膜移植术(ALK)的发展。在 ALK 技术中，角膜刀第一次切削在角膜上形成了最初的板层切口，第二次的屈光切削是在角膜基质床上而不是在游离角膜帽上进行，第二次屈光切削的量是通过改变负压吸引环的高度来进行调整的[2]。

准分子激光的发展给现代板层角膜屈光手术带来了重大突破。目前使用的激光是一种输出波长为

193nm 的氟化氩激光，这种激光能够精确地对组织进行光消融，并且对周围组织热损伤最小。虽然准分子激光最早出现在 20 世纪 70 年代，但直到 1983 年，人们才真正认识到它在精确切除角膜组织方面的手术潜力[5]，这一认识推动了准分子激光角膜表面切削术（PRK）的发展。在 PRK 手术中，准分子激光用于手动去除角膜上皮后对基质组织进行激光消融的过程。

1990 年，Pallikaris 教授及其同事发明了 LASIK[6]，利用准分子激光在角膜瓣下消融角膜基质床。在LASIK 中，自动显微角膜板层刀首次用于制作角膜板层瓣。然后，术者掀开角膜瓣，在角膜基质床上进行准分子激光消融。与 PRK 相比，LASIK 术后出现屈光回退、角膜雾状混浊（HAZE）的情况较少，可预测性更好[7]。此外，患者术后不适感减少，视力恢复更快。

尽管 LASIK 的发展使得屈光手术取得了重大进展，但由于需要制作角膜瓣，LASIK 仍然被认为是一种具有较高挑战性的手术。显微角膜板层刀存在一些潜在的并发症，如不全角膜瓣、角膜瓣穿孔、角膜瓣过薄或不规则、游离角膜瓣等[8]。21 世纪初，FDA 批准了飞秒激光用于 LASIK 制作角膜瓣。飞秒激光产生近红外（1053nm）脉冲，与准分子激光脉冲不同，飞秒激光脉冲不被周围组织吸收[9]。飞秒激光产生的能量将基质组织蒸发为含有自由电子和电离分子的等离子体，并迅速膨胀形成空化气泡，空化气泡的膨胀达到分离角膜板层的目的。大多数飞秒激光系统利用一个负压吸引环对准和固定眼球，并将压平镜系统连接到计算机控制的激光传输系统。压平镜用于压平负压吸引环内的角膜组织，随后激光脉冲以光栅化模式传输预设的切削深度进行板层角膜瓣的制作。设置飞秒激光的参数，使相邻的飞秒激光发射不会完全重叠，相连的组织桥必须进行钝性分离。然后手动分离并掀开 LASIK 角膜瓣，使用准分子激光对基质床进行屈光治疗。

8.2 飞秒激光在初次 LASIK 手术中的应用

在 LASIK 中，飞秒激光比机械性显微角膜板层刀更具潜在优势。角膜瓣的大小、厚度、侧切角度、角膜蒂的宽度和位置均可由计算机引导的飞秒激光平台来控制。此外，飞秒的负压吸引水平和眼压升高远低于机械刀系统[10,11]，使患者的术中舒适度提高。一次性的负压环和压平锥镜无须消毒，可降低污染率。此外，与机械性显微角膜板层刀相比，飞秒激光 LASIK 术后的视力结果更好，提高了视觉质量[12-14]，改善了对比敏感度[13,15,16]，减少了高阶像差[12,13,15,17]。

与机械性显微角膜板层刀 LASIK 相比，飞秒激光 LASIK 可显著提高角膜瓣厚度的可预测性并减少其差异性[18]。动物模型显示，飞秒激光制作的 LASIK 瓣与机械性显微角膜板层刀制作的 LASIK 角膜瓣相比，角膜瓣黏附性更强[19,20]、基质床更光滑[21]。与显微角膜板层刀制作的半月形角膜瓣相比，飞秒激光制作的 LASIK 角膜瓣在平面形态上更均匀[22,23]。

据报道，机械性显微角膜刀制作的 LASIK 角膜瓣并发症发生率高达 5%，而飞秒激光 LASIK 并发症发生率为 0.33%~0.92%。与机械性显微角膜板层刀LASIK 相比[25-27]，飞秒激光 LASIK 的角膜上皮缺损率[28,29]、角膜瓣移位率[30]和上皮内生率较低[31]。然而，尽管飞秒激光有其优点，但已被证明与机械性显微角膜板层刀相比，更容易发生弥漫性层间角膜炎（DLK）[15,32]。

8.2.1 LASIK 中使用的飞秒激光类型

目前市面上已存在数代飞秒激光。6kHz 激光器是第一个被投入市场使用的激光系统，随后 10kHz、15kHz、30kHz、60kHz 和 150kHz 甚至更高频率的飞秒激光系统相继投入使用。激光频率的增加使得飞秒激光可以以更高的速度、更小的光斑、更低的能量制作角膜瓣。目前可用的飞秒激光系统包括 Intralase 系统（雅培医疗光学公司）、Wavelight&LensX 系统（诺华公司）、Visumax 系统（卡尔蔡司公司）、Victus 系统（博士伦公司）和飞秒 LDV 系统（齐默眼科系统公司）。

自 2010 年起，飞秒激光技术也被应用于白内障手术，相对于传统的白内障手术创造了一种“无刀”替代方案。飞秒激光可用于制作角膜切口及弓形切口、晶状体前囊切开和晶状体劈裂。手术的激光部分完成后，外科医生可以继续进行超声乳化手术。目前，有 4 种飞秒激光技术平台可用于白内障手术：Catalys（Optimedica 公司）、LenSx（诺华公司）、LensAr（LensAr 公司）和 Victus（博士伦公司）。

8.3 飞秒 LASIK 的再治疗

一般来说，LASIK 术后的屈光状态是可预测的。然而，相当一部分患者，尤其是高度屈光不正、年龄偏大和远视矫正的患者，容易出现术后残余屈光不正。术后出现明显偏差并需要再治疗的患者占比为 5%~28%[33]。当术后屈光不正稳定后，有许多可供选择的再治疗方案，包括在角膜瓣表面用准分子激光再次进行表层切削，或制作一个比原来的角膜瓣更深、更大的新角膜瓣。最常见的情况是，在残留基质床深度足够的情况下，手术医生会掀开角膜瓣，并在基质床层面进行再次激光切削。可以手动掀开角膜瓣，也可以使用飞秒激光辅助开瓣[33-35]。

在再次手术中重新掀开原来 LASIK 角膜瓣的主要风险之一是角膜瓣下的上皮内生[33,35]。首次使用机械性显微角膜板层刀的患者比首次使用飞秒激光制作角膜瓣更容易发生上皮内生。与垂直边缘切口的飞秒激光制作的角膜瓣相比，机械性显微角膜板层刀制作的角膜瓣边缘倾斜，这提示垂直切口可能更有效地防止上皮细胞迁移。上皮内生可使患者的视力下降，并可能导致罕见的角膜瓣溶解。在再次 LASIK 掀开原有角膜瓣的病例中，上皮内生的发生率高达 23%，其易感因素包括 40 岁以上的患者、远视性屈光不正的患者，以及术前存在角膜上皮疾病（如前基底膜营养不良）等。

使用飞秒激光辅助 LASIK 进行再治疗只需要在原始角膜瓣的边缘内制作一个新的垂直侧切口[34]。该侧切口与原始角膜瓣–基质界面相交，使再次切削得以在原始切削面上进行。术前 OCT 可有助于评估原始光学切削面的直径和深度[35]。常用的方法是制作一个直径比原始角膜瓣小 1.2mm 的侧切口，该侧切口深度至少比测量到原始角膜瓣厚度深 10~20μm，以确保达到原始光学切削面。术前标记原始角膜瓣边缘，以避免新的侧切口与原始角膜瓣相交。

一些研究显示，使用飞秒激光侧切可以降低上皮内生的发生率，尤其是那些使用机械性显微角膜板层刀制作原始角膜瓣的患者[33]。这表明，激光切削产生的光滑垂直切面可以最大限度地减少对表面角膜上皮的机械性损伤，从而减少在角膜瓣分离的过程中将角膜上皮细胞推到角膜瓣下方的可能。这种方法有一个缺点，那就是再次切削区域的大小受到原始角膜瓣直径的限制，这一缺点在远视患者的再治疗中尤其明显。此外，在 LASIK 术后的一年内，大多数角膜瓣都可以在角膜上皮内生风险最小的情况下被小心地掀开。

8.4 角膜手术后飞秒 LASIK

8.4.1 角膜后弹力层剥除自动角膜刀取材内皮移植手术（DSAEK）

目前有一些关于 DSAEK 术后接受飞秒 LASIK 治疗的系列病例报道。通常情况下，DSAEK 术后患者的屈光状态会产生远视飘移而出现屈光参差、对隐形眼镜不耐受等情况。已发表的研究显示了良好的屈光效果，迄今为止没有发现其他并发症的报道[36]。

8.5 穿透性角膜移植术（PKP）

散光是穿透性角膜移植术后最常见的屈光性并发症[37,38]。大约 1/3 的病例 PKP 术后出现了大于 5D 的高散光。许多因素影响散光的发展，包括受体因素（原有的角膜病变、术后伤口愈合情况）、供体组织特性以及所采用的手术技术等。PKP 术后屈光不正的光学矫正存在一定局限性。当残存散光不能用框架眼镜或 RGP 矫正时，屈光手术显示出了它的优势。只要屈光不正状态稳定且植片健康，就可以考虑在拆除所有角膜缝线并停用局部类固醇药物治疗 3~6 个月后，进行屈光手术以矫正 PKP 术后残余散光。传统治疗 PK 术后高度散光的手术方法包括散光性角膜切开术、角膜楔形切除术、加压缝合和角膜缘松弛切口。飞秒激光辅助下角膜楔形切除术应用于术后散光严重的情况[39]。2006 年，Ghanem 教授和 Azar 教授介绍了一种标准化的飞秒激光弧形楔形角膜切除术（LAR）用于矫正高度散光[39]。根据角膜的曲率半径和需要切除的楔形宽度，使用一个简单的公式计算弧形切口的相对偏心量。首例手术应用于 1 例 PKP 术后散光度数达 20.0D 的患者，术后散光改善明显，角膜缝线拆除后散光度减少了 14.5D[39]。

8.6 散光性角膜切开术（AK）

手动角膜切开术是矫正高度散光（大于 6D）最常

用的技术[39]。该手术在植片-受体交界处角膜的陡峭子午线上制作1或2个切口,使角膜的陡峭子午线曲率变平。然而,AK矫正散光的可预测性一直是一个有待解决的问题,还有一些更严重的并发症,如切口裂开、角膜上皮向切口内生以及术中角膜穿孔等。

飞秒激光弧形角膜切开术(FLAK)被认为优于AK，据报道,FLAK具有更高的手术安全性和准确性以及更快的视觉恢复速度。现有几种技术已被广泛采用。飞秒激光角膜切口可以穿过上皮,也可以在后期通过手术打开上皮(图8.1)[40,41],实时OCT的应用使得制作单纯的角膜基质内切口成为可能[42,43],OCT成像可以对切口的深度、长度和曲率进行精准的评估,从而避免角膜穿孔。Nomogram常数在AK手术时代开发使用,现已应用于FLAK。Nomogram常数的使用是根据术前散光的不同，调整术中手术切口的角度、长度和深度。然而,FLAK切口,尤其是单纯基质内切口,很可能有不同的愈合方式,因此,为FLAK开发新的Nomogram常数也是大势所趋[41]。新技术可利用飞秒激光的精确性,在非对称性散光患者的陡峭角膜子午线上进行侧切口和斜面切削[44]。

术后散光可减少约50%,但具体而言,散光减少的情况还取决于切口大小、术前散光程度和患者伤口愈合情况。据报道,散光的绝对值平均减少2.69~4.93D[40-44],在经角膜上皮的FLAK中,术后1个月效果最显著,3~6个月手术效果达到稳定[40]。然而,在单纯基质内切口的FLAK患者中,术后散光在1~4个月减少最明显,可能是由于单纯角膜基质内切口愈合的差异所致[42]。尽管术后早期的手术效果反映极佳,但仍有发生屈光回退的可能。有研究报道了长期随访约2年的患者屈光不正的变化情况。总的来说,FLAK术后的屈光状态会向近视飘移,这使可矫正近视的PRK手术方式可以作为矫正残余屈光不正的一种手术选择。矫正近视的PRK手术的切削光区通常比矫正远视的切削光区更小,可将切削光区包含在PK的植片边界内。

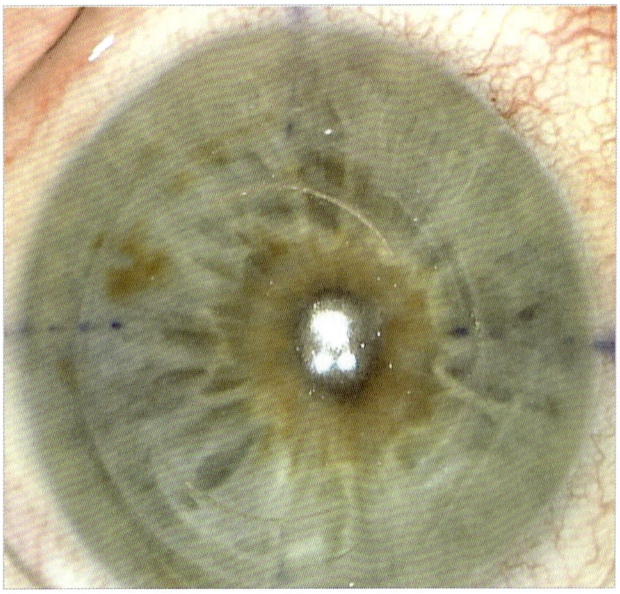

图8.1 飞秒激光AK治疗角膜移植术后散光，术后4个月的弓形切口。

8.7 角膜基质环植入术

角膜基质环植入术(ICRS)可通过手工机械方法或激光制作的隧道将角膜基质环植入到角膜,但在进行角膜层间分离时,手工制作角膜隧道可能会出现并发症；使用飞秒激光制作隧道能使手术更加安全,并减少术中并发症的发生率[45]。此外,飞秒激光还可以在制作角膜基质隧道的深度方面做得更精确,通过植入不同厚度的基质环来改变矫正效果。目前在一项最大规模、针对PK术后使用飞秒激光植入角膜基质环的研究中显示，大约90%的患者保持或提高了最佳矫正视力（BCVA),28%和40%的患者分别提高了一行和两行的视力。

8.8 穿透性角膜移植术后的激光角膜屈光手术

在角膜缝线全部拆除后,屈光状态稳定的PKP患者可以考虑行LASIK[46,47]。激光切削与其他的方法相比,除可矫正球、柱镜度数外,还可以矫正不规则的角膜散光。与PRK相比,LASIK术后并不经常发生HAZE。研究表明，激光技术的应用使20%~60%的LASIK患者术后屈光状态与预期矫正结果偏差控制在1D以内,术后效果在5年内保持稳定。然而,仍有40%的眼睛存在术后屈光不正,需要再次行LASIK矫正。在PKP术后使用LASIK矫正达到正视眼的目标,主要挑战是完全矫正散光。研究表明,只有20%~30%患者的散光度数在治疗后控制在1D内。可以考虑在进行LASIK之前或之后,通过松解切口、楔形切除或加压缝合来矫正部分散光。尤其是在散光超过 6D 的患者中，这些患者的验光结果往往不太可靠。PKP 患者的高阶像差是正常人的 5 倍以上。研究表明波前引导的角膜切削可以减少大约 50%这样的高阶像差。

当使用飞秒激光时，LASIK 角膜瓣的直径可保持在角膜植片范围内，相较于显微角膜板层刀制作的角膜瓣可能会累及植片边缘，这是一个明显的优势。特别是对圆锥角膜患者，正常厚度的角膜供体植片被缝合到变薄的、膨隆的受体角膜上，由显微角膜板层刀制作较大的角膜瓣，会增加植片-受体连接处破裂的风险。

LASIK 术后基质床厚度至少应为 250μm 或术前角膜中央厚度的 50%以上。为达到这个目标可能需要调小切削光区或做欠矫设计。

PKP 术后行 LASIK 并不会使移植排斥反应和手术失败的风险升高，只有少数关于患者 BCVA 下降一行的报道。尽管如此，仍应在手术前检查内皮细胞计数(ECC)，因为术前较低的 ECC 可能会导致液体在 LASIK 角膜瓣界面下积聚，导致角膜瓣贴附不良和移位。

8.9 飞秒 LASIK(FS-LASIK)手术进展

目前，应用的飞秒激光平台在持续的完善和改进。飞秒激光将能量聚焦到角膜，在角膜组织间产生光裂解爆破，形成微空腔平面。最好使用尽可能小的激光能量，以减少周围组织损伤和不透明气泡层的形成。最新一代的飞秒激光机可以产生具有更高脉冲频率和更低脉冲能量的距离更近的、更小的激光斑[48]。

飞秒激光与眼睛之间的界面可以是平面的，也可以是曲面的。平面设计的压平镜在对接技术上更容易实现，而弧面设计的压平镜引起组织变形更少，并在飞秒激光作用过程中眼压峰值更低。在未来激光技术的迭代更替中，患者-激光对接技术将会继续改进。

近来，利用紫外光(UV)而不是红外光(IR)波长能量的飞秒激光机已经被测试。紫外光有几个优点：紫外光的波长比红外光短，因此在使用时聚焦可以比红外光更加精确，因而其会在屈光手术的使用中更加精确。聚焦精确度的提高也意味着可以用更少的激光能量进行组织光爆破，减少角膜基质内气体的产生，这也将促进 LASIK 的发展[49]。飞秒手术的最新进展，即不使用准分子激光矫正屈光不正，将在下文讨论。

8.10 无角膜瓣 LASIK：FLEx、ReLex 和 SMILE

FLEx 或“微透镜取出术”(ReLex)已成为除 FS-LASIK 外可供选择的手术方式[50-53]。它不使用准分子激光消融，仅仅使用飞秒激光一次性形成角膜瓣和屈光性角膜基质微透镜。然而，这种手术仍然需要制作角膜瓣，可能会发生角膜瓣移位、纽扣瓣、干眼症和角膜生物力学失衡等并发症。进一步研究产生了一种更新的技术，称为 SMILE，它不需要制作大的角膜瓣，利用较小的切口即可取出角膜基质微透镜。这是一种“微创”技术，可以提高角膜生物力学稳定性和角膜神经完整性[54]。图 8.2 显示了飞秒激光进行的 4 个连续的激光切削过程，制作了一个基质内微透镜，以及一个延伸到基质内微透镜前表面的角膜切口[54]。SMILE 目前用于轻至中度散光的近视患者，同时在远视患者中也展现了一定的应用前景[51,53-57]。

Lee 等在最近的一篇综述中比较了先前发表的

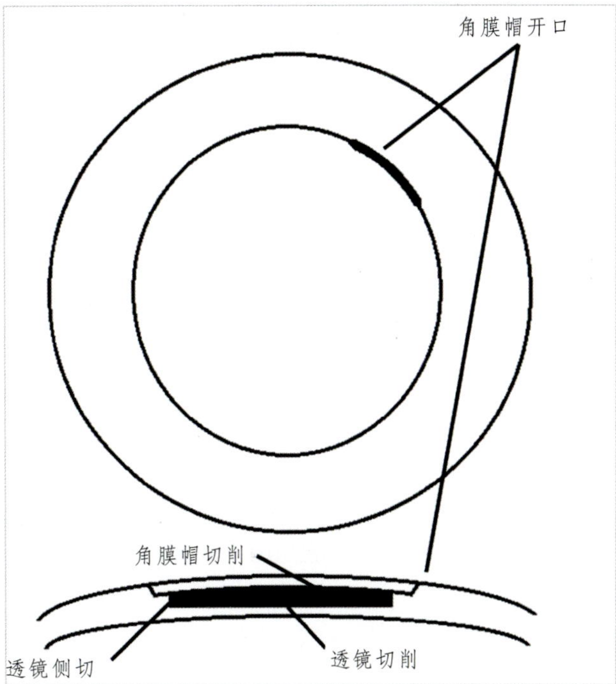

图 8.2　SMILE 切口的几何形状。①透镜的切削(透镜下方)；②透镜侧切口的切削；③角膜帽的切削(透镜上方)。

SMILE 和 FS-LASIK 术后效果的文献[53]，结果表明，与 LASIK 或 PRK 相比，SMILE 对角膜生物力学强度和角膜神经的保护性更好，SMILE 术后干眼综合征的问题比 LASIK 少[53]。Li 等使用共聚焦显微镜评估了SMILE 和 LASIK 术后角膜神经再生、角膜敏感性和角膜细胞密度[58]。结果显示在术后 1 周、1 个月和 3 个月时，SMILE 的基质下神经密度比 LASIK 低，但在术后 6 个月时两种手术方式之间无明显差异[58]，同时，SMILE 术后出现角膜上皮细胞植入形成周边空隙的风险较低[58]。

在另一篇综述中，Moshirfar 等阐述了 SMILE 的优点、局限性、并发症和未来应用，在术后的有效性和可预测性方面与 LASIK 结果相当。研究显示 26%的 SMILE 术后患者矫正视力≥20/16，62%术后矫正视力≥20/20，93%术后矫正视力≥20/40，而 LASIK 术后相应视力占比分别为 19%、71%和 95%。同时，在术后 6 个月和 12 个月时，SMILE 术后屈光状态在±1.00D 的可预测性值分别为 98%和 99%，LASIK 分别为 97%和 99%。对于 SMILE 术后的安全性而言，在术后 6 个月时，0.50%的患者视力降低了两行以上，8%的患者视力降低了一行，60%的患者视力没有变化，27%的患者视力提高了一行，4%的患者视力提高了两行；在术后 12 个月时，8%的患者视力降低了一行，55%的患者视力没有变化，33%的患者视力提高了一行，4%的患者提高了两行[54]。

8.11 SMILE 的潜在并发症/局限性

SMILE 术后能达到与 FS-LASIK 相似的手术效果、可预测性和安全性，但是术后恢复较慢。此外，SMILE 比 LASIK 更具技术性挑战，学习周期更长[53,54]。SMILE 的其他局限性还包括在矫正高度散光时无法进行散光轴向的调整或使用眼球跟踪技术[53,54]。

SMILE 相关的围术期并发症包括角膜上皮破损、切口撕裂、负压脱失、角膜帽穿孔和角膜基质透镜取出困难等[53]。负压脱失可能是由于眼球转动和缺乏眼球追踪技术造成的，而角膜基质透镜取出困难可能会产生严重的后果。此外，在术后的最初几周，视觉质量会有一过性的下降。SMILE 术后调制传递函数的截止频率、斯特列尔比和客观散射指数变差，但在 3 个月后恢复正常。角膜基质层间 HAZE 的产生可能是 SMILE 术后散射和术后视力恢复延迟的潜在原因。另一个局限性是基质透镜的不全分离可导致术源性散光。综上所述，还需要更长时间的随访研究来明确 SMILE 的长期疗效。

8.12 LASIK 术后潜在角膜扩张

与 FS-LASIK 联合用于特殊类型患者的治疗，尤其是高度近视的患者，他们在 LASIK 术后有角膜膨隆的风险。自 2002 年以来，角膜胶原交联术(CXL)一直被用作稳定屈光手术后角膜膨隆和控制进行性圆锥角膜的方法。目前有超过 40 个临床试验涉及 CXL 和圆锥角膜，希望可以通过像 CXL 这类治疗方法，降低将来行 PK 的概率。近来发展出在常规 LASIK 中，使用角膜瓣下预防性胶原交联的方法[59]。这种方法需要在激光切削后将核黄素溶液涂在裸露的角膜基质面并保持 60 秒，溶液不与 LASIK 角膜瓣接触，以避免被角膜瓣吸收。之后复位角膜瓣，这种手术被命名为 LASIK Xtra。目前已有几篇关于 LASIK Xtra 的报道发表，其中一些主要是针对近视超过 6D 的 30 岁以下年轻患者、散光超过 1 D 的患者以及双眼间散光差异超过 0.5D 的患者[59]。

Kanellopoulos 等比较了 FS-LASIK 联合和不联合预防性 CXL 后 1 年的手术安全性、有效性、屈光状态和角膜曲率稳定性[60]。Tan 等还评估了 LASIK Xtra 在高度近视眼中的安全性和可预测性。这些研究显示，LASIK Xtra 不会降低屈光矫正的准确性，此外，联合交联术有利于维持角膜的稳定性，从而提高高度近视患者屈光矫正的可预测性[61]。Kanellopoulos 和Asimellis 评估了高度近视眼 FS-LASIK 联合预防性 CXL 后的角膜上皮厚度变化，并与常规 FS-LASIK 进行了比较[62]。在 A 组(LASIK-Xtra)，“-8.00~-9.00D”和“-7.00~-8.00D”亚组的旁中央角膜上皮厚度分别增加了 +3.79μm 和+3.95μm，而 B 组(FS-LASIK)，相应屈光度分组的亚组，厚度分别增加了+9.75μm(P=0.032)和+7.14μm(P=0.041)[62]。

总之，飞秒技术在 LASIK 中的应用提高了角膜屈光手术的安全性、有效性和可预测性，但手术并发症的风险并不能完全消除。飞秒技术还能联合其他非激光性角膜屈光手术，如 SMILE 联合 CXL，但仍需要进一步的研究来评估这些现代飞秒技术的效果。同其他新技术的应用一样，屈光手术的治疗也需要个性化设计。尽管如此，飞秒技术已经显著提高了屈光手术的准确性。

（梁刚 译）

参考文献

[1] Barraquer JI. Queratoplasia refractive. Estudios Inform. 1949; 2:10–21

[2] Pallikaris I, Papadaki T. History of LASIK. In: Azar DT, Koch DD, eds. LASIK: Fundamentals, Surgical Techniques, and Complications. Boca Raton, FL: CRC Press; 2002:21–38

[3] Barraquer JI. Keratomileusis. Int Surg. 1967; 48(2):103–117

[4] Swinger CA, Krumeich J, Cassiday D. Planar lamellar refractive keratoplasty. J Refract Surg. 1986; 2(1):17–24

[5] Trokel SL, Srinivasan R, Braren B. Excimer laser surgery of the cornea. Am J Ophthalmol. 1983; 96(6):710–715

[6] Pallikaris IG, Papatzanaki ME, Stathi EZ, Frenschock O, Georgiadis A. Laser in situ keratomileusis. Lasers Surg Med. 1990; 10(5):463–468

[7] Pallikaris IG, Siganos DS. Excimer laser in situ keratomileusis and photorefractive keratectomy for correction of high myopia. J Refract Corneal Surg. 1994; 10(5):498–510

[8] Jacobs JM, Taravella MJ. Incidence of intraoperative flap complications in laser in situ keratomileusis. J Cataract Refract Surg. 2002; 28(1):23–28

[9] Juhasz T, Loesel FH, Kurtz RM, et al. Corneal refractive surgery with femtosecond lasers. IEEE J Sel Top Quantum Electron. 1999; 5(4):902–910

[10] Hernández-Verdejo JL, Teus MA, Román JM, Bolívar G. Porcine model to compare real-time intraocular pressure during LASIK with a mechanical microkeratome and femtosecond laser. Invest Ophthalmol Vis Sci. 2007; 48 (1):68–72

[11] Vetter JM, Schirra A, Garcia-Bardon D, Lorenz K, Weingärtner WE, Sekundo W. Comparison of intraocular pressure during corneal flap preparation between a femtosecond laser and a mechanical microkeratome in porcine eyes. Cornea. 2011; 30(10):1150–1154

[12] Durrie DS, Kezirian GM. Femtosecond laser versus mechanical keratome flaps in wavefront-guided laser in situ keratomileusis: prospective contralateral eye study. J Cataract Refract Surg. 2005; 31(1):120–126

[13] Montés-Micó R, Rodríguez-Galietero A, Alió JL. Femtosecond laser versus mechanical keratome LASIK for myopia. Ophthalmology. 2007; 114(1):62–68

[14] Tanna M, Schallhorn SC, Hettinger KA. Femtosecond laser versus mechanical microkeratome: a retrospective comparison of visual outcomes at 3 months. J Refract Surg. 2009; 25(7) Suppl:S668–S671

[15] Chan A, Ou J, Manche EE. Comparison of the femtosecond laser and mechanical keratome for laser in situ keratomileusis. Arch Ophthalmol. 2008; 126(11):1484–1490

[16] Lim T, Yang S, Kim M, Tchah H. Comparison of the IntraLase femtosecond laser and mechanical microkeratome for laser in situ keratomileusis. Am J Ophthalmol. 2006; 141(5):833–839

[17] Buzzonetti L, Petrocelli G, Valente P, et al. Comparison of corneal aberration changes after laser in situ keratomileusis performed with mechanical microkeratome and IntraLase femtosecond laser: 1-year follow-up. Cornea. 2008; 27(2):174–179

[18] Kanellopoulos AJ, Asimellis G. Three-dimensional LASIK flap thickness variability: topographic central, paracentral and peripheral assessment, in flaps created by a mechanical microkeratome (M2) and two different femtosecond lasers (FS60 and FS200). Clin Ophthalmol. 2013; 7:675–683

[19] Kim JY, Kim MJ, Kim TI, Choi HJ, Pak JH, Tchah H. A femtosecond laser creates a stronger flap than a mechanical microkeratome. Invest Ophthalmol Vis Sci. 2006; 47(2):599–604

[20] Knorz MC, Vossmerbaeumer U. Comparison of flap adhesion strength using the Amadeus microkeratome and the IntraLase iFS femtosecond laser in rabbits. J Refract Surg. 2008; 24(9):875–878

[21] Sarayba MA, Ignacio TS, Tran DB, Binder PSA. A 60 kHz IntraLase femtosecond laser creates a smoother LASIK stromal bed surface compared to a Zyoptix XP mechanical microkeratome in human donor eyes. J Refract Surg. 2007; 23(4): 331–337

[22] Alió JL, Piñero DP. Very high-frequency digital ultrasound measurement of the LASIK flap thickness profile using the IntraLase femtosecond laser and M2 and Carriazo-Pendular microkeratomes. J Refract Surg. 2008; 24(1): 12–23

[23] von Jagow B, Kohnen T. Corneal architecture of femtosecond laser and microkeratome flaps imaged by anterior segment optical coherence tomography. J Cataract Refract Surg. 2009; 35(1):35–41

[24] Farjo AA, Sugar A, Schallhorn SC, et al. Femtosecond lasers for LASIK flap creation: a report by the American Academy of Ophthalmology. Ophthalmology. 2013; 120(3):e5–e20

[25] Chang JS. Complications of sub-Bowman's keratomileusis with a femtosecond laser in 3009 eyes. J Refract Surg. 2008; 24(1):S97–S101

[26] Davison JA, Johnson SC. Intraoperative complications of LASIK flaps using the IntraLase femtosecond laser in 3009 cases. J Refract Surg. 2010; 26(11):851–857

[27] Haft P, Yoo SH, Kymionis GD, Ide T, O'Brien TP, Culbertson WW. Complications of LASIK flaps made by the IntraLase 15- and 30-kHz femtosecond lasers. J Refract Surg. 2009; 25(11):979–984

[28] Kezirian GM, Stonecipher KG. Comparison of the IntraLase femtosecond laser and mechanical keratomes for laser in situ keratomileusis. J Cataract Refract Surg. 2004; 30(4):804–811

[29] Moshirfar M, Gardiner JP, Schliesser JA, et al. Laser in situ keratomileusis flap complications using mechanical microkeratome versus femtosecond laser: retrospective comparison. J Cataract Refract Surg. 2010; 36(11):1925–1933

[30] Clare G, Moore TC, Grills C, Leccisotti A, Moore JE, Schallhorn S. Early flap displacement after LASIK. Ophthalmology. 2011; 118(9):1760–1765

[31] Letko E, Price MO, Price FW, Jr. Influence of original flap creation method on incidence of epithelial ingrowth after LASIK retreatment. J Refract Surg. 2009; 25(11):1039–1041

[32] Gil-Cazorla R, Teus MA, de Benito-Llopis L, Fuentes I. Incidence of diffuse lamellar keratitis after laser in situ keratomileusis associated with the IntraLase 15 kHz femtosecond laser and Moria M2 microkeratome. J Cataract Refract Surg. 2008; 34(1):28–31

[33] Vaddavalli PK, Yoo SH, Diakonis VF, et al. Femtosecond laser-assisted retreatment for residual refractive errors after laser in situ keratomileusis. J Cataract Refract Surg. 2013; 39(8):1241–1247

[34] Coskunseven E, Kymionis GD, Grentzelos MA, Portaliou DM, Kolli S, Jankov MR, II. Femtosecond LASIK retreatment using side cutting only. J Refract Surg. 2012; 28(1):37–41

[35] Güell JL, Elies D, Gris O, Manero F, Morral M. Femtosecond laser-assisted enhancements after laser in situ keratomileusis. J Cataract Refract Surg. 2011; 37(11):1928–1931

[36] Sheun Man Fung S, Iovieno A, Shanmuganathan V, Maurion V. Femtosecond laser refractive surgery after Descemet stripping-automated endothelial keratoplasty. Case Rep Ophthalmol Med. 2012

[37] Alió JL, Abdou AA, Abdelghany AA, Zein G. Refractive surgery following corneal graft. Curr Opin Ophthalmol. 2015; 26(4):278–287

[38] Kosker M, Suri K, Duman F, Hammersmith KM, Nagra PK, Rapuano CJ. Long-term outcomes of penetrating keratoplasty and Descemet stripping endothelial keratoplasty for Fuchs endothelial dystrophy: fellow eye comparison. Cornea. 2013; 32(8):1083–1088

[39] Ghanem RC, Azar DT. Femtosecond-laser arcuate wedge-shaped resection to correct high residual astigmatism after penetrating keratoplasty. J Cataract Refract Surg. 2006; 32(9):1415–1419

[40] Loriaut P, Borderie VM, Laroche L. Femtosecond-assisted arcuate keratotomy for the correction of postkeratoplasty astigmatism: vector analysis and accuracy of laser incisions. Cornea. 2015; 34(9):1063–1066

[41] Fadlallah A, Mehanna C, Saragoussi J-J, Chelala E, Amari B, Legeais J-M. Safety and efficacy of femtosecond laser-assisted arcuate keratotomy to treat irregular astigmatism after penetrating keratoplasty. J Cataract Refract Surg. 2015; 41(6):1168–1175

[42] Viswanathan D, Kumar NL. Bilateral femtosecond laser-enabled intrastromal astigmatic keratotomy to correct high post-penetrating keratoplasty astigmatism. J Cataract Refract Surg. 2013; 39(12):1916–1920

[43] Wetterstrand O, Holopainen JM, Krootila K. Femtosecond laser-assisted intrastromal relaxing incisions after penetrating keratoplasty: effect of incision depth. J Refract Surg. 2015; 31(7):474–479

[44] Cleary C, Tang M, Ahmed H, Fox M, Huang D. Beveled femtosecond laser astigmatic keratotomy for the treatment of high astigmatism post-penetrating keratoplasty. Cornea. 2013; 32(1):54–62

[45] Lisa C, García-Fernández M, Madrid-Costa D, Torquetti L, Merayo-Lloves J, Alfonso JF. Femtosecond laser-assisted intrastromal corneal ring segment implantation for high astigmatism correction after penetrating keratoplasty. J Cataract Refract Surg. 2013; 39(11):1660–1667

[46] Barequet IS, Hirsh A, Levinger S. Femtosecond thin-flap LASIK for the correction of ametropia after penetrating keratoplasty. J Refract Surg. 2010; 26(3):191–196

[47] Imamoglu S, Kaya V, Oral D, Perente I, Basarir B, Yilmaz OF. Corneal wavefront-guided customized laser in situ keratomileusis after penetrating

keratoplasty. J Cataract Refract Surg. 2014; 40(5):785–792
[48] Callou TP, Garcia R, Mukai A, et al Advances in femtosecond laser technology. Clin Ophthalmol. 2016 Apr 19;10:697–703
[49] Hammer CM, Petsch C, Klenke J, et al. Corneal tissue interactions of a new 345 nm ultraviolet femtosecond laser. J Cataract Refract Surg. 2015; 41(6):1279–1288
[50] Sekundo W, Kunert K, Russmann C, et al. First efficacy and safety study of femtosecond lenticule extraction for the correction of myopia: six-month results. J Cataract Refract Surg. 2008; 34(9):1513–1520
[51] Sekundo W, Kunert KS, Blum M. Small incision corneal refractive surgery using the small incision lenticule extraction (SMILE) procedure for the correction of myopia and myopic astigmatism: results of a 6 month prospective study. Br J Ophthalmol. 2011; 95(3):335–339
[52] Blum M, Kunert K, Schröder M, Sekundo W. Femtosecond lenticule extraction for the correction of myopia: preliminary 6-month results. Graefes Arch Clin Exp Ophthalmol. 2010; 248(7):1019–1027
[53] Lee JK, Chuck RS, Park CY. Femtosecond laser refractive surgery: small-incision lenticule extraction vs. femtosecond laser-assisted LASIK. Curr Opin Ophthalmol. 2015; 26(4):260–264
[54] Moshirfar M, McCaughey MV, Reinstein DZ, Shah R, Santiago-Caban L, Fenzl CR. Small-incision lenticule extraction. J Cataract Refract Surg. 2015; 41(3): 652–665
[55] Sun L, Yao P, Li M, Shen Y, Zhao J, Zhou X. The safety and predictability of implanting autologous lenticule obtained by SMILE for hyperopia. J Refract Surg. 2015; 31(6):374–379
[56] Ganesh S, Gupta R. Comparison of visual and refractive outcomes following femtosecond laser-assisted LASIK with smile in patients with myopia or myopic astigmatism. J Refract Surg. 2014; 30(9):590–596
[57] Lin F, Xu Y, Yang Y. Comparison of the visual results after SMILE and femtosecond laser-assisted LASIK for myopia. J Refract Surg. 2014; 30(4): 248–254
[58] Li M, Niu L, Qin B, et al. Confocal comparison of corneal reinnervation after small incision lenticule extraction (SMILE) and femtosecond laser in situ keratomileusis (FS-LASIK). PLoS One. 2013; 8(12):e81435
[59] Kanellopoulos AJ, Pamel GJ. Review of current indications for combined very high fluence collagen cross-linking and laser in situ keratomileusis surgery. Indian J Ophthalmol. 2013; 61(8):430–432
[60] Kanellopoulos AJ, Asimellis G, Karabatsas C. Comparison of prophylactic higher fluence corneal cross-linking to control, in myopic LASIK, one year results. Clin Ophthalmol. 2014; 8:2373–2381
[61] Tan J, Lytle GE, Marshall J. Consecutive laser in situ keratomileusis and accelerated corneal crosslinking in highly myopic patients: preliminary results. Eur J Ophthalmol. 2014:[Epub ahead of print]
[62] Kanellopoulos AJ, Asimellis G. Epithelial remodeling after femtosecond laser-assisted high myopic LASIK: comparison of stand-alone with LASIK combined with prophylactic high-fluence cross-linking. Cornea. 2014; 33(5):463–469

第 9 章

飞秒激光辅助角膜移植术

Soosan Jacob, Amar Agarwal

摘　要

晶状体囊膜切开是白内障手术中的关键，常被手术医生和培训者认为是最难的步骤，飞秒激光技术可使囊膜切开具有极高的精准性和一致性。实现最精准的囊膜切开需要我们彻底理解飞秒激光技术的能力范围和局限之处。本章节还描述了在面对小瞳孔、失吸、治疗中断等问题时的处理技术。

关键词

飞秒激光辅助角膜移植术；OCT；深板层角膜移植术(DLAK)；角膜内皮移植术(EK)；前部板层角膜移植术；后部板层角膜移植术

9.1 引言

飞秒激光是利用光学爆破原理形成的一种波长为1053nm的近红外激光。它具有10^{-15}秒的飞秒脉冲持续时间，聚焦的激光脉冲能量可产生含有自由电子和电离分子的等离子气体，膨胀并引起冲击波。这种空化作用可产生一个空化气泡，在气泡塌陷前迅速膨胀，基于此机制，飞秒激光可对组织形成切割作用。尽管纳秒范围的Nd-YAG激光也是类似作用，但飞秒激光具有超短的脉冲时间，较低的能量效应等特性，限制其对周围组织的破坏。1989年，飞秒激光技术就被应用于角膜手术。由于较高的精确度，使其在角膜屈光手术和晶状体手术中有较好的应用。结合实时谱域眼前节光学相干断层扫描成像(ASOCT)或Scheimpflug成像，飞秒激光技术可在人眼的光学透明组织实现不同深度的精准聚焦和不同模式的切割效果。飞秒激光的精密度、准确度、可预见性使其在眼科成为一种有力的工具。

9.1.1 板层角膜移植术

前部或后部角膜组织移植的选择取决于角膜疾病的病灶位置。虽然宿主未病变的角膜组织得以保留，但手术难度大，需要更高的手术技巧。构建的移植界面会影响术后视觉，特别是界面不均匀和不规则时会更严重。板层角膜移植术可以分为两大类：

1.前部板层角膜移植术：移植前部的板层组织。根据移植的深度，还可以进一步分为以下几类：

a)浅表前部板层角膜移植术(SALK)：只有前部角膜基质层(<1/3或160μm)连同角膜上皮层和弹力层被移植[1]。

b)深前部板层角膜移植术：深基质层或Descemet层前的所有角膜组织都被移植。

2.后部板层角膜移植术：后部角膜组织层包括Descemet层和内皮细胞层被移植。

a)深板层角膜内皮移植术(DLEK)：将移植角膜的深基质层以及Descemet层、内皮细胞层替代宿主角膜的相对应部分。

b)角膜Descemet层剥离联合内皮移植术(DESK)：手工剥离准备的角膜移植片，包含Descemet层、内皮细胞层、较深的基质层部分被移植。

c)角膜 Descemet 层自动化剥离联合内皮细胞移植术(DSAEK):由微型角膜机器刀制作与 DESK 相类似的角膜移植物。

d)角膜 Descemet 层联合内皮移植术(DMEK):角膜 Descemet 层及内皮细胞层共同被移植。

e)角膜 Descemet 前层联合内皮移植术(PDEK):角膜 Descemet 前层、Descemet 层和内皮细胞层被移植。

f)辅助技术:E-DMEK/E-PDEK 和空气泵辅助的 PDEK 技术可使术者在 DMEK 和 PDEK 手术中更快、更简便地完成,而且具有更高的手术成功率(S.J.)(图 9.1)。

9.1.2 飞秒激光角膜移植术

飞秒激光技术可克服角膜板层手工分离的难度和不精准度。激光使手术更简短、更高效、更有预测性,因而其提高手术的精准度,带来更好的术后屈光状态、角膜形态以及视觉效果。板层、前部、后部的联合切割能通过编程不同的切割模式来实现。激光向外旋转、向内旋转或扫描线光栅模式均可用于角膜板层的切割。

9.1.3 飞秒激光过程

飞秒机器的对接需要患者的配合。在对接前,角膜应该位于患者表面(PI)的中心位置,以避免角膜切口的偏中心。任何角膜瘢痕或混浊都会影响切割的完整性。一旦切割完成,就能离开 PI 进行后续手术。激光通常以最小间隔地切割,以获取光滑的切割效果。

9.2 飞秒前部板层角膜移植术

飞秒辅助的浅表前部板层角膜移植术,将 LASIK 模式中的“hinge”选项关闭可获取前部角膜的游离瓣,用于前部板层角膜移植术。角膜板层的深度可根据受体角膜的病变程度设置切割程序。同样,根据患者角膜病变的特点,设置相应的角膜切割直径。供体角膜的处理方法较为一致。利用板层刀逐步分离层间的空泡之间的连接组织,可以较容易地获得宿主和供体的角膜板层。然后通过间断或连续缝合固定角膜移植片。在非常表浅的角膜疾病中使用较薄的移植片时,可以不需要使用缝线固定,就像在 LASIK 中的游离瓣一样可以较好地附着在基质床上。

9.2.1 飞秒辅助前部深层板角膜移植术

飞秒激光可按程序设置对特定的板层直径和深度达到精确的边切效果。其与负压环钻辅助的 DALK 相比,飞秒激光辅助可使角膜上皮恢复更好,获得更好的切口对合,能较早地恢复视力[2]。当飞秒激光边切完成后,可使用大气泡技术进行 DALK 手术(图 9.2)。准确的辨认组织深度有助于大气泡的形成[3]。气泡技术使用针头创建角膜隧道,注射空气使深基质(内皮层上方 50μm)与角膜组织分离[4]。Diakonis 等使用飞秒激光技术预先制作的角膜隧道,可以更好地获得层间大气泡[5]。或者常用的做法是在板层预先制作周边角膜切割。此外,模式化切割包括蘑菇形状切割或者锯齿状(zig-zag)切割在 PK 中非常有帮助[6]。这些特别的切割模式在前部板层角膜移植手术中同样实用[7],

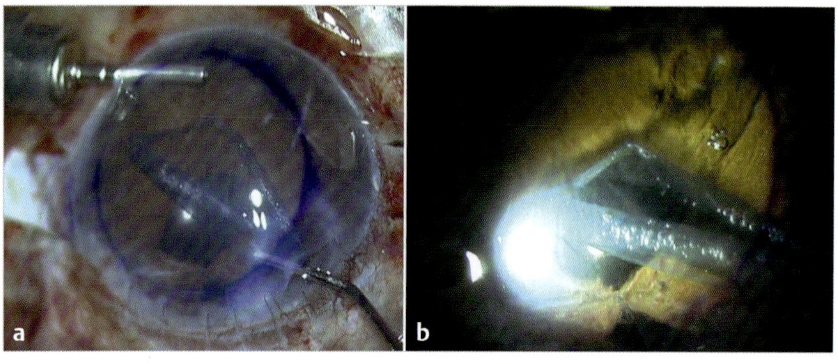

图 9.1 眼内照明辅助的角膜 Descemet 前层联合内皮移植术(E-PDEK)。(a)手术显微镜照明下的 PDEK 移植物。(b)E-PDEK技术可增强移植物术中的显示和 3D 深度感。

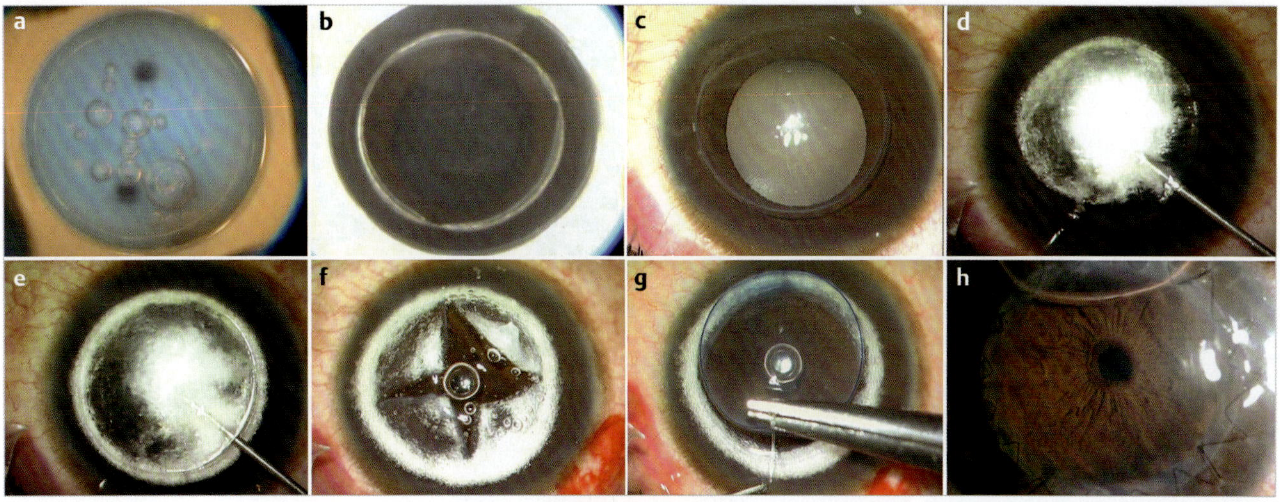

图 9.2 飞秒激光辅助 DALK。(a)对装载在人工前房上的供体角膜组织进行全层的垂直边切。(b,c)受体移植物的切割。在供体和受体角膜上做垂直模式切割。(d,e)Anwar 大气泡技术实现充气式分离。(f)将前部基质做四象限切开。(g)对位缝合供体移植物。(h)术后第 1 天可见透明的移植物和移植床界面,仍可见术中注射于前房的空气泡。

而且供体与受体组织的内在紧扣连接可以减少手术缝线的数量。十边形的切割模式也曾被尝试使用过[8],移植片大小可与宿主角膜贴合非常近, 最小间隔 0.25mm 的移植片锯齿与对侧宿主锯齿距离最大仅 0.1mm。而且,飞秒激光还可以在非常陡的圆锥角膜上制作出垂直的边缘切割, 有别于以往斜形的切割效果。飞秒激光可克服 DALK 手工大气泡中出现微小或较大角膜穿孔以及双前房的内在难点,并分离出较光滑的角膜板层,使手术更为简单、快速,提高可预测性。但是,宿主角膜板层切割后部残留的病变仍可能导致 BCVA 的轻度下降,尤其是在角膜营养不良病变中。轻度的表面 HAZE 可能也会引起视力的轻度下降。锐利的模式切割可以增强切口的稳定性,使缝线得以更早拆除,同时降低术后的散光程度。然而,在对宿主角膜任何位点进行板层切割时,都需要注意安全界限以避免穿透内皮细胞层。因此,术前飞秒激光的程序设计对手术十分关键。曾有报道飞秒激光辅助 DLAK 术中也会出现 Descemet 层的穿孔[9],该病例中仍有可能按照原先设计的角膜切割形态进行 PK。

9.3 飞秒后部板层角膜移植术

供体角膜可在整个完整的眼球上或者固定在人工前房上的角膜巩膜组织上操作获取。飞秒激光从前房开始逐渐往上到预先设置深度的深层板层组织,按照板层切割的方式进行边切(图 9.3)。宿主角膜的切割方式与 DLEK 或 Descemet 层剥离联合内皮移植术相类似。曾有报道利用飞秒激光使 Descemet 层分离后将其手工剥离[10],可获得边缘平整的 Descemet 层,其大小更加精确,表面更为平滑。在对较水肿的角膜进行切割可能需要更高的激光能量。激光角膜切口的制作可参见上述的前部板层角膜移植术,后续手术步骤按照标准的 DLEK/DSAEK 技术进行。

扫描电镜上可见轻度泥灰样纹理的角膜板层表面和光滑的板层边缘,都有益于移植片在宿主角膜上的黏合[11]。与显微角膜板层刀分离的移植片相比,飞秒激光获得相对粗糙的切割表面可以提高移植片的黏合[12],但由于层间的 HAZE 可使 BCVA 下降[13]。此外,在制作较薄移植面时仍有穿透的风险,可能破坏内皮细胞层。

9.3.1 飞秒激光角膜移植术的优势

飞秒激光实现角膜移植手术会增加手术的费用,相比经验丰富的医生手工操作占用更多的手术时间,尤其是在 DALK 手术时。飞秒激光辅助的 DALK 术后的 BCVA 比传统大气泡 DALK 稍差。在 DASEK 中虽然比传统角膜刀能有更好的移植片黏合,同样也会有一定程度的 BCVA 下降[14]。然而,飞秒激光可使角膜移植手术中的许多步骤自动程序化,降低因手术医生对术后结果的影响,降低手术的学习曲线,提高手术

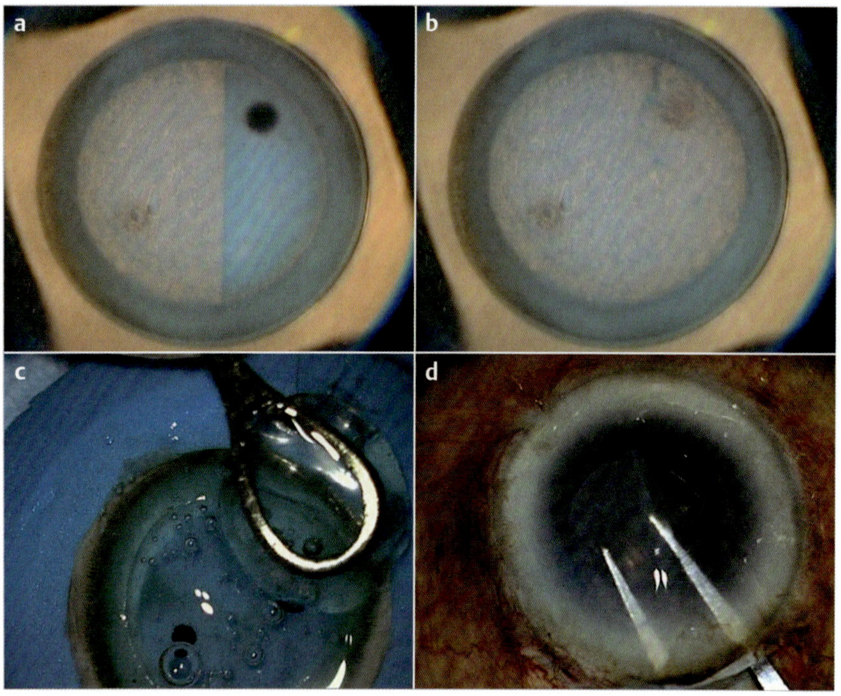

图 9.3 飞秒辅助 DSAEK。(a,b)在供体组织上进行后部的板层分离。(c)DSAEK 移植物。(d)DSAEK 移植物注入受体眼内。

的可重复性和预测性，降低对手术医生经验的依赖。早期缝线的拆除可较好地控制术后散光。相互锁扣的切割设计可获得更好的角膜生物力学稳定性，利于切口愈合。实际操作中，在设定手术计划、激光机器与角膜对接方面，手术医生对手术最终结果仍然发挥着重要作用。

（韩伟 译）

参考文献

[1] Tan DT, Anshu A. Anterior lamellar keratoplasty: 'Back to the Future'- a review. Clin Experiment Ophthalmol. 2010; 38(2):118-127

[2] Li S, Wang T, Bian J, Wang F, Han S, Shi W. Precisely controlled side cut in femtosecond laser-assisted deep lamellar keratoplasty for advanced keratoconus. Cornea. 2016; 35(10):1289-1294

[3] Price FW, Jr, Price MO, Grandin JC, Kwon R. Deep anterior lamellar keratoplasty with femtosecond-laser zigzag incisions. J Cataract Refract Surg. 2009; 35(5):804-808

[4] Buzzonetti L, Petrocelli G, Valente P. Femtosecond laser and big-bubble deep anterior lamellar keratoplasty: a new chance. J Ophthalmol. 2012; 2012: 264590

[5] Diakonis VF, Yoo SH, Hernandez V, et al. Femtosecond-assisted big bubble: a feasibility study. Cornea. 2016; 35(12):1668-1671

[6] Fung SS, Aiello F, Maurino V. Outcomes of femtosecond laser-assisted mushroom-configuration keratoplasty in advanced keratoconus. Eye (Lond). 2016; 30(4):553-561

[7] Chan CC, Ritenour RJ, Kumar NL, Sansanayudh W, Rootman DS. Femtosecond laser-assisted mushroom configuration deep anterior lamellar keratoplasty. Cornea. 2010; 29(3):290 295

[8] Espandar L, Mandell JB, Niknam S. Femtosecond laser-assisted decagonal deep anterior lamellar keratoplasty. Can J Ophthalmol. 2016; 51(2):67-70

[9] Lu Y, Shi YH, Yang LP, et al. Femtosecond laser-assisted deep anterior lamellar keratoplasty for keratoconus and keratectasia. Int J Ophthalmol. 2014; 7(4): 638-643

[10] Pilger D, von Sonnleithner C, Bertelmann E, Joussen AM, Torun N. Femtosecond laser-assisted descemetorhexis: a novel technique in Descemet membrane endothelial keratoplasty. Cornea. 2016; 35(10):1274-1278

[11] Soong HK, Malta JB, Mian SI, Juhasz T. Femtosecond laser-assisted lamellar keratoplasty. Arq Bras Oftalmol. 2008; 71(4):601-606

[12] Jones YJ, Goins KM, Sutphin JE, Mullins R, Skeie JM. Comparison of the femtosecond laser (IntraLase) versus manual microkeratome (Moria ALTK) in dissection of the donor in endothelial keratoplasty: initial study in eye bank eyes. Cornea. 2008; 27(1):88-93

[13] Heinzelmann S, Maier P, Böhringer D, Auw-Hädrich C, Reinhard T. Visual outcome and histological findings following femtosecond laser-assisted versus microkeratome-assisted DSAEK. Graefes Arch Clin Exp Ophthalmol. 2013; 251(8):1979-1985

[14] Jacob S, Narasimhan S, Agarwal A, Agarwal A, A I S. Air Pump-Assisted Graft Centration, Graft Edge Unfolding, and Graft Uncreasing in Young Donor Graft Pre-Descemet Endothelial Keratoplasty. Cornea. 2017 Aug;36(8):1009-1013.

第 10 章

飞秒激光辅助角膜移植术：不同的切割面

Nilufer Yesilirmak, Juan F. Battle, Zachary Davis, Sonia H. Yoo

摘　要

本章介绍了针对不同眼部的适应证，飞秒激光辅助穿透性角膜移植术(FLAK)中采用不同的飞秒激光切割面，以及阐述了每个切割面的优点和缺点。本章还介绍了飞秒激光辅助的一般适应证、优缺点、术前评估方法、供体和受体的准备步骤，以及部分和完全切割之间的差异。与传统的PK相比，本章介绍的所有切割模式都能实现移植物结构的精确定制，从而实现更快地伤口愈合，更早地拆除缝线。尽管目前还没有一种技术可以实现无缝线角膜愈合，但最近开发的锁-钥匙切割模式结合了帽子和蘑菇式切割模式，具有更好的固有机械稳定性的优势。

关键词

PK；飞秒激光；飞秒激光辅助PK；飞秒激光切割剖面；切口形态

10.1 引言

PK是用供体角膜对受体角膜的全层进行外科手术置换。自1905年以来，对于继发于角膜混浊、角膜变薄或穿孔，以及对药物治疗抵抗的感染性病灶的视力下降的患者，PK一直是最常见的外科治疗技术。虽然PK可以为角膜疾病导致严重视力丧失的患者提供良好的临床治疗效果，但该手术仍有一些常规的不良结果。典型垂直PK切口的愈合通常至少需要1年。此外，由于供体组织的环钻不精确，以及供体和受体组织对齐和缝合不完全，许多患者会产生规则或不规则散光的症状。此外，在高达4%的病例中，即使在手术后1年多进行缝合线拆除，也会导致晚期手术切口裂开。

多年来，手术医生一直在改进PK的方法，以减少组织变形和术后屈光不正的程度。具体而言，手术医生为改善结果采用了各种缝合策略、抽吸方法、组织保存技术、黏弹性植入装置和联合手术。1921年，Carrell和Eberling描述了一种笔直(方形)的移植物结构，20世纪30年代，Castroviejo展示了各种可定制的手环钻模式。1950年，Franceschetti和Doret提出了多层阶梯式角膜切口结构，并描述了可以改善供体与受体的对齐和切口稳定性的蘑菇状角膜移植物。后来，Barraquer描述了一系列涉及环形角膜移植物的模式，以便在更大的接触面积下更好地使切口愈合、前房封闭，同时减少缝线数量、减少内皮表面和移植物体积。1964年，Barraquer描述了一种双层角膜移植术，包括阶梯式移植、蘑菇状移植或后双层移植。2003年，Busin使用人工前房对手术切口采用了板层结构的改良PK，使得在术后3个月内能够完全去除缝线，并保证更大的后径，同时减少术后散光[1]。

PK的最新进展来自飞秒激光技术的应用。FLAK技术使切口设计更先进；供体和受体角膜可以切割成可定制的大小和形状，以实现更好的角膜移植物-受体匹配[2,3]。飞秒激光辅助角膜移植切割模式已被证明可以使切口对合严密，切口愈合更稳定。此外，FLAK可以实现更早地拆线，更快地恢复视觉。

10.1.1 飞秒激光辅助穿透性角膜移植术

FLAK：适应证、优点和缺点[4,5]

飞秒激光已成功应用于多种角膜手术，包括LASIK、角膜内环通道的建立以及前板层角膜移植术中供体和受体角膜组织的制备。尽管这项技术目前与板层角膜移植(Descemet 剥脱角膜内皮移植术、深前板层角膜移植术)最为相关，但飞秒激光在全层角膜移植中也有许多优势。

虽然 FLAK 可以用于与人工 PK 相同的适应证，但它也有其优点和缺点。

FLAK 的适应证

- 角膜水肿：慢性或与瘢痕相关。
- 深基质瘢痕：感染性、创伤性或与角膜水肿相关。
- 活动性感染性角膜炎，难以接受药物治疗。
- 免疫性角膜炎，包括先前的移植排斥或移植失败。
- 严重的角膜扩张或小于 3mm 的角膜穿孔[6]。

FLAK 的总体优势

- 角膜移植物的形状和供体角膜后表面的直径可以根据疾病类型或不透明度进行调整，以最大限度地扩大供体角膜植片和受体之间的接触面积。
- 切割深度精确、一致、可设计且可重复，对周围组织的损伤有限。
- 切口结构为愈合创造了更大的接触表面积，从而在两个组织之间实现更理想地对合，减少缝线数目或缝线张力。结果如下：
    - 较少诱发散光。
    - 减少后弹力层褶皱的发生率。
    - 更好地维持内皮细胞计数。
    - 增强并加速切口愈合。
    - 尽早拆线。
- 放射状排列标记，称为“定位齿和槽口”，有助于促进供体角膜植片的定位和缝线的放置。
- 周围板层切口结构的内部填塞物使手术切口严密。
- 通过早期拆线改善 PK 后的短期和长期视力恢复。
- 减少对供体组织的损伤。

因此，FLAK 结合了 PK 的良好视觉效果和板层角膜移植术的切口愈合优势。

FLAK 的一般缺点(或禁忌证)

- 在以下会妨碍合适的激光对接的情况下，不能对眼睛进行 FLAK：
    - 严重的眼表不规则。
    - 升高的青光眼滤过泡或青光眼分流术植入物。
    - 小眼眶或极窄的眼睑裂。
    - 角膜穿孔大于 3mm，可导致眼内内容物挤出，并因吸引环对接导致眼压升高而导致排出性出血(有争议)。
- FLAK 在以下方面是相对禁忌：
    - 有 PK 或眼球外伤史的眼睛(有角膜/眼球破裂的风险)。
    - 由于角膜移植排斥或移植失败风险导致严重的周边角膜新生血管。
    - 额外的时间要求和后勤问题。

10.1.2 飞秒激光平台

- IntraLase(美国加利福尼亚州圣安娜市雅培医疗光学公司)。
- WaveLight(美国得克萨斯州沃思堡阿尔康实验室有限公司)。
- VisuMax(德国耶拿卡尔蔡司 Meditec 公司)。
- Technolas/Femtec(20/10 完美视觉，德国海德堡)。
- Femto LDV(瑞士港口 Ziemer 眼科系统公司)。

10.1.3 术前检查

- 完整的眼科检查，包括潜在视力。
- 完成全身检查，包括血清学、肾功能和肝功能，以降低移植物排斥风险。
- 使用前节光学相干断层扫描(AS-OCT)测量中央和周边角膜厚度，以确定飞秒激光切割设置(图10.1)。
- 利用地形图诊断潜在病变。

10.1.4 手术过程

供体角膜准备和环钻

- 角巩膜缘被安装在人工前房上，以稳定组织。
- 测厚计用于测量供体移植物的角膜厚度，这需要在激光设备上设置后部切口深度。
- 卡尺用于获得白光测量值，并确定将被激光切割的角膜直径。
- 标记笔用于标记角膜的中心，以实现激光治疗区的完美居中(图 10.2)。
- 环钻可以使用飞秒激光平台上的任意一种切割剖面进行(图 10.3)。
- 然后，可以用 Sinskey 钩或其他钝器或半锐器轻松提起角膜植片(图 10.4)。
- 供体角膜放置在受体角膜上，并用缝线固定(图 10.5)。

受体角膜准备和环钻术

- 进行表面麻醉。
- 使用与供体相同的仪器(测厚计、卡尺和标记笔)与进行环钻；这些对于确定将接受切割的受体飞秒激光设置至关重要。
- 角膜吸引环可以放置在眼球和巩膜上，并以角膜缘为中心固定眼球。
- 在对接过程中，仔细观察图像中心，根据使用的激光降低激光锥或升高激光床(图 10.6)。

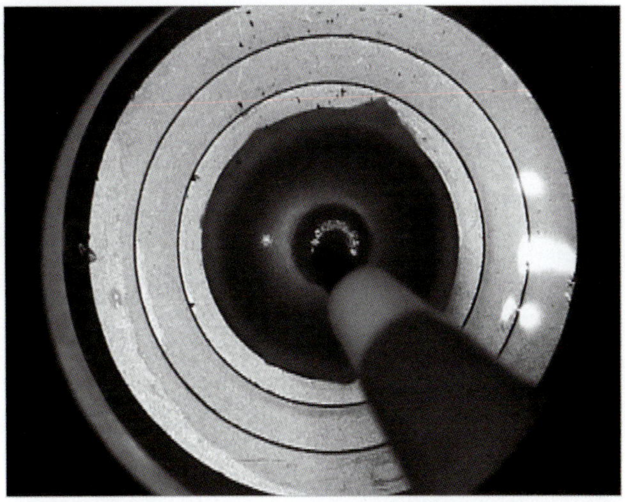

图 10.2　标记角膜以实现完美居中。

- 调整屏幕上的治疗区，使其正确居中。
- 根据供者环钻所用的设置，受体角膜切割可以使用不同的剖面(图 10.7)。
- 一旦患者转移到手术室，可以用 Sinskey 钩或其他钝或半锋利的工具轻松分离组织。

10.1.5 飞秒激光切割模式

飞秒激光及其角膜移植应用产生 3 种切口(图 10.8)：

- 后侧切口。
- 板层侧切。

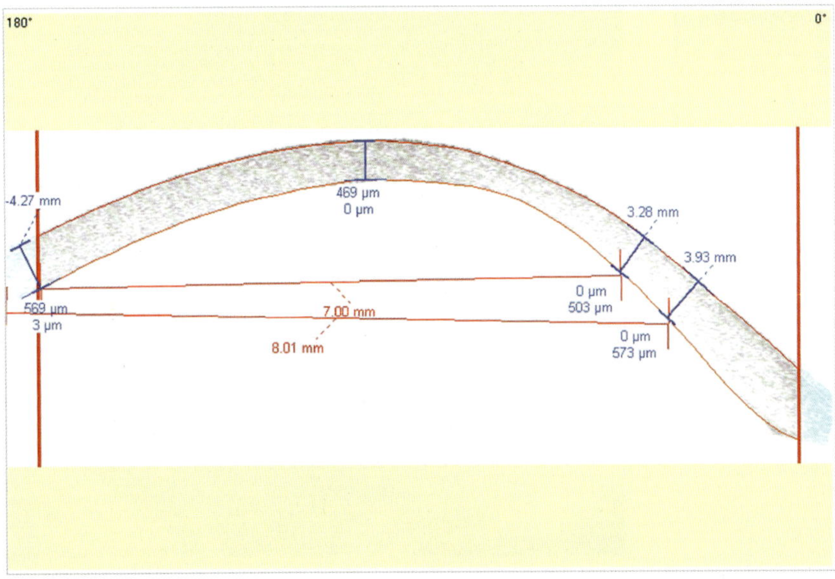

图 10.1　AS-OCT 地形图；飞秒激光切割设置。

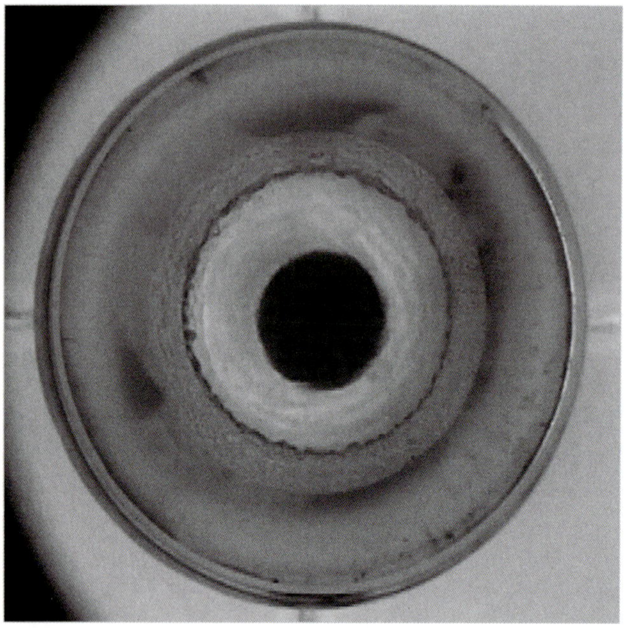

图 10.3 飞秒激光切割供体。

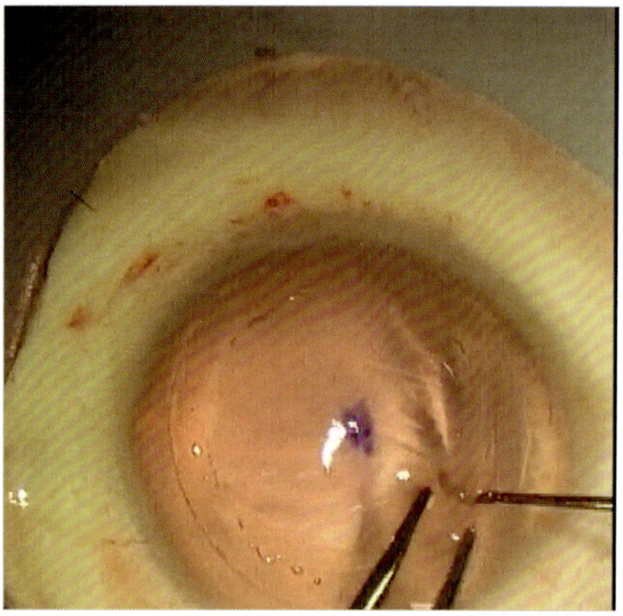

图 10.4 用 Sinskey 钩提起角膜植片。

- 前侧切口。

这些切口可以结合起来,形成成形角膜移植术的模式。其中一些模式包括:

- 标准圆形。
- 十边形。
- 顶帽。
- 半顶帽。
- 蘑菇形。

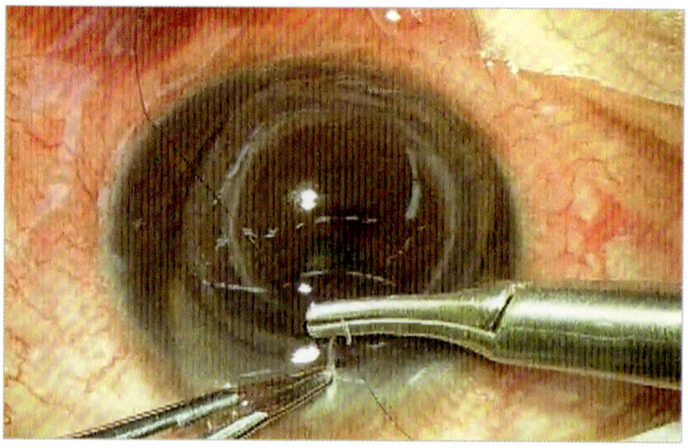

图 10.5 供体角膜缝合。

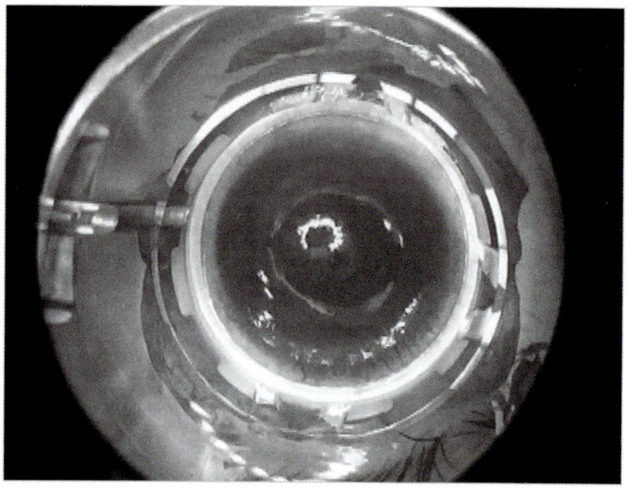

图 10.6 对接期间的图像中心。

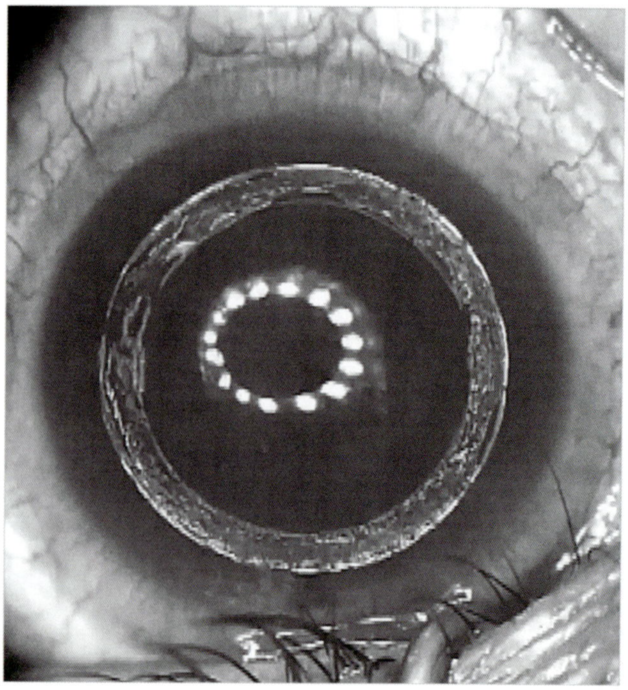

图 10.7 飞秒激光切割受体。

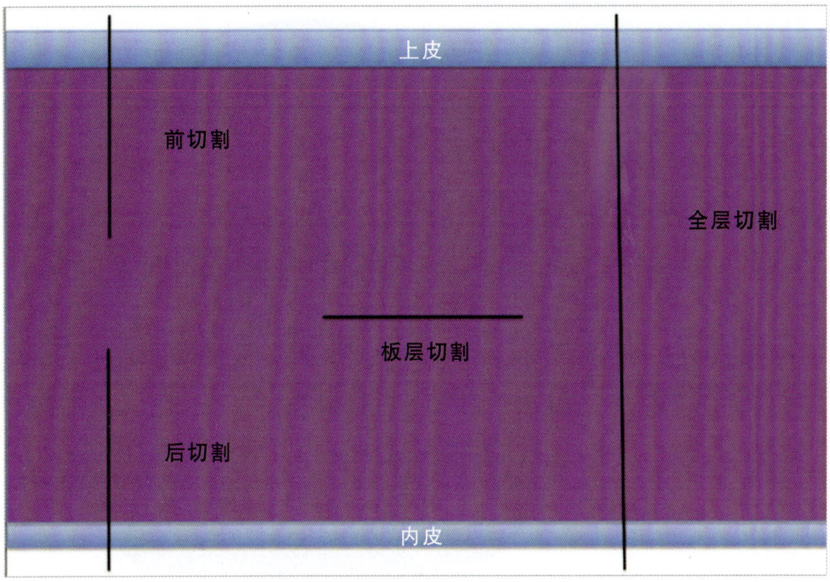

图 10.8　飞秒激光切割轮廓。

- 锁和钥匙。
- 砧座。
- 锯齿形。
- 圣诞树。
- 燕尾形。
- 舌头和凹槽。

标准圆形

描述

该模式常用飞秒激光在受体和供体角膜上切割产生全层、垂直的圆形切口[7]。它与传统的刀片环钻相同，但具有激光的精度(图 10.9)。

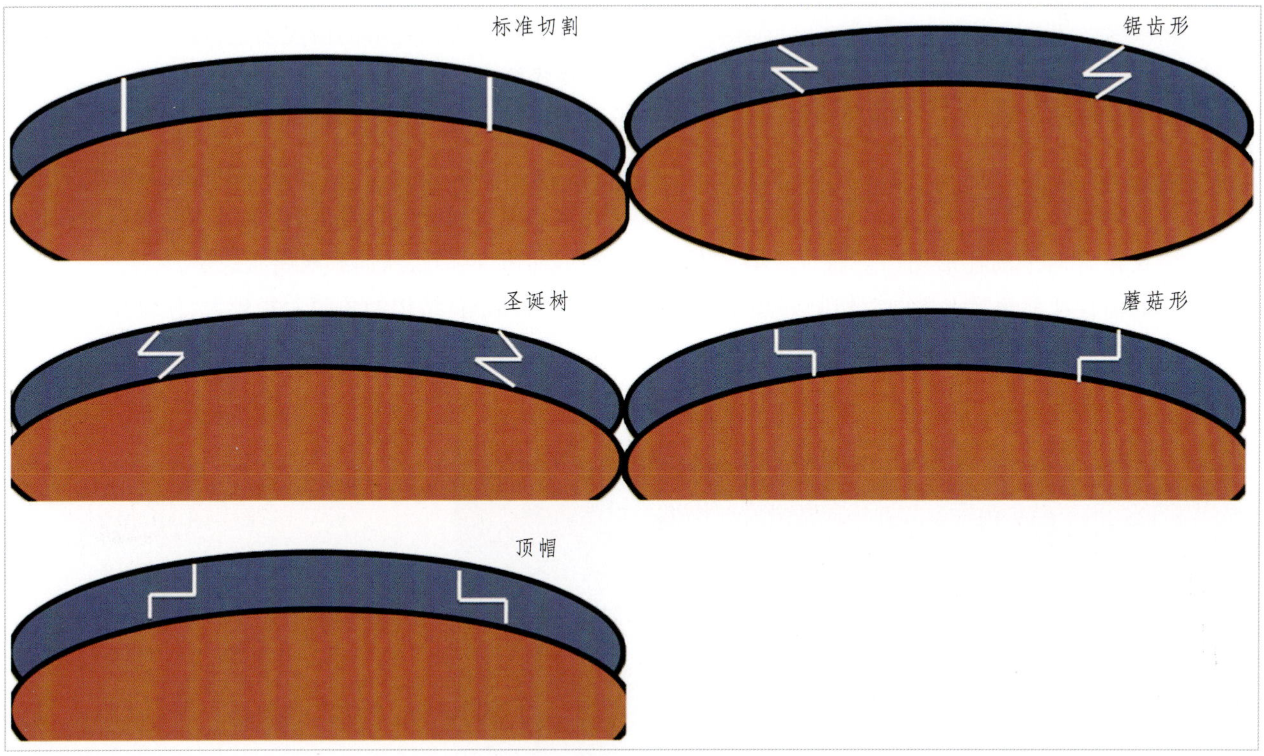

图 10.9　激光辅助角膜移植术的不同模式。

优点

- 供体和受体角膜可靠且可重复环钻。
- 精确定位和垂直移植边缘。
- 使用钝器或半锐器易于分离组织。

缺点

- 耗费时间。
- 由于光的散射/吸收，瘢痕或水肿的角膜需要更高的能量消耗。
- 可能并不能完全切割供体，需要使用锋利的工具进行二次切割。

十边形

描述

此模式类似于圆形、90°、全层切割，只是它为十边形形状[8]。它也在受体和供体角膜上进行(图10.10)。

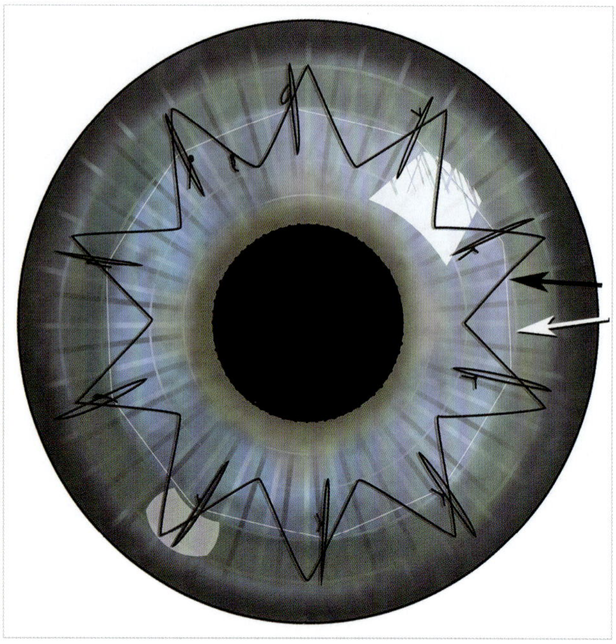

图 10.10 飞秒“十边形“切割模式。

优点

- 组织间更好地契合。
- 更快的组织愈合速度。
- 与圆形切口相比，无旋转或偏心。
- 减少了缝合线放置的扭矩效应。
- 改进了缝合线的方向。
- 减少了缝线的数量。

缺点

- 手术引起的散光可能更高。

顶帽

描述

此模式包含两个圆柱形切口。将一个直径较小(约 7mm)的前柱从前角膜上皮向后切割到基质中，深度约为 300μm。接着，从前房向前到角膜后方 260μm 左右的基质中切割一个直径较大(约 9mm)的后柱(图10.11)[9]。

优点

- 由于其内凸缘，切口密封(切口渗漏概率减少 7 倍)和稳定性提升。
- 可以更换更多的内皮细胞，这可能有利于治疗内皮疾病，如 Fuchs 营养不良。

缺点

- “顶帽”切口缝合线的位置可能会改变，因为需要精确地将缝合线穿过后翼，这可能会导致组织错位和后部切口裂开，从而影响屈光效果。
- “顶帽”结构的角膜后径较大，使供体组织更接

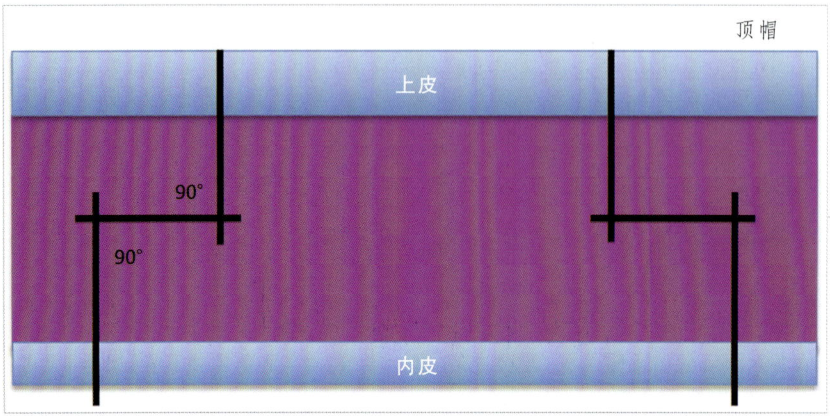

图 10.11 飞秒“顶帽”切割模式。

近角膜角度，理论上可能增加内皮排斥反应和青光眼的风险。

半顶帽

描述

从前角膜上皮向后切割一个直径较小（约 8mm）的前柱，进入基质，深度约为 430μm。此外，从前房向前至角膜后方 370μm 左右的基质中切割一个直径更大（约 9mm）的后柱（图 10.12）。这种模式与原始的顶帽模式的主要区别在于，受体角膜环钻全层圆柱形，直径与供体的前切口相同。然后，外科医生将供体的后板层（位于受体内皮层的后方）缝合到受体角膜的全层[10]。

优点

- 与顶帽模式相比，可以在垂直切口中更快地切割受体角膜。
- 能够对因瘢痕或后弹力层突出而不符合板层切割条件的受体角膜进行手动或激光切割。
- 考虑到可能只需要用激光对供体角膜进行钻孔，成本可能会降低。
- 提高切口强度。

缺点

- 从理论上讲，移植物后板层的压缩效应会对受体内皮细胞造成更大的损害。
- 如果缝线未正确穿过移植物的后板层和全层受体角膜，可能会导致切口渗漏。
- 前面的切口可能会裂开。
- 散光增加。

蘑菇形

描述

从角膜前上皮向后切割一个直径更大（约 9mm）的前柱，进入基质，深度约为 300μm。此外，从前房向前至角膜后部 260μm 左右的基质中切割一个直径较小（约 7mm）的后柱（图 10.13）[11]。

优点

- 对于圆锥角膜等疾病或主要累及前角膜的病变，更大的前基质直径的置换可能更有利。
- 减少角膜地形散光。
- 更快地拆除缝线。

缺点

- 与蘑菇形模式相比，在“顶帽”模式剖面中更容

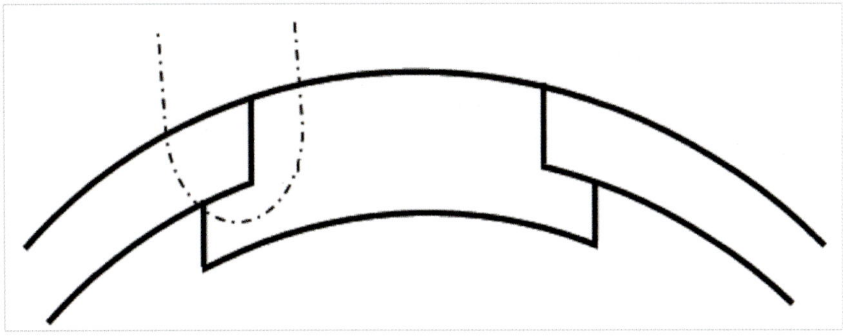

图 10.12　飞秒“半顶帽”切割模式。

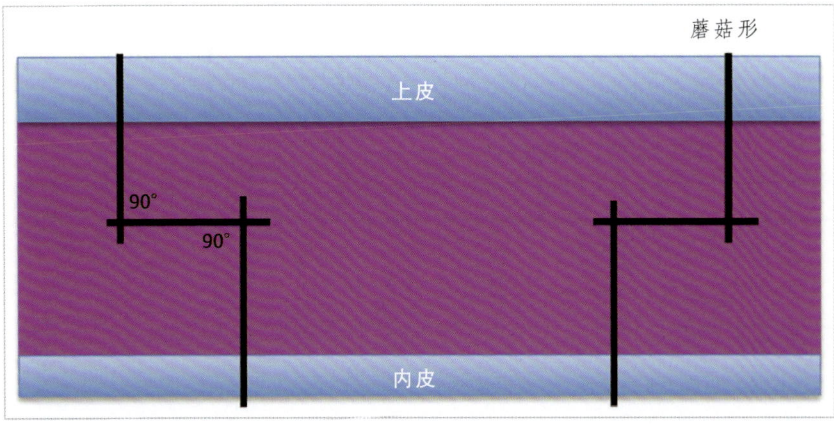

图 10.13　飞秒“蘑菇形”切割模式。

易实现移植物-受体界面的严密契合，这是因为眼内压对“顶帽”模式切口移植物内板层的作用力，将其压在受体角膜上。

• 移植物-受体重叠区界面上的环状微囊性水肿和缝线之间的前板层突出，与软膏沉积和细菌浸润有关。

锁和钥匙

描述

此模式由 3 个圆柱形切口组成。从前角膜上皮向后切割一个直径较小（约 7mm）的前柱，进入基质中，深度约为 270μm。此外，在基质内，从角膜上皮 250~500μm 的深度切割一个直径较大（约 9mm）的中柱。从前房向前切割一个直径较小（约 7mm）的后柱，进入基质中的深度约为 470μm（图 10.14）[12]。

优点

• 从理论上讲，它结合了顶帽模式和蘑菇形模式切割的优点。

• 中板层凸缘增加移植物-受体的表面积，使切口愈合精确，并减少潜在的切口渗漏。

• 减少因移植物内部或外部应力导致移植物滑脱和切口裂开的可能性。

• 较小的移植物后表面可降低内皮排斥反应风险。

• 优越的机械稳定性，所需要的缝线数量可能减少。

缺点

• 对供体和受体角膜切割更加困难。

砧座

描述

砧座由一个由后基部切割而成的前锥体和一个后柱组成。前椎体的后基部直径为 8.5mm，前尖部直径为 7.7mm。与角膜周边呈 135°进行切割，至角膜上皮 350μm 深度，形成前锥体，以 6.7mm 直径进行切割，从角膜上皮 350μm 深度到前房，形成后柱（图 10.15）[13]。

优点

• 供体和受体角膜之间有更大的接触面，从而促进愈合。

• 密封严密，从而减少切口渗漏。

• 对前方和后方的应力有更大的抵抗力。

• 除了飞秒激光可以切割切口外，红外二极管激光器也可以用于供体和受体的角膜贴合。

• 激光贴合是基于基质胶原的光热激活，可以立

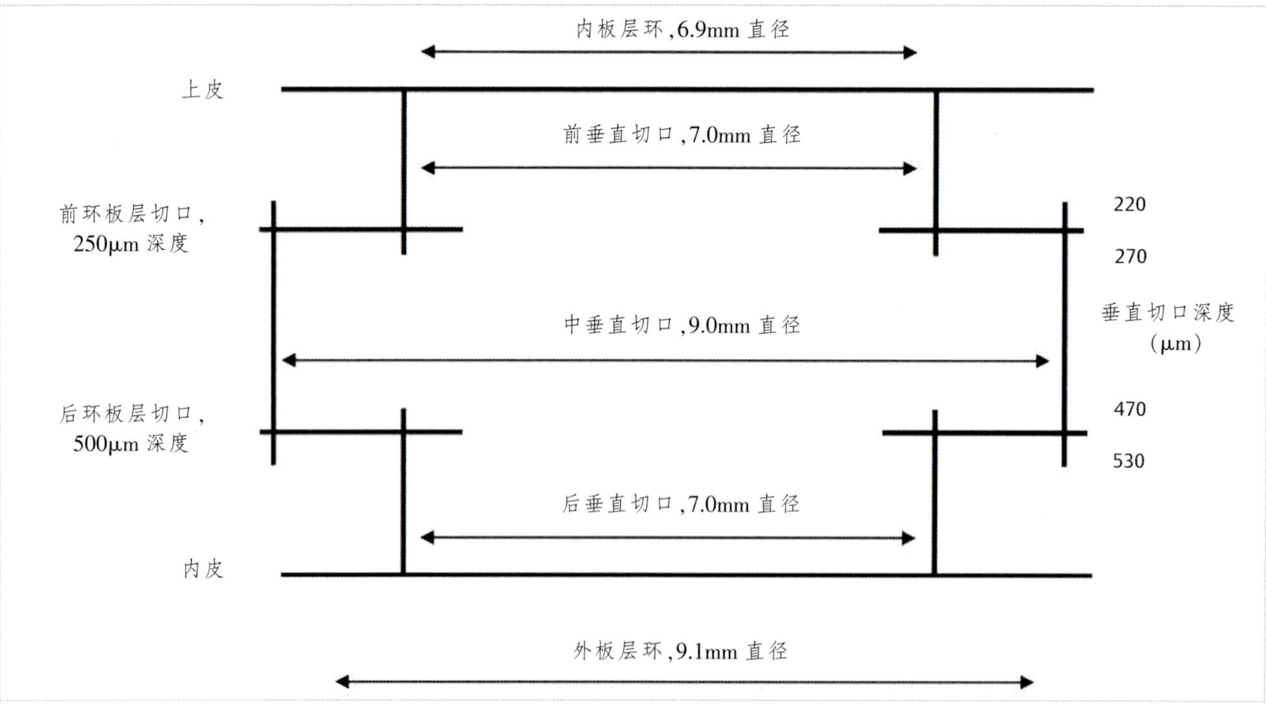

图 10.14 飞秒“锁和钥匙”切割模式。

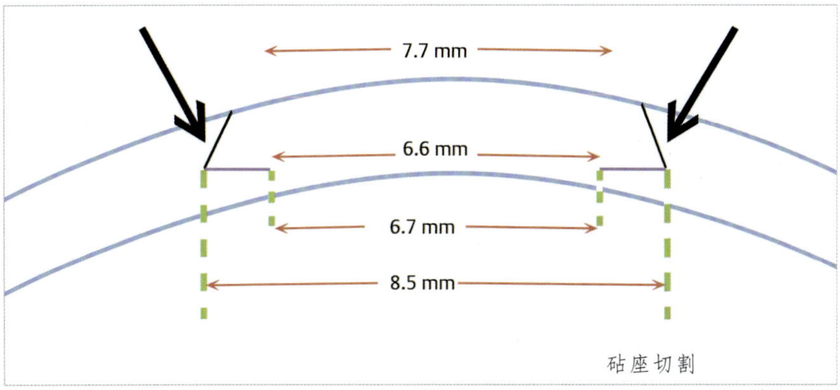

图 10.15　飞秒“砧座”切割模式。

即封闭手术切口。

• 移植物更加稳定。

• 减少缝合材料和张力,减少光学畸变。

缺点

• 缝线的深度为角膜深度的 50%,如果不使用红外二极管激光器,可能会导致后部切口裂开和切口渗漏。

• 可能需要扩大供体的尺寸,以使其与受体贴合更紧密。

锯齿形

描述

这种模式由两个重叠的包含前基部的锥体组成,与角膜中心成 30°。前锥体直径较小,底部约为 8mm,由前角膜上皮切割至约 300μm 的深度形成。后锥体具有较大的直径,底部约 9mm,由前房切割至约 280μm 的深度形成(图 10.16)[14]。

优点

• 有角度的前侧切口可以实现精确的供体-受体移植,减少组织错位和整体光学畸变的可能性。

• 供体-受体接触的更大表面积可以改善切口部位的密封性,提高切口的拉伸强度,加快切口愈合。

• 这是将移植物缝合到受体的最简单的学习曲线。

缺点

• 增加了从供体和受体角膜的周围组织中分离中央角膜的难度。

圣诞树

描述

这种模式由两个重叠的包含后基部的锥体组成,与角膜边缘成 30°。前锥体直径较大,基底约为 9mm,由前角膜上皮切割至约 300μm 深度形成。后锥体直径较小,基底约为 8mm,由前房切割至约 280μm 深度形成(图 10.17)[15]。这种技术与锯齿形模式有相同的优点和缺点。

燕尾形

描述

该模式由直径约为 8mm 的前侧切口、外径为 9.1mm、深度为 300mm 的环形板层切口和部分厚度的

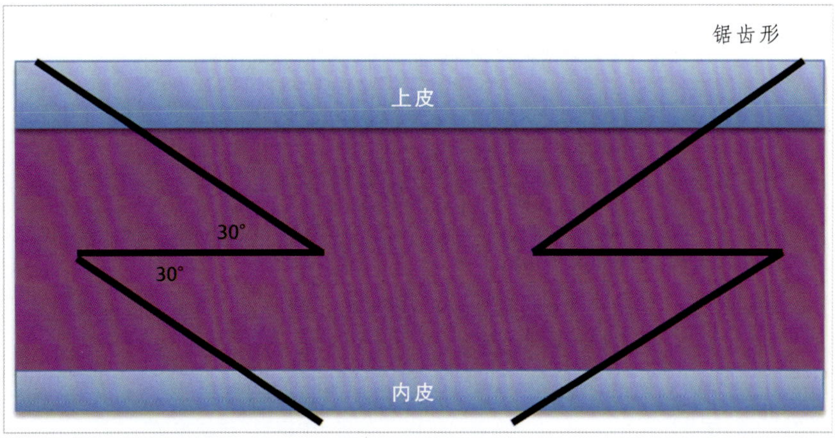

图 10.16　飞秒“锯齿形”切割模式。

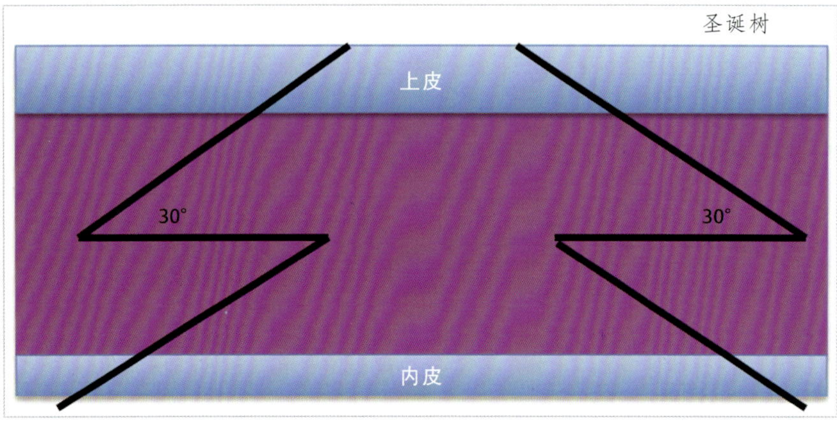

图 10.17 飞秒"圣诞树"切割模式。

斜后侧切口组成(从后弹力层前 100mm 延伸至板层切口外缘;图 10.18)[16]。针穿过供体组织中燕尾形的"点",并被引导到受体组织的凹槽中。将结旋转到供体组织中,以便于舌在凹槽中贴合,并避免卡住燕尾形。

优点

- 手术期间前后支撑植片。
- 足够的切口稳定性。
- 缝线可以在供体的燕尾尖穿过,并在 50%深度处穿过受体。

缺点

- 术后中度散光。

舌沟切割

描述

该模式由两个圆锥体组成,圆锥体顶部直径约为 7mm,底部直径约为 8mm,后者的深度约为 300μm[17]。

优点

- 舌沟环钻增加了供体和受体之间接触的表面积,因此可能会加速黏附。
- 与燕尾形类似,它在手术期间可以稳定组织。
- 增强对前后应力的抵抗。

缺点

- 分离更加困难。
- 耗费时间。
- 舌尖 50%的缝合, 可能导致切口前后裂开,并可能导致切口渗漏。

部分和完全切割

许多眼科手术将飞秒激光放置在手术室外的一个房间,这需要将患者从一个房间转移到另一个房间

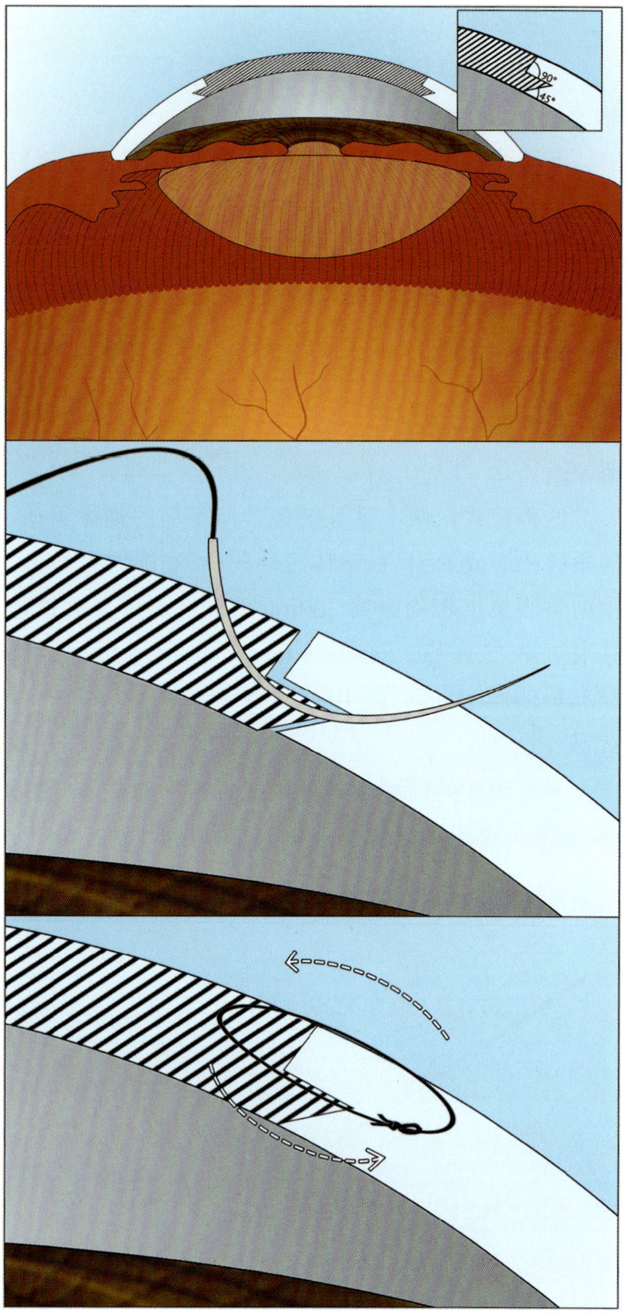

图 10.18 飞秒"燕尾形"切割模式。

以完成角膜移植手术。在将患者运送至手术室的过程中，保持切口完整性至关重要，以避免可能的并发症发生，包括切口裂开和过早破裂。在这种情况下，建议在前侧方切口的后部或板层切口的外部留下 50~100μm 的未切割间隙。

在“顶帽”“锯齿形”和“蘑菇形”结构中，已经证明部分受体角膜切割可以提高强度和稳定性[18]。相反，其他研究表明，板层环形切口中的间隙比垂直切口中的间隙提供的切口稳定性差。因此，如果手术医生更愿意留下间隙，那么在垂直切口中留下未切割间隙是值得注意的。

10.2 结论

某些全层角膜病变不是板层角膜移植术的适应证，而是出于光学、结构、重建、治疗和美容效果的原因需要进行 PK[19]。经典的垂直边缘-边缘的 PK 切口需要很长时间才能愈合，需要相对紧密的缝线将边缘固定在一起，这已被证明会显著增加规则或不规则散光的风险。与传统 PK 相比，FLAK 具有显著优势，包括所需要缝线数量的减少、缝线拆除速度加快、术后屈光不正的减少，以及视觉效果更好。改进的组织贴合技术、组织黏合剂和手术设计可能使我们能够实现自密封无缝线角膜移植术及更好的手术效果。然而，这种技术也有其缺点。飞秒激光器的成本大幅增加。此外，与传统的全层手动环钻相比，使用钝或半锋利的器械对激光造成的角膜切口进行解剖更加困难。进一步的实际考虑是飞秒激光辅助角膜移植术比传统的 PK 要耗费更多的时间。然而，将眼库预切供体组织置于所需要的位置可以减少手术时间。

（邵毅 译）

参考文献

[1] Farid M, Steinert RF, Gaster RN, Chamberlain W, Lin A. Comparison of penetrating keratoplasty performed with a femtosecond laser zig-zag incision versus conventional blade trephination. Ophthalmology. 2009; 116(9):1638-1643

[2] Jonas JB, Vossmerbaeumer U. Femtosecond laser penetrating keratoplasty with conical incisions and positional spikes. J Refract Surg. 2004; 20(4):397

[3] Banitt M, Cabot F, Hussain R, Dubovy S, Yoo SH. In vivo effects of femtosecond laser-assisted keratoplasty. JAMA Ophthalmol. 2014; 132(11):1355-1358

[4] Mastropasqua L, Nubile M, Lanzini M, Calienno R, Trubiani O. Orientation teeth in nonmechanical femtosecond laser corneal trephination for penetrating keratoplasty. Am J Ophthalmol. 2008; 146(1):46-49

[5] Yoo SH, Hurmeric V. Femtosecond laser-assisted keratoplasty. Am J Ophthalmol. 2011; 151(2):189-191

[6] Yoo SH, Al-Ageel S. Femtosecond laser (WaveLight FS200) customized keratoplasty for keratoconus: case report. J Refract Surg. 2012; 28(11) Suppl: S826-S828

[7] Kamiya K, Kobashi H, Shimizu K, Igarashi A. Clinical outcomes of penetrating keratoplasty performed with the VisuMax femtosecond laser system and comparison with conventional penetrating keratoplasty. PLoS One. 2014; 9 (8):e105464

[8] Proust H, Baeteman C, Matonti F, Conrath J, Ridings B, Hoffart L. Femtosecond laser-assisted decagonal penetrating keratoplasty. Am J Ophthalmol. 2011; 151(1):29-34

[9] Ignacio TS, Nguyen TB, Chuck RS, Kurtz RM, Sarayba MA. Top hat wound configuration for penetrating keratoplasty using the femtosecond laser: a laboratory model. Cornea. 2006; 25(3):336-340

[10] Thompson MJ. Femtosecond laser-assisted half-top-hat keratoplasty. Cornea. 2012; 31(3):291-292

[11] Levinger E, Trivizki O, Levinger S, Kremer I. Outcome of “mushroom” pattern femtosecond laser-assisted keratoplasty versus conventional penetrating keratoplasty in patients with keratoconus. Cornea. 2014; 33(5):481-485

[12] Fung SS, Iovieno A, Shanmuganathan VA, Chowdhury V, Maurino V. Femtosecond laser-assisted lock-and-key shaped penetrating keratoplasty. Br J Ophthalmol. 2012; 96(1):136-137

[13] Canovetti A, Malandrini A, Lenzetti I, Rossi F, Pini R, Menabuoni L. Laser-assisted penetrating keratoplasty: 1-year results in patients using a laser-welded anvil-profiled graft. Am J Ophthalmol. 2014; 158(4):664-670.e2

[14] Farid M, Kim M, Steinert RF. Results of penetrating keratoplasty performed with a femtosecond laser zigzag incision initial report. Ophthalmology. 2007; 114(12):2208-2212

[15] Bahar I, Kaiserman I, McAllum P, Rootman D. Femtosecond laser-assisted penetrating keratoplasty: stability evaluation of different wound configurations. Cornea. 2008; 27(2):209-211

[16] Lee J, Winokur J, Hallak J, Azar DT. Femtosecond dovetail penetrating keratoplasty: surgical technique and case report. Br J Ophthalmol. 2009; 93 (7):861-863

[17] Malta JB, Soong HK, Shtein R, et al. Femtosecond laser-assisted keratoplasty: laboratory studies in eye bank eyes. Curr Eye Res. 2009; 34(1):18-25

[18] Kopani KR, Page MA, Holiman J, Parodi A, Iliakis B, Chamberlain W. Femtosecond laser-assisted keratoplasty: full and partial-thickness cut wound strength and endothelial cell loss across a variety of wound patterns. Br J Ophthalmol. 2014; 98(7):894-899

[19] Buratto L, Böhm E. The use of the femtosecond laser in penetrating keratoplasty. Am J Ophthalmol. 2007; 143(5):737-742

第 11 章

飞秒激光矫正散光

Sperl Philipp, Kraker Hannes, Günther Grabner

摘　要

近年来,应用飞秒激光减少角膜散光变得越来越流行。本章探讨了飞秒激光引导散光矫正的两个手术方式:①激光引导的弧形角膜松解切口,以及②飞秒激光散光矫正的最新术式——SMILE。

关键词

散光;飞秒激光;弧形散光切口;SMILE;激光引导的弧形角膜松解切口

11.1 引言

眼科手术自始至终的目标是为患者提供最佳的裸眼视力。在过去的几十年里,我们见证了屈光手术技术的快速发展。因此,如今接受眼科手术的患者对医生抱有很高的期望。相较于更易矫正的球镜度数,散光矫正对于眼科医生来说似乎是一个更大的挑战。

从早期发表的文献中可以看到,在接受白内障手术的患者中,既往存在 0.25~1.5D 的角膜散光的患者百分比为 64%。既往存在散光高于 1.5D 的患者百分比为 22%[1]。另一项研究评估了 23 239 只患眼,发现 36.05%的患者角膜散光为 0.75D 或更高[2]。

此外,PK 后患者的散光不容忽视。研究表明,角膜移植术后会有很高概率出现患者无法耐受的散光[3]。

既往存在的散光和术源性散光对裸眼视力有很大的影响,因此为获取满意的视觉效果,通过手术治疗进行干预实属必要。

现已有多种治疗方法用于矫正角膜散光,包括非手术治疗(即角膜接触镜和框架眼镜)和手术治疗。这些矫正角膜散光的方法都可以显著减少散光, 然而,每种方法都有其局限性。例如,高度散光患者角膜接触镜的配适极具难度和挑战性;由医生手工完成的角膜楔形切除术、角膜松解切口或加压缝合等手术治疗在可预测性方面存在一定的局限性。

近年来, 应用飞秒激光矫正角膜散光日渐普及。飞秒激光引导的散光矫正有两种手术原理,分别适用于不同的适应证。早期手动进行的激光引导弧形角膜松解切口用于矫正 PK 后的高散光, 其良好的临床效果促使医生也使用该方法来治疗低至中度散光。其弧形切口可制作于角膜基质内或制作为角膜前部的穿透切口,已有文献结果表明,使用计算机引导的手术设备会有更高的精度和更好的重复性[4-6]。第二种原理也是目前最新的飞秒激光矫正散光的术式即 SMILE。

11.2 飞秒弧形散光切口的原理

如前文所述,一种广泛应用的矫正角膜散光的技术是制作弧形松解切口。飞秒激光提供了角膜缘松解、基质内或前部穿透切口松解的可能。因此,在角膜的陡峭轴位上制作对称切口,其目的是使得陡峭轴位角膜变平、相应平坦轴位角膜变陡。当比率为 1 时不会引起等效球镜的变化,而比率大于 1 时将导致远视漂移,比率小于 1 时将导致近视漂移[7]。弧形切口的长度会影响散光矫正的效果。此外,手动打开基质内切口可以增强矫正效果。通常制作 30°~90°的切口。较短的切口导致更多的扁平化而不是陡峭化,而较长的切口则会导致相反的情况。由于并发症发生率较高,不建议切口长度超过 90°。

切口长度并不是影响矫正效果的唯一因素。影响矫正效果的因素包括以下参数：切口到视轴的距离、切口深度、切口角度和应用的激光能量。靠近视轴的切口具有更强的矫正效果(直径<8mm)。另一方面,需要注意的是,切口越靠近视轴,引起眩光的可能则越大。眩光现象也受切口角度的影响。与手动制作切口相比,激光引导的基质内切口具有更好的重复性,发生如切口裂开、感染和上皮植入等并发症的可能性更少[7]。

11.3 当前数据

Hoffart 等将手动制作的散光切口与飞秒激光辅助切口进行了比较。在这项研究中,飞秒激光切口更优越[8]。

Rückl 等使用 IntraLase iFS 系统对 16 例患者进行了研究,在患者角膜制作对称的基质内弧形切口。在这项研究中,入组患者角膜散光小于 3D。该研究显示术后 6 个月角膜散光平均值从(1.50±0.47)D 显著降低到(0.63±0.34)D[5]。

在一项更大的研究中,Venter 等对屈光手术后 112 只患眼进行了基质内散光切口。该研究依然应用了 IntraLase iFS 飞秒激光设备。平均主观柱镜度数从术前(1.20±0.47)D 显著下降到术后(0.55±0.40)D[6]。

Wetterstrand 等矫正了行 PK 患者(n=16)的术后残留散光。术后角膜地形图显示角膜散光从(9.5±4.8)D 下降到(4.4±2.1)D。遗憾的是,该研究仅随访至术后 3 个月[9]。

11.4 SMILE

SMILE 是飞秒激光辅助屈光手术的最新手术方式。SMILE 是一种"一体化"的飞秒激光手术。因此,飞秒激光不仅会制作类似 LASIK 中的角膜瓣,还会制作基质内透镜,并通过小的弧形切口将其移除。

飞秒激光在 4 次光切削过程后形成透镜。第一次切削切开透镜的后表面,然后是圆形的边切口。之后,制作基质内透镜的前表面。最后,在角膜的上方或者颞上方制作一个小隧道切口,术者通过该切口取出透镜。这一流程可以取代类似 LASIK 中的飞秒-准分子激光组合流程[10]。

目前,SMILE 的适应证仅限于近视(<10D)和轻至中度散光(<6D)。

在最近的一项研究中,Chan 等比较了 LASIK 与 SMILE 之间的散光矫正,该前瞻性研究共纳入 111 例患者,散光矫正范围为-0.25~-4D,并在术后 1 个月和 3 个月进行对照研究,发现 SMILE 散光矫正不如 LASIK。在 SMILE 组中,68.5%的患者术后 1 个月度数在±0.25D 以内。3 个月后,70.4%在±0.25D 内。然而,在 LASIK 组术后 1 个月和 3 个月,分别有 94.7%和 96.5%的患者度数在±0.25D 内[11]。

在 Zhang 等的一项回顾性研究中,98 例接受 SMILE 治疗的患者在治疗后 1 年进行了评估,研究显示长期随访中屈光效果稳定,散光有欠矫的趋势[12]。

Qian 等进行了一项研究,以评估散光来源对飞秒激光 SMILE 矫正近视或近视散光的影响,研究纳入了 122 例患者。研究表明,SMILE 可有效矫正散光,但在矫正眼部残余散光方面可能效果较差,此处眼部残余散光定义为来源于角膜前表面之外的散光[13]。

尽管 SMILE 矫正散光的效果与其他方法相比较为欠佳,但这仍是一种非常有发展前景的技术。

11.5 展望

这两种技术都是矫正角膜散光方面非常有发展前景的术式。将来,在白内障手术中或角膜移植术后,弧形切口可能作为一个附加的步骤,而 SMILE 将一直用于屈光治疗。尽管部分学者表明弧形切口矫正角膜散光的结果令人满意,但迄今为止,该方法尚未被广泛应用。下一步将通过建立参考值,对临床效果进行比较。

相信在不久的将来,将有更多的研究结果向我们展示 SMILE 与 LASIK 术后效果的比较。

(张丰菊　译)

参考文献

[1] Ferrer-Blasco T, Montés-Micó R, Peixoto-de-Matos SC, González-Méijome JM, Cerviño A. Prevalence of corneal astigmatism before cataract surgery. J Cataract Refract Surg. 2009; 35(1):70–75

[2] Hoffmann PC, Hütz WW. Analysis of biometry and prevalence data for corneal astigmatism in 23,239 eyes. J Cataract Refract Surg. 2010; 36(9): 1479–1485

[3] Karabatsas CH, Cook SD, Figueiredo FC, Diamond JP, Easty DL. Combined interrupted and continuous versus single continuous adjustable suturing in penetrating keratoplasty: a prospective, randomized study of induced astigmatism during the first postoperative year. Ophthalmology. 1998; 105

(11):1991–1998
[4] Kymionis GD, Yoo SH, Ide T, Culbertson WW. Femtosecond-assisted astigmatic keratotomy for post-keratoplasty irregular astigmatism. J Cataract Refract Surg. 2009; 35(1):11–13
[5] Rückl T, Dexl AK, Bachernegg A, et al. Femtosecond laser-assisted intrastromal arcuate keratotomy to reduce corneal astigmatism. J Cataract Refract Surg. 2013; 39(4):528–538
[6] Venter J, Blumenfeld R, Schallhorn S, Pelouskova M. Non-penetrating femtosecond laser intrastromal astigmatic keratotomy in patients with mixed astigmatism after previous refractive surgery. J Refract Surg. 2013; 29 (3):180–186
[7] Wu E. Femtosecond-assisted astigmatic keratotomy. Int Ophthalmol Clin. 2011; 51(2):77–85
[8] Hoffart L, Proust H, Matonti F, Conrath J, Ridings B. Correction of postkeratoplasty astigmatism by femtosecond laser compared with mechanized astigmatic keratotomy. Am J Ophthalmol. 2009; 147(5):779–787, 787.e1
[9] Wetterstrand O, Holopainen JM, Krootila K. Treatment of postoperative keratoplasty astigmatism using femtosecond laser-assisted intrastromal relaxing incisions. J Refract Surg. 2013; 29(6):378–382
[10] Moshirfar M, McCaughey MV, Reinstein DZ, Shah R, Santiago-Caban L, Fenzl CR. Small-incision lenticule extraction. J Cataract Refract Surg. 2015; 41(3): 652–665
[11] Chan TC, Ng AL, Cheng GP, et al. Vector analysis of astigmatic correction after small-incision lenticule extraction and femtosecond-assisted LASIK for low to moderate myopic astigmatism. Br J Ophthalmol. 2016; 100(4):553–559
[12] Zhang J, Wang Y, Wu W, Xu L, Li X, Dou R. Vector analysis of low to moderate astigmatism with small incision lenticule extraction (SMILE): results of a 1-year follow-up. BMC Ophthalmol. 2015; 15:8
[13] Qian Y, Huang J, Chu R, et al. Influence of intraocular astigmatism on the correction of myopic astigmatism by femtosecond laser small-incision lenticule extraction. J Cataract Refract Surg. 2015; 41(5):1057–1064

第12章

飞秒激光用于角膜基质环植入

Efekan Coskunseven, Ioannis G. Pallikaris, Onurcan Sahin

摘 要

为何将飞秒激光(FSL)应用于角膜基质环植入(ICR)?将FSL技术应用于ICR与圆锥角膜手术中的优势已不容忽视。ICR的首次植入是通过机械方法进行的,这种方法是手动的,依赖于手术医生的技能。然而,手术有众多的影响因素,如中心对位、植入深度、基质环内外径等,为了使这些指标更加精确,FSL技术在ICR中的应用得以迅速发展。FSL应用于ICR的主要优点有:减少上皮损伤从而改善术后不适,一次性吸锥仅应用于术眼以控制炎症反应,同机械方式相比较负压时间更短、压力更小,中心定位佳,具有良好的深度稳定性,无错误切口,疗效可靠等。此外,由于可以更改内外径参数,还可以创建一个更窄的通道,进一步提升疗效。内皮穿孔是ICR最严重的并发症,隧道不完整是最常见的并发症。同时,切割过程中电流错误、隧道入口错误、真空负压丢失等并发症也可能发生。

关键词

飞秒激光;角膜基质环;圆锥角膜

12.1 引言

众所周知,角膜交联术(CCL)可以延缓圆锥角膜的进展并且还能调节角膜,国际上的相关研究也进一步证实了其治疗效果。然而,CCL却并不能提高患者的视力。相比于CCL,ICR有更久远的历史。1950年,Barraquer教授完成了首例ICR以矫正近视。1995年Ferrara博士在巴西的研究以及1997年Joseph Collin教授发表的第一篇论文都表示,ICR在提高圆锥角膜患者的视力上更安全、更高效。这一手术方式可以追溯于机械法ICR。INTACS可以通过真空吸环进行隧道分离,而KeraRing角膜基质环是在手动机械分离之后植入的(图12.1)。机械法存在真空负压高、对中误差大、植入深度不稳定、前房穿孔、上皮缺损、不适感等问题。机械分离的这些问题可能导致相关并发症,如基质环移位(图12.2)、角膜新生血管的形成(图

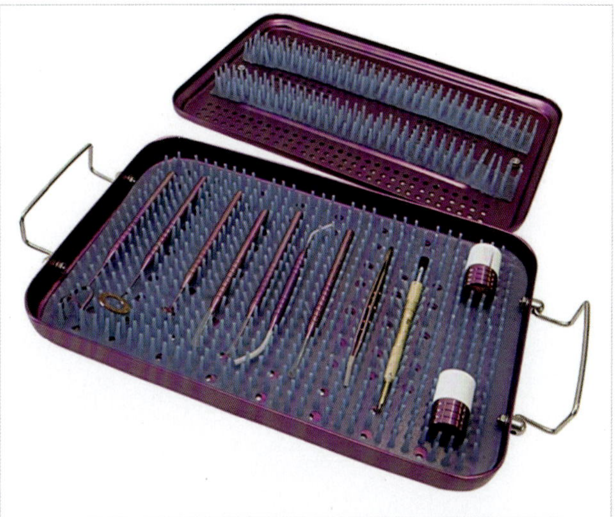

图 12.1 手动机械分离器械套装盒。

12.3)、角膜溶解(图 12.4)、基质环脱出(图 12.5)和严重感染(图 12.6)等,因而使许多医生放弃这种治疗方式。

21 世纪初发现的 FSL 是为 LASIK 设计的。同时,FSL 也解决了 ICR 中的相关问题。

12.2 感染

一次性无菌吸环和吸锥仅用于术眼可以防止术中交叉感染(图 12.7 和图 12.8)。

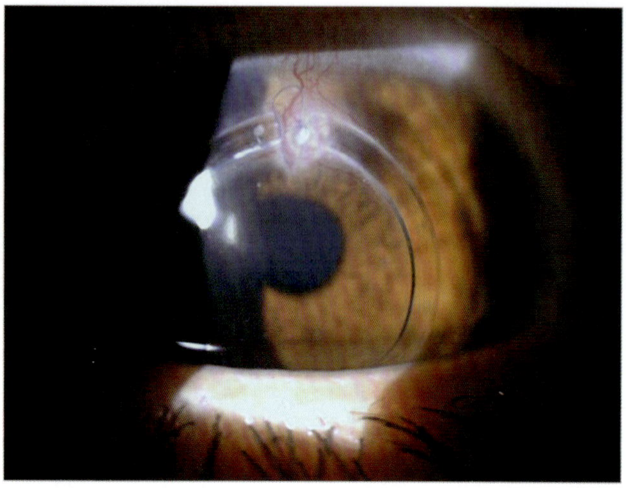

图 12.4 角膜溶解。

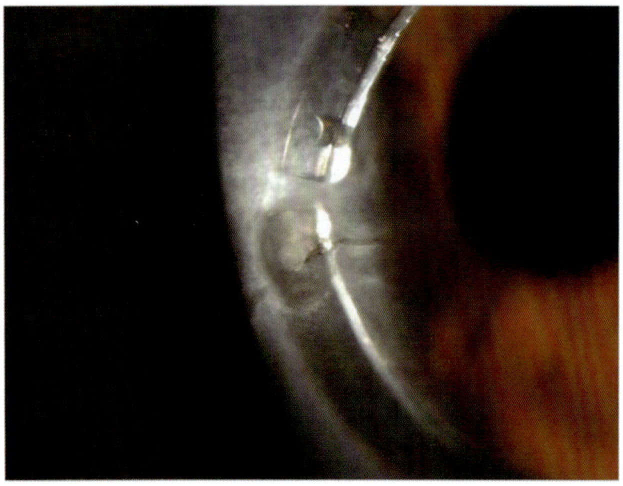

图 12.2 基质环移位。

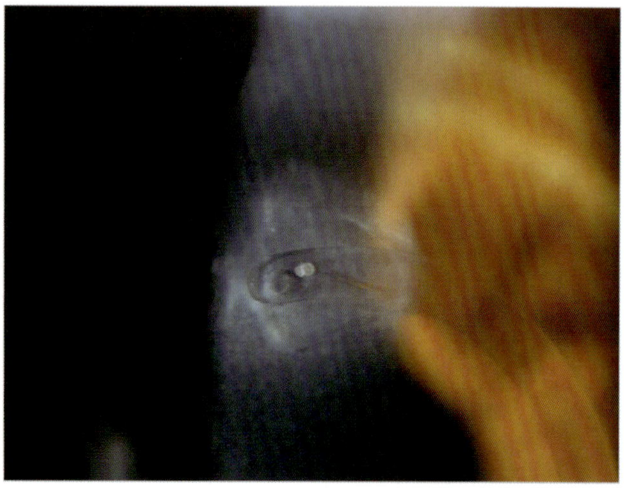

图 12.5 基质环脱出。

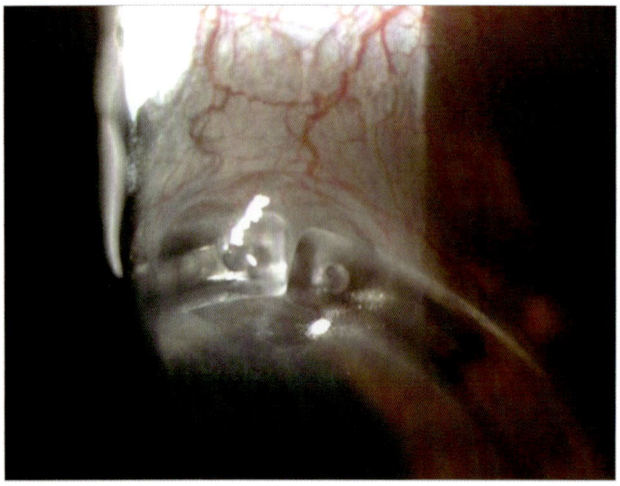

图 12.3 角膜新生血管的形成。

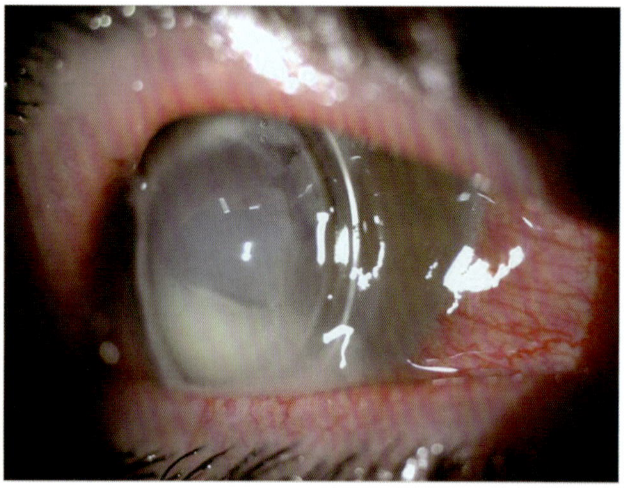

图 12.6 眼内炎。

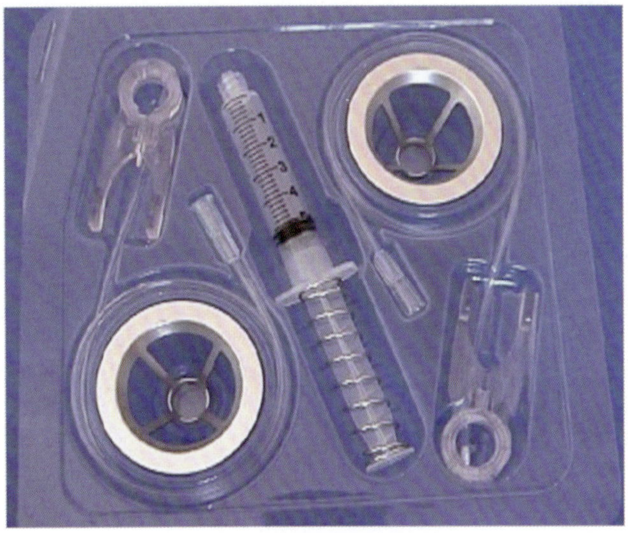

图 12.7　一次性无菌吸环和吸锥。

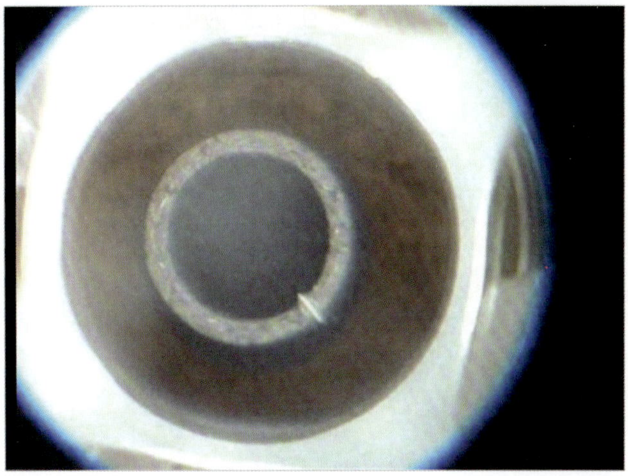

图 12.9　施加负压 8 秒后。

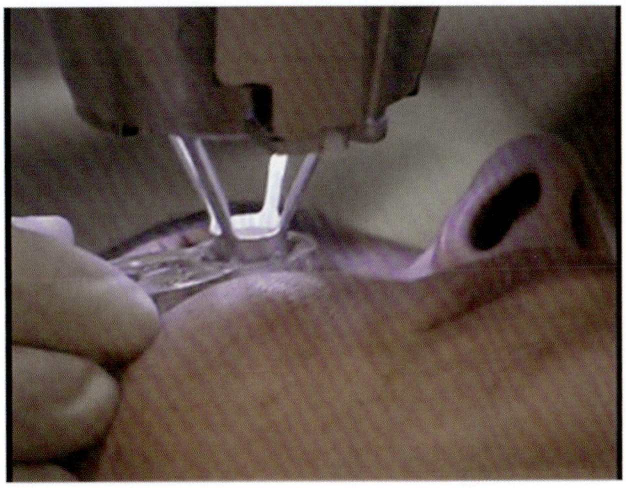

图 12.8　一次性吸环和吸锥。

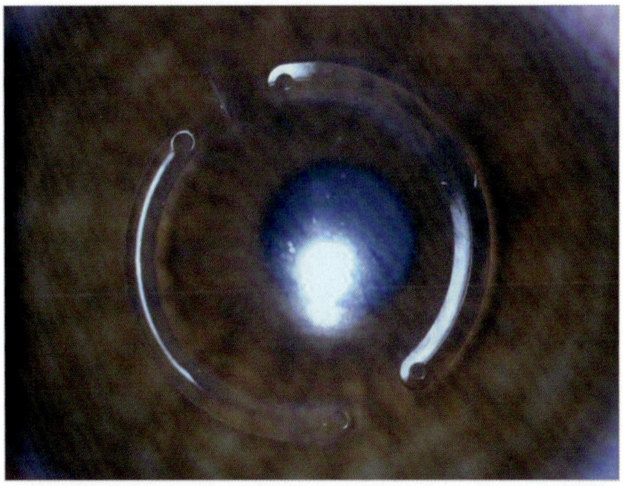

图 12.10　在可预测的中心位点植入角膜基质环。

12.3 低负压力与短吸引时间

同时，FSL 使用了更低的负压。大约运作 8 秒后负压为 35mmHg(1mmHg=0.133kPa)，而在机械法中，负压在几分钟后就超过 50mmHg(图 12.9)。

12.4 良好的中心定位

可预测中心定位是 FSL 应用于 ICR 的另一大优势，尤其对 5mm 光区的基质环更加重要(图12.10)。在激光前进行标记可能更容易实现正中定位(图 12.11)，将负压环压在角膜上后，手术医生可以精确定位中心。一些基质环厂家建议将中心点标记在解剖边缘中

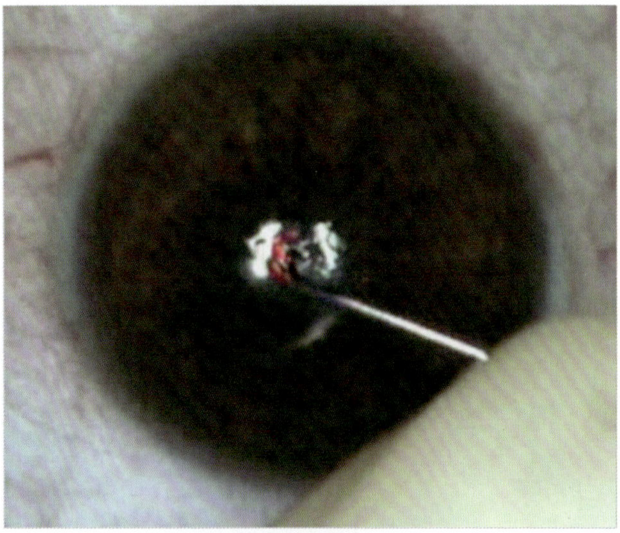

图 12.11　激光前标记。

心，而另一些建议以“浦肯野反射”为中心（图 12.12）。

12.5 自定义隧道大小

隧道的定制可以通过 FSL 实现；在 FSL 技术中，隧道的深度以及内外径都可以通过更改数据进行个性化设计（图 12.13）。如果手术医生在基质环植入后缩小了隧道的内径，基质环会将隧道向远端牵拉。隧道越窄，这种作用可能越明显。Rabinowitz 等[1]研究表明，环形隧道越窄，视力和屈光度的改善越大（表12.1）。2006 年 9 月 11 日，在伦敦举行的第 24 届欧洲白内障和屈光外科医生协会的会议上，也提出了一项类似的研究。在该研究中，根据内外径的不同将患眼分为 3 组并对其进行了评估[2]。Ⅱ组隧道较窄，Ⅲ组的隧道宽度与Ⅱ组相同，但内径较小。结果显示，较小的内径和较窄的隧道比其他组有更佳的疗效。在本研究中，INTACS 基质环参数为 6.77~8.1mm（内径和外径）。Ⅰ组为 6.77~8.1mm，Ⅱ组为 6.6~7.4mm，Ⅲ组为 6.5~7.3mm（表 12.2）。在这项研究中，第Ⅲ组的隧道最窄（图 12.14）。应用 OrbScan 测量角膜陡轴线上的角膜曲率。角膜曲率变化值为：Ⅰ组 4.25D，Ⅱ组 25.59D，Ⅲ组 37.08D。最窄隧道Ⅲ组术后陡轴线上变化最大（图 12.15）。Ⅰ、Ⅱ、Ⅲ组的术前与术后屈光度变化值

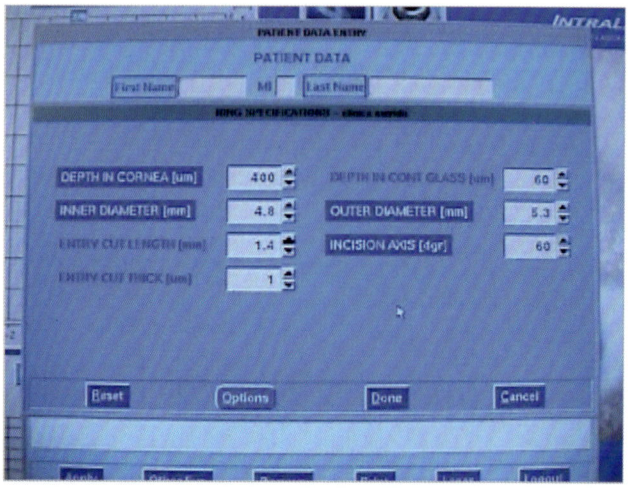

图 12.13 隧道的深度。

表 12.1 Rabinowitz、IntraLase 飞秒激光和 INTACS 基质环治疗圆锥角膜

术前术后变化值	外径≥8mm	外径≤7.6mm
UCVA（行）	2	4
BCVA（行）	0	6
Sphere（D）	0.7	3
Cylinder（D	0.75	1.9

缩略语：UCVA，裸眼视力；BCVA，最佳矫正视力；Sphere，球镜；Cylinder，柱镜。

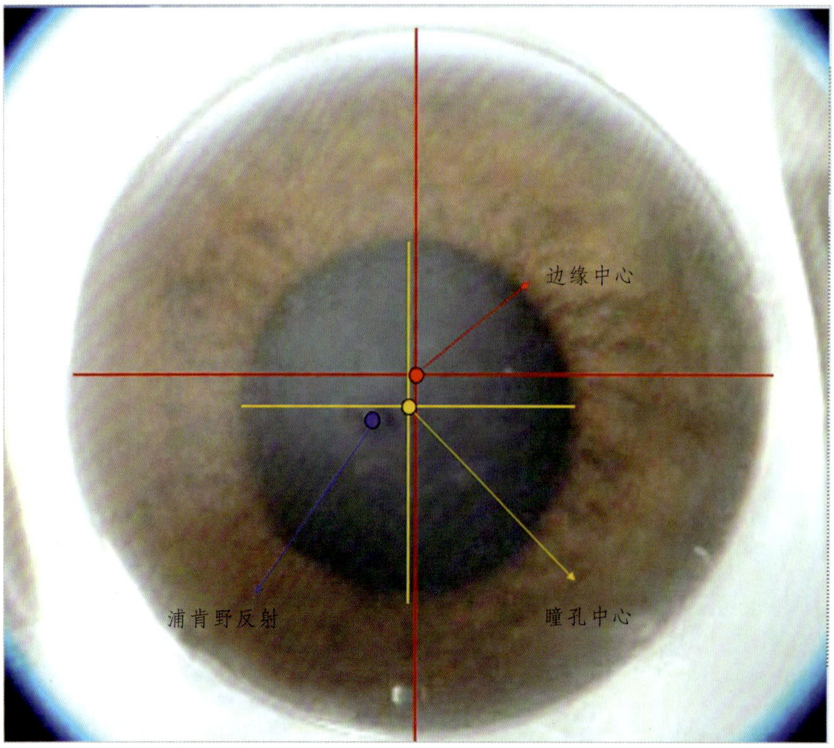

图 12.12 浦肯野反射以及瞳孔中心。

分别为 1.17D、2.54D 和 4.64D(图 12.16)。Ⅰ、Ⅱ、Ⅲ组裸眼视力(UCVA)术前与术后差值为 0.26D、0.23D、0.29D。Ⅰ组、Ⅱ组和Ⅲ组的 BCVA 差值分别为 0.1D、0.13D 和 0.16D(图12.17)。结果表明,最窄隧道Ⅲ组 ICR 后得到了最佳的效果。

表 12.2　37 例圆锥角膜患者的 53 只眼睛,Ⅰ、Ⅱ、Ⅲ组

	内径	外径	隧道大小(mm)	患眼数量
INTACS 基质环	6.77	8.1	0.66	53(*n*=37)
Ⅰ组	6.6	7.6	0.5	14(*n*=9)
Ⅱ组	6.6	7.4	0.4	10(*n*=7)
Ⅲ组	6.5	7.3	0.4	29(*n*=21)

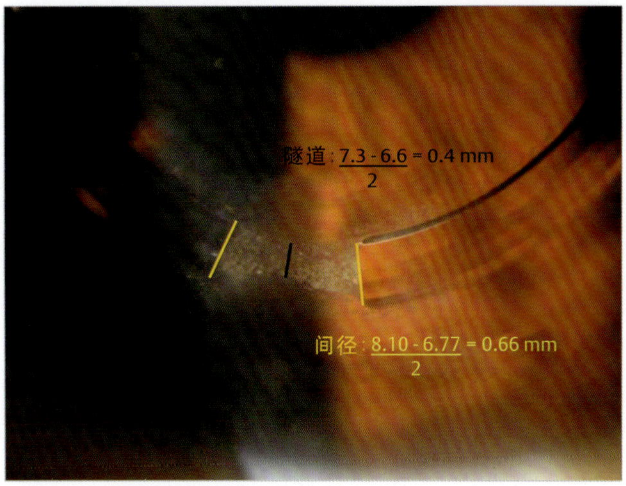

图 12.14　窄隧道外径 7.3mm，内径 6.6mm，隧道 0.4mm，而 INTACS 基质环间径 0.66mm。

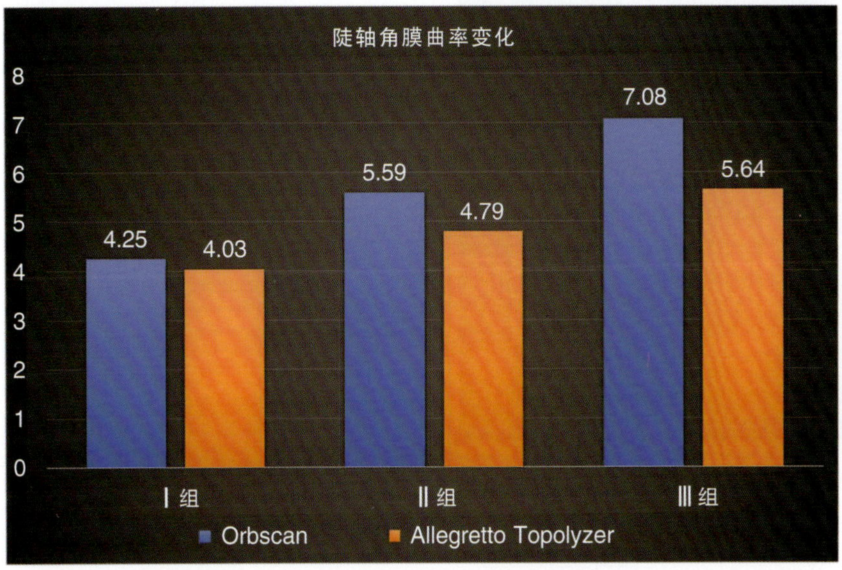

图 12.15　陡轴角膜曲率变化。

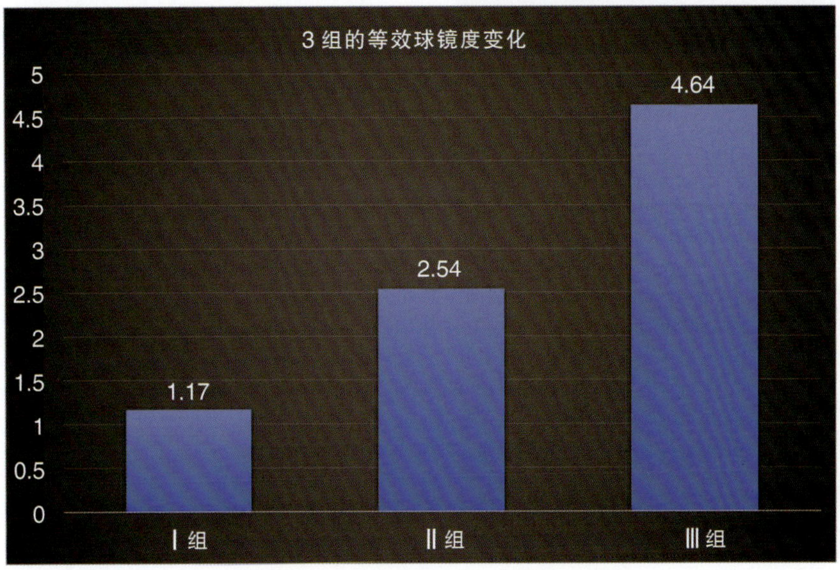

图 12.16　在陡峭轴上的等效球镜度变化。

12.6 深度稳定

保持稳定可靠的隧道深度可以避免前房穿孔和基质环前移(图 12.18)。

12.7 疗效佳

FSL 是一种比机械法更有效的 ICR 技术。大量研究对比了机械法和飞秒激光技术的疗效。Rabinowitz 等的研究表明,除表面规则性指数的变化外,激光组在所有参数上都表现得更好。对术后 1 年的 IntraLase 飞秒激光与机械法进行比较[3,4],得出结论:IntraLase 飞秒激光的疗效更好。另一项类似的研究[5]包括 32 例圆锥角膜患者(50 只眼睛),他们使用了 FSL 创建角膜基质环隧道,并完成了至少 1 年的随访。对 UCVA、BCVA、屈光度、地形图指标,以及术后不良反应进行了评估。该研究主要用于判定圆锥角膜患者利用 FSL 进行 ICR 的疗效。纳入标准如下:圆锥角膜 1 级、2 级或 3 级的角膜接触镜不耐受,角膜厚度最薄处至少为

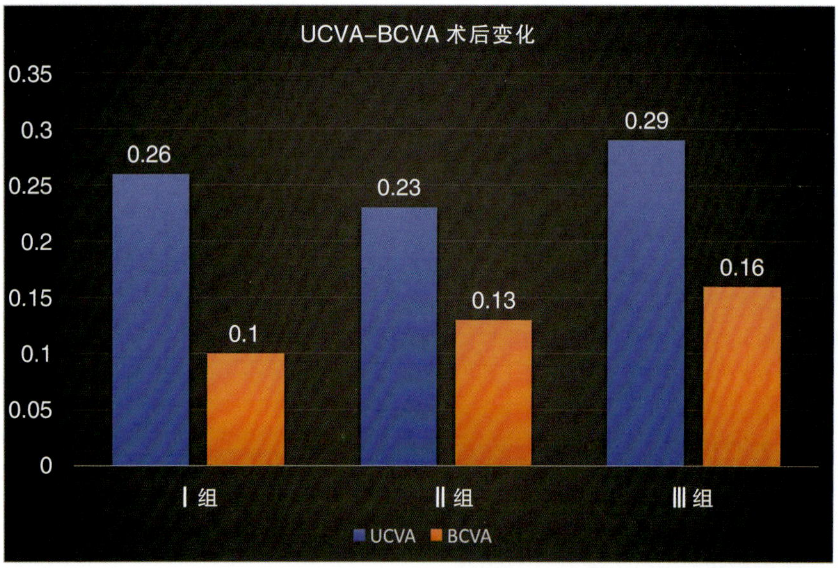

图 12.17 在陡峭轴上的 UCVA、BCVA 变化。

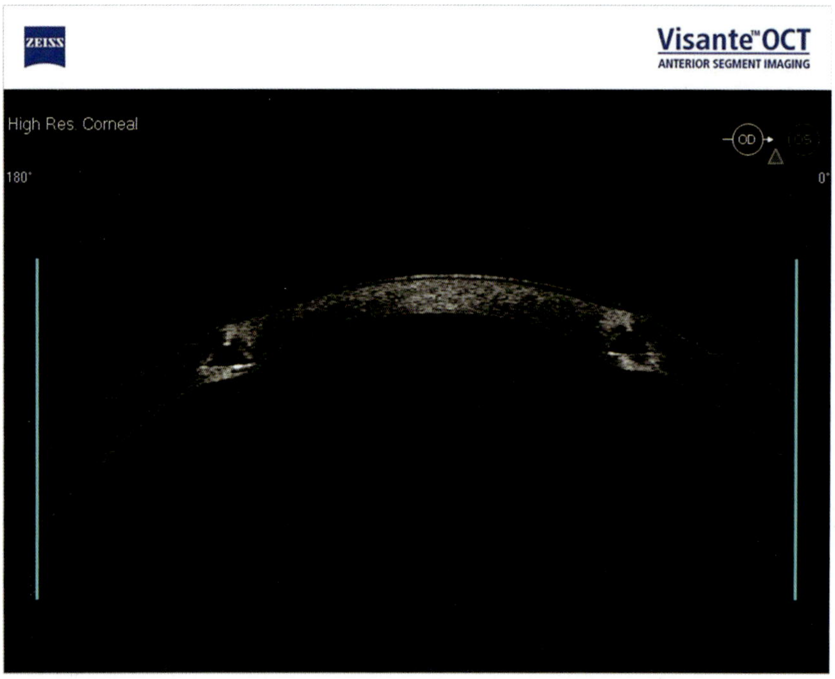

图 12.18 OCT 显示在稳定深度处的 kerar-ing 角膜基质环。

350μm，切口处至少为 450μm 的患者。排除标准为：患者的角膜曲率大于 65.3D，内皮细胞计数低于 $2000mm^2$，屈光矫正期望值较高，或存在急性圆锥角膜、严重异位、角膜侵蚀综合征、疱疹病毒性角膜炎、角膜营养不良、4 级圆锥角膜、角膜水肿、BCVA 小于或等于 0.05、自身免疫性疾病和妊娠/哺乳母亲的患者。分别于术后第 1、7、30、90 天进行随访，而后每隔 6 个月进行一次随访。在每次随访时，记录 UCVA 和 BCVA。使用 OrbScan Ⅱ检测地形图和超声测量厚度。所有操作均在表面麻醉下进行。所有病例切口均在地形图的最陡轴上，并在切口处和隧道带上方多点测量角膜厚度。每个切口长度为 1mm，深度为 5mm 光区处角膜厚度的 75%，400μm 是最大深度。FSL 通过预先下载的参数制作基质环隧道和角膜切口。本组患者均未出现术中并发症。术后第 1 天，有 3 只眼睛（6%；术后早期并发症）出现基质环移位。为了避免角膜溶解，移位的节段被重新植入在远离切口处的位置。严重的二次移位未在本病例中观察到，后续基质环再调位也并未发生。术后最后一次检查时，等效球镜屈光度较植入前明显减少[平均值±标准差：(-5.62±4.15)D（范围：-23.62~0.50D）~(-2.49±2.68)D（范围：-11.12~3.5D）；$P<0.001$]。植入前 UCVA 在 20/40 或视力更差者有 47 只眼睛（94%，指数 20/30），而最后一次随访时，14 只眼睛（28%）UCVA 在 20/40 或以上（指数 20/25）。9 只眼睛（18%）维持着术前的 BCVA，但是 39 只眼睛（68%）在最后一次随访时 BCVA 增加了 1~4 行。只有晚期圆锥角膜（Ⅲ期）的两只眼睛（4%；2 例患者）最佳矫正视力减少了至少两行。尽管 BCVA 有所恶化，但患者并不想摘除角膜基质环，因为 UCVA 有所增加。随访期内无远期并发症发生。利用缝合可以有效地防止基质环移位（图 12.19 和图 12.20）。手术结束时为患者戴上角膜接触镜，第二天取出即可。这项试验的作者认为，使用 FSL 创建隧道的角膜基质环（KeraRing）植入是一种微创手术，可以提高圆锥角膜患者的视力（UCVA 和 BCVA）。此外，“U”形缝合技术可用于防止角膜基质环移位（图 12.21 和图 12.22）。

在这项研究中，超过 85%的眼睛在 UCVA 上提升了几行，超过 60%的眼睛在 BCVA 上有所提高。对于 UCVA，4.6%的眼睛有 1~2 行的视力损失，9%的眼睛视力保持不变，32%有 1~2 行的增长，46%的眼睛视力增加了 3~5 行，8%的眼睛视力增加了 6 行或更多。对

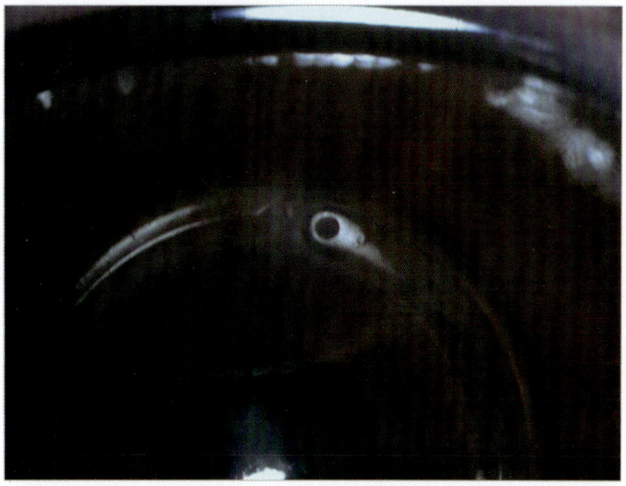

图 12.19　基质环移位。

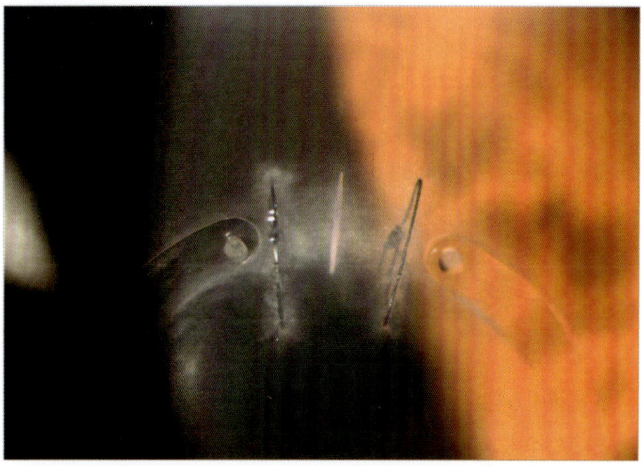

图 12.20　防止基质环移位的缝合技术。

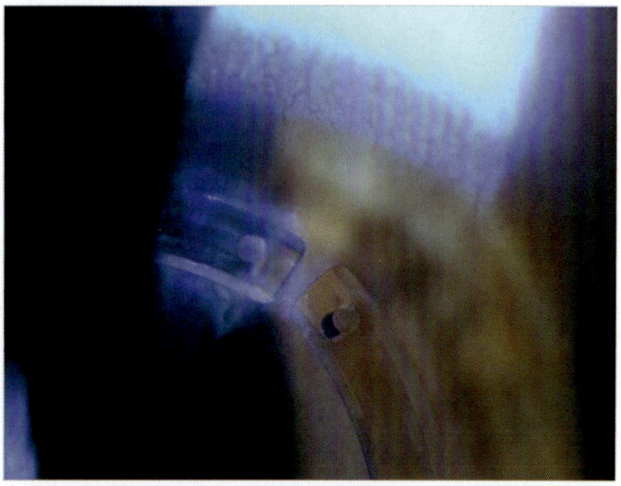

图 12.21　基质环移位。

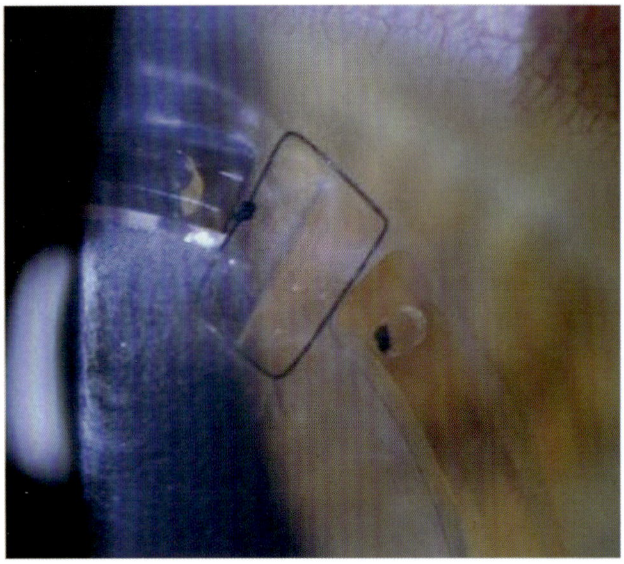

图 12.22 “U”型缝合防止基质环移位。

于 BCVA，13.3%的眼睛有 1~2 行下降，25%的眼睛没有改变，32%的眼睛视力增加了 1~2 行，26%的患者增加了 3~5 行，2.6%的患者增加了 6 行或更多。平均 UCVA 由术前的 0.12 提高到术后的 0.38，平均 BCVA 由术前的 0.42 提高到术后的 0.55。平均等效球镜屈光度由术前-6.50D 提高至术后-2.02D。Levinger 等[6]报道，采用机械法后，平均等效球镜屈光度由术前的(-3.88±1.64)D 提高到术后的(-1.04±1.51)D。平均角膜曲率由术前的 48.7D 降至术后的 44.2D。Colin 等[7]报道，使用机械法，角膜曲率较术前读数平均减少(-4.30±-2.80)D。

12.8 飞秒激光创建隧道是一种微创技术，它使我们在复杂病例中进行 ICR 成为可能

在圆锥角膜 INTACS ICR 后，通过 FSL 再植入更小光区的角膜基质环是安全可靠的。在一项研究中，INTACS 基质环植入圆锥角膜后再植入 Keraring 基质环[8]，其研究目的是探讨 3 只患眼(2 例圆锥角膜患者)在植入基质环(INTACS)后再行 Keraring 基质环植入术后的视觉和屈光状态。术中无并发症，术后 6 个月，患者 1 的右眼和左眼的 UCVA 分别从 20/100 和 20/200 提高到 20/32 和 20/40，患者 2 的右眼 UCVA 从 20/400 提高到 20/50。患者 1 的右眼和左眼 BCVA 分别由 20/50 和 20/100 提高到 20/30 和 20/32，患者 2 的右眼和左眼 BCVA 分别从 20/200 和 20/40 提高到 20/30 和 20/32。患者 1 的右眼和左眼角膜曲率分别从 51.00/45.70D 和 50.80/48.80D 降低到 47.00/44.60D 和 42.70/40.30D，患者 2 的眼睛从 49.30/45.70D 降低到 45.60/44.10D。可以得出的结论是，在有 INTACS 基质环的圆锥角膜患者中，FSL 建立隧道并联合基质环植入没有任何并发症，并且可以改善视力和屈光状态(图 12.23 至图 12.25)。

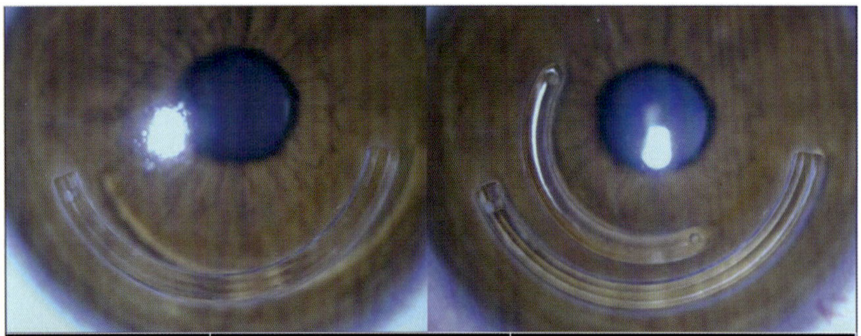

OD	Post-Intacs	Post - Intacs + Keraring
Manifest Ref	-0.50 (-5.25 x 25)	0(-2 x 180)
UCVA	0.2	0.6
BCVA	0.4	0.7
K1	45.7	46.2
K2	51.0	48.8

图 12.23 INTACS-Keraring 植入术前术后 BCVA 提升 3 行。

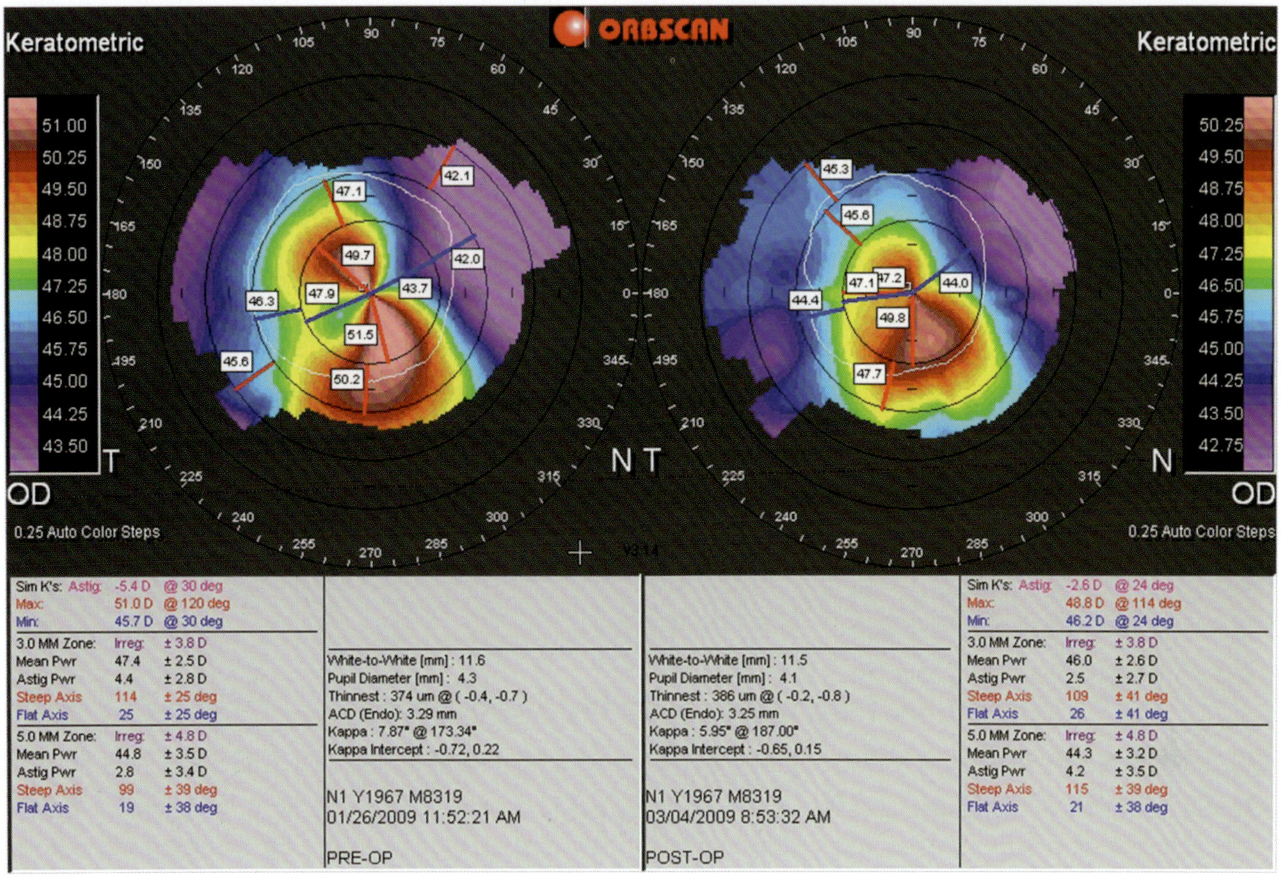

图 12.24　Intac-Kerering 植入；OrbScan 术前、术后的地形图。

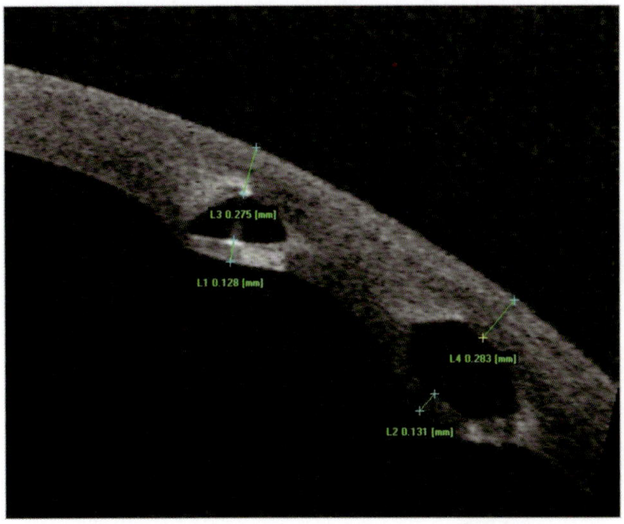

图12.25　FSL 隧道创建后 INTACS 和 Kerering 基质环的OCT。

12.9 圆锥角膜患者放射状角膜切开术后应用 FSL 建立隧道

另一难题是放射状角膜切开术后的 ICR。在许多国家，放射状角膜切开术被用来调节圆锥角膜的角膜形态。如果患者在放射状角膜切开术后仍有圆锥形角膜和薄角膜，那就可以选择使用角膜基质环，进一步改善角膜不规则的状态。一项研究表明，圆锥角膜患者在放射状角膜切开术（RK）后，使用 FSL 植入单一角膜基质环是安全有效的[9]。该案例为一例 33 岁女性患者，圆锥角膜 RK 6 年后出现不规则散光，使用 FSL 进行了单一角膜基质环植入治疗。基质环（0.150mm 厚，160°弧形）植入到最陡峭的区域（下部），无术中或术后并发症。术后 6 个月，UCVA 由 20/40 提高到 20/25，BCVA 由 20/32 提高到 20/20，平均散光度数由-2.50D 提高至-0.75D，角膜地形图提示下部斜度改善，不规则的散光减少。在创建隧道时，外科医生可以选择远离 RK 切口的位置作为基质环植入的切口位置。这项研究表明，PK 后植入基质环，FSL 建立隧道是安全且可预测的(图 12.26 和图 12.27)。

12.10 圆锥角膜移植术后的复发患者,FSL 创建隧道后植入角膜基质环是安全可行的

PK 后大部分圆锥角膜仍有一定的角膜不规则,进一步提高视力是一个巨大的问题。对于一些患者,地形引导的表面切削术或 LASIK 可以作为矫正视力的一种治疗选择。但这些技术也有一定局限性。ICR 是行激光切削手术前一个很好的选择。我们对一例角膜移植术后利用 FSL 创建隧道进行 ICR 的患者进行了研究[10]。一例 50 岁女性患者,PK 15 年后,因复发圆锥角膜而行 ICR。通过 FSL 创建隧道(上和下),将两个基质环节段(0.15mm 和 0.25mm)植入角膜,无术中或术后并发症。术后 10 个月 UCVA 由术前的指数提高到 20/63,BCVA 由 20/63 提高到 20/32。FSL 可以在远离植片边缘的位置创建隧道。这项研究表明,利用 FSL 可以将基质环节段植入角膜移植后的角膜。该研究始于 2007 年,我们现在已经有 11 只眼睛的研究结果,并进行了超过 7 年的随访。在这些眼睛中没有观察到与飞秒激光隧道创建或角膜基质环节段植入相关的并发症(图 12.28 和图 12.29)。

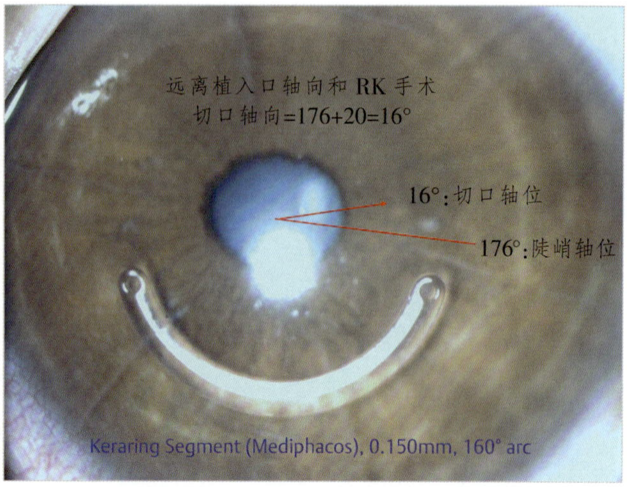

图 12.26 放射状角膜切开术(RK)的基质环植入。切口距离 RK 切口处较远。

12.10.1 利用 FSL 创建隧道的 ICR 并发症

已知 FSL 隧道辅助 ICR 有相关的一些并发症。基质环移位(4.6%)、伤口血管形成(1%)、角膜溶解/基质环节段暴露(5.6%)是我们在随访中遇到的并发症。在 20 例(6.6%)患者中,不得不取出角膜基质环。Rabinowitz 等[1]报道了 1 例使用显微角膜板层角膜刀植入的 INTACS 植入术。由于放置得太浅,基质环部分被挤出,但患者选择不再重新植入。另一例双眼均行

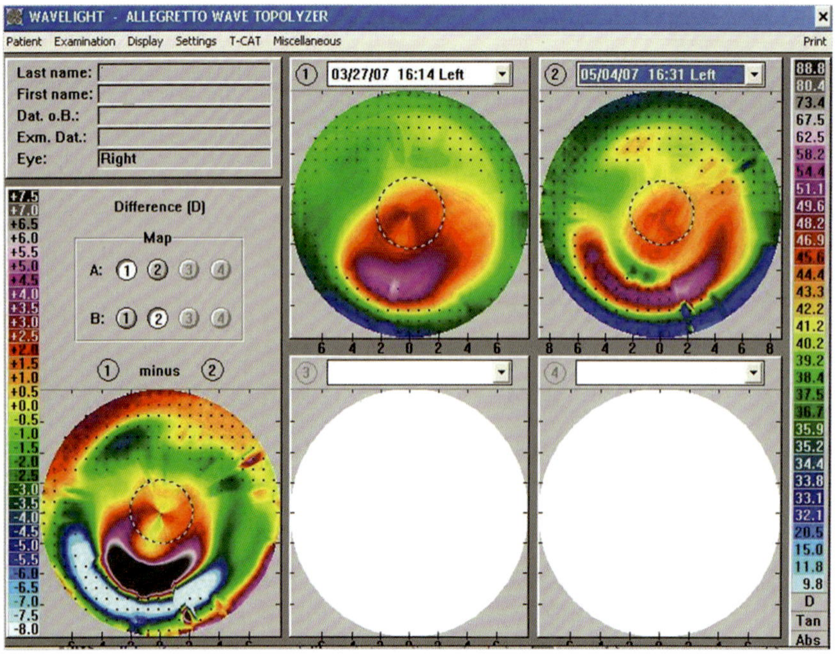

图 12.27 RK 植入角膜基质环植入术前、术后的角膜地形图及差值图。

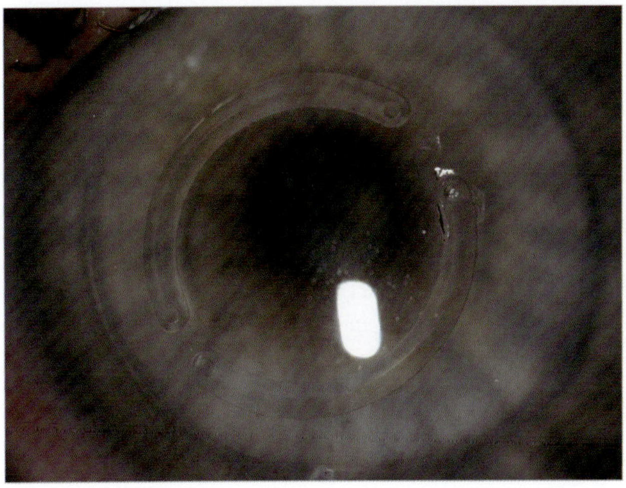

图 12.28　角膜移植术后飞秒激光创建隧道植入角膜基质环。

PK 的患者，术后视力持续波动长达一年。在 FSL 组中，1 例患者在术后第二天出现缝线松动，感染革兰阳性菌，伤口下两段基质环节段边缘靠得很近，随后将 INTACS 取出。另一项研究中[11]，531 例患者(850 只眼睛)接受了使用 FSL 创建隧道辅助 ICR 的手术，并记录术中及术后并发症。其中，术中最常见的并发症是创建不完全的隧道(22 只眼睛，2.6%)(图 12.30)。所有的手术均在机械分离器的作用下完成。这种并发症可以通过增加能级或减少光斑间隔实现最小化，并且不需要消除，在过去的 4 年中只有 1 例患者观察到这种并发症的发生。由于这种并发症的出现使得能级水平和光斑间隔的应用越来越规范化，这种并发症也没有再出现过。术中最严重的并发症是内皮穿孔(5 只眼睛，0.6%；图 12.31)，手术后可用 Seidel 征识别穿孔(图 12.32)。这可能是由于术前角膜厚度测量错误或隧道创建过深造成的。现在 150kHz IntraLase FSL 仍在使用中，150 或 200kHz WaveLight IntraLase FSL 或 VisuMax 对隧道的创建是比较精确的，但每个吸锥都有 10~15m 的标准差。为了避免内皮穿孔的发生，在植入部位 5mm 光区内进行准确的测量角膜厚度是很重要的。参考点应该是隧道带的最薄厚度点(图 12.33)。可以使用 Pentacam、Visante OCT 和超声波测厚仪获得更精确的角膜厚度。Ring 公司建议，切开深度在 7.0mm 光区处，测量角膜厚度的 80%要≤400μm。我

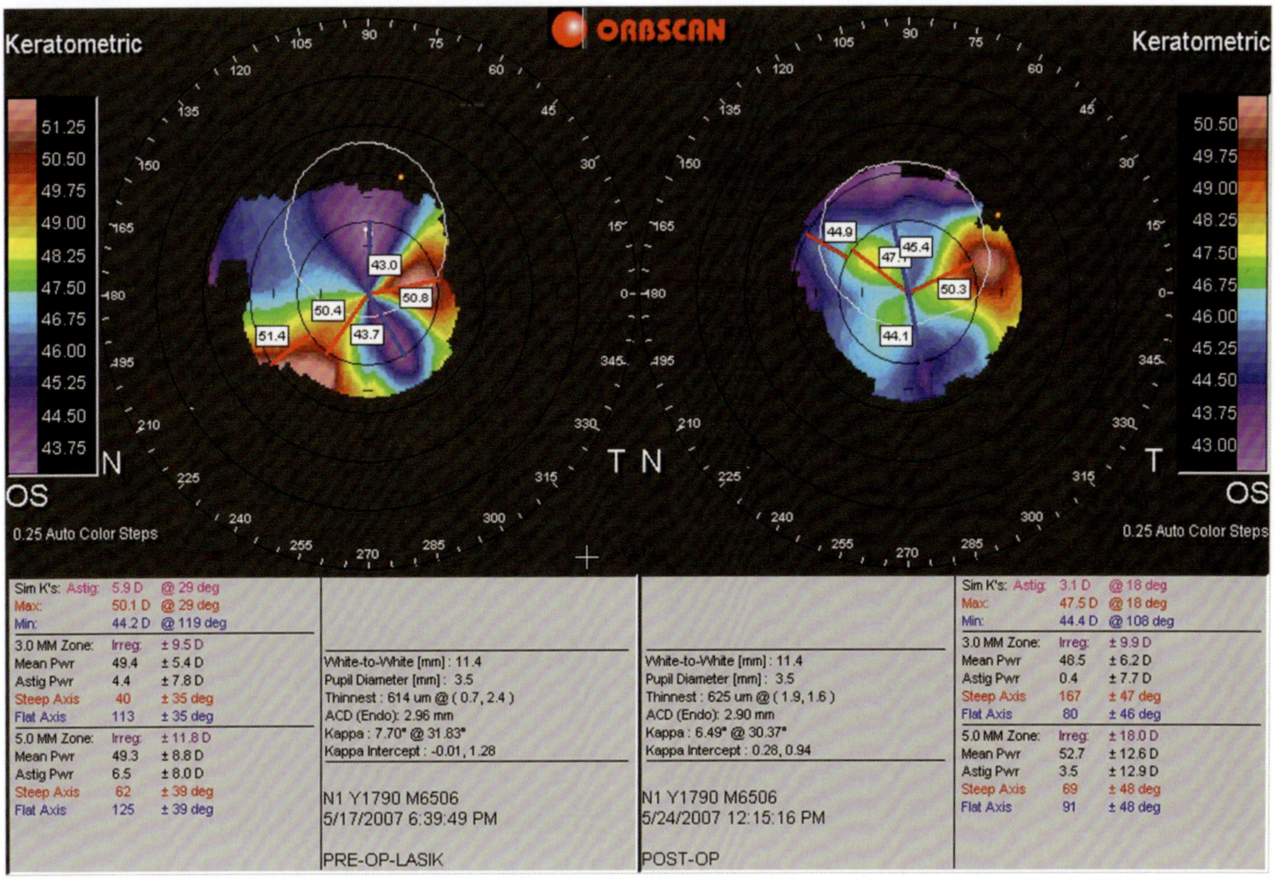

图 12.29　角膜移植术后 FSL 辅助角膜基质环植入术前、术后的角膜地形图。

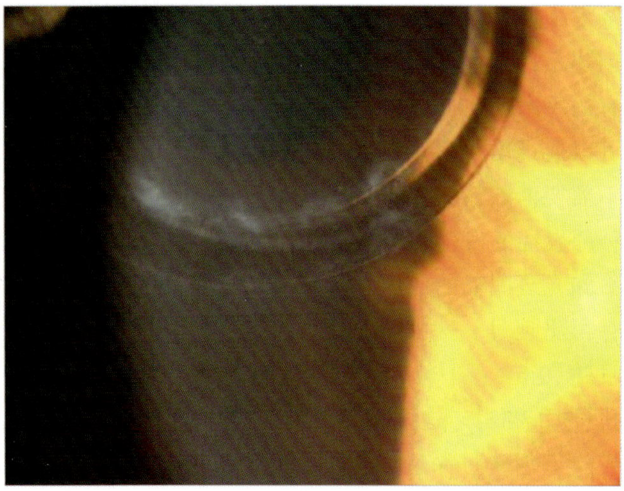

图 12.30 不完全的隧道：基质环节段周围桥接。在这些患眼中，隧道是使用机械分离器完成的。

们建议，一旦术中发现并发症，为防止内皮穿孔，应立即停止建立隧道。飞秒隧道是圆形的，而不是从中央到外围的栅格状的。如果发现有气泡，那就有可能出现内皮穿孔(图 12.34)，手术至少会推迟 1 个月，然后会创建一个前移 90um 的新隧道，以保护内皮细胞[11]。其他并发症包括检流计滞后错误（系统故障；5 只眼睛，0.6%），隧道入口错误(2 只眼睛，0.2%)，负压丢失(1 只眼睛，0.1%)。如果在切开过程中出现负压丢失，可以在相同的结膜和角膜平面再次创建负压，用相同的数据在相同的位置和深度创建隧道。如果外科医生更愿意使用钻石刀，那么隧道中的气泡将成为帮助我们定位隧道的参照物。术后基质环移位 11 例患者(1.3%)，角膜溶解 2 例患者(0.2%)，轻度感染 1 例患

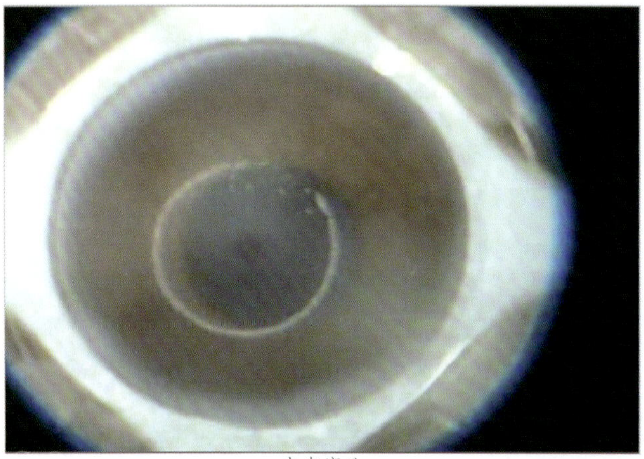

内皮穿孔
0.6%(5 只眼睛)

图 12.31 FSL 隧道创建过程中发生内皮穿孔。

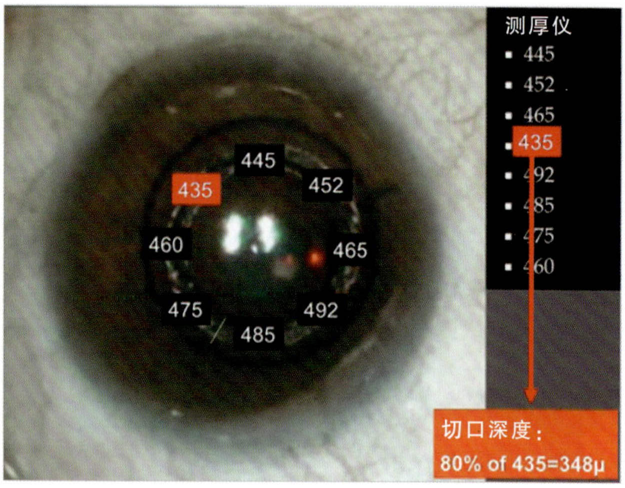

图 12.33 隧道带和角膜最薄参考点的角膜厚度。

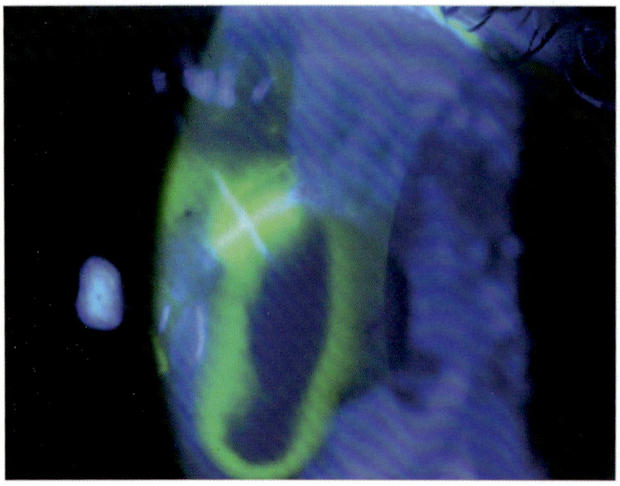

图 12.32 FSL 隧道创建和基质环植入 1 天后出现 Seidel 征。

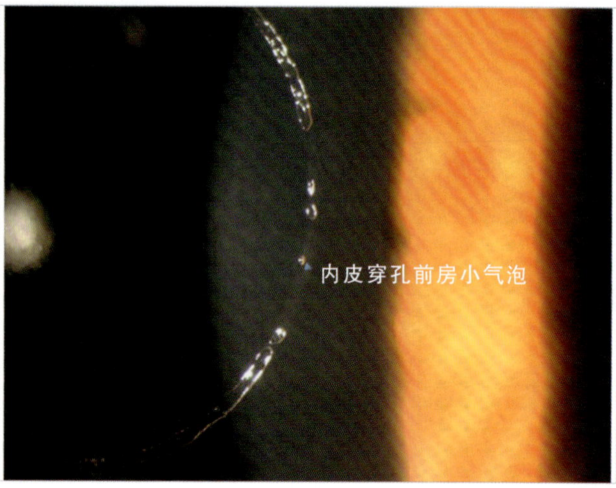

图 12.34 内皮细胞微穿孔伴前房微气泡。

者(0.1%)。并发症发生率为 5.7%(49/850 只眼睛)。

12.11 结论

如果手术医生熟知 FSL 创建隧道辅助 ICR 的规则和技巧,那么这种手术方式将成为一种安全有效的治疗圆锥角膜的方法。目前,还需要进一步研究制订合适的深度、隧道的大小以及基质环的类型等统一标准以使该手术变得更安全、更有效。

(周胜 译)

参考文献

[1] Rabinowitz YS, Li X, Ignacio TS, Maguen E. INTACS inserts using the femtosecond laser compared to the mechanical spreader in the treatment of keratoconus. J Refract Surg. 2006; 22(8):764-771

[2] Coskunseven E. Modification of the parameters in intralase to improve effect in keratoconus patients with Intacs. Paper Presented at the XXIV Meeting of the European Society of Cataract and Refractive Surgeons; London; September 11, 2006

[3] Colin J, Cochener B, Savary G, Malet F, Holmes-Higgin D. INTACS inserts for treating keratoconus: one-year results. Ophthalmology. 2001; 108(8):1409-1414

[4] Siganos CS, Kymionis GD, Kartakis N, Theodorakis MA, Astyrakakis N, Pallikaris IG. Management of keratoconus with Intacs. Am J Ophthalmol. 2003; 135(1):64-70

[5] Coskunseven E, Kymionis GD, Tsiklis NS, et al. One-year results of intrastromal corneal ring segment implantation (KeraRing) using femtosecond laser in patients with keratoconus. Am J Ophthalmol. 2008; 145 (5):775-779

[6] Levinger S, Pokroy R. Keratoconus managed with Intacs: one-year results. Arch Ophthalmol. 2005; 123(10):1308-1314

[7] Colin J. European clinical evaluation: use of Intacs for the treatment of keratoconus. J Cataract Refract Surg. 2006; 32(5):747-755

[8] Coskunseven E, Kymionis GD, Grentzelos MA, et al. INTACS followed by KeraRing intrastromal corneal ring segment implantation for keratoconus. J Refract Surg. 2010; 26(5):371-374

[9] Coskunseven E, Kymionis GD, Bouzoukis DI, Aslan E, Pallikaris I. Single intrastromal corneal ring segment implantation using the femtosecond laser after radial keratotomy in a keratoconic patient. J Cataract Refract Surg. 2009; 35(1):197-199

[10] Coskunseven E, Kymionis GD, Talu H, et al. Intrastromal corneal ring segment implantation with the femtosecond laser in a post-keratoplasty patient with recurrent keratoconus. J Cataract Refract Surg. 2007; 33(10):1808-1810

[11] Coskunseven E, Kymionis GD, Tsiklis NS, et al. Complications of intrastromal corneal ring segment implantation using a femtosecond laser for channel creation: a survey of 850 eyes with keratoconus. Acta Ophthalmol. 2011; 89 (1):54-57

第 13 章

飞秒激光技术的创新应用

Jorge L. Alio, Alfredo Vega, María A. Amesty

摘　要

在过去的几年里，飞秒激光辅助的手术在眼科领域得到了广泛的应用。因为飞秒激光具有适用性广、精确性高、安全性好等优点，角膜已经成为此类手术实现良好视力的目标之一。在众多角膜上开展的手术中，我们在本章展示一种使用飞秒激光辅助的能精准移除角膜白斑的技术，即飞秒激光辅助的板层角膜切削术。此外，我们还要介绍飞秒激光在功能性及美容性角膜染色上的应用。

关键词

飞秒激光辅助手术；板层角膜切削术；角膜染色；角膜文身

13.1 FSL 辅助的板层角膜切削术用于治疗角膜白斑

13.1.1 引言

当角膜白斑位于视轴中央时，可能会导致视力受损，因此角膜白斑是角膜移植的主要原因之一。治疗严重角膜白斑的经典方法是 PK。当角膜混浊没有引起角膜内皮细胞发生明显改变时，DALK 是最好的治疗方式。与角膜全板层移植相比，最新的 DALK 方法具有很大的优势，排异风险几乎为零。但是这种手术方式学习曲线长，术后恢复久，并且会产生大量的术源性散光。因此，这种手术方式仅可恢复患者的部分视功能[1,2]。另外一种治疗这种角膜瘢痕的方法是手动表层角膜切除术，这种方法创伤较小，但是会引起角膜表面的局部改变以及不规则，从而导致术后视力恢复欠佳[3]。为了避免复杂的角膜移植手术，一些作者报道了不同的方法来去除瘢痕组织，而不需要板层或全角膜移植。Alió 等尝试使用遮盖式准分子激光消融术切除病变组织，结果发现接受此类手术的患者的视功能得到明显改善[4]。也有研究者证明使用显微角膜板层刀去除角膜白斑的方法有效[5,6]。

近年来，随着飞秒激光技术的出现，可以将角膜组织更精准地分离，这极大扩展了我们处理角膜疾病的方法。与手动分离以及显微角膜板层刀相比，飞秒激光在视觉质量、可重复性以及减少并发症方面具有很大的优势[7]。

在本章，我们介绍了其中一种避免角膜移植而治疗浅层角膜白斑的方法，即使用飞秒激光辅助的浅层角膜切削术联合准分子激光切削术。

13.1.2 适应证

飞秒激光辅助板层角膜切削术的主要适应证是浅层角膜混浊(图 13.1)。在使用飞秒激光切削角膜白斑时，病变区不应伴有新生血管，以免操作受限[8]。通过作者的系列研究发现，使用飞秒激光辅助板层角膜切削术治疗角膜瘢痕的主要原因有：角膜屈光手术后的并发症、翼状胬肉手术、角膜营养不良以及感染性角膜炎(非活动期)。

当准备这类手术时需要考虑的一个因素就是角膜白斑的深度。一般情况下，术后预计角膜厚度应大于 300μm。在前面提到的研究中，根据 Fantes 等的 HAZE 程度分级，角膜白斑的平均深度为 171.55μm，

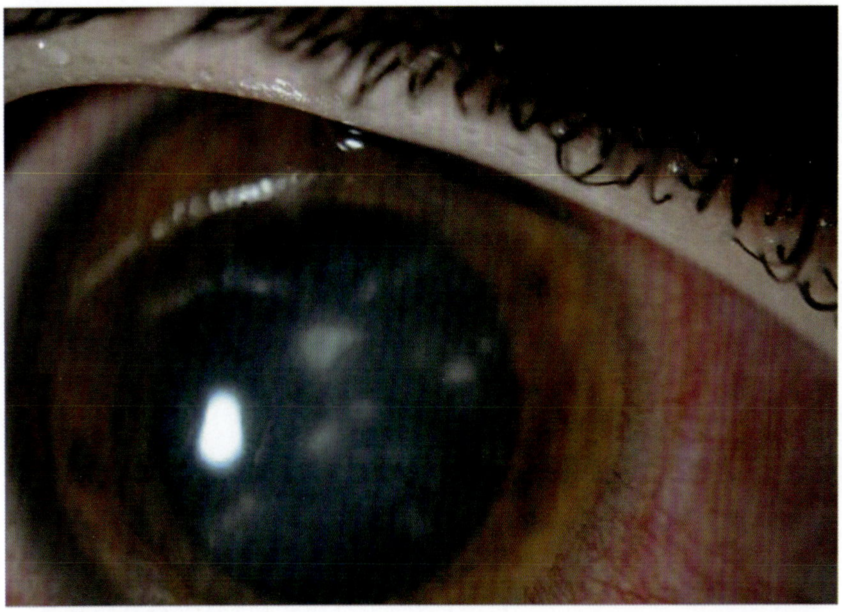

图 13.1　浅层角膜混浊。

平均 HAZE 分级为 3.67~4(所有病例 HAZE 分级为 3 级和 4 级)[9]。

13.1.3 眼科评估

全面的眼科检查包括在睫状肌麻痹下的裸眼视力和最佳矫正视力;生物显微镜检查,特别注意HAZE的程度分级;眼底检查,确保眼底没有影响视力恢复的眼底病理性改变。

完整的眼科评估应包括:

- 角膜厚度。
- 角膜地形图,包括角膜像差。
- 前节 OCT,评估角膜白斑的深度和长度。
- 角膜共聚焦显微镜,有助于精确测量角膜混浊的深度。

需要向患者告知由于组织的切削而可能导致的术后屈光不正,但可以通过佩戴隐形眼镜、框架眼镜或者屈光手术来矫正,如有晶状体眼的人工晶状体植入。

13.1.4 手术操作

飞秒激光辅助板层角膜切削术分为两步进行。

- 第一步:在表面麻醉下,利用飞秒激光制作一个游离的角膜帽。激光参数应是常规屈光手术制作角膜瓣能量的两倍,以便能够顺利分离角膜混浊。通常基质分离能量设置为 1.5μJ,边切能量为 1.5~2μJ。另外,上方要做一个 4mm 宽的角膜蒂,利用一个新月刀进行进一步分离。根据之前测量的角膜白斑厚度设置角膜帽厚度。
- 第二步:治疗性准分子激光角膜切削术(PTK)模式进行透明质酸钠遮盖式准分子激光消融,正如作者之前的描述[10]。整个过程如下:飞秒激光扫描后,将游离角膜帽移除,在角膜基质上点一滴 0.25%的玻璃酸钠,然后行 PTK 消融,常规在 6mm 直径范围内消融 30~50μm 角膜基质。之后,通过点荧光素确认基质床上已经没有玻璃酸钠,再使用 0.02% 丝裂霉素 C 在基质床上作用 1 分钟,用平衡盐溶液充分冲洗,佩戴角膜绷带镜。

术后,采用睫状体麻痹剂和抗生素/类固醇联合用药。患者在 24 小时后检查,在 1 周后再次检查,以确认角膜上皮完全恢复,并取下角膜绷带镜。

13.1.5 临床结果

近来我们研究小组发表了一项研究, 评估了 12 例不同程度角膜混浊的患者接受飞秒激光辅助板层角膜切削术治疗的临床结果[8]。在这项研究中,平均矫正视力(小数法记录)从术前的 0.26 提升到术后的0.58(表 13.1)。

在上述研究中,也分析了角膜曲率以及角膜前表面像差的改变。虽然这些变化并没有统计学意义,但是可以观察到术后角膜变得更加规则。研究结果证明术后视力的改善是由于角膜混浊的去除以及角膜透明度的改变。除此之外,结果也表明在整个随访期内手术效果稳定(表 13.2)。

表 13.1 Alió 等观察到的 UCVA 和最佳矫正远距视力(CDVA)[8]

	UCVA	CDVA
术前	0.11±0.09	0.26±0.18
术后 1 个月	0.16±0.18	0.42±0.25
术后 6 个月	0.33±0.25	0.56±0.28
术后 1 年	0.34±0.20	0.58±0.31

表 13.2 随访期间角膜曲率和角膜像差的变化

	术前	术后
K1	39.59±6.36	39.13±5.35
K2	43.15±4.29	42.20±6.57
总像差	7.81±4.73	5.15±1.40
散光 RMS	3.28±3.88	2.38±1.56
RMS HOA	4.54±3.08	4.33±4.79
HOA RMS	0.84±0.47	0.95±0.65
彗差	1.95±0.98	1.48±0.78

缩略语:HOA,高阶像差;K,角膜曲率;RMS,均方根。

没有一例在 12 个月的随访期间发生并发症。然而,接受飞秒激光辅助板层角膜切削术的患者需要长期进行密切随访,因为术中切除的组织可能会导致远期的角膜生物力学变化,从而影响角膜的屈光稳定性。

13.1.6 临床案例

病例资料:36 岁男性患者,因右眼视力下降就医。患者自从 1 年前因感染性角膜炎接受治疗后出现视力明显下降。

眼科检查如下:

- 裸眼视力(小数记录):
  - 右眼:0.15。
  - 左眼:0.30。
- 最佳矫正视力(小数记录):
  - 右眼:0.4。
  - 左眼 1.0。
- 显然验光:
  - 右眼:-1.00DS/-3.00DC×160°。
  - 左眼:-1.50DS/-0.75DC×80°。
- 生物显微镜检查:
  - 右眼:浅层中央角膜白斑,角膜表面轻度不规则(图 13.2)。
  - 左眼:正常。
- 眼底检查:双眼正常。
- 角膜厚度:右眼 540μm。
- OCT(右眼):高分辨率角膜模式显示角膜混浊深度为 214μm(图 13.3)。与共聚焦显微镜检查结果一致。

患者接受了飞秒激光辅助的浅层板层角膜切削术,方法同前文所述。

术后一切正常。术后 1 周患者复查结果如下:

- 裸眼视力(小数记录):
  - 右眼:0.26。

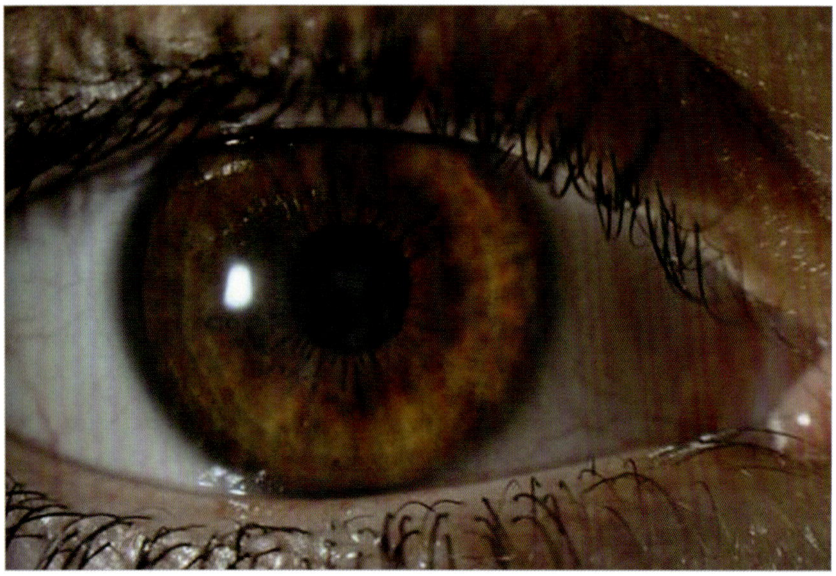

图 13.2 左眼:正常。

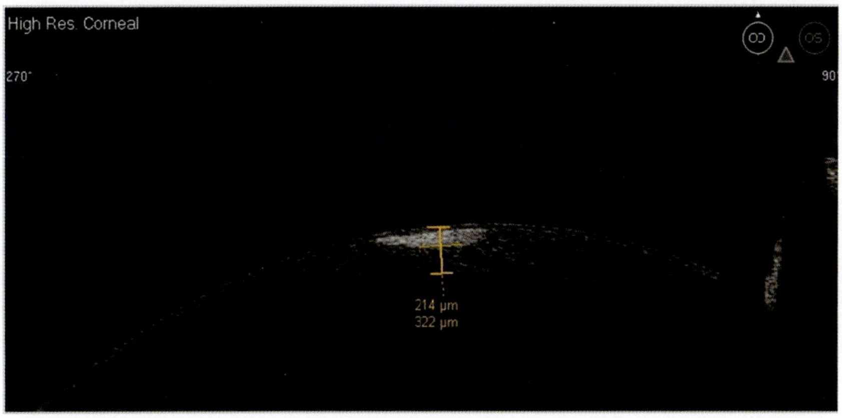

图 13.3　角膜混浊深度为 214μm。

- 最佳矫正视力(小数记录):
  - 右眼:0.78。
- 显然验光:
  - 右眼:+5.00DS/−1.00DC×120°。
- 生物显微镜检查(右眼):角膜透明,未见白斑。

术后 3 个月,眼科检查结果没有明显改变;因此,我们决定植入 pIOL 去矫正残余的高度远视。pIOL 植入 1 周后,患者复查结果如下:

- 裸眼视力(小数记录):
  - 右眼:0.82。
- 最佳矫正视力(小数记录):
  - 右眼:0.86。
- 显然验光:
  - 右眼:+0.50DS/−0.75DC×110°。
- 生物显微镜检查(右眼):角膜透明,虹膜固定型 pIOL 位正(图 13.4)。

13.1.7 结论

飞秒激光辅助的板层角膜切削术是一种安全有效的技术,可以改善角膜浅层混浊患者的功能性视力。在一些特殊的病例中,这种手术技术可以避免一些复杂的手术,如角膜移植。但是一旦角膜移植,患者的视力则需要长期恢复,而且会有发生排斥反应的风险。尽管这项技术已被证实可以改善患者的视觉质量,但仍然需要长期、大量的样本研究来证明手术的远期生物力学稳定性。

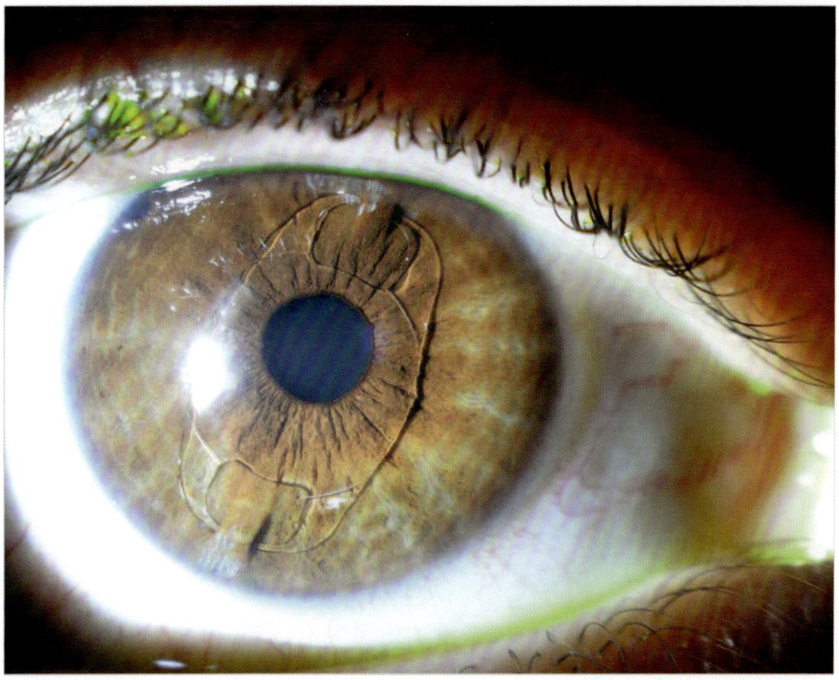

图 13.4　角膜透明,虹膜固定型 pIOL 位正。

13.2 用于美容和治疗目的的飞秒激光辅助角膜染色术

13.2.1 引言

角膜染色有多种方法，目前常用的主要有 2 种类型。

- 浅表角膜染色：
  - 浅表角膜染色(SCS)。
  - 浅表自动角膜染色(SAK)。
- 角膜基质内染色(角膜板层内/基质内染色)：
  - 手动角膜基质内染色(MIK)。
  - 飞秒激光辅助角膜染色(FAK)。

根据角膜染色的目的是美容性还是治疗性来选择合适的染色技术。同时也可以根据角膜瘢痕的位置来选择。一般来说，推荐角膜基质内染色，但有些角膜瘢痕并不适用此类方法，可能需要浅表染色的方法。美容性接触镜、眼球摘除术、义眼台植入或板层修复术是最常用的改善外观的美容方法[11-13]。然而，接触镜可引起炎症、感染或疼痛；角膜移植可能造成感染或移植失败，仅为了美观而进行角膜移植还存在伦理方面的问题。这也是为什么角膜文身或角膜染色在一些特殊病例中有用的原因，尤其是那些由于光线散射而影响视力的患者[14-17]。

在考虑这种方法时，一定要考虑患者是否存在疼痛。如果存在眼部疼痛，则不建议使用，而是使用其他方法，如眼内容物剜除术或者眼球摘除术。应用飞秒激光配套的软件，手术医生可以在角膜的不同区域进行分离并文身。与其他角膜染色技术如手动板层内染色以及 SCS 相比，这种角膜隧道技术准确、安全、容易操作，术后炎症反应小，恢复更快[18]。

13.2.2 适应证

首先，需要考虑哪些病例适合角膜染色。其次，需要评估 FAK 是否适用于这些病例。另外，选择正确的飞秒技术也很重要。可使用一条或多条基质内隧道。

下面列出了 FAK 的一些适应证。角膜文身的主要目的可以是下面任何一种：美容、治疗，或者两者都有[19]。

美容染色

以下是用于美容目的的适应证：

- 无虹膜前粘连的角膜瘢痕。
- 角膜瘢痕+虹膜粘连，但虹膜未暴露。
- 瘢痕性角膜炎。
- 白内障导致的白瞳症；如果要做白内障手术，则不建议使用。

使用飞秒激光时一定要记住，角膜混浊或瘢痕不应伴随新生血管，以免角膜分离不良。

另一个需要考虑的问题是飞秒激光覆盖角膜混浊的深度。在计划使用飞秒激光进行此类手术时，一般来说，术后预计角膜厚度应该大于 300μm[8]。

治疗染色

从 1872 年开始，Wecker 就强调了角膜染色或文身在光学上的重要性。角膜混浊在光学上是半透明的，这个特征会导致模糊。为了解决这个问题，Wecker 进行了一项试验，在这个试验中，他做了一个轻微偏下和偏内的针孔状瞳孔，他用不透明的黑色颜料覆盖中央角膜的其余部分，取得了很好的效果[8,19,20]。

1907 年，Mayeda 在日本名古屋做了一些摄影试验。他使用不透明的黑色和一个蔡司 15mm 光圈镜头。他先在镜头上涂上糨糊，然后在糨糊上涂不透明的黑色颜料，证明了：①如果镜头下半部分有半透明的糨糊，图像模糊；②如果半透明的糨糊表面涂一层不透明的黑色颜料，图像清晰。因此，Mayeda 断定是不透明的黑色的色素让清晰度重回正常。

他治疗了 30 例特殊的角膜混浊患者，结论是所有的患者视力都比角膜染色前改善了 2~10 倍[21]。由于角膜染色后光学方面的原因，这些研究均得到了有益的结果。因此，确定这种角膜染色的适应证是非常重要的。

治疗目的的适应证有：

- 白化病。
- 无虹膜症。
- 虹膜缺损。
- 虹膜离断。
- 圆锥角膜。
- 弥漫性角膜混浊及相关眩光。
- 原发性虹膜萎缩[14]。
- Urrets-Zavalia 综合征[15]。

角膜文身的禁忌证

治疗或美容目的的禁忌证有：

- 虹膜暴露的角膜瘢痕+前房粘连。

- 虹膜睫状体炎。
- 葡萄肿。
- 青光眼。
- 眼前节炎症/葡萄膜炎。
- 带状角膜变性或任何钙质沉积。
- 鼻泪管阻塞与慢性感染(泪囊炎)。
- 眼表慢性炎症。
- 中到重度干眼症。
- 角膜厚度低于 200~250μm。

13.2.3 角膜染色适应证,病例

治疗角膜染色

*病例*1

原发性虹膜萎缩是一种单侧进行性疾病,多见于20~50 岁的女性。其特征是虹膜萎缩,伴随有瞳孔异位症以及多瞳症,有时还伴有眼压升高。内皮细胞异常,表现为斑点样改变,内皮细胞计数低。在晚期病例中,角膜可能出现失代偿和角膜水肿的迹象,需要进行角膜移植手术。这种条件下的角膜可以选择的治疗方法很有限,包括美容性角膜接触镜,虹膜缝合或者人工虹膜植入。在图 13.5 中,展示了一个临床病例[14]。

尽管美容性角膜接触镜对于减轻畏光是一个很好的选择,但是对于进展性虹膜萎缩以及虹膜内缘已经位于视轴中央时, 它并不能解决单眼复视的问题(图 13.5c)。由于虹膜萎缩严重而且非常不规则,通过缝合虹膜的方法也是不可行的,在这种虹膜条件下进行手术非常困难。

由于角膜内皮功能障碍, 人工虹膜也不可行[14]。此外,虹膜修复术和人工虹膜均存在术中并发症的风险,我们要知道一个前提,这位患者术前视力为 20/25[14]。

图 13.6,可以看到 FAK 术后的高分辨 OCT。在角

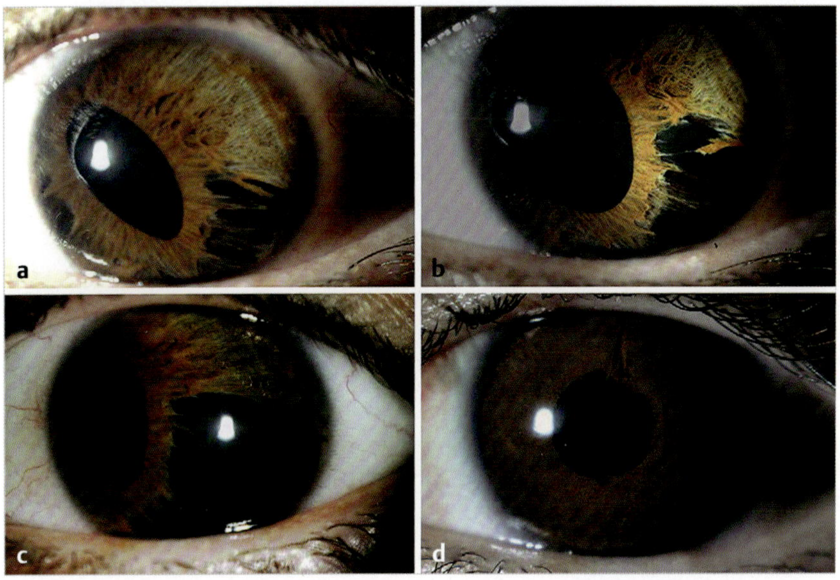

图 13.5 原发性虹膜萎缩的裂隙灯前节像。(a)初诊(椭圆形瞳孔和萎缩的虹膜)。(b)3 个月后复查(不规则瞳孔更大,萎缩区域更多)。(c)6 个月后第三次复查(可观察到多瞳症和瞳孔异位症。(d)飞秒激光辅助的角膜染色术 3 天后复查[14]。

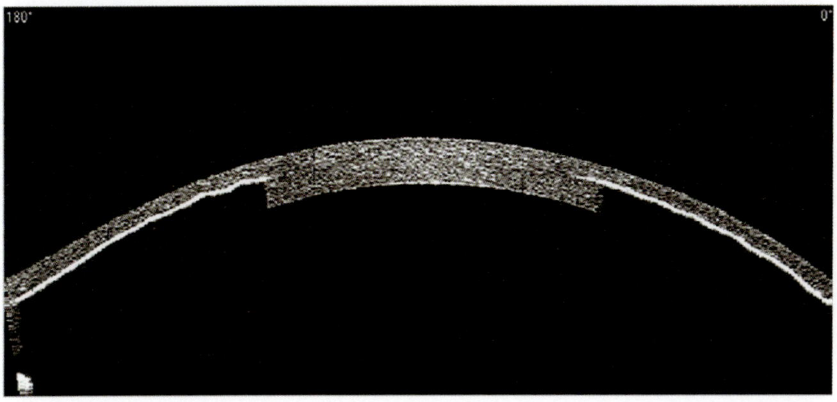

图 13.6 飞秒激光辅助的角膜染色术后的 OCT。

膜前基质层内，可以观察到规则、均匀的色素层。此外，由于软件限制，无法使用飞秒激光分离一个较宽的角膜外周隧道，因此需要手动进行分离。原发性虹膜萎缩是应用角膜染色的一个适应证，可以用来恢复由于虹膜缺损带来的问题。FAK 治疗很有效，能够有效改善患者症状，美容效果好。

美容角膜染色

由于矿物质染料在现代角膜染色的应用中具有高安全性、无毒性和耐受性，以及患者的高满意度[14,15,17]，鼓励我们去寻求一种新的适应证，即选择性的美容角膜染色术。这种手术方式可以应用于那些渴望改变自己的眼睛颜色，从而获得理想的美容效果的患者[22]。我们汇报了纯粹出于美容原因而进行手术的 1 个病例（图 13.7）。病例 2 以及病例 3 分别在图 13.7 和图 13.8 进行了展示。

眼科评估

每名患者术前都应进行全面的眼科检查，包括裸眼视力、最佳矫正视力、睫状肌麻痹验光、裂隙灯以及检眼镜的检查。

补充评估还应包括：

- 角膜厚度测量。
- 角膜地形图，包括角膜像差。
- 前节 OCT，评估角膜混浊的深度和长度。
- 角膜共聚焦显微镜，有助于精确测量角膜混浊

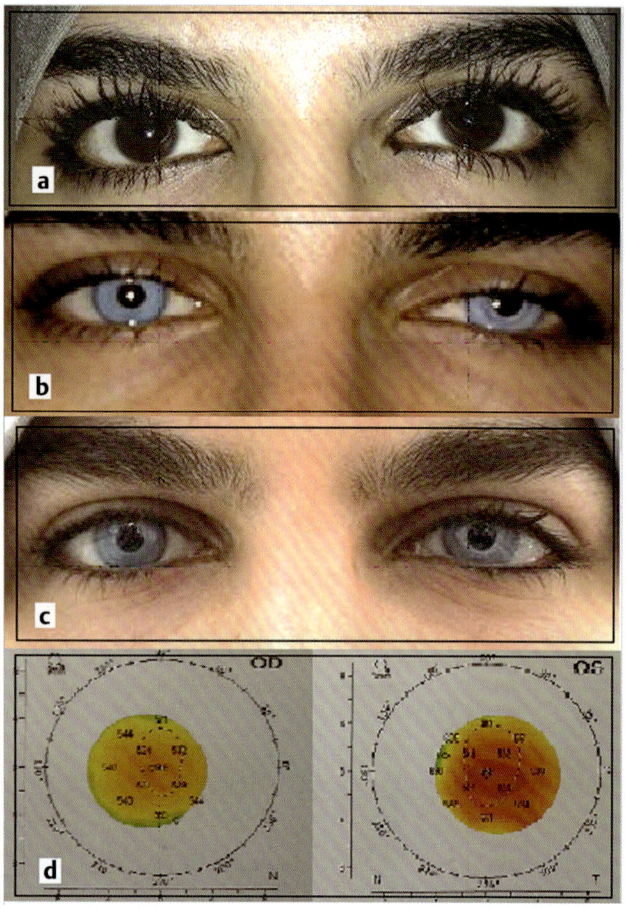

图 13.7 美容染色的效果。(a)患者原来的深色眼睛。(b)第一次角膜染色后为浅蓝色。(c)一年后随访时为自然灰蓝色。(d)术后地形图。

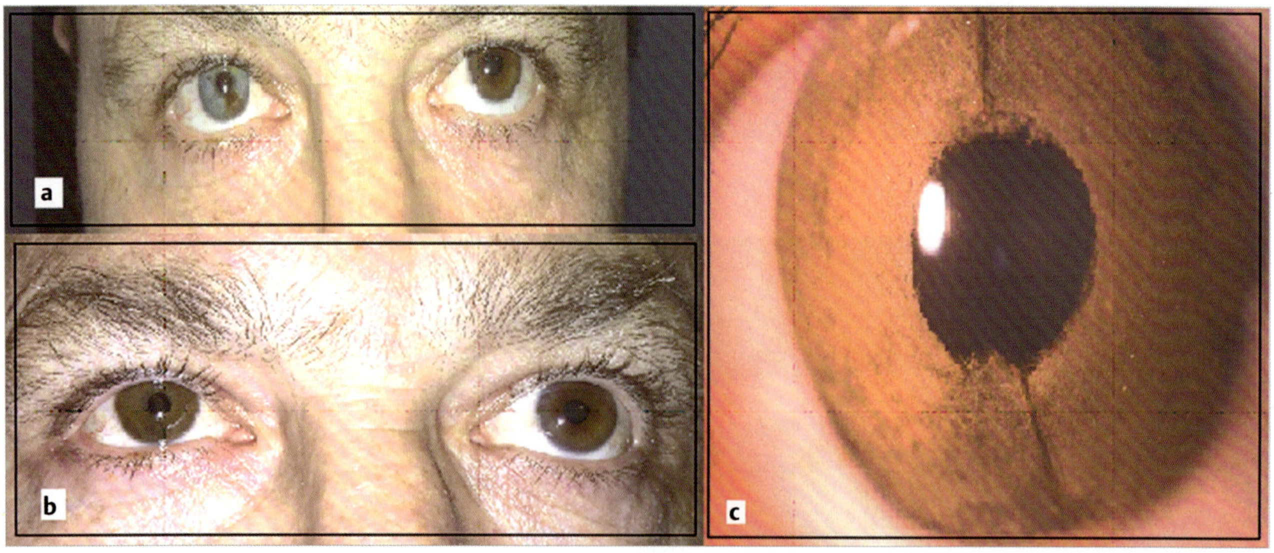

图 13.8 美容染色的效果。(a)术前的虹膜异色症。(b)角膜染色后的美容效果。(c)棕色染色的裂隙灯检查。

的深度。

通过时域 OCT，角膜不同区域的厚度以及角膜地形图都可以测量，从而确定飞秒隧道的合适深度。之后，用卡尺测量白到白的水平和垂直直径，从而确定板层分离的范围。至此，这两个角膜基质内隧道就可以用飞秒激光完成了。

13.2.4 手术操作

医生可以进行只有一层或者两层角膜基质隧道的手术。有两个基质隧道的双层技术可以模拟天然虹膜的结构，浅色染在浅层，深色染在深层[14,15,17,18]。

飞秒激光的参数应设置为常规屈光手术制瓣时能量的两倍，从而保证其顺利分离。通常，基质分离能量设置为 1.5μJ，边切为 1.5~2μJ。

角膜深层隧道深度可以设置为 400μm，内径为 6mm，外径为 9.5mm。能量为 2mJ，垂直切口位于 6 点位。角膜浅层隧道深度则为 200μm，内径为 6mm，外径为 9.5mm。能量为 2mJ，垂直切口位于 12 点位（图 13.9 和图 13.10）[14,15,17,18]。

使用螺旋或猪尾样角膜剥离器从每个切口进入并分离两个板层内的飞秒隧道，通过上、下切口，用 30 号套管将染料注射到深层和浅层的隧道中。这种飞秒激光手术可以在表面麻醉下进行。术后佩戴绷带镜，同时使用抗生素/糖皮质激素眼药水。

13.2.5 结论

FAK 安全有效，可以用于改善角膜混浊、虹膜缺损和外伤导致的视力下降，同时也可以用于美容。在一些特定病例中，这种手术方法可以避免复杂和导致残疾的方式，比如摘除患病的眼球。这种技术在美容中效果不错，同时也可以提升功能眼的视力（改善患者眼的成像质量）。但是需要更进一步的研究来确认该手术的远期稳定性。

另一方面，使用经过充分毒理学研究的微粒化矿物质染料是现代角膜染色发展的重要一步，证明了角膜对这些染料的耐受性[23,24]。在我们 10 年的随访中，经验证明使用这些矿物质染料是安全的。未来需要对染料的稳定性进行研究，以确定它们在角膜基质中的半衰期。

角膜染色是一种微创手术，它可以纠正或减少眩

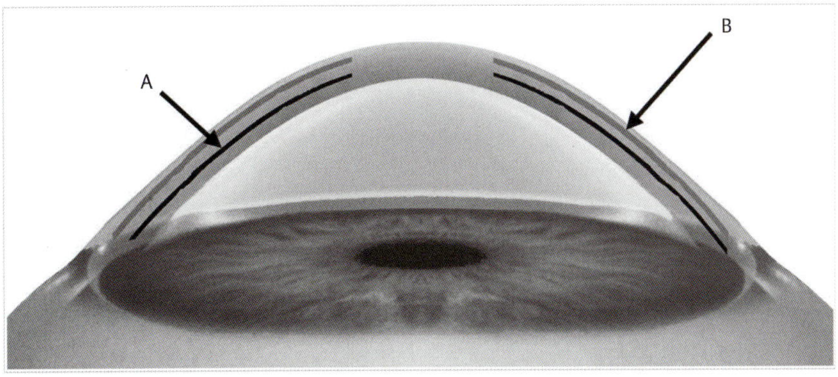

图 13.9 （a）深层隧道使用深色染料，用来吸收光线以及消除一些视觉症状，比如眩光、畏光等。（b）浅层使用浅色染料，用来匹配对侧眼的虹膜颜色，以改善患者的外观。

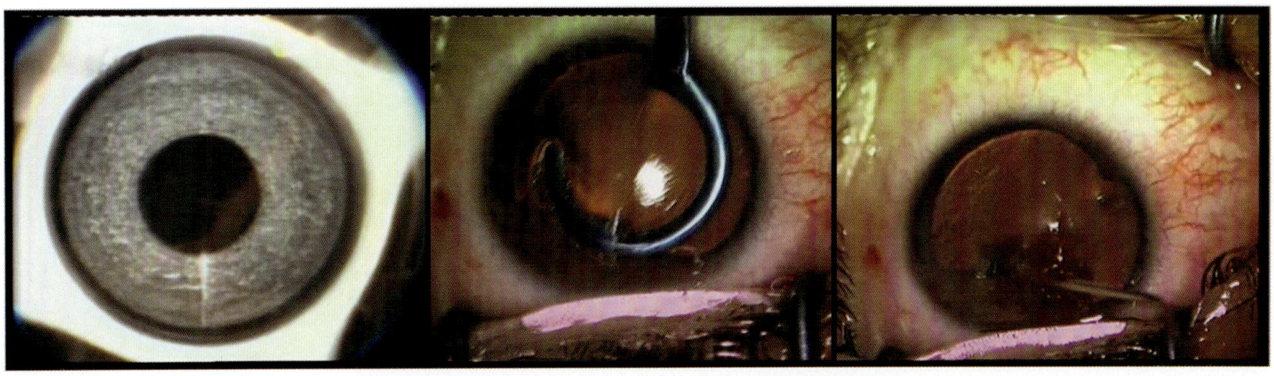

图 13.10 使用 Intralase 飞秒激光进行角膜染色的照片。

光和畏光，同时还可以矫正单眼复视。这种由飞秒激光辅助的手术不仅可以使手术医生矫正患者的视力障碍，避免更激进的眼内手术，还可以使那些想改变自己眼睛颜色的患者改善外观[22]。

（赵炜 译）

参考文献

[1] Whitcher JP, Srinivasan M, Upadhyay MP. Corneal blindness: a global perspective. Bull World Health Organ. 2001; 79(3):214–221

[2] Shimazaki J. The evolution of lamellar keratoplasty. Curr Opin Ophthalmol. 2000; 11(4):217–223

[3] Wilhelm F, Giessmann T, Hanschke R, Duncker G. Cutting edges after automatic lamellar keratotomy. Klin Monatsbl Augenheilkd. 1998; 213(5): 293–300

[4] Alió JL, Javaloy J, Merayo J, Galal A. Automated superficial lamellar keratectomy augmented by excimer laser masked PTK in the management of severe superficial corneal opacities. Br J Ophthalmol. 2004; 88(10):1289–1294

[5] Rasheed K, Rabinowitz YS. Superficial lamellar keratectomy using an automated microkeratome to excise corneal scarring caused by photorefractive keratectomy. J Cataract Refract Surg. 1999; 25(9):1184–1187

[6] Hafezi F, Mrochen M, Fankhauser F, II, Seiler T. Anterior lamellar keratoplasty with a microkeratome: a method for managing complications after refractive surgery. J Refract Surg. 2003; 19(1):52–57

[7] Soong HK, Malta JB. Femtosecond lasers in ophthalmology. Am J Ophthalmol. 2009; 147(2):189–197.e2

[8] Alió JL, Agdeppa MC, Uceda-Montanes A. Femtosecond laser-assisted superficial lamellar keratectomy for the treatment of superficial corneal leukomas. Cornea. 2011; 30(3):301–307

[9] Fantes FE, Hanna KD, Waring GO, III, Pouliquen Y, Thompson KP, Savoldelli M. Wound healing after excimer laser keratomileusis (photorefractive keratectomy) in monkeys. Arch Ophthalmol. 1990; 108(5):665–675

[10] Alió JL, Belda JI, Shalaby AM. Correction of irregular astigmatism with excimer laser assisted by sodium hyaluronate. Ophthalmology. 2001; 108(7): 1246–1260

[11] Hallock GG. Cosmetic trauma surgery. Plast Reconstr Surg. 1995; 95(2):380–381

[12] Hoeyberghs JL. Fortnightly review: cosmetic surgery. BMJ. 1999; 318(7182): 512–516

[13] Kuzon WM, Jr. Plastic surgery. J Am Coll Surg. 1999; 188(2):171–177

[14] Alió JL, Rodríguez AE, Toffaha BT, Piñero DP, Moreno LJ. Femtosecond-assisted keratopigmentation for functional and cosmetic restoration in essential iris atrophy. J Cataract Refract Surg. 2011; 37(10):1744–1747

[15] Alió JL, Rodríguez AE, Toffaha BT, El Aswad A. Femtosecond-assisted keratopigmentation double tunnel technique in the management of a case of Urrets-Zavalia syndrome. Cornea. 2012; 31(9):1071–1074

[16] Sekundo W, Seifert P, Seitz B, Loeffler KU. Long-term ultrastructural changes in human corneas after tattooing with non-metallic substances. Br J Ophthalmol. 1999; 83(2):219–224

[17] Alió JL, Rodríguez AE, Toffaha BT. Keratopigmentation (corneal tattooing) for the management of visual disabilities of the eye related to iris defects. Br J Ophthalmol. 2011; 95(10):1397–1401

[18] Alió JL, Sirerol B, Walewska-Szafran A, Miranda M. Corneal tattooing (keratopigmentation) with new mineral micronised pigments to restore cosmetic appearance in severely impaired eyes. Br J Ophthalmol. 2010; 94:245–249

[19] Ziegler SL. Multicolor Tattooing of the Cornea. Trans Am Ophthalmol Soc. 1922; 20:71–87

[20] Von Wecker L. "Tatouage de la cornee.". Union Med. 1870; 27–41 (As quoted by Ziegler S. Reference 1)

[21] Mayeda.Beitrag. z. Augenheilk.. 1908–233 (As quoted by Ziegler S. Reference 1)

[22] Alió JL, Rodríguez AE, El Bahrawy M, et al. Keratopigmentation to change the apparent color of the human eye: a novel indication for corneal tattooing. Cornea. 2016; 35(4):431–437

[23] Sirerol B, Walewska-Szafran A, Alió JL, Klonowski P, Rodriguez AE. Tolerance and biocompatibility of micronized black pigment for keratopigmentation simulated pupil reconstruction. Cornea. 2011; 30(3):344–350

[24] Amesty MA, Alio JL, Rodriguez AE. Corneal tolerance to micronised mineral pigments for keratopigmentation. Br J Ophthalmol. 2014; 98(12): 1756–1760

第 **14** 章

激光在CXL中的地位：准分子激光和屈光手术联合CXL、Femto-LASIK联合CXL

Anastasios John Kanellopoulos

摘 要

使用核黄素和紫外线 A 的角膜胶原交联术(CXL) 是公认的治疗圆锥角膜等角膜疾病的手术方式。多种辅助方法可结合 CXL 共同治疗相关疾病，并提高患者术后的视力恢复，为临床医生提供了更广泛的选择。本章的重点是激光在 CXL 中的地位。

关键词

角膜胶原交联术；预防性角膜胶原交联术；LASIK；地形图引导准分子激光；角膜扩张；飞秒激光制作角膜基质囊袋；屈光性角膜胶原交联术；LASIK 联合 CXL；角膜瓣的制作；Athens 方案

14.1 引言

经典角膜交联方案(Dresden 协议)已应用于临床 10 多年[1]。目前，使用核黄素和紫外线 A 的 CXL 被认为是治疗进行性圆锥角膜[2]的基本选择[3,4]。该手术增加了角膜抗张能力[5]，抑制角膜膨隆的进展，不仅适用于圆锥角膜，也可用于透明边缘角膜变性[6]和LASIK 术后继发性角膜扩张的治疗[7]。

但是，人们期待手术不仅能控制角膜膨隆的进展，还能改善术后的视力。一些辅助治疗与 CXL 结合，可以提供更广泛的选择。地形图引导的屈光性角膜切削术(topo-guided PRK)、经上皮治疗性角膜切除术(t-PTK)、角膜基质环植入术(ICRS)、有晶状体眼人工晶状体植入术(p-IOL)等屈光手术方案均可以与CXL联合使用。

第一个应用是角膜地形图引导的准分子消融联合 CXL[8,9]。一项开创性的研究报道显示，圆锥角膜患者在 CXL 术后 1 年接受角膜地形图引导的 PRK 治疗，临床表现上得到显著的改善[8]。该技术上的研究包括手术时机(同时或间隔一段时间)、最大推荐消融深度和丝裂霉素 C 的使用。作者发现，同时应用地形图引导的 PRK 联合 CXL 治疗圆锥角膜，患者术后视觉康复效果优于 CXL 联合后续(6 个月及以上)地形图引导的 PRK[10]。其他几项研究跟进并证实了同时行地形图引导的 PRK 和 CXL 治疗圆锥角膜或 LASIK 术后角膜扩张患者的安全性和有效性，这种联合手术的长期稳定性也得到了证实[11-15]。

我们的团队为最初引入的 CXL 技术贡献了许多改进的步骤：

- 更高的辐射照度。

• 含核黄素的非葡聚糖溶液。

• CXL 联合地形图引导的准分子激光治疗角膜疾病的膨隆[Athens 方案(AP)]。

• LASIK 联合预防性 CXL 矫正近视或远视。

• 通过飞秒激光制造的角膜基质囊袋行原位 CXL。

• 屈光性 CXL。

具体地说,我们介绍了快速、高辐射照度 CXL 治疗 LASIK 术后角膜扩张[16]的概念、预防性 CXL 在常规 LASIK 手术中的应用[17]以及 LASIK 辅助治疗膨隆性角膜疾病[2]的应用,并尝试在大疱性角膜疾病中进行角膜去肿胀,将 CXL 作为波士顿人工角膜手术的辅助治疗手段[20]。AP[21]包括准分子-激光去上皮(50μm)、地形图引导准分子激光局部基质消融、高辐射照度 UVA(10mW/cm²)和快速 CXL(10 分钟)。角膜地形图数据来源于 Alcon/wavelight(Wavelight AG, Erlangen, Germany) Allegro Topolyzer Vario, 一种基于宽锥Placido 盘的角膜地形图仪; 或 Alcon/wavelight Oculyzer, 一种 Pentacam Scheimpflug 成像旋转相机(Oculus Optikgeräte GmbH, Wetzlar, Germany)[22]。早期的研究结果[11],以及眼前节 OCT 的定量结果[23],都表明了该手术的长期稳定性[24]。

大量的研究报道了 CXL 或 CXL 同时联合准分子激光消融手术的临床效果。普遍的共识是,手术可以提高角膜强度,阻止角膜膨隆的进展,并改善角膜曲率、屈光状态和视力。这些变化是否有长期的稳定性仍需要进一步探索。例如,干预后角膜形态是否稳定不变,角膜曲率是变陡还是变平,角膜厚度是变厚还是变薄?这些问题在 AP 术后也十分值得研究,因为 AP 消融部分角膜基质。消融薄而扩张的角膜听起来可能有点荒谬,然而,地形图引导消融的目标是使前层角膜更规则,从而提高视力,使其超越单独 CXL 所能提供的效果。我们研究了大量的样本并随访了较长时间,对术后疗效进行分析并得出有信心的结论[24]。我们监测视力变化,通过 Pentacam 测量进行定量评估,重点关注视力、角膜曲率变化、角膜厚度和角膜前表面指标等关键参数[25]。所有这些参数都反映了手术引起的变化,描述了术后进展。我们进一步介绍了两种客观而敏感的前表面指标,分别是高度非对称指数(IHD)和表面变异指数(ISV),它们对角膜曲率和视觉功能的分析更敏感[26]。越小的值表示角膜越正常(IHD 值越低,角膜锥尖越平,更中央化;ISV 越低,表面不规则程度越小)。

我们的结果表明, 角膜变薄的缺点被 CXL 术后的长期修复改善作用所平衡。基于我们的研究结果, AP 可以在术后改善裸眼远视力(UDVA)和 CDVA。从术后第一个月开始,平均视力始终在提高,并持续逐渐改善至术后 3 年。术后 3 年,CDVA 提升 0.20, UDVA 提升 0.38。这些视觉的改善似乎优于报道的单纯 CXL 治疗的病例[27]。

角膜曲率在术后有所下降。术后 1 个月,K1 降低 2.13D(-5%),K2 下降了 3.10D(-6%)。在长达 3 年的随访时间里,角膜曲率逐渐平坦,K1 下降了 1.22D(-3%), K2 下降了 1.32D(-3%)。在许多超过 10 年的临床随访病例中,已经观察到这种角膜长期变平坦的潜力。关于这一问题的同行评议报道很少,而且只是最近才有[28,29]。

两项前表面指数 IHD 和 ISV 也在术后得到了改善。具体来说,我们的数据显示术后 1 个月 ISV 下降 15.39(平均下降 16%),术后 3 年下降了 6.28(-8%)。IHD 的变化更为显著:1 个月的变化为-0.029μm (-32%),术后 3 年改变-0.005μm(-9%)[30]。

最近才有报道 ISV 和 IHD 的这种变化。术后早期 IHD 较“剧烈”的变化可以被认为是角膜表面规则化的主要指标,锥顶中央化甚至在术后第一个月就被注意到。随后的角膜曲率变平坦也表明角膜表面逐渐规则化,显示角膜前表面进一步的改善。

AP 包括准分子消融部分基质, 术后角膜厚度减少,如最薄角膜厚度(TCT)。具体来说,Pentacam 测量的平均 TCT 在术后 1 个月时降低 97.96μm(-22%)。令人惊讶的是,在术后 3 年的随访时间中角膜逐渐增厚,TCT 平均增加 16.57μm(+4%)。最近部分学者们认为术后 1 个月为角膜增厚的“最低厚度基线”[31,32]。而另一份报道[33]则发现术后 3 个月的 TCT 最低。该研究分析了 82 只仅接受 CXL 治疗的眼睛, 发现与术后 3 个月的 TCT 相比,术后 1 年角膜平均增厚 24μm。在我们的研究中,212 只接受 AP 手术的眼睛,术后第一个月角膜厚度的增加量约为术后一年的一半(第一年增厚 12μm),这与最近发表的一篇文章一致[31]。

因此,CXL 手术引起的间质改变不仅能阻止角膜扩张,而且会促使角膜表面变平和厚度增加,其持续时间似乎比预期的更长。

第二个应用是 LASIK 联合预防性 CXL 矫正近视

或远视[34]。LASIK 提供了稳定的、可预测的屈光状态和视力结果[35-37]。然而,在矫正中高度近视(双眼最小球镜≥-6.00D)方面,过去有报道显示术后长期有发生明显的屈光回退[40-42]。Alió 等[43]的研究报道称,每 5 例高度近视的患者中就有 1 例(20.8%)因为矫正过度、矫正不足或近视回退而需要再次治疗。我们对 LASIK 矫正高度近视的经验表明,术后长期角膜存在轻微变陡(+0.5D)的趋势[44]。因此,我们尝试在 LASIK 的同时进行基质床预防性 CXL,特别是在基质残留薄的高度近视患者和可能还没有表现出扩张危险因素的年轻患者中[45,46]。该应用旨在增强角膜刚性,从而减少术后长期屈光回退的可能[17,47,48]。

我们研究了 140 只行 LASIK 矫正近视的眼睛术后 2 年的屈光状态和稳定性结果:A 组行预防性高辐射照度 CXL 联合 LASIK,B 组单独行 LASIK[49]。两组在消融区域、角膜瓣厚度、手术医生、激光以及术后药物治疗等方面完全匹配。与 LASIK 组相比,LASIK-CXL 组的术后评估没有显示任何临床或角膜地形图方面的并发症。通过 CDVA 和对比敏感度的评价,两组患者的视力恢复水平相似,且无任何副作用或视力损害,两组的屈光结果,可预测性和稳定性都是显著的。

两组的稳定性结果表明,B 组的平坦和陡峭子午线上的角膜曲率均有轻微增加(Kf 增加 0.57D,Ks 增加 0.54D),提示术后长期角膜有轻度变陡的趋势。在没有预防性 CXL 应用的大样本 LASIK 矫正近视中,我们的团队曾报道过类似的屈光变化[43]。

A 组的角膜曲率变化(Kf 增加+0.03D,Ks 增加+0.05D)则没有发现这种趋势。值得注意的是,A 组矫正的平均球镜度和柱镜度(平均球镜度:-6.60D;最大球镜度:-11.50D;平均柱镜度:-0.98D;最大柱镜度:-5.25D)显著大于 B 组(平均球镜度:-5.14D;最大球镜度:-9.50D;平均柱镜度:-0.85D;最大柱镜度:-3.50D)。尽管 A 组预期矫正的屈光度和术前散光更大,但术后等效球镜的稳定性以及可预测性均有所提高。与 LASIK 组相比,LASIK-CXL 组的屈光矫正任务明显更具挑战性,但 LASIK-CXL 组的术后效果较 LASIK

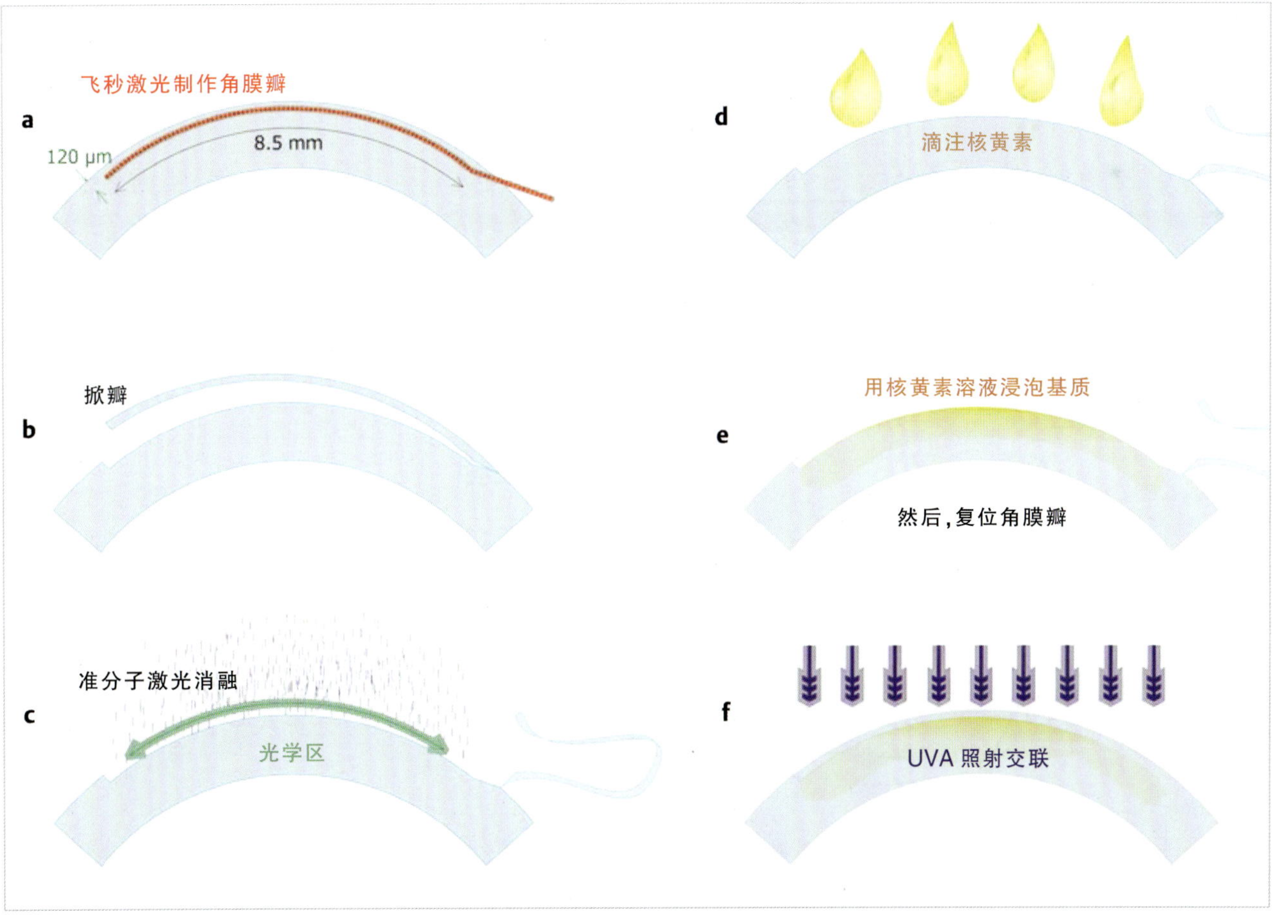

图 14.1　LASIK 联合 CXL 的手术过程。

组相同,甚至在某些情况下略好于 LASIK 组。

14.1.1 手术技术

在手术技术方面,避免核黄素浸没角膜瓣及角膜蒂是十分重要的。因此,在手术过程中,角膜瓣需要保持折叠状态(图 14.1)[46],防止行 CXL。但是因为角膜瓣是接触核黄素浸泡的基质的,在 UVA 暴露期间,无论时间多么短, 少量核黄素吸收和交联是不可避免的。我们必须考虑以下几个方面:①核黄素预浸过的角膜瓣将强烈吸收 UVA,因为在光照传播路径中它先于残留的基质;②110μm 厚的角膜瓣中角膜基质(胶原蛋白)厚度可能只有 60μm,这将不会对角膜的生物力学稳定性有任何进一步的贡献,并可能对术后屈光状态产生负面影响;③交联如此薄的基质层可能导致不良的基质收缩。附带的好处是“交联”角膜瓣-基质界面可能会增加皮瓣的黏附性[50]。

紫外线照射参数(剂量和照射时间)的设计受到以下因素的影响:①与传统的交联方案相比,提供大约一半的能量; ②为了减少折叠角膜瓣内的交联,尽量减少 UVA 的暴露时间; ③尽量减少角膜瓣脱水和可能的收缩。

UVA 的表面应用考虑了以下几个方面:①下方基质的交联增加了皮瓣的脱水和角膜条纹的可能性,因此在 LASIK-CXL 的病例中, 我们将角膜瓣的预期厚度限制在 110μm(远视病例为 135μm;图 14.2);②通过复位的角膜瓣进行交联,可有效地将角膜瓣中潜在的前部间质进行交联。虽然角膜瓣避免了核黄素的浸泡,CXL 可促进皮瓣内表面与下层基质的黏附, 并消除它们之间无意中产生的空间,在标准 LASIK 组织病理学中显示,这些空间充满了无定形的沉积物;③众所

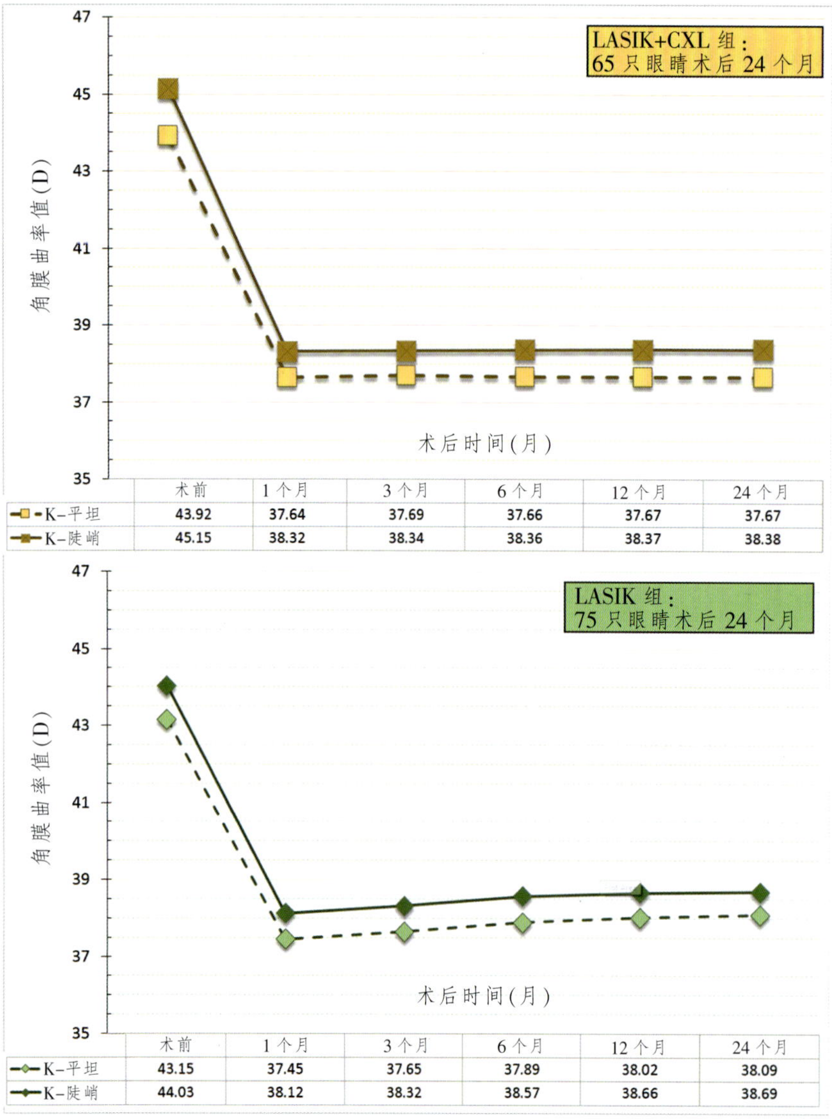

	术前	1 个月	3 个月	6 个月	12 个月	24 个月
K-平坦	43.92	37.64	37.69	37.66	37.67	37.67
K-陡峭	45.15	38.32	38.34	38.36	38.37	38.38

	术前	1 个月	3 个月	6 个月	12 个月	24 个月
K-平坦	43.15	37.45	37.65	37.89	38.02	38.09
K-陡峭	44.03	38.12	38.32	38.57	38.66	38.69

图 14.2　角膜曲率稳定性。上方:LASIK+CXL 组;下方:单独 LASIK 组。

周知，CXL 具有消毒能力，通过复位的角膜瓣行 CXL，减少角膜瓣被手术室环境中空气传播的微生物或污染物污染的机会，可作为 LASIK 的辅助消毒剂。

我们 AP 技术背后的理论已经在大型临床研究和实验室中得到了证明。体外 LASIK-CXL 工作已经证实，与对照组相比，只有角膜瓣下的角膜基质受益于 CXL 效应刚性增强约 120%，对照组和LASIK-CXL 组的角膜瓣没有显示任何 CXL 效应。

需要考虑的另一个方面是交联术可能会导致角膜曲率变平。我们的临床经验，以及同行评议的文献，都暗示了随着时间的推移，交联效应存在持续的发展[24]。我们的研究结果表明，完全 CXL 后长期角膜曲率变化量为-0.30D。在考虑 LASIK-CXL 病例时，必须从以下两个方面来分析这一结果：①治疗的圆锥角膜基本上是不稳定的、扩张的角膜，而在目前的工作中，病例是健康的角膜；②圆锥角膜病例接受了“全能量”治疗（高达 6J/cm^2），而 LASIK-CXL 只接受了“部分能量”的治疗（2.4J/cm^2），不到标准方案能量的一半。考虑到以上各方面，可以估计长期角膜变平的可能性较小，但目前的研究证据不充分，需要更多的长期研究。

（陈世豪　译）

参考文献

[1] Chan E, Snibson GR. Current status of corneal collagen cross-linking for keratoconus: a review. Clin Exp Optom. 2013; 96(2):155-164

[2] Kanellopoulos AJ. Collagen cross-linking in early keratoconus with riboflavin in a femtosecond laser-created pocket: initial clinical results. J Refract Surg. 2009; 25(11):1034-1037

[3] Wollensak G, Spoerl E, Seiler T. Riboflavin/ultraviolet-a-induced collagen crosslinking for the treatment of keratoconus. Am J Ophthalmol. 2003; 135 (5):620-627

[4] Dupps WJ, Jr. Special section on collagen crosslinking: new hope for more advanced ectatic disease? J Cataract Refract Surg. 2013; 39(8):1131-1132

[5] Wollensak G. Crosslinking treatment of progressive keratoconus: new hope. Curr Opin Ophthalmol. 2006; 17(4):356-360

[6] Spadea L. Corneal collagen cross-linking with riboflavin and UVA irradiation in pellucid marginal degeneration. J Refract Surg. 2010; 26(5): 375-377

[7] Hafezi F, Kanellopoulos J, Wiltfang R, Seiler T. Corneal collagen crosslinking with riboflavin and ultraviolet A to treat induced keratectasia after laser in situ keratomileusis. J Cataract Refract Surg. 2007; 33(12):2035-2040

[8] Kanellopoulos AJ, Binder PS. Collagen cross-linking (CCL) with sequential topography-guided PRK: a temporizing alternative for keratoconus to penetrating keratoplasty. Cornea. 2007; 26(7):891-895

[9] Labiris G, Giarmoukakis A, Sideroudi H, Gkika M, Fanariotis M, Kozobolis V. Impact of keratoconus, cross-linking and cross-linking combined with photorefractive keratectomy on self-reported quality of life. Cornea. 2012; 31 (7):734-739

[10] Kanellopoulos AJ. Comparison of sequential vs same-day simultaneous collagen cross-linking and topography-guided PRK for treatment of keratoconus. J Refract Surg. 2009; 25(9):S812-S818

[11] Krueger RR, Kanellopoulos AJ. Stability of simultaneous topography-guided photorefractive keratectomy and riboflavin/UVA cross-linking for progressive keratoconus: case reports. J Refract Surg. 2010; 26(10):S827-S832

[12] Stojanovic A, Zhang J, Chen X, Nitter TA, Chen S, Wang Q. Topography-guided transepithelial surface ablation followed by corneal collagen cross-linking performed in a single combined procedure for the treatment of keratoconus and pellucid marginal degeneration. J Refract Surg. 2010; 26(2):145-152

[13] Tuwairqi WS, Sinjab MM. Safety and efficacy of simultaneous corneal collagen cross-linking with topography-guided PRK in managing low-grade keratoconus: 1-year follow-up. J Refract Surg. 2012; 28(5):341-345

[14] Lin DT, Holland S, Tan JC, Moloney G. Clinical results of topography-based customized ablations in highly aberrated eyes and keratoconus/ectasia with cross-linking. J Refract Surg. 2012; 28(11) Suppl:S841-S848

[15] Alessio G, L'abbate M, Sborgia C, La Tegola MG. Photorefractive keratectomy followed by cross-linking versus cross-linking alone for management of progressive keratoconus: two-year follow-up. Am J Ophthalmol. 2013; 155 (1):54-65.e1

[16] Kanellopoulos AJ. Post-LASIK ectasia. Ophthalmology. 2007; 114(6):1230

[17] Kanellopoulos AJ, Pamel GJ. Review of current indications for combined very high fluence collagen cross-linking and laser in situ keratomileusis surgery. Indian J Ophthalmol. 2013; 61(8):430-432

[18] Krueger RR, Ramos-Esteban JC, Kanellopoulos AJ. Staged intrastromal delivery of riboflavin with UVA cross-linking in advanced bullous keratopathy: laboratory investigation and first clinical case. J Refract Surg. 2008; 24(7):S730-S736

[19] Kanellopoulos AJ, Asimellis G. Anterior-segment optical coherence tomography investigation of corneal deturgescence and epithelial remodeling after DSAEK. Cornea. 2014; 33(4):340-348

[20] Kanellopoulos AJ, Asimellis G. Long-term safety and efficacy of high-fluence collagen crosslinking of the vehicle cornea in Boston keratoprosthesis type 1. Cornea. 2014; 33(9):914-918

[21] Kanellopoulos AJ. Long term results of a prospective randomized bilateral eye comparison trial of higher fluence, shorter duration ultraviolet A radiation, and riboflavin collagen cross linking for progressive keratoconus. Clin Ophthalmol. 2012; 6:97-101

[22] Kanellopoulos AJ, Asimellis G. Correlation between central corneal thickness, anterior chamber depth, and corneal keratometry as measured by Oculyzer II and WaveLight OB820 in preoperative cataract surgery patients. J Refract Surg. 2012; 28(12):895-900

[23] Kanellopoulos AJ, Asimellis G. Introduction of quantitative and qualitative cornea optical coherence tomography findings induced by collagen cross-linking for keratoconus: a novel effect measurement benchmark. Clin Ophthalmol. 2013; 7:329-335

[24] Kanellopoulos AJ, Asimellis G. Keratoconus management: long-term stability of topography-guided normalization combined with high-fluence CXL stabilization (the Athens Protocol). J Refract Surg. 2014; 30(2):88-93

[25] Markakis GA, Roberts CJ, Harris JW, Lembach RG. Comparison of topographic technologies in anterior surface mapping of keratoconus using two display algorithms and six corneal topography devices. Int J of Kerat and Ectatic Dis. 2012; 1(3):153-157

[26] Ambrósio R, Jr, Caiado AL, Guerra FP, et al. Novel pachymetric parameters based on corneal tomography for diagnosing keratoconus. J Refract Surg. 2011; 27(10):753-758

[27] Legare ME, Iovieno A, Yeung SN, et al. Corneal collagen cross-linking using riboflavin and ultraviolet A for the treatment of mild to moderate keratoconus: 2-year follow-up. Can J Ophthalmol. 2013; 48(1):63-68

[28] Vinciguerra P, Albè E, Trazza S, et al. Refractive, topographic, tomographic, and aberrometric analysis of keratoconic eyes undergoing corneal cross-linking. Ophthalmology. 2009; 116(3):369-378

[29] Raiskup-Wolf F, Hoyer A, Spoerl E, Pillunat LE. Collagen crosslinking with riboflavin and ultraviolet-A light in keratoconus: long-term results. J Cataract Refract Surg. 2008; 34(5):796-801

[30] Kanellopoulos AJ, Asimellis G. Comparison of Placido disc and Scheimpflug image-derived topography-guided excimer laser surface normalization combined with higher fluence CXL: the Athens Protocol, in progressive keratoconus. Clin Ophthalmol. 2013; 7:1385-1396

[31] Mencucci R, Paladini I, Virgili G, Giacomelli G, Menchini U. Corneal thickness measurements using time-domain anterior segment OCT, ultrasound, and Scheimpflug tomographer pachymetry before and after corneal cross-linking for keratoconus. J Refract Surg. 2012; 28(8):562-566

[32] O'Brart DP, Kwong TQ, Patel P, McDonald RJ, O'Brart NA. Long-term follow-up of riboflavin/ultraviolet A (370 nm) corneal collagen cross-linking to halt the progression of keratoconus. Br J Ophthalmol. 2013; 97(4):433-437

[33] Greenstein SA, Shah VP, Fry KL, Hersh PS. Corneal thickness changes after

corneal collagen crosslinking for keratoconus and corneal ectasia: one-year results. J Cataract Refract Surg. 2011; 37(4):691–700
[34] Kanellopoulos AJ, Kahn J. Topography-guided hyperopic LASIK with and without high irradiance collagen cross-linking: initial comparative clinical findings in a contralateral eye study of 34 consecutive patients. J Refract Surg. 2012; 28(11) Suppl:S837–S840
[35] Solomon KD, Fernández de Castro LE, Sandoval HP, et al. Joint LASIK Study Task Force. LASIK world literature review: quality of life and patient satisfaction. Ophthalmology. 2009; 116(4):691–701
[36] Shortt AJ, Allan BD, Evans JR. Laser-assisted in-situ keratomileusis (LASIK) versus photorefractive keratectomy (PRK) for myopia. Cochrane Database Syst Rev. 2013; 1(1):CD005135
[37] Shortt AJ, Bunce C, Allan BD. Evidence for superior efficacy and safety of LASIK over photorefractive keratectomy for correction of myopia. Ophthalmology. 2006; 113(11):1897–1908
[38] Liu Z, Li Y, Cheng Z, Zhou F, Jiang H, Li J. Seven-year follow-up of LASIK for moderate to severe myopia. J Refract Surg. 2008; 24(9):935–940
[39] Güell JL, Muller A. Laser in situ keratomileusis (LASIK) for myopia from -7 to -18 diopters. J Refract Surg. 1996; 12(2):222–228
[40] Oruçoğlu F, Kingham JD, Kendüşim M, Ayoğlu B, Toksu B, Göker S. Laser in situ keratomileusis application for myopia over minus 14 diopter with long-term follow-up. Int Ophthalmol. 2012; 32(5):435–441
[41] Magallanes R, Shah S, Zadok D, et al. Stability after laser in situ keratomileusis in moderately and extremely myopic eyes. J Cataract Refract Surg. 2001; 27 (7):1007–1012
[42] Chayet AS, Assil KK, Montes M, Espinosa-Lagana M, Castellanos A, Tsioulias G. Regression and its mechanisms after laser in situ keratomileusis in moderate and high myopia. Ophthalmology. 1998; 105(7):1194–1199
[43] Alió JL, Muftuoglu O, Ortiz D, et al. Ten-year follow-up of laser in situ keratomileusis for myopia of up to -10 diopters. Am J Ophthalmol. 2008; 145 (1):46–54
[44] Kanellopoulos AJ, Asimellis G. Refractive and keratometric stability in high myopic LASIK with high-frequency femtosecond and excimer lasers. J Refract Surg. 2013; 29(12):832–837
[45] Binder PS. Analysis of ectasia after laser in situ keratomileusis: risk factors. J Cataract Refract Surg. 2007; 33(9):1530–1538
[46] Randleman JB. Post-laser in-situ keratomileusis ectasia: current understanding and future directions. Curr Opin Ophthalmol. 2006; 17(4): 406–412
[47] Kanellopoulos AJ. Long-term safety and efficacy follow-up of prophylactic higher fluence collagen cross-linking in high myopic laser-assisted in situ keratomileusis. Clin Ophthalmol. 2012; 6:1125–1130
[48] Celik HU, Alagöz N, Yildirim Y, et al. Accelerated corneal crosslinking concurrent with laser in situ keratomileusis. J Cataract Refract Surg. 2012; 38 (8):1424–1431
[49] Kanellopoulos AJ, Asimellis G. Combined laser in situ keratomileusis and prophylactic high-fluence corneal collagen crosslinking for high myopia: two-year safety and efficacy. J Cataract Refract Surg. 2015; 41(7):1426–1433
[50] Mi S, Dooley EP, Albon J, Boulton ME, Meek KM, Kamma-Lorger CS. Adhesion of laser in situ keratomileusis-like flaps in the cornea: Effects of crosslinking, stromal fibroblasts, and cytokine treatment. J Cataract Refract Surg. 2011; 37 (1):166–172

第 15 章

飞秒激光在角膜老视手术治疗中的应用与局限

Alois K. Dexl, Sarah Moussa, Günther Grabner

摘　要

全球越来越多的老年患者希望在近距离用眼时能获得良好的视力，角膜植入物手术为实现这一期望提供了一种选择，它是一种矫正老视的有效方法，与其他矫正老视的方法相比，角膜植入物手术的优点包括：与眼内手术相比，风险更低，手术可逆，必要时可以随时取出角膜植入物，且不影响患者将来接受其他眼部手术，也不影响眼部影像学检查。

目前市面上正在研发和已经发布的产品中，至少有 3 种基于不同设计原理的角膜植入物，包括改变折射力的双焦点光学系统、改变角膜曲率及使用小孔径原理增加焦深。

Intracor 手术原理是利用飞秒激光在角膜基质内制作 5 个或 6 个同心环，使中央角膜变陡，这种手术过程是不可逆的。考虑到术后可能发生角膜扩张，不建议联合应用 LASIK 和 Intracor 手术。

关键词

老视；角膜植入物；KAMRA 植入物；Flexivue 微透镜；Raindrop 近视力植入物；Icolens；Intracor

15.1 引言

目前，仅在美国就有超过 1.4 亿 40 岁以上的人，预计到 2020 年，全世界将有 21 亿老人。随着老龄化趋势的发展，人们对利用角膜屈光手术来改善老视患者的近视力越来越感兴趣。目前矫正老视的角膜屈光手术设计包括单视或混合视设计，多焦点切削设计，与隐形眼镜一样，这些手术可能会降低远视力、立体视觉、对比敏感度或视觉质量。此外，通过屈光性晶状体置换手术，患者可以在发生有临床意义的白内障之前植入单焦点、可调节或多焦点人工晶状体，以期提高近视力。然而，许多人认为在老视的早期阶段，植入透明晶状体的损伤性较大。大量的临床实践和已经发表的文献表明，角膜小孔径植入物可以为患者提供良好的近视力和中间距离视力，而不会明显损失远视力、对比敏感度及立体视觉。

15.2 角膜植入物在老视手术中的应用

由于上述原因，人们对使用角膜植入物来治疗老视有着极大的兴趣。角膜植入物的优点是加法原理，不需要去除组织，保留了未来通过其他方式矫正老视的可能性，其中一些可以联合人工晶状体植入和(或)激光屈光手术，它们都是可逆的，仅植入非优势眼内[1]。目前，市面上有 3 种不同类型的角膜植入物：第一类角膜植入物用来改变眼的折射力(屈光性光学植入物)，它们与多焦隐形眼镜和人工晶状体设计类似，这类植入物通过一个平光的中心区提供远视力，通过周边一个或多个不同的光学区来改善近视力。第二类植入物是通过多焦效应重塑角膜的前表面曲率(角膜重塑植入物),以增强近视力和中间距离视力。第三类角膜植入物依靠小孔光学原理(小孔径植入物),通过阻挡周边发散的光线来增加眼睛的焦深。

角膜植入物手术需要利用LASIK预先制作一个角膜瓣或囊袋,与机械板层刀LASIK手术相比,飞秒激光辅助LASIK制作的角膜瓣厚度预测性更好,术后干眼症的发生率更低,视力恢复得更快,UDVA更好[2-4]。飞秒激光制作角膜瓣需要切割更多的角膜神经纤维,因而术后发生干眼症的概率更高,可能会影响术后效果,与其相比,制作一个囊袋将对角膜神经的影响降至最低。

15.2.1 角膜重塑植入物

Raindrop 近视力植入物

Raindrop近视力植入物(Revision Optics,Inc.)是由一种透明的透氧性水凝胶材料构成,其折射率与角膜大致相同[5]。植入物呈正半月面形状,直径为2.0mm,中心厚度为34μm,边缘厚度为14μm。植入物位于飞秒激光制作的角膜瓣下方,中心定位在非优势眼的明视瞳孔中心,植入物重塑了瞳孔区的角膜形态,与周边区相比,中心区角膜屈光度相对增加(图15.1)。

近期,Garza等[6]报道了30例老视患者在非优势眼行角膜植入物植入联合近视LASIK术后12个月的结果。双眼平均UDVA、裸眼中间视力(UIVA)和裸眼近视力(UNVA)均超过0.1logMAR视力(本章视力均用logMAR表示),93%的患者双眼视力在所有距离上均超过0.1logMAR。约10%(3人)的患者植入物表面有轻微的HAZE,10%的患者眼压一过性升高大于10mmHg。根据患者问卷调查,术后1年,视觉症状恢复到术前水平,98%的视觉需求, 可以较容易完成,90%的患者对总体视力满意或非常满意。

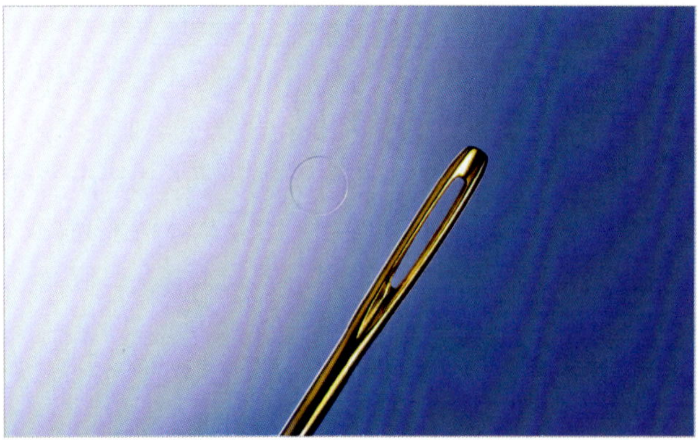

图 15.1 Raindrop 近视力植入物:Raindrop 近视力植入物是一种直径非常小的透明水凝胶透镜,呈长椭圆形,没有屈光度数。它的作用是重塑角膜的前表面曲率,以增强近视力和中间距离视力。(This image is provided courtesy of Revision Optics.)

Chayet等[7]报道了老视患者非优势眼植入物植入联合远视LASIK术后12个月的结果。手术眼的平均UNVA从术前的0.8logMAR提高到术后的0.0logMAR,近视力平均增加了7行以上,双眼近视力平均也增加7行以上(术前:0.7logMAR;术后:0.0logMAR)。手术眼的远视力从术前的0.5logMAR提高到术后的0.2logMAR,双眼视力增加更明显(术前0.4logMAR;术后0.0logMAR)。CDVA在随访期间保持稳定。1例患者在术后9个月时出现HAZE,遂取出角膜植入物,取出1周后UDVA从0.4logMAR改善至0.0logMAR。在术后1个月随访时,光晕感是患者主诉唯一出现的视觉症状。在术后1年时,患者没有任何类型的中重度视觉症状。

Parkhurst等[8]报道了2例角膜植入物术后成功行飞秒激光辅助白内障手术(FLACS)病例。他们发现Raindrop植入物不会影响对眼内结构的观察,不会增加白内障手术的操作难度, 也不需要额外的眼球旋转。在进行FLACS手术时,透明植入物可以有效地传递飞秒激光能量,从而能够在没有标记的情况下完成切削。然而,这些患者的术后屈光状态均大于±0.5D,这也表明,人工晶状体屈光度数的计算是未来需要重点改进的方向。

近期,Pinsky报道[5],由于角膜代谢产物浓度分布的紊乱,植入物对角膜长期健康可能存在影响。当葡萄糖和乳酸离子沿着浓度梯度穿过角膜时,放置在基质内的水凝胶植入物可能会阻碍它们的正常流动。植入物的相对扩散率不同,新陈代谢物质的流量也不同。对于相对植入物扩散率为43.5%的Raindrop水凝胶材料,最大的葡萄糖消耗和乳酸离子积聚发生在植入物之前,两者均小于3%。然而,理论上存在这样一种可能,即水凝胶材料的孔隙可能会随着扩散系数的降低而被堵塞,当相对扩散系数低于20%时,葡萄糖耗竭和乳酸离子积聚量呈指数增长。一般来说,葡萄糖消耗和乳酸离子积聚量对植入物的扩散率高度敏感,对植入物植入的深度不敏感,随着植入物放置深度的增加,葡萄糖消耗略有增加。

15.2.2 屈光性光学植入物

Flexivue 微透镜

Flexivue 微透镜(Presbia,Los Angeles,CA)是一种称为 InVue 透镜的前体,直径为 3.0mm、边缘厚度约为 15μm,具有透明亲水特性。该透镜中心 1.6mm 范围的屈光度为平光，而周边区域附加额外的屈光度，屈光度范围为+1.50~+3.50D,以 0.25D 递增,透镜材料的折射率为 1.4583,透镜中央有一个 0.15mm 的孔,用于将氧气和营养物质输送到角膜[9]。飞秒激光参数设置与传统 LASIK 相似(颞侧切口;切口宽度为 4.20mm;切口深度为 280~300μm),用负压环来制作囊袋,以便在不影响角膜其余部分的情况下植入微透镜,微透镜装入植入器,将微透镜植入囊袋的中心。

在过去几年里,有 3 篇文献报道了正视的老视患者单眼行角膜囊袋内植入微透镜后的结果[9-11]。Bouzoukis 等[10]报道了 1 例 56 岁女性患者在非优势眼上制作该囊袋的可行性,Limnopouou 等[11]报道了 47 人行这种手术的效果,患者术眼 UNVA 从术前的 0.68logMAR 提升到术后 12 个月时的 0.14logMAR,双眼 UNVA 从术前的 0.53logMAR 提升到术后 12 个月时的 0.13logMAR。然而,手术眼的 UDVA 从术前的 0.06logMAR 下降至术后的 0.38logMAR，双眼视力保持相对稳定。手术眼等效球镜度数从 0.66D 变为-1.95D,此外,UDVA 显著下降，从 0.00logMAR 变为 0.10logMAR(17 只眼睛丢失 1 行视力)。在这组患者中,没有出现并发症,没有摘除和更换植入物,眼压、内皮细胞计数和中央角膜厚度保持稳定,共焦显微镜检查未发现病理改变。

Malandrini 等[9]使用共焦显微镜和眼前节 OCT 分析了 52 例患者的角膜伤口愈合情况，评估这种植入物的生物相容性。术后裂隙灯检查可见角膜透明清晰,无明显变薄、瘢痕或血管翳现象,所有眼睛的植入物均居中。术后早期,共聚焦显微镜显示植入物周围基质出现细胞活性增强、水肿、炎症和变性物质沉积等现象,12 个月后恢复正常,眼前节 OCT 显示角膜囊袋呈规则的平面形状。1 个月时,52 只眼睛中有 21 只眼睛观察到植入物下方有高反射区和微皱褶。12 个月后,眼前节轮廓变得清晰可见,囊袋界面反射率随时间降低。在术后 6 个月内,有 3 例患者主诉远视力降低以及明显的光晕和眩光而引起不适，植入物被取出;12 个月内，又有 3 只眼睛的植入物被取出，取出后,共聚焦和眼前节 OCT 显示角膜清晰,无不规则迹象，取出植入物的患者术前 CDVA 为-0.06logMAR,取出后为 0.00logMAR。

Icolens

Icolens 系统(Neoptics AG,Huenenberg,Switzerland)包括一个具有正屈光度的微透镜、一套飞秒激光仪(Femto LDV,Ziemer Ophthalmic Systems AG)、一个预装的展开装置和专门设计的定位装置。3.0mm Icolens 采用双焦设计,中心区域用于看远处,周边正屈光度区域用于看近处。中心区直径为 1.8mm,边缘厚度为 15μm,中心孔直径为 0.15mm,其便于营养物质的正常流动。材料由甲基丙烯酸 2-羟乙基酯和甲基丙烯酸甲酯的共聚物组成,两者都具有水凝胶的性状,该材料在水合条件下的折射率为 1.460。矫正范围为1.5~3.0D(用于老视)和-1.0~+1.5D(用于矫正屈光不正)。

Baily 等[12]在最近报道了正视眼患者单眼植入这种屈光性光学植入物 12 个月后的结果。首先,使用飞秒激光制作囊袋(颞侧囊袋,切口大小为 3.6mm;深度为 290μm),制作囊袋后,将预装的装置插入角膜囊袋中,直到位于臂上的孔与瞳孔中心相对应。手术眼(n=52) 平均 UNVA 从术前的 0.78logMAR 提高到术后的 0.44logMAR，平均增加了 3.48 行。UDVA 从术前的 0.05logMAR 下降至术后的 0.22logMAR(平均丢失 1.67 行),但双眼远视力保持稳定(平均增加 0.48 行),术后 CDVA 下降 1.78 行。角膜地形图和内皮细胞计数没有明显变化。在满意度调查(n=40)中,90%的患者对手术总体感到满意。在所有取出植入物的患者中(11例),主要原因是视觉效果差,而不是并发症(7 例为中心定位偏心;3 例为优势眼模糊;1 例为患者期望值过高)。植入物取出手术顺利,没有发生任何不良事件或并发症,所有患者都恢复到了术前屈光状态。

15.2.3 小孔径植入物

KAMRA 植入物

KAMRA 植入物(AcuFocus Inc,Irvine,CA)是同类中研究最多的植入物，它在除美国外的 50 多个国家获得了批准，目前在全球范围内植入了 2 万多枚，并于2015年4月获得了FDA的批准。最新一代植入物(ACI7000PDT型)是一个5μm薄的微穿孔人工孔径,总直径为3.8mm,中心孔径为1.6mm,由聚偏二氟乙烯(PVF)和碳纳米颗粒制成(图15.2)。这种不透明的透氧性材料的透光率为6.7%;它还具有一个伪随机分布的微穿孔结构,由8400个直径为5~11μm的孔组成,以允许水分和营养物质流动,防止角膜变薄和上皮失代偿。植入物植入在角膜基质深度220μm处或更深的板层囊袋中[13]。如果手术与LASIK相结合,则使用双界面技术。首先,在薄瓣下进行准分子激光切削;其次,将植入物植入激光界面至少100μm以下的囊袋中,这种植入物手术通常在直视的情况下进行。

Dexl等最近报道了一组患者(n=32)术后5年的效果[13]。双眼UNVA从0.4logMAR提高到0.1logMAR,UIVA从0.2logMAR提高到0.1logMAR,UDVA从-0.2logMAR降到术后-0.1logMAR。1例患者手术眼发生远视偏移后对视力不满意,在36个月时植入物被取出,取出后2年CDVA或CNVA未受影响。

从患者的角度来看,不戴眼镜完成日常工作的能力比视力的高低更能反映视觉功能的改变情况。Dexl等[14]使用萨尔茨堡阅读台报道了24例手术患者在近距离阅读时视觉功能的改变,结果显示测试的每个参数都有显著变化。12个月后,平均阅读距离从术前的46.7cm变为42.8cm,"最佳距离"的平均阅读敏锐度从0.33logRAD(相当于logMAR的读数)提高到0.24logRAD。平均阅读速度从每分钟141个字提高到156个字,最大阅读速度从171个字提高到196个字,最小

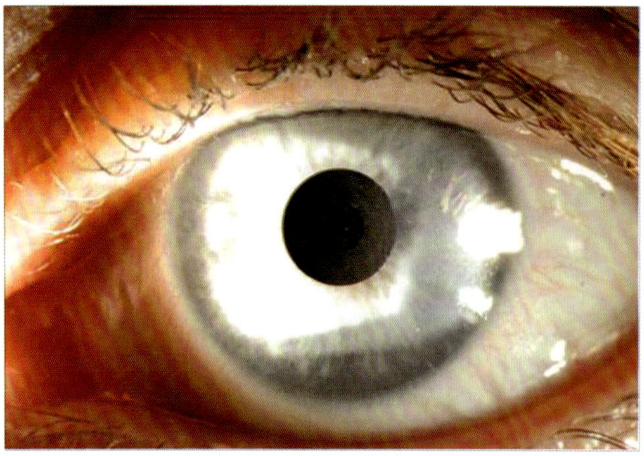

图15.2 KAMRA植入物:KAMRA植入物是一种由聚偏二氟乙烯制成的小孔径、微穿孔、不透明植入物。它依靠孔径光学原理,通过阻挡未聚焦的周边光线来增加眼的焦深。

印刷体从1.50mm变化到1.12mm。报纸正文或药品包装中插页的字母大小通常为1.5~3.0mm(在40cm的标准阅读距离下,视角为0.4~0.7)。因此,所有能够阅读1.5mm印刷体的患者都能够充分应对各种日常的阅读需求。

Seyeddain等[15]术后24个月时发现在空间频率较高的明视条件下,手术眼的对比敏感度视力比术前显著降低,同时,在双眼暗视条件下最高空间频率的对比敏感度也降低了,但所有患者的对比敏感度评分仍保持在正常人的范围内。Vilupuru等[16]比较了KAMRA角膜植入物和可调节/多焦点人工晶状体植入术后暗视条件下的对比敏感度,与多焦点人工晶状体相比,KAMRA植入眼的中间距离视力和近视力更好,远视力几乎没有差异,KAMRA植入眼的对比敏感度更好。Crystalens AO(Bausch+Lomb)的UIVA优于KAMRA植入物,但中间距离CDVA不如KAMRA植入物,在近视力方面更差一些。与KAMRA植入物和Crystalens AO相比,多焦点人工晶状体在近焦点处的近视力较好,但中间距离视力较差。

Schwarz等[17]使用自适应光学系统测量了3例受试者的双眼视力,对KAMRA角膜植入物的视觉效果进行模拟,结果表明,在明视条件下KAMRA可以像传统的单眼视一样增加焦深,但有2例患者双眼最大焦深受到了影响。

Tomita等[18]评估了KAMRA植入物植入后瞳孔大小对视力的影响(n=584),结果显示瞳孔大小对KAMRA植入物植入后的视力没有影响。

Langenbucher等[19]通过将KAMRA角膜植入物"植入"到一个理论眼模型中,评估KAMRA角膜植入物对周边视野视网膜图像亮度的影响。植入物位于角膜基质深度200μm处,瞳孔大小为2~5mm,视野范围为-70°~70°。结果显示,大视场角时亮度不受影响,瞳孔较小(2.0mm和2.5mm)且视场角也较小时(20°~40°),KAMRA可以阻挡60%的入射光线。

Tabernero[20]认为存在一种理论眼模型,即植入KAMRA患者的最佳焦深可以通过植入眼残留的小度数近视(-0.75~-1.00D)且对侧眼正视条件下获得。由于单眼视力可能会降低立体视觉,Fernández等[21]使用双目自适应光学系统测量并比较了单眼视和单眼KAMRA植入术后立体视觉的区别,测量时标准瞳孔直径为4mm,小瞳直径为1.6mm,使用小光圈可以显

著降低单眼视对立体视觉的影响，试验结果表明，轻微的单眼视力与 KAMRA 植入物相结合，可以产生接近正常双眼视力情况下的立体视觉。

KAMRA 植入物的安全性已经在动物和人体的研究中得到充分证明。对兔眼 KAMRA 植入物植入术后的角膜炎症反应进行研究，结果显示，在术后 48 小时，与仅制作囊袋的眼睛相比，KAMRA 植入眼的角膜基质细胞死亡增加，炎症反应增强，手术 6 周后，差异消失[22]。Abbouda 等[23]用共聚焦显微镜来评估KAMRA植入后角膜的情况，并用共聚焦显微镜所得的数据(n=12)进行视力评估。结果显示，角膜组织对 KAMRA 植入物的耐受性良好。所有患者的角膜细胞活化程度较低。植入物虽然改变了角膜组织结构的正常层次，但与严重的眼部并发症无关，角膜细胞活化与不良视觉症状最相关。

Dexl 等[24]评估 KAMRA 植入术后角膜中心和周边区域铁沉积的情况。在角膜植入第一代植入物(ACI7000)时，32 例患者中有 18 只眼睛(56%)在植入后 36 个月内出现铁沉积的现象。出现时间的中位数为 18 个月。角膜形态变化引起的泪膜厚度、成分和角膜上皮基底细胞的改变，可能是形成这些特定铁沉积的原因。植入新一代的 KAMRA 植入物(ACI7000PDT)，24 例患者中只有 1 例(4.17%)在 18 个月后出现角膜铁沉积的现象。原因在于下面几个设计方面的改进：①植入物营养孔数量由 1600 增加到 8400；②植入物透光率由 7.1%降到 5%；③植入物厚度由 10μm 减少到 5μm，同时，手术技术也有了改进，ACI7000 植入在厚度 170μm 且蒂位于上方的角膜瓣下，ACI7000PDT 植入在深达 230μm 的角膜囊袋内，新一代 KAMRA 植入术后，角膜地形图的改变和角膜上皮铁持续沉积的发生率显著降低。植入物厚度的减少、营养孔数量的增加以及植入技术的改进可能是生物力学变化减少的主要因素[25]。

Tomita 等[26]在回顾性研究中评估 LASIK 联合 KAMRA 植入矫正远视性老视患者(n=277)的安全性、有效性及患者满意度，患者按年龄分为 3 组：第一组(40~49 岁)、第二组(50~59 岁)和第三组(60~65 岁)。术后每组患者平均 UDVA 均为 0.0logMAR，第一、第二和第三组分别增加 1、2 和 3 行视力。平均 UNVA 为 0.1logMAR，第一组增加 4 行视力，第二组和第三组均增加 5 行视力。第三组患者在视力方面收益最大，患者满意度最高，因此，在获得最佳术后效果，提高患者满意度方面时，需要考虑患者的年龄因素。

Mita 等[27]报道 1 例 LASIK 联合 KAMRA 植入的患者，应用光动力疗法治疗其中心性浆液性脉络膜视网膜病变后患者 UDVA 降低。究其原因，是由于高温和灼烧导致植入物位置出现角膜组织变性和瘢痕反应，瘢痕处的角膜地形图变平，CDVA 也显著降低。因此，在角膜植入物阻碍眼部其他治疗和手术时，应及时将植入物取出。

Tan 等[28]报道了 2 例保留 KAMRA 植入物的白内障手术。如果术者的经验丰富，手术在技术上并不困难，通过旋转眼球可以减少植入物对术者视线的遮挡，同时，生物测量参数是可靠的，SRK/T 公式在计算人工晶状体度数时也是准确的。

此外，也有植入物在植入后进行玻璃体手术的报道。Inoue 等[29]描述，使用角膜平面接触镜进行玻璃体手术，当焦点位于视网膜上时，植入物产生的暗环弥散度更大，导致视网膜成像清晰度下降。为了避免遮挡视网膜，在玻璃体手术时必须旋转眼球，否则，在手术之前要取出角膜植入物。

Alió 等[30]评估了 10 例患者取出 KAMRA 植入物(ACI 7000、7000 T 和 7000PDT)后的情况，在植入物取出后至少随访 6 个月。8 例取出的原因与视觉症状有关，如夜间眩光、畏光、星芒、视力模糊和光晕等，1 例因角膜瓣过薄取出，另 1 例与近视力欠佳有关。这项研究还表明，取出角膜植入物后，角膜地形图和角膜像差不受影响。超过 60%的患者 CNVA、CDVA、UNVA 和 UDVA 都与植入术前相似。

Gatinel 等[31]报道了 2 例植入 KAMRA 术后对视力和视觉不满意的患者，病例 1 植入物中心到角膜顶点的鼻侧距离为 593μm，上方距离为 159μm，病例 2 颞侧距离为 72μm，上方距离为 17μm，两枚植入物在术后 2 周和 3 周时重新居中，视力和视觉质量显著改善，植入物的居中是决定患者满意与否的一个重要因素，如在第一次手术后没有获得良好的居中，可以进行重新定位。另一方面，Corpuz 等[32]对 1008 例患者进行了回顾性分析，评估植入物偏心对视力和视觉质量的影响，未发现植入物的偏心对术后视力有明显影响。

Casas-Llera 等[33]评估眼后节 OCT 检查时，植入物对中心和周边视网膜成像质量的影响。在散瞳情况下，植入物对视网膜成像没有干扰，后极部成像不受影响，周边视网膜虽有一个小的明亮阴影，但成像也清晰，植入术后可以正常扫描中心和周边视网膜，并形成清晰图像。

15.3 基质内飞秒激光手术矫正老视

15.3.1 Intracor

Ruiz 等[34]于 2009 年首次介绍了 INTRACOR 手术，它是一种利用飞秒激光（FEMTEC Laser System; Bausch +Lomb/Technolas Perfect Vision，Munich Germany）矫正老视的基质内微创手术。老视矫正的基本原理是利用飞秒激光在不同深度的基质内进行扫描，向前延伸至 Bowman 层下方的固定深度处，激光传输完全位于基质内，在整个过程中，内皮细胞、Descemet 膜、Bowman 层或上皮细胞不受影响。最终效果是角膜前表面中心变陡，但不是形成陡峭的中心岛状，而是多焦的超扁平角膜形状[34]。Thomas 等[35]报道，中央角膜变陡 1.40D，周边角膜变平 0.50D。标准模式的飞秒激光在角膜基质内形成 5 个环[36,37]，也可以附加 8 个放射状基质切口[35]或使用 6 个环的改进模式[38]。

最近，Khoramnia 等[38]报道了一项随访时间长达 36 个月的研究，20 例轻度远视伴有老视患者 20 只眼睛接受了改良六环模式的 Intracor 手术。患者随机分为 3 组，第六环的位置有所不同（分别位于 1.8/2.0/2.2mm）。术后 36 个月，3 组 UNVA 中位数分别从 0.7/0.7/0.7 增加到-0.1/0.1/0.1。UDVA 从 0.1/0.2/0.1 变化为 0.2/0.3/0.1。第二组有 25%患者双眼 CDVA 出现 2 行丢失，其余两组没有患者出现 2 行及以上矫正视力的丢失。患者对该手术的总体满意度为 80%。

最近有报道[39]，使用 IOL Master 联合标准公式计算 Intracor 术后的理论人工晶状体度数（n=25）是可靠的。Fitting 等[40]还报道了 1 例 58 岁患者在 Intracor 术后接受白内障手术的病例，术前人工晶状体度数利用 Holladay Ⅰ 公式进行计算，未进行度数调整，常规白内障摘除术后植入单焦点人工晶状体，结果显示人工晶状体度数的计算准确可靠，术后效果稳定。Intracor 术前 UNVA 为 0.8logMAR，术后为 0.3logMAR，白内障手术后 6 个月为 0.1logMAR。

目前文献报道有 3 例患者行 LASIK 联合 Intracor 术后出现角膜扩张。Saad 等[41]报道了 1 例双眼远视患者接受 LASIK 治疗（右眼 2 次，左眼 3 次），并获得了稳定的视力。术前无已知角膜扩张的危险因素。在最后一次 LASIK 术后 3 年时，双眼进行了 Intracor 手术。手术后，矫正视力和视觉质量严重下降，角膜地形图显示孤立性中心角膜前突[42]。另有报道 1 例老视接受单眼 Intracor 手术的患者，两年后双眼接受 LASIK 增强术（Supracor）。接受 Intracor 手术和 Supracor 治疗的患眼在地形图上出现明显的角膜扩张，而对侧眼保持稳定，没有扩张的迹象。Courjaret 等[43]报道了 1 例远视性 LASIK 并接受 Intracor 手术的患者，组织病理学显示 1 只眼睛需要行 DALK，光镜和电镜检查显示，基质内切口穿透了 LASIK 界面，导致基质床裂开。

在角膜基质实施手术时，LASIK 板层切口和 Intracor 矢状切口的叠加效应降低了角膜组织结构的稳定性，导致残留基质床力学出现进行性下降。因此，不推荐联合进行这两种手术。

（龙克利 译）

参考文献

[1] Lindstrom RL, Macrae SM, Pepose JS, Hoopes PC, Sr. Corneal inlays for presbyopia correction. Curr Opin Ophthalmol. 2013; 24(4):281-287

[2] Kezirian GM, Stonecipher KG. Comparison of the IntraLase femtosecond laser and mechanical keratomes for laser in situ keratomileusis. J Cataract Refract Surg. 2004; 30(4):804-811

[3] Salomão MQ, Ambrósio R, Jr, Wilson SE. Dry eye associated with laser in situ keratomileusis: mechanical microkeratome versus femtosecond laser. J Cataract Refract Surg. 2009; 35(10):1756-1760

[4] Tanna M, Schallhorn SC, Hettinger KA. Femtosecond laser versus mechanical microkeratome: a retrospective comparison of visual outcomes at 3 months. J Refract Surg. 2009; 25(7) Suppl:S668-S671

[5] Pinsky PM. Three-dimensional modeling of metabolic species transport in the cornea with a hydrogel intrastromal inlay. Invest Ophthalmol Vis Sci. 2014; 55(5):3093-3106

[6] Garza EB, Chayet A. Safety and efficacy of a hydrogel inlay with laser in situ keratomileusis to improve vision in myopic presbyopic patients: one-year results. J Cataract Refract Surg. 2015; 41(2):306-312

[7] Chayet A, Barragan Garza E. Combined hydrogel inlay and laser in situ keratomileusis to compensate for presbyopia in hyperopic patients: one-year safety and efficacy. J Cataract Refract Surg. 2013; 39(11):1713-1721

[8] Parkhurst GD, Garza EB, Medina AA, Jr. Femtosecond laser-assisted cataract surgery after implantation of a transparent near vision corneal inlay. J Refract Surg. 2015; 31(3):206-208

[9] Malandrini A, Martone G, Canovetti A, et al. Morphologic study of the cornea by in vivo confocal microscopy and optical coherence tomography after bifocal refractive corneal inlay implantation. J Cataract Refract Surg. 2014; 40(4):545-557

[10] Bouzoukis DI, Kymionis GD, Limnopoulou AN, Kounis GA, Pallikaris IG. Femtosecond laser-assisted corneal pocket creation using a mask for inlay implantation. J Refract Surg. 2011; 27(11):818-820

[11] Limnopoulou AN, Bouzoukis DI, Kymionis GD, et al. Visual outcomes and safety of a refractive corneal inlay for presbyopia using femtosecond laser. J Refract Surg. 2013; 29(1):12-18

[12] Baily C, Kohnen T, O'Keefe M. Preloaded refractive-addition corneal inlay to compensate for presbyopia implanted using a femtosecond laser: one-year visual outcomes and safety. J Cataract Refract Surg. 2014; 40(8):1341-1348

[13] Dexl AK, Jell G, Strohmaier C, et al. Long-term outcomes after monocular

corneal inlay implantation for the surgical compensation of presbyopia. J Cataract Refract Surg. 2015; 41(3):566–575
[14] Dexl AK, Seyeddain O, Riha W, et al. Reading performance after implantation of a modified corneal inlay design for the surgical correction of presbyopia: 1-year follow-up. Am J Ophthalmol. 2012; 153(5):994–1001.e2
[15] Seyeddain O, Bachernegg A, Riha W, et al. Femtosecond laser-assisted small-aperture corneal inlay implantation for corneal compensation of presbyopia: two-year follow-up. J Cataract Refract Surg. 2013; 39(2):234–241
[16] Vilupuru S, Lin L, Pepose JS. Comparison of contrast sensitivity and through focus in small-aperture inlay, accommodating intraocular lens, or multifocal intraocular lens subjects. Am J Ophthalmol. 2015; 160(1):150–62.e1
[17] Schwarz C, Manzanera S, Prieto PM, Fernández EJ, Artal P. Comparison of binocular through-focus visual acuity with monovision and a small aperture inlay. Biomed Opt Express. 2014; 5(10):3355–3366
[18] Tomita M, Kanamori T, Waring GO, IV, Huseynova T. Retrospective evaluation of the influence of pupil size on visual acuity after KAMRA inlay implantation. J Refract Surg. 2014; 30(7):448–453
[19] Langenbucher A, Goebels S, Szentmáry N, Seitz B, Eppig T. Vignetting and field of view with the KAMRA corneal inlay. BioMed Res Int. 2013; 2013: 154593
[20] Tabernero J, Artal P. Optical modeling of a corneal inlay in real eyes to increase depth of focus: optimum centration and residual defocus. J Cataract Refract Surg. 2012; 38(2):270–277
[21] Fernández EJ, Schwarz C, Prieto PM, Manzanera S, Artal P. Impact on stereo-acuity of two presbyopia correction approaches: monovision and small aperture inlay. Biomed Opt Express. 2013; 4(6):822–830
[22] Santhiago MR, Barbosa FL, Agrawal V, Binder PS, Christie B, Wilson SE. Short-term cell death and inflammation after intracorneal inlay implantation in rabbits. J Refract Surg. 2012; 28(2):144–149
[23] Abbouda A, Javaloy J, Alió JL. Confocal microscopy evaluation of the corneal response following AcuFocus KAMRA inlay implantation. J Refract Surg. 2014; 30(3):172–178
[24] Dexl AK, Ruckhofer J, Riha W, et al. Central and peripheral corneal iron deposits after implantation of a small-aperture corneal inlay for correction of presbyopia. J Refract Surg. 2011; 27(12):876–880
[25] Dexl AK, Seyeddain O, Grabner G. Follow-up to "central and peripheral corneal iron deposits after implantation of a small-aperture corneal inlay for correction of presbyopia". J Refract Surg. 2011; 27(12):856–857
[26] Tomita M, Waring GO, IV. One-year results of simultaneous laser in situ keratomileusis and small-aperture corneal inlay implantation for hyperopic presbyopia: comparison by age. J Cataract Refract Surg. 2015; 41(1):152–161
[27] Mita M, Kanamori T, Tomita M. Corneal heat scar caused by photodynamic therapy performed through an implanted corneal inlay. J Cataract Refract Surg. 2013; 39(11):1768–1773
[28] Tan TE, Mehta JS. Cataract surgery following KAMRA presbyopic implant. Clin Ophthalmol. 2013; 7:1899–1903
[29] Inoue M, Bissen-Miyajima H, Arai H, Hirakata A. Retinal images viewed through a small aperture corneal inlay. Acta Ophthalmol. 2014; 92(2):e168–e169
[30] Alió JL, Abbouda A, Huseynli S, Knorz MC, Homs ME, Durrie DS. Removability of a small aperture intracorneal inlay for presbyopia correction. J Refract Surg. 2013; 29(8):550–556
[31] Gatinel D, El Danasoury A, Rajchles S, Saad A. Recentration of a small-aperture corneal inlay. J Cataract Refract Surg. 2012; 38(12):2186–2191
[32] Corpuz CC, Kanamori T, Huseynova T, Tomita M. Two target locations for corneal inlay implantation combined with laser in situ keratomileusis. J Cataract Refract Surg. 2015; 41(1):162–170
[33] Casas-Llera P, Ruiz-Moreno JM, Alió JL. Retinal imaging after corneal inlay implantation. J Cataract Refract Surg. 2011; 37(9):1729–1731
[34] Ruiz LA, Cepeda LM, Fuentes VC. Intrastromal correction of presbyopia using a femtosecond laser system. J Refract Surg. 2009; 25(10):847–854
[35] Thomas BC, Fitting A, Auffarth GU, Holzer MP. Femtosecond laser correction of presbyopia (INTRACOR) in emmetropes using a modified pattern. J Refract Surg. 2012; 28(12):872–878
[36] Holzer MP, Mannsfeld A, Ehmer A, Auffarth GU. Early outcomes of INTRACOR femtosecond laser treatment for presbyopia. J Refract Surg. 2009; 25(10): 855–861
[37] Menassa N, Fitting A, Auffarth GU, Holzer MP. Visual outcomes and corneal changes after intrastromal femtosecond laser correction of presbyopia. J Cataract Refract Surg. 2012; 38(5):765–773
[38] Khoramnia R, Fitting A, Rabsilber TM, Thomas BC, Auffarth GU, Holzer MP. Intrastromal femtosecond laser surgical compensation of presbyopia with six intrastromal ring cuts: 3-year results. Br J Ophthalmol. 2015; 99(2):170–176
[39] Rabsilber TM, Haigis W, Auffarth GU, Mannsfeld A, Ehmer A, Holzer MP. Intraocular lens power calculation after intrastromal femtosecond laser treatment for presbyopia: Theoretic approach. J Cataract Refract Surg. 2011; 37(3):532–537
[40] Fitting A, Rabsilber TM, Auffarth GU, Holzer MP. Cataract surgery after previous femtosecond laser intrastromal presbyopia treatment. J Cataract Refract Surg. 2012; 38(7):1293–1297
[41] Saad A, Grise-Dulac A, Gatinel D. Bilateral loss in the quality of vision associated with anterior corneal protrusion after hyperopic LASIK followed by intrastromal femtolaser-assisted incisions. J Cataract Refract Surg. 2010; 36(11):1994–1998
[42] Taneri S, Oehler S. Keratectasia after treating presbyopia with INTRACOR followed by SUPRACOR enhancement. J Refract Surg. 2013; 29(8):573–576
[43] Courjaret JC, Matonti F, Savoldelli M, D'Hermies F, Legeais JM, Hoffart L. Corneal ectasia after intrastromal presbyopic surgery. J Refract Surg. 2013; 29(12):865–868

第 16 章

飞秒激光在老视晶状体手术中的应用：选择与局限

Mateusz M. Kecik, Ronald R. Krueger

摘 要

几个世纪以来，老视矫正一直是眼科学界关注的焦点。曾经提出的老视矫正方法往往过于复杂，甚至基于错误的理念与原则。而最近，飞秒激光在眼科的应用使得在透明晶状体上进行手术操作，以使恢复其调节功能成为可能。飞秒激光不仅不会诱发术后进行性白内障，而且还能提供无可替代的手术精确性和重复性。飞秒激光的光致分解作用等特点已为晶状体手术带来了显著变革，然而现有的技术仍需要进一步完善，并且在临床研究中进行充分验证。此外，既往被认为不可能的观点也许值得我们重新审视并进行推广。在本章中，我们介绍了目前有关晶状体光致分解作用的共识及其最新的临床研究结果，并且展望了飞秒激光技术可能在Phaco-Ersatz和其他晶状体再填充技术中的应用。

关键词

老视矫正；调节恢复；飞秒激光的晶状体光致分解作用；Phaco-Ersatz；晶状体再填充

16.1 引言

老视是一个与年龄相关的自然进程，涉及晶状体、睫状小带和睫状肌的生物化学和解剖学变化。老视一般表现为进行性调节丧失，以及近距离工作困难，极大地影响患者的生活质量。据估计，2011 年全球有 12.72 亿例老视患者，造成了约 253.67 亿美元的潜在生产力损失[1]。

1611 年，Kepler 首次尝试用晶状体运动来描述调节。1855 年，Hermann Ludwig von Helmholtz 提出了更精确的概念。1864 年，Franciscus Cornelis Donders 发表了经典的“眼调节和屈光异常”理论，由此将屈光不正和老视区分开。

最初，老视是通过放大镜和单焦镜等光学设备来矫正的，后来在 1784 年，Benjamin Franklin 发明了双焦镜。230 多年后的今天，绝大多数的老视患者仍然在使用双焦镜（或阅读镜），这说明了 Franklin 发明的双焦镜显著的有效性，也进一步阐明恢复调节功能是现代眼科医生共同追求的终极目标。

目前，恢复假性或真性调节的手术方法可分为 3 类：角膜、巩膜和晶状体手术。皮秒和飞秒激光的发明使外科医生能够将超短波、高功率、低能量的脉冲发射到晶状体深处，为恢复老化晶状体的调节功能提供一种新的可能性[2]。随着飞秒激光脉冲的应用，“手术操作不要涉及透明晶状体”这一观念逐渐过时，因为飞秒激光不仅能在晶状体吸除之前用来雕刻晶状体，还有可能用来恢复调节功能——增强老化晶状体内部的弹性而不引起进行性或影响视觉质量的白内障。此外，飞秒激光增加了现有白内障手术的精确度，并且也可能为以后的手术提供关键的方案，例如早期的 Phaco-Ersatz 应用受到一定的限制，因为当时还无法通过较小的囊膜开口去除白内障，也无法制作一个小于 1mm 的周边前囊膜圆形切口。

16.2 调节与老视的解剖和生理学基础

Helmholtz 调节理论准确地描述了调节反应的基本机制。Helmholtz 认为,睫状肌的收缩降低了睫状小带的张力,从而引起晶状体曲率和厚度增加,赤道部直径缩小。简单地说,调节过程中晶状体会远离巩膜。因为前后睫状小带插入晶状体的角度不同,而且晶状体核和皮质的密度不同,所以晶状体前表面比后表面有更明显的曲率改变。这些变化导致晶状体屈光度增强。采用超声生物显微镜(UBM)对调节过程进行研究,发现在调节时晶状体前表面和后表面分别对晶状体厚度的变化提供 63%和 37%的贡献, 并且 UBM 提示晶状体几何中心的前移[3]。另一个调节导致的变化是前房深度(ACD)和眼压的降低。值得注意的是,在调节过程中,角膜保持静止,一般不会发生变化[4]。

眼光学系统屈光度增强的能力随着年龄的增长而降低,从而导致老视。调节能力的减少速度约为每年 0.19D,在 55 岁左右,晶状体会完全丧失调节能力[3,5]。老视的原因是多方面的,目前尚不完全清楚。它涉及睫状小带、晶状体和睫状肌的细微改变。

前部睫状小带的赤道部纤维数量随着年龄而减少,止点逐渐前移,从而改变了晶状体和睫状肌之间的机械交互作用[6]。Ca^{2+}和脂质的沉积还会导致睫状小带脆性的增加。

现已证实,随着年龄的增长,睫状肌内部的结缔组织会逐渐增生[7]。然而,现在认为这是老视的结果而不是原因。随着晶状体的生长,它将葡萄膜向前和向内牵拉,进而使睫状肌的收缩变得无足轻重[5]。睫状肌的收缩力终身不会减少且在老视患者中甚至有所增加,进一步证实了结缔组织增生是继发表现[7]。这可能是由于睫状肌无法抵抗晶状体不断增加的硬度。

晶状体的年龄相关性改变最为显著,被认为是老视的主要因素。其囊膜的主要成分是Ⅳ型胶原蛋白,Ⅳ型胶原蛋白随着年龄增长会经历交联和糖基化的自然进程。这导致囊膜厚度在 10~80 岁翻倍,且其弹性逐渐降低[8]。晶状体本身的特点是终身生长。位于晶状体前表面的晶状体上皮细胞(LEC)失去细胞器并分化形成晶状体纤维细胞, 其特点是蛋白质含量高,且缺乏细胞结构[5]。老化的纤维细胞逐渐被推向中心,被不断增加的纤维细胞层压缩, 类似于珍珠的形成过程。这种终身积累、压缩的 LEC 纤维可导致晶状体厚度增加和弹性降低,而晶状体赤道部直径几乎没有变化。其最显著的变化发生在晶状体核内,因变得更加坚硬而致密,相反,皮质则变得更加柔韧。总体而言,生长中的晶状体位于眼球更低的轴位。

虽然许多因素在老视中发挥作用,但整体晶状体硬度的改变似乎是老视患者失去调节能力的主要原因。1971 年,Fisher 发明了一种评估晶状体弹性的旋转法,该法将尸眼晶状体随年龄变化的轴向变形程度进行量化[9]。Adrian Glasser 于 1998 年提出了一种不同的拉伸法, 该法将分离的巩膜带安装在拉伸装置上,拉伸分离尸眼的睫状体、睫状小带和晶状体的复合体,研究晶状体曲率和光线聚焦的变化[10]。这两项研究都发现,晶状体硬度是其随年龄增长而变形的限制因素。另一种研究晶状体机械性能的方法是使用机械压缩装置, 测试晶状体对逐渐增加的外部压缩力的抵抗性。遗憾的是,这些方法都是侵入性的,只能在体外进行。

另一方面, 因为虹膜可影响观察人眼的调节结构,所以在体内研究调节反应是非常棘手的。UBM、磁共振成像(MRI)和 Scheimpflug 成像等方法已用于观察不同调节状态下的眼结构。Baikoff 等用 OCT 在 1 例白化病患者上研究了其调节过程,直接证实了 150 多年前 Helmholtz 所描述的眼前节改变[11]。

16.3 晶状体光致分解作用在调节恢复中的应用

16.3.1 基本概念

如前文所述,若想恢复机体的调节功能,那么晶状体将会是最主要的手术靶点。既往已经提出一些手术方案,例如在白内障吸除术后应用 Phaco-Ersatz 法或植入可调节的人工晶状体,从而利用眼睛本身的调节装置保留调节功能, 但是这些研究结果并不一致。迄今为止的方法都需要取出晶状体,尚无方法可在不取出晶状体的前提下,改变晶状体的结构。即使老视的症状开始于 44~45 岁,调节能力在 50~55 岁完全丧失,但晶状体混浊发展到影响视力而需要行白内障手术仍然需要很多年的时间。在理想情况下,一种快速、安全、微创的手术对老视和老视前期的患者都有益处。

1998 年首次提出了用激光脉冲软化硬核以恢复调节的观点[12]。其目的在于强化晶状体纤维间的滑动,进而恢复晶状体的调节功能。这个概念对于当时而言过于超前,鉴于当时可采用的激光技术,以及三维和动态屈光矫正的复杂性。2001 年,这一概念第一次被进行了体外评估。首先将新鲜的尸眼晶状体放置于旋转装置,并使用前面提到的 Fisher 法研究它们的弹性(旋转变形能力),证实了 Fisher 关于晶状体随着年龄的增长而变硬的观察结果。接下来,应用掺钕钇铝石榴石(Nd:YAG)激光脉冲,形成"中央环形模式"(图 16.1),然后测量其旋转变形能力,并与未处理的对侧晶状体进行比较。该试验表明,激光处理组的弹性显著增加,一些晶状体的旋转变形能力甚至与年轻 20 岁的晶状体相当[13]。这些结果似乎颇具前景,然而这项研究中使用的纳秒激光是一种相对比较粗糙的能量,仅可用于证明调节逆转的可能性。虽然如此,这项试验仍然是一个重要的里程碑,因其可激励更短的脉冲、更低的能量的激光器工程学的研发。

16.3.2 安全性

使用激光在透明晶状体中进行操作以恢复调节功能需要满足最基本的安全性,只有在不影响视力或不诱发术后进行性白内障的前提下,这种理念才是有意义的。然而,学界普遍认为任何外伤均可诱发晶状体发生白内障,所以对晶状体进行手术操作来改善调节的观点并不被学界所接纳。此外,由于高能量带来的副作用,以及激光对周围晶状体组织造成广泛的损伤,纳秒激光在透明晶状体上的应用并不安全。Vogel 等观察到,缩短激光脉冲持续时间可以采用更低的能量,而产生更少的副作用[14]。基于此,一个更安全的皮秒激光和传递系统的原型被设计出来,从而促进了晶状体光致分解作用相关研究的开展。此后,用于辅助屈光性白内障手术的商用飞秒激光装置的出现,则可提供更加精确的能量传递和完善的处理模式。通过降低光致分解作用所需要的能量阈值,光致分解作用的 3 种效应(等离子体形成、冲击波产生和空化气泡形成)均有所削弱(图 16.2)。超短的激光脉冲因产生的热量低,热扩散慢,所以不能通过热传导来消耗能量。相反,快速膨胀的等离子体会产生微小的冲击波,这种冲击波对周围组织不会造成损伤,只留下一个小的残余气泡而有助于组织分离。上述特点使飞秒激光成为透明晶状体手术不可或缺的辅助技术。

2005 年,Krueger 等用 1μJ/脉冲、间隔 10μm 的飞秒激光脉冲对 6 只活体兔眼进行处理,对侧眼作为对照。激光处理后晶状体内出现大量气泡,可随时间消退,只留下少许激光处理后的痕迹(图 16.3)。对兔子进行 3 个月的观察发现,其中一只兔子在处理和未处理的眼中均发生白内障,这表明激光处理与白内障的发生并无直接关系;其余所有眼睛都表现出良好的透明度。部分经处理过的晶状体较之各自的对照晶状体,表现出更少的光散射。超微结构观察显示在正常晶状体纤维周围存在 0.5~1.0μm 的电子致密边缘(图 16.4)[15]。

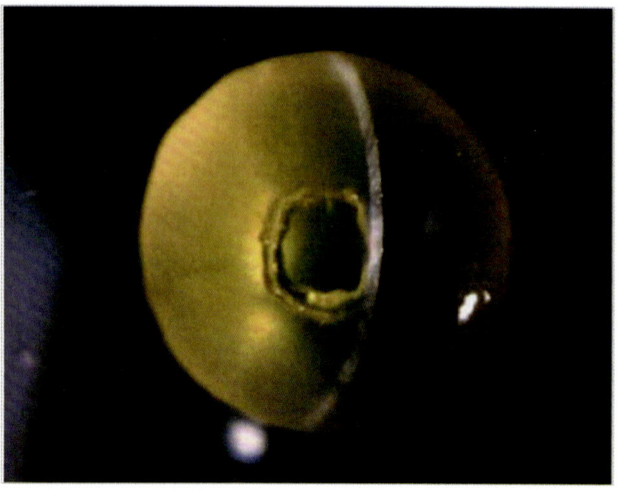

图 16.1 采用 Nd:YAG 激光软化晶状体的早期试验。

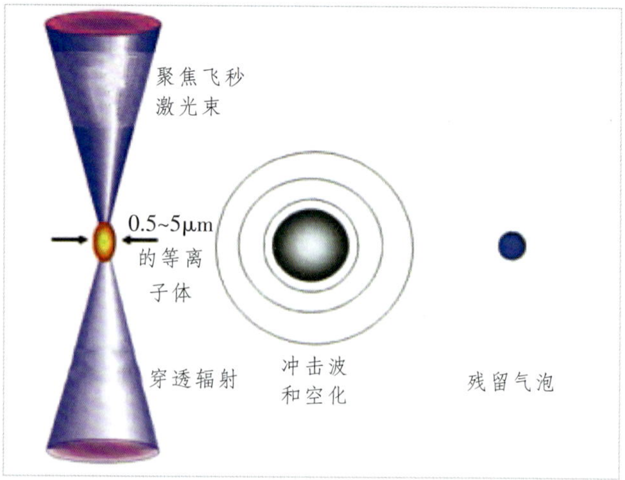

图 16.2 光致分解作用的过程。(courtesy of Holger Lubatschowski, PhD.)

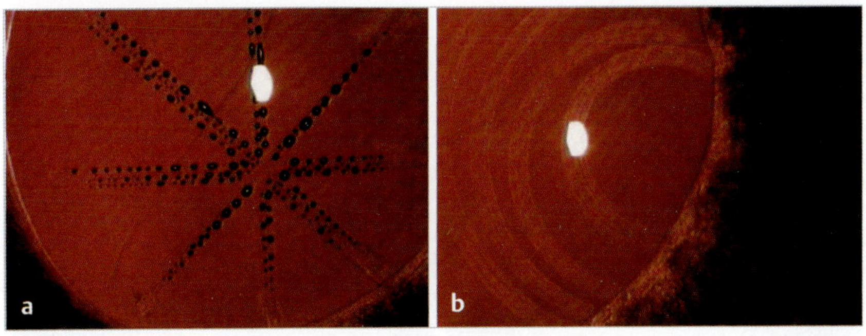

图 16.3　活体兔眼晶状体经过(a)放射状和(b)环形模式飞秒激光脉冲处理后的裂隙灯图像。由于很难在活体兔的晶状体上保持固定，所以可见到脉冲的微小偏心。

一项研究飞秒激光处理晶状体长期安全性的试验采用灵长类动物作为研究对象[2]：纳入 7 只恒河猴，观察时间超过 4.5 年。这些恒河猴接受了全虹膜切除术，以便于观察晶状体、睫状小带和睫状体。研究中使用的激光脉冲宽度为 10ps，波长为 1064nm。与兔子的研究相比，该项研究使用了更高的脉冲能量和总能量，脉冲为 25~45μJ，每只眼 200~1000 万个点。在恒河猴上同样是观察到立即形成的气泡，而 24 小时内气泡可自行消失(图 16.5)。4.5 年后，最初的 7 只恒河猴中有 4 只仍然活着，其中一只从未接受过任何激光处理，一只仅单眼接受激光处理，剩下的两只则双眼都接受了激光处理。该项研究结果表明，最初不存在白内障的眼睛并不会发生进行性白内障。裂隙灯观察激光处理 4.5 年后的晶状体，可发现轻微的半透明激光脉冲印迹，仍可获得清晰的眼底图像(图 16.6)。有趣的是，最初存在白内障的恒河猴在激光处理 4.5 年后，并没有表现出白内障的进展，虽然出现了后极部的中央混浊，但也不妨碍观察眼底(图 16.7)。

后来开展了一项针对人类受试者的临床研究[2]。虽然激光处理后没有显示白内障进展的迹象，但一些激光处理晶状体中心区的患者 BCVA 有所下降。事实上，在早期使用原型激光器的研究中涉及最中心的处理组中超过 70%眼睛 BCVA 下降了 2 行，超过 50%的患者出现眩光。由此可以推断，虽然在透明晶状体中进行飞秒激光处理不会导致白内障进展，但是如果处理区位于中心区则可能会导致光散射和视力下降(由于持续存在微小的点状半透明区)。一些学者可能会认为，这些轻微的混浊实际上是白内障。但由于这些轻微的混浊是非进展性的，而且如果未累及晶状体中心 2mm 区，它们可以被认为是临床上无意义的。本项研究提示我们，激光处理时宜避开晶状体中心区。

与眼内手术不同，飞秒激光处理透明晶状体后，

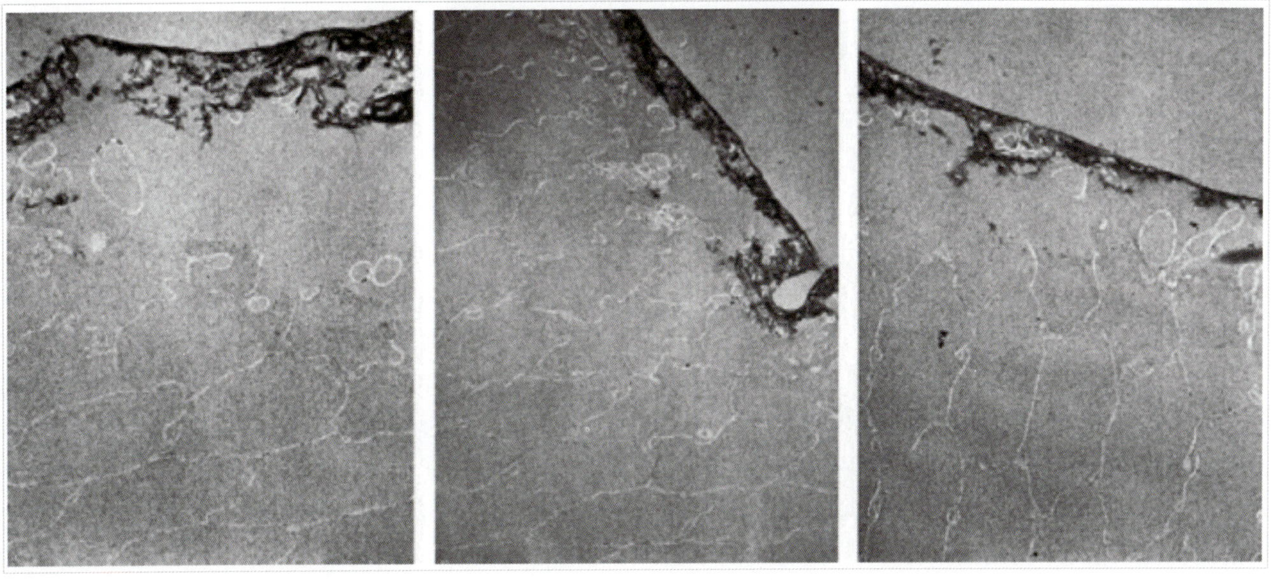

图 16.4　兔晶状体的透射电镜图像显示沿着空化气泡的边界存在 0.5μm 的电子致密层改变。周围的六边形晶状体纤维不受相邻激光处理的影响(TEM，原始放大倍数×5000)。

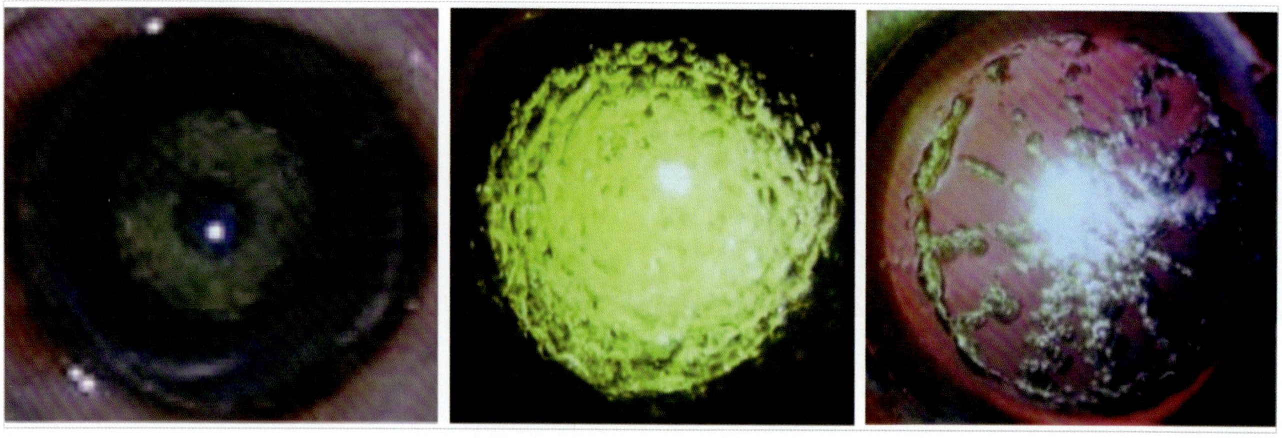

图 16.5 不同模式的激光脉冲处理恒河猴眼 10 分钟后的图像。

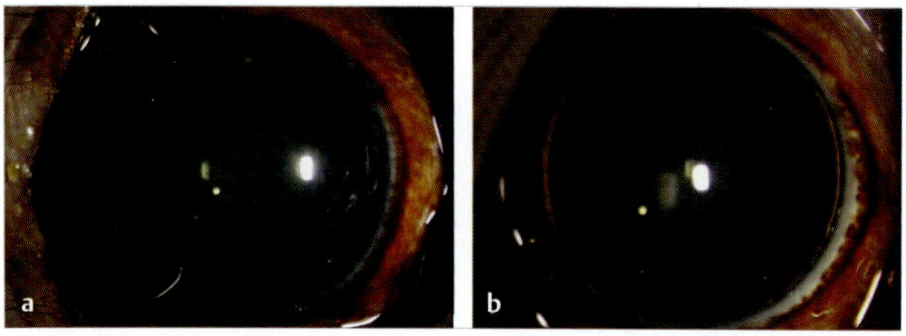

图 16.6 恒河猴晶状体的裂隙灯图像：(a)激光处理 4.5 年后的眼睛与(b)对照眼。隐约可见激光处理后的轻微混浊。

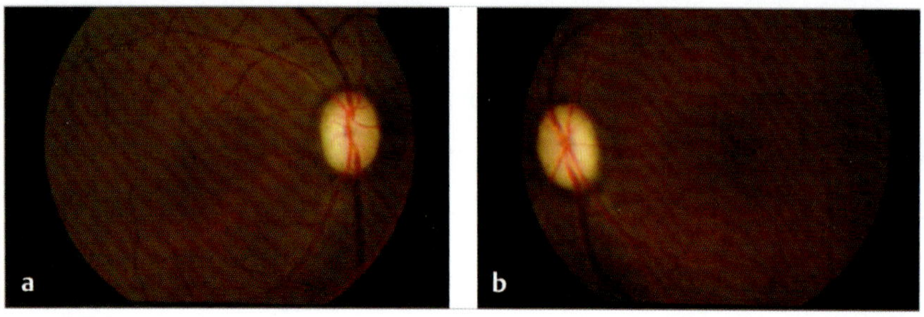

图 16.7 处理 4.5 年后的恒河猴的眼底图像。(a)对照眼。(b)处理眼。

其光致分解作用不会增加眼内感染的风险。飞秒激光处理仅限于晶状体皮质和核，既无角膜切口，也可保留囊膜的完整性。

16.3.3 激光参数和处理模式

开发成功的激光处理模式是一项挑战。人的晶状体结构复杂，所研发的滑动模式需要遵循其不连续的生理性分层，还需要考虑到晶状体缝，同时应避开晶状体中心，减少对视觉质量的影响。除此之外，激光点间的间隔要设置合理：间隔不宜过近，空化气泡不会与随后的激光脉冲相互作用；但也需要相对靠近，以便于产生分离平面[16]。此外，晶状体核、皮质和周边部都需要设置适当的激光参数来补偿其不同的透明度、深度和密度。

2006 年，Kuszak 等在使用电镜定量分析的基础上，建立了晶状体的有限元分析模型（图 16.8 和图 16.9）[17]。拟合的晶状体模型由①代表睫状小带的 64 个伸缩结构；②1 个厚度可变的囊袋；③根据自然纤维方向交错排列的皮质纤维；④1 个 300μm 厚的中央核组成。该模型具有较高的应用价值，有助于开发更高效、更安全的激光模式。最初测试了“同心壳形模式”和“同心圆柱模式”，后来又设计出了更先进的模式，如“垫圈模式”和“华夫薯条模式”。“垫圈模式”(图 16.10)是将能量集中在前后表面的中周部，保留了中

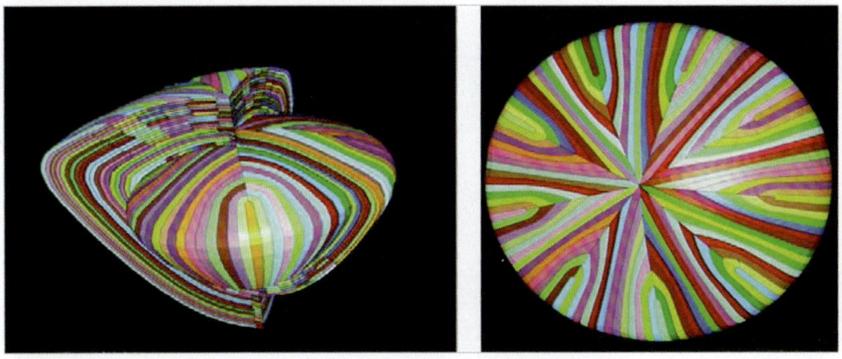

图 16.8 人晶状体计算机重建的有限元分析模型。

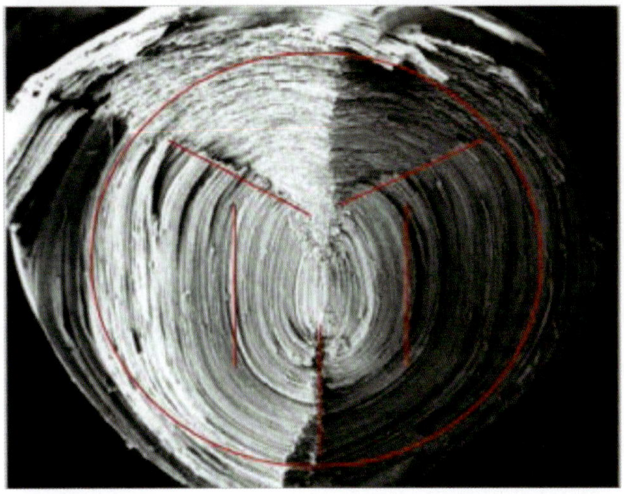

图 16.9 老年人晶状体的扫描电镜图像。红色覆盖区域代表早期的处理模式。

心部分，使晶状体在调节时体积减小，中央曲率变陡峭。“华夫薯条模式”(图 16.11)依赖于晶状体激光脉冲密度相同的原则，更多地保留中心区域。而“前部华夫薯条模式”(图 16.12) 是在前者的基础上做进一步改进，将激光处理限制在晶状体的前部。临床研究发现前部的微小混浊对视觉质量的干扰更小，因此建议进一步降低脉冲密度。

到目前为止，还没有理想而完美的处理模式。早期的临床研究表明，报道近视力改善者大多是接受更多晶状体中心处理的受试者[2]。这可以理解，因为中央核对调节功能失调的影响往往是最显著的。因此，最合适的模式应该使调节获益达到最大化，同时也要把潜在的视觉干扰现象降至最低。

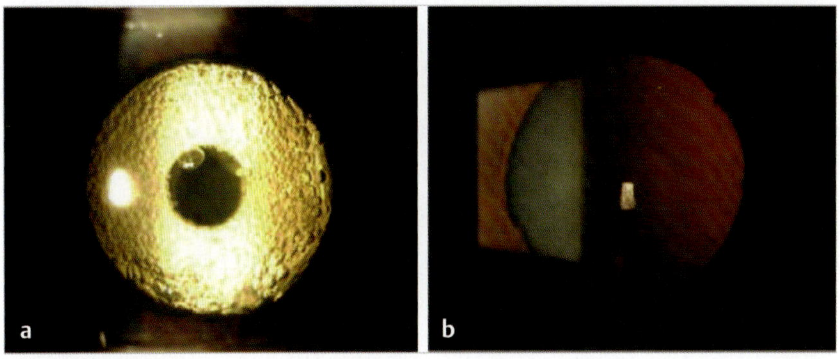

图 16.10 “垫圈模式” 激光处理(a)1 小时和(b)1 个月后。

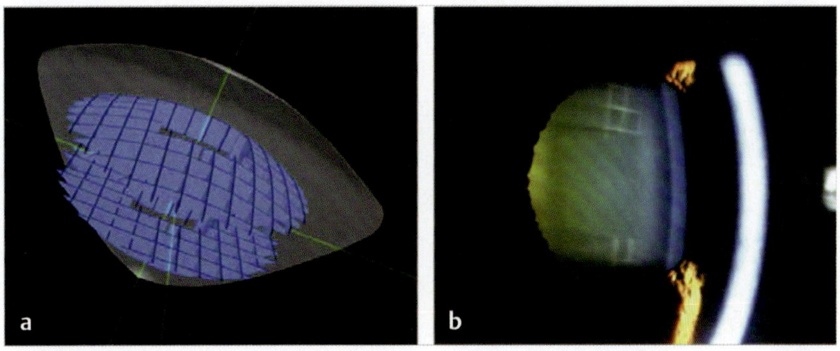

图 16.11 “华夫薯条模式”处理后的(a)计算机重建模型和(b)裂隙灯图像。

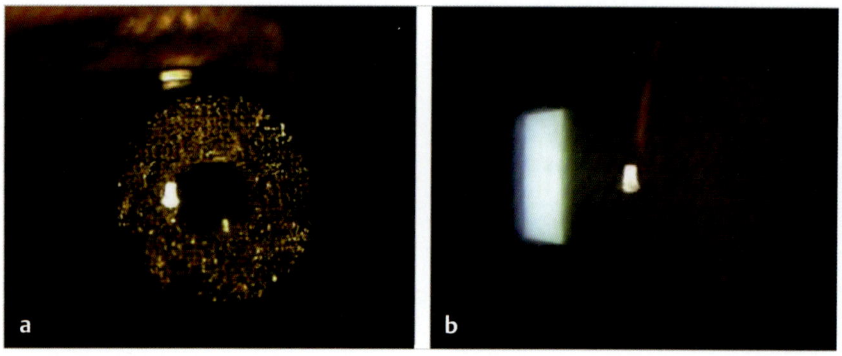

图 16.12 保留中心 2mm 区域的“前部华夫薯条模式”处理后(a)1 小时和(b)1 个月。

16.3.4 临床研究

在灵长类动物上证明飞秒激光处理晶状体的安全性之后,第一项人类临床试验由此启动。尽管恒河猴的研究借助哈廷格重合折射仪(Zeiss,Jena,Germany)测试了其屈光和调节状态,但其疗效难以评价。猴类的调节研究通常采用含 40%卡巴胆碱的琼脂进行角膜离子透入(药物诱导),或通过在 Edinger-Westphal 核植入双极电极刺激中脑(电刺激诱导)。结果表明,处理眼较对照眼具有更好的调节反应(图 16.10);然而,目前尚不清楚这种效应在临床实际情况中是如何体现的。有人认为药物诱导模型高估了调节能力,而中脑电刺激模型虽然有效,但在伦理学上不允许在人类受试者身上进行。此外,尽管人类和猴子都会出现老视,但它们产生的机制有所不同,晶状体改变是人类老视的主要原因,而猴子老视的机制主要归因于脉络膜的改变[18]。最后,Crawford 等证明了虹膜切除术本身会降低恒河猴药物诱导的最大调节幅度[19]。以上所有的发现都证明了人体临床试验的重要性,特别是在老视与调节方面。

第一项人体临床研究由 Ramon Naranjo Tackman 博士于 2008 年在墨西哥开展,他使用早期的原型激光,其后,Harvey Uy 博士在菲律宾使用新一代激光平台进行人体试验。该研究纳入 45~60 岁的受试者,这些受试者在纳入前已经决定进行白内障手术或透明晶状体摘除手术。纳入标准为 BCVA≥20/40,晶状体混浊分类方法(LOCS Ⅱ)评级不超过 2 级。这项研究仅纳入轻度白内障患者的原因是轻度白内障更接近于非白内障的老视患者,并且可以避免对更高级别白内障的高密度核进行处理,因为在激光处理过程中这类白内障更容易碎裂。在纳入本项研究以后,采用避开中心的激光模式对于随机选择的受试者其中一只眼睛进行激光处理。然后,受试者可以选择在 1 个月后接受白内障手术,或者推迟手术并接受长达 36 个月的随访。在刚刚接受激光处理之后,受试者报道具有明显的视觉干扰,通过裂隙灯显微镜可以观察到晶状体内部的气泡。气泡在 1~2 天消失,只留下轻微混浊的激光处理痕迹,术中无并发症出现,但有 10%~15%的患者出现超过 25mmHg 的暂时性眼压升高,眼压可在 30 分钟内恢复正常。在整个随访过程中,没有受试者出现术后进行性或影响视觉质量的白内障,或任何不良的视网膜副作用。明视和暗视条件下的眩光、光晕和星暴等光学干扰现象均采用问卷记录。激光处理延伸到中心 2mm 区域的患者反馈了更多的不良视觉症状。此外,还有一个有趣的发现,激光处理后的眼睛出现了+0.5D 的轻微远视漂移,而接受完全中心处理的眼睛则没有出现此现象。这种远视漂移可以预料,因为具有静止张力的晶状体更富有弹性,在被进一步拉伸时曲率会变得更小。随后通过客观法(Grand Seiko 验光仪,Shin-Nippon,Japan)、主观法(移远法)和测试最佳距离矫正近视力(BDCNVA)评估调节恢复的程度。在最初接受处理的 5 只眼睛中,2 只眼睛无客观调节能力,2 只眼睛客观调节能力为 0.25~0.75D,1 只眼睛的客观调节能力达到了 1.62D。在一组更大样本(80 只眼睛)的研究中,33%的眼睛客观调节能力在术后 1 周有所改善,但不幸的是,1 个月后调节能力还存在改善的已经下降至 19%。有趣的是,受试者的主观调节能力和 BDCNVA 在术后 1 周分别有 53%和 37%的改善率,而在术后 1 个月时,还有 55%和 40.8%。

最近,英国的 Sunil Shah 博士对新一代激光进行进一步的临床研究;此研究与先前的研究类似,但使用的激光平台不同。采用的激光器是一种商用 LensAR 设备(LensAR Laser Systems,Winter Park,FL),

该装置已在飞秒激光辅助白内障手术中得到临床应用，也获得了 FDA 批准。与原型相比，它的脉冲持续时间更短，脉冲能量较低，因此累积耗散能量（CDE）也较低。此外，它采用了专业的成像系统，可以更好地观察晶状体和整个眼前节，有利于提高激光传输的精度和安全性。根据既往经验，所选择的激光模式为保留不同程度中心区的改良版“前部华夫薯条模式”（图 16.13 和图 16.14）。第一位接受处理的是一例 50 岁的远视患者，接受激光处理的眼睛产生了-1.0 D 的近视漂移，其远距离和近距离 UCVA 分别改善了 16logMAR 和 15 个 LogMAR 视力表字母。而另一例 57 岁的正视患者恢复了 1.75 D 的调节能力，且视力保持在 0.00 的 LogMAR 视力（20/20）。到目前为止，该队列研究已经纳入 20 只眼睛，都取得了不错的结果。在 7 只正视眼的亚组中，100%病例术前 40cm 视力低于 20/40 BDCNVA，而在术后其视力都得到了提升，或稳定在术前水平，患者的最佳阅读距离平均改善了 8.66cm。

随后 Kermani、Guthoff 和 Lubatschowski 等采用另一种原型激光系统（Rowiak Inc.，Hannover，Germany）进行了调节恢复相关的研究。研究共计纳入 30 例 50~65 岁的白内障患者，每例患者在接受传统白内障手术前均有一只眼睛接受激光处理并随访 1 周。期间使用像差仪和同步 OCT 对患者术眼进行观察。他们的初步结果显示，处理后晶状体厚度增加，曲率、屈光度、球差和调节能力也有增加（未发表的数据）。由于在调节功能上这些解剖和生理的改变与老视前期晶状体非常类似，因此它们可以作为调节恢复的间接证据。然而，由于试验数据和激光处理模式的特性，这些结果的细节尚未完全阐明，并有待同行评审的意见。

16.3.5 晶状体光致分解作用应用于调节恢复的前景

这个概念自 1998 年以来，历时已久，并且对于我们理解晶状体及其性质有极大帮助。目前，已明确晶状体光致分解在人体中的可行性，并可能为未来的老视治疗奠定基础。迄今为止，我们知道避开中心 2mm

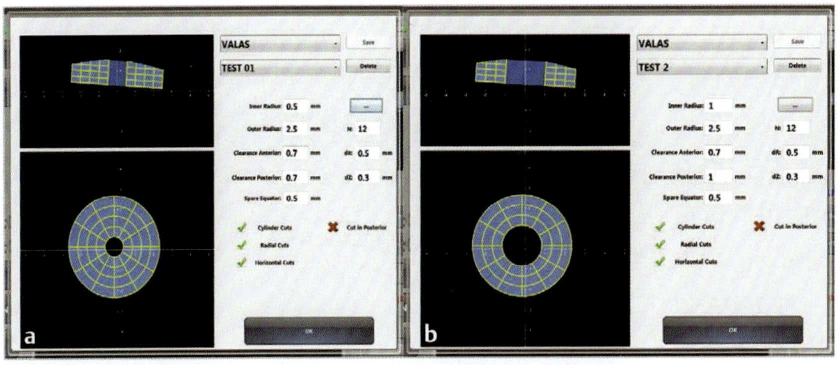

图 16.13　医生处理界面显示了改良的“前部华夫薯条模式”：(a) 较少的中心保留区和（b）较多的中心保留区。

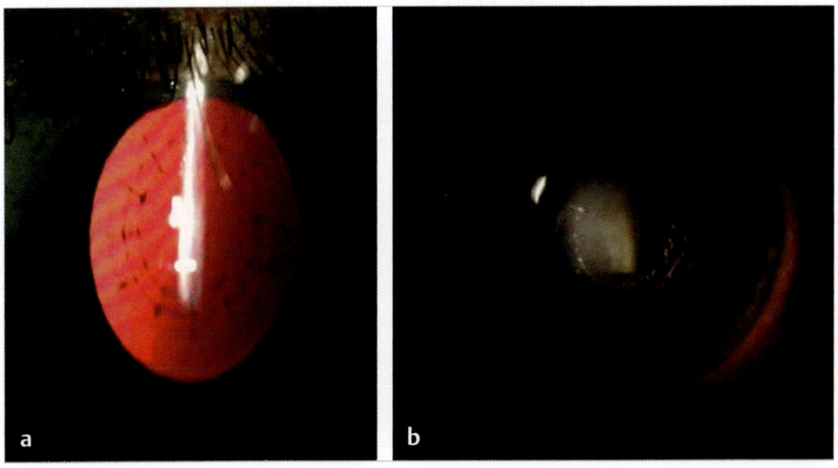

图 16.14　采用商业化激光和改良版“前部华夫薯条模式”处理的第一只眼睛术后示意图。

区行飞秒激光处理是安全的手术操作。但中心区处理在恢复调节功能方面其实是更有效的,因此尚待研发更优的晶状体处理模式。此外,晶状体光致分解可能会改变患者潜在的屈光不正状态,尤其是对于老年人坚硬的晶状体,为了实现理想的远距离矫正还需要行二次屈光手术。我们还需要进一步的研究来改善激光处理模式,阐明为何激光晶状体处理对一些患者没有效果,而对另一些患者达到了理想的改善调节效果。调节恢复的长期疗效和安全性方面也有待进一步研究。在未来,或许可以联合晶状体光致分解和巩膜手术来取得更好的调节获益。最后,单眼视等传统老视矫正方法可用于调节恢复不够理想的患者,使他们具有更好的焦深适应性。

16.4 晶状体囊袋内再填充

16.4.1 基本概念

20 世纪 50 年代,Julius Kessler 首次提出用聚合物重新填充晶状体囊袋这一概念[20]。这个概念进一步的发展和推广是在 1981 年,得益于 Phaco-Ersatz 的诞生,Phaco-Ersatz 这种白内障手术旨在保留和恢复调节功能。其过程包括在晶状体周边进行微型撕囊,再抽吸囊袋内容物,然后用可塑材料填充囊袋,最后使用外部光源交联多聚体。虽然在理论上可行,但它在技术上极具挑战性,而且在尚无临床应用的情况下,Phaco-Ersatz 只取得了有限的进展。

20 世纪 90 年代,Nishi 等采用了另一种方法,他们发明了一个小球囊,可以在其放气的状态下通过一个小的撕囊口注入可塑材料,填充晶状体囊袋。对灵长类动物的研究证明该操作具有恢复调节功能的潜力[21]。

晶状体再填充技术的两个主要问题是填充材料的渗漏和囊袋的继发混浊。上述球囊、囊袋密封塞和可膨胀的全尺寸晶状体等结构可防止渗漏。然而,目前还没有可靠的方式来制作亚毫米水平的撕囊口,并通过这样的小口进行有效的超声乳化吸除术。为了防止 LEC 增殖导致纤维化和晶状体囊膜混浊,可采用抗有丝分裂的药物,例如甲氨蝶呤(MTX)、丝裂霉素 C(MMC)和 5-氟尿嘧啶(5-FU)、高渗溶液、乙二胺四乙酸(EDTA)或某些毒素。然而,药物渗漏到前房或眼后节可能导致角膜内皮细胞和视网膜的毒性反应。Malecaze 等提出了一种基因疗法,即用病毒介导的载体诱导 LEC 凋亡;最初的研究因明显的炎症而受到阻碍,但后续研究表明,囊袋内原位释放载体的凝胶可用于防止后囊膜混浊[22]。

最近,Nishi 等提出了一种新的方法来进行晶状体再填充,他们采用了一种人工晶状体,既可作为光学元件,也可作为 3~4mm 的撕囊口塞[23],包括一个可阻止 LEC 移行的锐利光学边缘,和一个用于注入硅酮聚合物的 0.8mm 偏心传递孔。传递孔的特殊位置使术者可通过撕囊边缘完全覆盖它,以确保其密封性。该技术还要进行高难度的后囊膜撕囊术和反向植入人工晶状体,防止出现渗漏和后囊膜混浊(图 16.15)。

16.4.2 飞秒激光在晶状体再填充技术中的应用

虽然,目前为止还没有人在这项应用中使用飞秒激光,但可以推测,随着激光技术在白内障手术中的广泛应用,以前的观念可能会被重新审视,而技术上的挑战也可能将被克服。与手动连续环形撕囊术(CCC)相比,飞秒激光可以提供更精确、圆滑的囊膜分离,且其重复性更高[24]。在精密成像设备的帮助下,飞秒激光可以精确定位,甚至在晶状体边缘,也可根据所需来调整处理的范围。随着激光囊膜分离的出

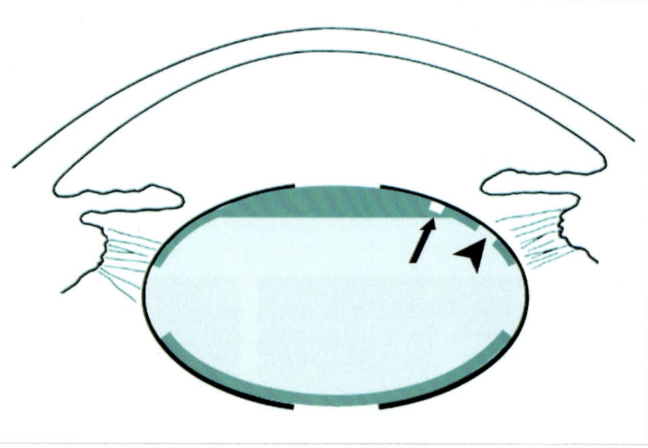

图 16.15 Nishi 等提出的晶状体囊袋内再填充技术。0.2mm 的非穿透性定位袋(长箭头所示)使前部人工晶状体处于偏中心位,可允许从 0.8mm 的传递孔进入(短箭头所示)。用硅酮聚合物填充囊袋,然后使人工晶状体恢复中心位,并使前囊膜覆盖传递孔以防止其渗漏。锐利的光学边缘可以阻止 LEC 迁移及随之而来的人工晶状体混浊。(Modified with permission of Okihiro Nishi, MD.)

现，一些研究人员重新评估了微型囊膜阀的想法，现如今，囊膜阀紧密贴合于囊膜已不难实现。Dick 等曾提出的激光辅助后囊切开也有利于一些需要后囊造口的技术推广[25]。他们采用了一种典型的激光辅助白内障手术，在植入人工晶状体后，后囊切开的范围可以被精确设置，并可进行进一步激光处理。

最后，飞秒激光值得注意的一个优点是它可以使晶状体软化，在不需要任何特殊手术器械的帮助下，可通过较小的囊膜周切口，毫不费力地吸出预处理过的晶状体。

16.5 关键点

• 眼科需要一种安全可靠的手术来恢复晶状体的调节能力。

• 随着年龄的增长晶状体硬度增加，是人类老视发展过程中的最重要因素。

• 在避开晶状体中心的前提下，飞秒激光的脉冲不会对视觉质量造成影响，也不会导致术后白内障呈进行性发展。

• 通过在晶状体内部制造滑动平面，并利用光致分解作用处理周边晶状体增加老化晶状体的弹性是可行的操作。

• 晶状体光致分解后导致的屈光度改变可能需要进行二次手术，以获得更好的远距离视觉矫正。

• 在白内障手术流行的时代，飞秒激光的精确性和可重复性可能让我们重新审视一些经典的老视矫正理论。

（宋胜仿　译）

参考文献

[1] Frick K, Joy S, Wilson D, Naidoo K, Holden B. The global burden of potential productivity loss from uncorrected presbyopia. Ophthalmology. 2015; 122(8):1706–1710

[2] Krueger RR, Uy H, McDonald J, Edwards K. Ultrashort-pulse lasers treating the crystalline lens: will they cause vision-threatening cataract? (An American Ophthalmological Society thesis). Trans Am Ophthalmol Soc. 2012; 110:130–165

[3] Ramasubramanian V, Glasser A. Prediction of accommodative optical response in prepresbyopic subjects using ultrasound biomicroscopy. J Cataract Refract Surg. 2015; 41(5):964–980

[4] Sisó-Fuertes I, Domínguez-Vicent A, del Águila-Carrasco A, Ferrer-Blasco T, Montés-Micó R. Corneal changes with accommodation using dual Scheimpflug photography. J Cataract Refract Surg. 2015; 41(5):981–989

[5] Strenk SA, Strenk LM, Koretz JF. The mechanism of presbyopia. Prog Retin Eye Res. 2005; 24(3):379–393

[6] Farnsworth PN, Shyne SE. Anterior zonular shifts with age. Exp Eye Res. 1979; 28(3):291–297

[7] Pardue MT, Sivak JG. Age-related changes in human ciliary muscle. Optom Vis Sci. 2000; 77(4):204–210

[8] Krag S, Olsen T, Andreassen TT. Biomechanical characteristics of the human anterior lens capsule in relation to age. Invest Ophthalmol Vis Sci. 1997; 38(2):357–363

[9] Fisher RF. The elastic constants of the human lens. J Physiol. 1971; 212(1):147–180

[10] Glasser A, Campbell MC. Presbyopia and the optical changes in the human crystalline lens with age. Vision Res. 1998; 38(2):209–229

[11] Baikoff G, Lutun E, Wei J, Ferraz C. An in vivo OCT study of human natural accommodation in a 19-year-old albino [in French]. J Fr Ophtalmol. 2005; 28(5):514–519

[12] Myers RI, Krueger RR. Novel approaches to correction of presbyopia with laser modification of the crystalline lens. J Refract Surg. 1998; 14(2):136–139

[13] Krueger RR, Sun XK, Stroh J, Myers R. Experimental increase in accommodative potential after neodymium: yttrium-aluminum-garnet laser photodisruption of paired cadaver lenses. Ophthalmology. 2001; 108(11):2122–2129

[14] Vogel A, Busch S, Jungnickel K, Birngruber R. Mechanisms of intraocular photodisruption with picosecond and nanosecond laser pulses. Lasers Surg Med. 1994; 15(1):32–43

[15] Krueger RR, Kuszak J, Lubatschowski H, Myers RI, Ripken T, Heisterkamp A. First safety study of femtosecond laser photodisruption in animal lenses: tissue morphology and cataractogenesis. J Cataract Refract Surg. 2005; 31(12):2386–2394

[16] Tinne N, Knoop G, Kallweit N, et al. Effects of cavitation bubble interaction with temporally separated fs-laser pulses. J Biomed Opt. 2014; 19(4):048001

[17] Kuszak JR, Mazurkiewicz M, Zoltoski R. Computer modeling of secondary fiber development and growth: I. Nonprimate lenses. Mol Vis. 2006;12:251–270

[18] Tamm E, Lütjen-Drecoll E, Jungkunz W, Rohen JW. Posterior attachment of ciliary muscle in young, accommodating old, presbyopic monkeys. Invest Ophthalmol Vis Sci. 1991; 32(5):1678–1692

[19] Crawford KS, Kaufman PL, Bito LZ. The role of the iris in accommodation of rhesus monkeys. Invest Ophthalmol Vis Sci. 1990; 31(10):2185–2190

[20] Kessler J. Experiments in refilling the lens. Arch Ophthalmol. 1964; 71(3):412–417

[21] Nishi O, Hara T, Sakka Y, Hayashi H, Nakamae K, Yamada Y. Refilling the lens with inflatable endocapsular balloon. Dev Ophthalmol. 1991; 22:122–125

[22] Malecaze F, Lubsen NH, Serre B, et al. Lens cell targeting for gene therapy of prevention of posterior capsule opacification. Gene Ther. 2006; 13(19):1422–1429

[23] Nishi O, Nishi Y, Chang S, Nishi K. Accommodation amplitudes after an accommodating intraocular lens refilling procedure: in vivo update. J Cataract Refract Surg. 2014; 40(2):295–305

[24] Friedman NJ, Palanker DV, Schuele G, et al. Femtosecond laser capsulotomy. J Cataract Refract Surg. 2011; 37(7):1189–1198

[25] Dick HB, Schultz T. Primary posterior laser-assisted capsulotomy. J Refract Surg. 2014; 30(2):128–133

第 17 章

飞秒激光白内障手术的基础

H. Burkhard Dick

摘　要

20 世纪 70 年代以来,超声乳化白内障手术已经是非常有效且安全的手术。飞秒激光的引入,使囊膜切开等几个步骤更加精准和完善。自 Nagy 首次使用飞秒激光进行白内障手术至今,已经开发了各种不同的平台。它们采用不同的接入程序,而 IOP 升高是接入过程中的一个主要问题。在早期的飞秒激光使用中(用于角膜手术),已经报道了使用压平式接触镜会导致眼压骤升。目前所有的激光辅助白内障手术(LCS)系统都进行术中成像——这种方法不同于上一代不依赖成像的掺铒钇铝石榴石(Er:YAG)和掺钕钇铝石榴石(Nd:YAG)LCS 系统。目前这些平台中有 3 个使用 OCT 成像。激光操作需要配备训练有素的人员和恒温宽敞的房间。强烈建议在手术室进行激光"预处理",因为将患者从一个特殊的"激光设备房间"运送到手术室既耗时又影响无菌操作。飞秒激光在白内障手术领域是一项相对较新的技术,其未来发展潜力巨大。

关键词

Catalys;控制;接入;Femto LDV;成像;接口;眼压;激光设备房间;LensAR;LenSx;超声乳化术;设置;人员配置;Victus

17.1 引言

当飞秒激光在角膜屈光手术中成功应用后,被引入白内障手术,它既不是全新发明,也没有立即开启眼科手术的新时代。不同于 Jerrner 发现的天花疫苗或 Fleming 发现的抗生素等是具有里程碑意义的重大医学进步,飞秒激光并没有立即填补某个空白,也没有在只能提供有限治疗选择的医学领域取得突破。但飞秒激光在眼科领域的蓬勃发展,并在手术领域取得了一定成功,使现代医学的很多其他侵入性学科羡慕不已。自从 Charles Kelman 引入白内障超声乳化术以来,手术切口越来越小,最大限度地减少了手术引起的散光和感染。同时伴随各种人工晶状体的出现,白内障手术在满足恢复视力的传统需求的同时,逐渐演变为一种屈光性手术。不管在发达国家还是发展中国家,白内障手术都是安全高效的。但遗憾的是,有些国家仍然缺乏熟练的手术医生、护士和设备,这使得白内障仍然是世界上导致失明的首要原因。白内障手术一直以来都是世界上最常用的外科手术,而且在可预见的未来,白内障手术量也将不断增加。目前,全世界每年大约有 1900 万例白内障手术,其中美国每年约 300 万例,德国每年约 70 万例。随着全球人口的不断增长和大多数国家的人口老龄化,对会使用最佳设备进行手术的白内障外科医生的需求将持续增加。据世界卫生组织估计,到 2020 年,每年接受白内障手术的人数将增加到 3200 万,因为 2000—2020 年,全世界 65 岁及以上的人数将增加一倍[1]。

将一项被广泛认为近乎完美的新技术引入医学领域似乎具有一定风险,尤其是这种新的手术方式并没有带来多少经济效益。然而,在短短几年的时间里,飞秒激光已经成为发达国家白内障手术的一个既定组成部分。遵循精益求精的理念,大部分白内障手术医生对这项新技术表示欢迎,尽管白内障手术是人类最古老的侵入性手术之一,在 21 世纪仍有改进的空间。飞秒激光某些步骤的可重复性和无可比拟的精度——尤其是最关键的干预手段:囊膜切开术——为白内障手术开辟了新天地,至少在绝大多数采用这项新技术的手术医生看来是这样的。毫无疑问,最有经验的激光辅助白内障手术(LCS)的手术医生对这种新选择感到兴奋,但不忽视这项技术的缺陷和不可预测的问题。以下章节的作者都是该领域的领军人物,他们热情地与本书的读者分享他们的经验和想法。这是一个快速发展的领域:目前在同行评议期刊和其他出版物上已有数百篇研究和评论文章。

17.2 白内障手术中的第一次激光

近半个世纪以来,激光技术一直是眼科不可或缺的一部分。在眼后节,激光已被用于治疗不同的视网膜疾病以及裂孔、格子样变性等。在眼前节,已建立了许多青光眼激光干预治疗方案:从(氩)激光小梁成形术到小梁切除术后缝合松解。正如 Zoltan Nagy 指出的那样,眼睛内的任何组织都可以用某种类型的激光治疗[2]。对于普通大众和患者来说,“激光”这个词有一种特殊的光环:创伤小、无痛,代表着最先进的技术和医学——在各个方面都优于外科手术的经典象征——“刀”。在 20 世纪 60 年代早期太空探索时代大量媒体报道的推动下,公众对激光的狂热延续到白内障手术中。大约在 1970 年,人们首次尝试使用激光进行囊膜切开术。早期的挑战之一是尽可能地减少对周围组织的损害。Q 开关激光器的出现是一项重要突破,它的脉冲持续时间极短,从而能够最大限度地减少热损伤。在最早期的一篇报道中介绍了用于软核白内障的激光手术,当时被称为激光晶状体穿刺术[3]。

接下来的几年里,许多激光系统尝试应用于白内障手术,但没有一个能够持续使用。唯一例外的就是用于治疗后囊膜混浊的掺钕钇铝石榴石(Nd:YAG)激光:由 Aron-Rosa 等学者于 1980 年首次报道[4]。尽管并非应用于白内障手术中,但 Nd:YAG 激光对白内障手术后常见并发症的处理有重要意义,在白内障治疗中占有一席之地。掺铒钇铝石榴石(Er:YAG)激光于 1993 年被引入白内障手术,被认为非常适合晶状体汽化术,但它并不耐用[5]。由 ARC 激光公司(犹他州盐湖城)销售的 Nd:YAG 激光设备:Dodick 激光光解手术系统,于 2000 年 7 月获得 FDA 的上市许可。然而,这并不是一些患者所认为的完全无创的“激光”。在手术过程中,会将一根激光探针插入前房,探针尖端与晶状体接触。探针口的超声波会将晶状体切割破碎,然后吸出[6]。尽管这些激光系统证实了激光可以执行白内障手术中的几个步骤,但由于它们在传递激光能量和晶状体破碎方面效率低下,所以临床应用有限。准分子激光在角膜屈光手术领域具有革命性意义,但在白内障手术中被证明无效。

随着另一项已经在屈光手术领域取得巨大成功的技术应用于白内障手术中,激光在白内障这个导致世界上失明和视力丧失的首要原因的治疗上取得重大突破。2008 年,匈牙利布达佩斯塞梅维什大学的 Zoltan Z. Nagy 及其团队首次将飞秒激光应用于白内障手术[7]。基于 Nagy 博士的初步结果和经验,FDA 在 2009 年批准了布达佩斯团队可以将 LenSx(爱尔康公司,美国得克萨斯州沃斯堡)飞秒激光辅助白内障手术(FLACS)应用于白内障手术的 4 个主要步骤。这 4 个步骤分别是:飞秒激光撕囊、晶状体预劈核(液化)、角膜穿刺辅助切口和弓形主切口的制作[2]。与其他激光如 Nd:YAG 和准分子激光不同,飞秒激光的超短脉冲(10^{-15} 秒)能消除因大量产热对周围组织的损伤。

17.2.1 5 种平台

目前,市面上有 5 种用于白内障手术的飞秒激光系统。除了 LenSx,还有 Catalys 飞秒激光白内障手术系统(Abbott Medical Optics, Abbott Park, IL)、Lensar 飞秒激光白内障手术系统(Lensar InC., Orlando, FL)、Victus 飞秒激光白内障手术系统(Bausch and Lomb, Rochester, NY)和 Femto LDV 飞秒激光白内障手术系

统(Ziemer Ophthalmic Systems, Switzerland)。

除了 Femto LDV 系统外,其他系统都可以在美国购买。据报道 LenSx 是销售最广泛的系统[8]。

17.3 接入

接入,即在激光系统和患者眼睛之间建立安全可靠的连接,是治疗成功的关键性决定因素。目前所有的系统都要求患者平躺在治疗床上。激光系统与治疗床之间的密切联系既有其优点也有缺点。要求患者平躺在治疗床上保持不动这个必备条件,将使部分患者失去飞秒激光手术机会。脊柱侧弯的患者,尤其强直性脊柱炎患者,可能无法接受治疗。还有那些过度肥胖的患者,这种情况在美国等很多国家都很常见。治疗床和激光设备之间的空间有限,激光设备的接口必须从上面朝着患者的眼球方向降下来,在治疗过程中,空间狭小且无法移动,对于患有幽闭恐惧症的患者来说可能是无法克服的问题。对于上述患者,治疗床和激光系统相互固定可能会为手术带来障碍。可考虑将这些患者置于床边的、更小型的移动激光设备,这样既不会限制患者,还能允许这些患者接受 LCS。将患者的眼睛与激光系统接入有 3 个目的:

- 让激光束射入透明的眼组织。
- 在激光照射时保持眼球的稳定性,即保持眼球不动。
- 可获取二维(2D)和三维(3D)眼部解剖图像(依赖平台成像系统),以指导治疗[9]。

这个过程也可能对眼睛造成一定损伤。在角膜压平的过程中,眼球的强烈变形会导致眼压显著升高,也可能导致大面积球结膜下出血。将一个曲率不同于角膜自然形状的刚性表面接口压在角膜上,会使角膜变形,导致角膜后表面皱褶。对于角膜手术,例如在 LASIK 中制作角膜瓣时,这种皱褶不会影响角膜基质内的激光聚焦。然而,在白内障手术中,当激光束聚焦在角膜后方几毫米处的前囊和晶状体上时,角膜皱褶可能会影响激光束聚焦,导致囊膜切开不完全[10]。

不同飞秒激光手术平台有不同的患者接口系统。LenSx 采用弯曲压平原理,通过一次性无菌硅胶软性接触镜与患者接入。将患者接口缓慢下降,直至与眼球表面接触,然后启动抽吸,固定眼球。LenSx 和 Victus 的接触面都是凹面设计,取代了早期的扁平表面,可以减少角膜变形和眼压升高。眼压升高是接入过程中的一个主要问题。在早期的飞秒激光使用中(用于角膜手术),就报道过使用压平式接触镜会出现眼压急剧上升[11]。在离体动物模型中,短期 IOP 峰值甚至超过 100mmHg[12]。在 Catalys、Lensar 和 Z8 系统中,防止 IOP 急剧上升一直是开发液体填充接口的动力之一。Catalys 液体光学患者接口(LOI)是一个内径为 14.1mm(对于睑裂狭窄的眼睛,可选择 12mm),边缘具有吸力的弹性硅胶和真空凸缘装置,它能接受300~700mmHg 的真空压力被固定在巩膜上。抽吸环的设计应尽可能减少眼压上升。此外,液体填充接口避免了硬质接口引起的角膜后表面皱褶。Schultz 等检测到 15.6~25.9mmHg 的轻微平均眼压升高,在释放抽吸和取出抽吸环后,平均眼压下降 19.1mmHg[13]。Catalys 和 Lensar 患者接口的抽吸是受持续监测的,如果突然丧失抽吸,程序则会自动中断[14]。

上述接入程序使用平衡盐溶液填充,将眼球与激光成像和治疗系统同时连接起来。这使得它的折射率与角膜的折射率接近,从而减少成像透镜曲面施加的折射效应和光学限制。虽然少见,但也有可能突然发生眼睛和接口脱离,这通常是由于抽吸丧失而引起。睑裂狭小和头部突然移动是可能的原因;其他导致抽吸丧失的原因还有结膜因素(结膜出血或者局部麻醉导致)和眼睑过度挤压。因为激光是高频发射的,抽吸丧失哪怕几分之一秒也足够使激光发射产生位移。如果在激光撕囊时出现抽吸丧失,则可能导致撕囊不完全。在这种情况下,重新接入后制作一个直径稍大的前囊口可能是解决的办法之一,或者也可以手动完成撕囊。虽然发生率低,但不能完全排除角膜或虹膜等组织受损的可能性。在未来,先进的激光系统可能会配备更快的处理器,能够更早地识别抽吸丧失,自动停止操作,防止此类中断引起的任何并发症——这也提醒我们 LCS 是一种外科干预,与其他任何手术一样有潜在风险[15]。

Victus 采用了一种可弯曲的两片式患者接口,它带有一个独立的抽吸夹,可以用压力传感器来监测接入,通过展示径向和垂直方向的压力让手术医生调整定位。这个平台的特别之处在于它被同时批准用于白内障手术和 LASIK。另外一个可以执行更多手术操作的平台是 Femto LDV Z8,它可以进行角膜内环、基质内袋、板层角膜移植、PK、角膜弓形切口、LASIK 角膜瓣制作、前囊膜切开和晶状体预劈核等多项操作[10]。该系统也采用 BSS 填充的一次性无菌液体接口作为患者接口[16]。

目前这些系统是可移动的,可以相对容易地从一个手术室转移到另一个手术室或指定的激光设备房间。

17.4 成像

在成像系统方面,各平台之间差异不大。所有成像设备都要求角膜精准居中。角膜偏心会导致角膜切口移位。毫无疑问,完美的囊膜切开、人工晶状体精准定位都要求成像系统能够居中定位。在 LCS 时代初期,人们普遍认为角膜病变难以进行白内障手术, 比如滴状角膜。然而,现在我们可以证明,这些异常并不会显著影响飞秒激光白内障手术的成像质量,而且 Conrad-Hengerer 等已经证明飞秒激光手术对角膜内皮的压力比传统的超声乳化术要小[17]。在一个角膜瘢痕手术的病例中, 术中 OCT 引导甚至可以通过半透明的角膜瘢痕及晚期白内障为手术医生提供术中成像[18]。

目前所有的 LCS 系统都使用术中成像,这与上一代 Er:YAG 和 Nd:YAG 激光白内障系统不同,后者不依赖于成像, 而是在手术医生的直视下进行激光操作,类似于超声乳化术。3 种系统(LenSx、Victus 和 Catalys)均使用 OCT 成像。OCT 成像系统可以 360°地提供角膜、角膜缘、虹膜和晶状体的轴向和矢状横切面图像。这些数据用于角膜和晶状体的三维成像,并以此为基础创建激光治疗模式。

在 Femto LDV Z8 平台中, 还使用了能够在两个轴向和液体患者接口上成像的频域 OCT。OCT 在近红外范围内工作,并直接耦合到光学系统中;因此,OCT 始终与飞秒激光束精准同步[16]。

目前的软件中没有集成实时的视频成像,这是成像系统的缺点之一。

Lensar 系统由依据沙姆定律的 3D 共聚焦结构照明自动成像系统组成,该系统使用光线追踪来识别诸如晶状体倾斜和厚度, 以及瞳孔中心等眼部参数[19]。在沙姆定律技术中,物平面、镜头平面和影像平面不是平行的,而是相交于一条直线上,在理论上可以获得更大的景深,使角膜前表面和晶状体后囊成像在一张图像中。在晶状体后囊膜无法成像的全白白内障患者中,系统则不会允许晶状体预劈核超过晶状体的后半部分。系统还会检测并补偿晶状体倾斜,使激光切割垂直于前囊[20]。此外,该系统还可以测量晶状体核密度并自动调整激光模式;也可以通过软件更新来矫正眼球旋转带来的误差。虹膜图像会在术前用卡西尼 LED(发光二极管)角膜成像仪(iOptics, the Netherlands)拍摄并复制到激光系统。激光系统还会拍摄一张术中照片,并对两张照片进行比较。最后,眼球旋转被自动矫正。

17.5 控制系统

系统的控制方式会影响手术计划和手术室的人员配备。如果平台的计算机需要使用鼠标和键盘来操作,那么除了手术医生之外,可能还需要配备额外的人员。在 Lensar 和 Catalys 平台,手术医生可以自己操作触摸屏。Lensar 平台除了可以在手术开始前输入患者数据和选择预定的切割模式外,还有一个特殊的外科医生屏幕。手术医生屏幕位于激光平台前面的旋转臂上,在桌面两侧都可以操作。手术医生可以在观察摄像机视图和 OCT 的同时, 控制手术的各个步骤[14]。Catalys 平台有一个相对较大的触摸屏,很容易在操作过程中访问用户界面[21]。

17.5.1 设置和人员配备

飞秒激光在日常临床实践中的运行方式将在下一章中详细阐述。在这里,简单说明下人员配备和基础设施。根据 Donaldson 等的说法,至少需要一名训练有素的激光技术人员负责激光校准,这意味着需要在一个房间进行激光手术或“预处理”,在另一个房间进行晶状体摘除和人工晶状体植入术。在激光设备安装于手术室的情况下,手术室护士或住院医生可以在接受培训后监管飞秒激光,并在飞秒激光操作后协助后续阶段的手术[22]。后一种情况是我们强烈推荐的:首先在一个特殊的房间里进行激光治疗,通常我们称它为“激光设备房间”,然后将患者转移到手术室,这既耗时又影响无菌操作。高倍光学显微镜下可以看到,在飞秒激光后,角膜全层切开,只剩下一些微小的组织间连接[23]。这意味着眼睛是开放的,所以应该尽量避免将患者从一个房间转移到另一个房间,尤其是在走廊任意通行。因此,建议所有的手术步骤尽可能在一个房间内进行[24]。

飞秒激光在白内障手术领域的应用仍处于起步阶段。尽管如本章开头所述，传统的白内障手术已经是最有效且成功的外科手术之一，但白内障手术医生一直在努力为患者提供更好、更安全的治疗，以提高患者术后的视觉质量。飞秒激光一经问世便被许多手术医生所接受，在引入后的2年内，仅在美国就进行了25万例以上的飞秒激光白内障手术[25]。新技术提供的机会和它在如此短的时间内克服的困难将在接下来的文章中讨论。也许飞秒激光只是一个开始，其他激光技术可能紧随其后地开展起来，未来全世界将有不计其数的患者接受这种手术。正如著名物理学家Niels Bohr的名言——这句话也出自哲学家Yogi Berra之口：预测是相当困难的，尤其是关于未来。

（陆勤康 译）

参考文献

[1] Brian G, Taylor H. Cataract blindness: challenges for the 21st century. Bull World Health Organ. 2001; 79(3):249-256

[2] Nagy ZZ. New technology update: femtosecond laser in cataract surgery. Clin Ophthalmol. 2014; 8:1157-1167

[3] Krasnov MM. Laser-phakopuncture in the treatment of soft cataracts. Br J Ophthalmol. 1975; 59(2):96-98

[4] Aron-Rosa D, Aron JJ, Griesemann M, Thyzel R. Use of the neodymium-YAG laser to open the posterior capsule after lens implant surgery: a preliminary report. J Am Intraocul Implant Soc. 1980; 6(4):352-354

[5] Gailitis RP, Patterson SW, Samuels MA, Hagen K, Ren Q, Waring GO, III. Comparison of laser phacovaporization using the Er-YAG and the Er-YSGG laser. Arch Ophthalmol. 1993; 111(5):697-700

[6] Dodick JM. Laser phacolysis of the human cataractous lens. Dev Ophthalmol. 1991; 22:58-64

[7] Nagy Z, Takacs A, Filkorn T, Sarayba M. Initial clinical evaluation of an intraocular femtosecond laser in cataract surgery. J Refract Surg. 2009; 25 (12):1053-1060

[8] Gualdi M. Femtosecond laser in cataract surgery: overview and history. In: Gualdi F, Gualdi L, eds. Femtolaser Cataract Surgery. New Delhi: Jaypee; 2014:17-20

[9] Kohnen T. Interface for femtosecond laser-assisted lens surgery. J Cataract Refract Surg. 2013; 39(4):491-492

[10] Grewal DS, Schultz T, Basti S, Dick HB. Femtosecond laser-assisted cataract surgery: current status and future directions. Surv Ophthalmol. 2016; 61(2): 103-131

[11] Chaurasia SS, Luengo Gimeno F, Tan K, et al. In vivo real-time intraocular pressure variations during LASIK flap creation. Invest Ophthalmol Vis Sci. 2010; 51(9):4641-4645

[12] Vetter JM, Holzer MP, Teping C, et al. Intraocular pressure during corneal flap preparation: comparison among four femtosecond lasers in porcine eyes. J Refract Surg. 2011; 27(6):427-433

[13] Schultz T, Conrad-Hengerer I, Hengerer FH, Dick HB. Intraocular pressure variation during femtosecond laser-assisted cataract surgery using a fluid-filled interface. J Cataract Refract Surg. 2013; 39(1):22-27

[14] Mastropasqua L, Toto L, Mastropasqua R, Mattei PA. Lensar (Topcon): description of the device, procedure and clinical experience. In: Gualdi F, Gualdi L. eds. Femtolaser Cataract Surgery. New Delhi: Jaypee; 2014:125-149

[15] Schultz T, Dick HB. Suction loss during femtosecond laser-assisted cataract surgery. J Cataract Refract Surg. 2014; 40(3):493-495

[16] Wirthlin A. Femto LDV Z8 (Ziemer): description of the device and the procedure. In: Gualdi F, Gualdi L, eds. Femtolaser Cataract Surgery. New Delhi: Jaypee; 2014:175-178

[17] Conrad-Hengerer I, Al Juburi M, Schultz T, Hengerer FH, Dick HB. Corneal endothelial cell loss and corneal thickness in conventional compared with femtosecond laser-assisted cataract surgery: three-month follow-up. J Cataract Refract Surg. 2013; 39(9):1307-1313

[18] Grewal DS, Basti S, Grewal SPS. Customizing femtosecond laser-assisted cataract surgery in a patient with a traumatic corneal scar and cataract. J Cataract Refract Surg. 2014; 40(11):1926-1927

[19] He L, Sheehy K, Culbertson W. Femtosecond laser-assisted cataract surgery. Curr Opin Ophthalmol. 2011; 22(1):43-52

[20] Chang JS, Chen IN, Chan WM, Ng JC, Chan VK, Law AK. Initial evaluation of a femtosecond laser system in cataract surgery. J Cataract Refract Surg. 2014; 40(1):29-36

[21] Dick HB, Gerste RD, Schultz T. Catalys Precision Laser System: technique, clinical experiences, cases and complications. In: Gualdi F, Gualdi L, eds. Femtolaser Cataract Surgery. New Delhi: Jaypee; 2014:167-175

[22] Donaldson KE, Braga-Mele R, Cabot F, et al. ASCRS Refractive Cataract Surgery Subcommittee. Femtosecond laser-assisted cataract surgery. J Cataract Refract Surg. 2013; 39(11):1753-1763

[23] Schultz T, Tischoff I, Ezeanosike E, Dick HB. Histological sections of corneal incisions in OCT-guided femtosecond laser cataract surgery. J Refract Surg. 2013; 29(12):863-864

[24] Dick HB, Gerste RD. Plea for femtosecond laser pre-treatment and cataract surgery in the same room. J Cataract Refract Surg. 2014; 40(3):499-500

[25] Berdahl JP, Jensen MP. The business of refractive laser assisted cataract surgery (ReLACS). Curr Opin Ophthalmol. 2014; 25(1):62-70

第 18 章

飞秒激光白内障手术的环境设施和基础设备

Timothy V. Roberts

摘　要

与以往传统的手工白内障手术不同，飞秒激光白内障手术是一种新的白内障手术方式，它的开展需要思维模式的转变。本章介绍了飞秒激光白内障手术的最佳环境设施和所需要的基础设备。主要围绕环境和监管状况、技术应用的相关问题、设备采购和安装、系统的购置、手术室、手术和后勤保障、员工培训和市场营销这几方面进行介绍。

关键词

飞秒激光；白内障手术；后勤保障；日间手术机构；资金；门诊手术中心

18.1 引言

与眼科很多其他的领域类似，白内障手术已经变得越来越复杂。为了使手术效果的可预测性更强、安全性更高、重复性更好，并在手术时能够矫正原有的散光，需要引入更多的高科技设备和更高的手术技巧及精度来支持白内障手术。随着可选择的手术方式的增多，白内障患者的期望值，尤其是呈爆炸式增长的“婴儿潮”一代的期望值，现已经显著增加。推动LASIK市场的“婴儿潮”一代现在已经65岁，已成为白内障手术市场的主体部分。与前几代人相比，新兴的“婴儿潮”一代更愿意为他们的医疗保健费用买单，并且非常渴望获得现有的最佳技术。这些不断变化的人口因素为LCS的引入提供了现实基础。

FS激光技术的快速发展使人们的观念产生了巨大变化，技术的进步使人们对白内障手术的期望值不断提高，人们要求晶状体撕囊更加精准、手术切口更小而精确、患者更加安全、并发症发生率更低。同时，它还促进了与白内障手术相关的其他技术的进步（例如，为微创晶状体摘除手术而优化的新型高端器械），并能通过有效的晶状体定位改善人工晶状体（IOL）性能。提升白内障手术的安全性、提高关键步骤的精确度以及增加设备和基础设施的成本，会对公共卫生健康和社会经济带来影响。飞秒激光技术影响的辐射面包含医保体系、医生、患者、政府、健康保险组织和日间手术机构[1]。

现代白内障手术是一种能够成功改变生活质量的手术。然而，值得关注的是，术后仍有一定概率会出现残余的屈光不正，并且还可能引起并发症的产生。随着对白内障手术的理解和期望发生了转变，人们认为白内障手术是一种屈光性手术，术后裸眼视力是评估白内障手术是否“成功”的标准。

飞秒激光技术能够改善手术效果、提高手术安全性、增加手术的可预测性和优化术后的屈光效果，那么此项技术对公众健康会有何影响呢？因为全世界每年有数百万患者接受白内障手术，所以即使是在目标屈光结果方面的微小提升也是具有临床价值的。整体的一个微小的提升可以使得少见类型的屈光不正大幅减少，这意味着将有更多的患者术后不用戴眼镜矫正。与此类似，由于全球每年有数百万白内障手术患者，因此在安全性方面的小幅度提升也是具有临床价值的。

18.2 临床实践和技术推广

白内障手术是世界范围内最常见的眼科手术，据估计，2011 年全世界进行了 1950 万例白内障手术。这也是世界上最安全和最成功的大型外科手术之一。在过去的 50 年里，为提升手术的安全性和术后视力，在设备、技术和外科手术技巧方面都有了长足的发展。特别是自从 LASIK 普及以来，白内障患者的期望值和手术选择的多样性也已经大大增加。“婴儿潮”一代的患者期待更快、更安全和更成功的手术效果，因此，外科医生需要为患者提供更全面的屈光矫正选择方案，如散光晶状体、角膜缘和基质内松解及多焦点晶状体，以及提供与手术相关更全面的设备，包括飞秒激光设备、角膜成像系统和用于测量眼轴的高级生物测量仪。

尽管保持医疗实践的先进性需要大量资金，但保持技术的先进性对于患者的预后、医生的职业声望和患者的满意度十分重要。此外，从小型个体企业到大型集团必须愿意投资于最新的技术，保证技术的先进性，使患者获益。将飞秒激光运用于手术，需要花费时间对所有参与人员进行详细培训。飞秒激光和外科手术技术的使用需要一定时间的学习，并且不同的手术医生会有不同的学习经验曲线。

LCS 的主要卫生经济问题是经济性的(患者及日间手术的花费)，包括手术医生对激光的使用，投资回报率，对患者数量和手术时间的影响，实践整合和员工培训。对于手术医生来说，真正认可成为这项技术并将这种诚挚与热情传递给患者和其他工作人员至关重要。此外，我们还需要避免一个问题，当门诊手术中心或医院购买了激光系统后，要打消对激光系统的疑虑，将新技术投入使用。这会导致激光系统利用水平低下、手术医生对激光技术学习停滞，且不利于临床经验的积累和手术信心的形成。

18.2.1 监管状况与环境

监管环境对 LCS 的影响在世界各地差别很大，因此该技术的实用性和患者对费用的负担能力也有所不同。几乎在所有国家，使用 LCS 都需要患者自付部分额外的费用。例如，在美国，飞秒激光被批准应用于白内障手术主要是为了高端的人工晶状体植入。除非患者的手术属于改善屈光效果的手术，例如，改善治疗散光和(或)老视，否则手术医生不能向患者收取费用。在美国，普通白内障转换为飞秒激光辅助白内障手术(FLACS)的平均转化率约为 15%，预计 2016 年 FLACS 将会达到 360 000 例，或占比达到白内障手术的 9%。就其他国家而言，如澳大利亚，无论是否以改善生活方式为视觉目标，都允许为患者行 LCS 手术，患者除了接受政府和私人保险报销之外，还需要支付部分费用。在新西兰和一些欧洲国家，如果使用飞秒激光，医疗保险不会为患者报销任何与白内障手术相关的费用，患者可能必须自费承担所有的手术费用。

18.2.2 激光白内障手术的普及

这里指出几个关于手术医生使用 LCS 的重要问题：培训费用和补贴，与效益有关的临床数据，反复练习实践，日间手术的后勤保障以及手术的操作时间。技术在不断发展，要跟上最新技术的发展需要仔细地规划和合理地进行资源分配。许多国家对激光设备的补贴正在减少，配备好一个完备的诊所可能需要高昂的成本。

估算 LCS 的普及率在欧洲、北美洲、大洋洲和其他地区各不相同。在欧洲，LCS 的普及率从 2011 年的 5%上升到 2012 年的 10%，2013 年又上升到了 17%。飞秒激光的普及率从 2011 年的 2%上升到 2012 年的 7%，2013 年又上升到了 9%。在美国，据估计，LCS 约占白内障手术总量的 17%，并在未来 5~10 年将上升至约 30%[2]。随着手术医生和患者对该技术越来越熟悉，在大多数白内障手术的实践中，飞秒激光设备在安装后的 6 个月内使用量迅速增加。如果成本下降，普及率可能会进一步增加。

18.3 设备采购和实施问题

全世界的白内障手术都是在手术医生的门诊手术中心(ASC)、公司的 ASC、医院的 ASC 或手术室(OR)中进行的。在美国，近 50%的白内障手术是在手术医生的 ASC 中进行的[3]。FLACS 的引入必然会改变白内障手术服务的组织运行模式，特别是后勤保障和费用支付问题。除了在手术室进行常规白内障手术外，还需要考虑到其他房间内激光手术的术前及术后的保障工作。此外，手术费用的支付必须合理——要考虑是否需要患者部分或全部支付设备费和耗材费。

激光手术医生对激光技术充满热情和支持，是保证新技术开展成功过渡的一个最重要的因素。普通门诊或医院的一些外科医生可能更倾向接受 LCS，并认为 LCS 所带来的优势会使患者增加的医疗费用显得物有所值。然而，其他医生可能更满足于现状，并对 LCS 的手术结果以及需要花费大量成本学习新的手术技术持怀疑的态度。LCS 的低使用率不仅会给手术机构带来经济压力，更重要的是，还会导致手术医生不能自信地完成新技术的学习，从而使手术医生缺乏信心，进而影响 LCS 的普及率，形成恶性循环，使问题永久存在。对于是否购买激光系统，以及关于购买哪种模式的激光设备，最好由诊所或医院眼科部门的整个团队全员同意通过决定。医生团队需要对机器的质量和功能充满热情，并不计成本地使用它。如果医生对这台机器不感兴趣，他们就不会经常使用它。

考虑到这项技术的成本，从经济学和商业模式的角度来说，除非是大型的眼科中心，否则对于独立的外科手术中心来说是具有一定的挑战性。多个手术医生和手术室共用一个激光设备可能更可行。根据当地的医保报销比例和患者支付的能力，一个机构，无论是门诊手术中心、私立医院还是公立医院，每年都需要进行大约 500 例白内障手术，才能证明该技术的引入是合理的。如果技术进一步发展，更多的手术方式竞争性地进入市场，飞秒激光可能只适用于一些小型手术中心，例如，每年做 200~300 例飞秒白内障的手术中心。然而，这些中心可能很难开发出符合实际情况的商业模式。因此，商业计划必须考虑传统手术向激光手术转化的转化率。一旦确定了这一点，就确定了成本，包括劳动力、医疗用品、激光系统的资本成本以及服务合同，这些之后都会决定患者的医疗费用。

18.3.1 飞秒激光系统的购买

购买飞秒激光白内障系统是一项重大的资本投资。这个飞秒激光中心可能需要由一个医生或医生团队、医院和日间手术中心或第三方共同资助搭建。在购买激光系统之前，手术医生小组和医院或手术中心的代表对已经成功实施 LCS 的中心进行参观，会对后续的手术中心搭建有很大的帮助。在参观过程中他们会看到患者在 LCS 的就诊流程：向工作人员咨询和预约，入院和实际手术过程，以及术后结果和患者体验反馈。这将为外科医生和手术中心主任提供技术和后勤保障方面的参考。接触不同的激光系统和尖端技术，能激发术者对保持自身在白内障领域领先地位的热情。

获得或使用系统的流程包括：①一次性付款；②按程序付费；③签署租赁协议；④签署采购和交叉销售协议(CMA)。由于不同地区的法规和购买或使用激光设备的模式不同，因此不同国家的计费方式会有所不同。在某些机构中，手术医生向患者开具飞秒激光医嘱账单，然后由日间手术机构(DSF)向其收取使用激光的费用。在其他医疗机构，DSF 直接向患者开具独立于手术费的飞秒激光账单。CMA 是供应商获得新收入的一种常用方式，公司不需要花费成本即可获得收益。实际上，新设备的成本通过一段时间对消费者征收附加税的方式就已收回。DSF 的优势包括不需要资本支出(协议存款除外)、无利息费用、服务范围有保障(包括技术更新)以及在一段时间(通常为 3~5 年)服务价格相对稳定。供应商的优势是拥有设备协议使用期，在此期间内，DFS 使用规定的耗材，并为其支付费用。

另一种模式是与提供飞秒激光系统的公司合作。这些公司通常会在手术前一天晚上将飞秒激光设备带到 DSF 或医院的手术室并进行设置。该公司会提供经验丰富的技术人员，他们负责校准激光，并在手术期间与手术医生一起留在手术中心保障手术地顺利进行。拥有一名经验丰富的技术人员对手术医生学习使用这项新技术十分有益(图 18.1)。

18.3.2 手术室

安装飞秒激光设备之前，需要拟出一份详细且精准的业务计划和实施时间表以保证设备的顺利安装。在大多数情况下，激光设备会被安装到现有的手术室中，但在现有的布局中找到合适的空间去安装，会受到一定的约束和限制。给建筑师的要求清单中必须包含关键的需求，包括有利条件和限制条件，以便建筑师能够理解并在设计中融入对患者和医务人员所需要的空间分配及手术流程的考量。高质量的图例和设计图纸，是确保按时完成施工的关键，对所需要的空

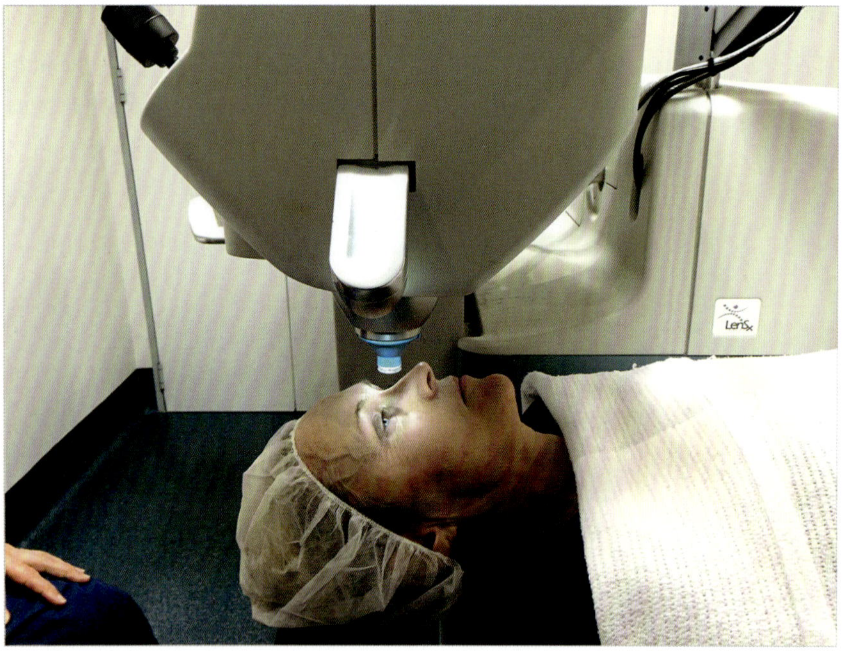

图 18.1 激光手术室内，将患者置于 Lensx 上。

间、流程和空间配置十分重要。必须决定将激光设备放置在何处，是原本的手术室内，还是手术套间中另外的一个房间，又或是手术室附近的单独房间内。然后，按照激光设备的规格重建和设计该空间。

考虑到激光系统的占地面积和移动性问题，推荐的最小房间尺寸约为(3×2.5)m^2；然而，确切的规格应与制造商确认。如果有足够大的手术室，激光设备可以与手术显微镜和超声乳化设备放在同一个房间。无论在非工作时间还是工作时间，都要求保持手术室内稳定的温度(18~24°C)和相对湿度(≤65%，非冷凝)。建议在手术室内使用配有独立恒温器的专用空调系统。目前一些更小巧和可移动的系统已经被开发出来，为多站点的使用提供可能性。

房间必须符合当地卫计委的指导方针，这些会决定设备是安装在已经注册的手术室还是新的手术室中。法规通常规定了房间大小(大约 12m^2)和高效空气过滤器(HEPA)的最低配置要求。对于手术室和后勤保障部门的要求取决于激光设备安装在原本已有的手术室还是新的专门建造和设计的手术室。该设施的整体规划可以以现有的手术中心服务体系为核心，并为患者创造一条线性循环路线。手术室护士长对手术室的管理至关重要，涉及患者数量、麻醉师会诊需求、进行表面麻醉还是局部麻醉，如果是局部麻醉，是否先进行飞秒激光再进行阻滞麻醉。

在我们的设施中，我们将激光设备放置在手术室旁边的专用房间中。患者在没有麻醉的情况下接受激光手术，然后在助手的帮助下直接走进手术间，进行眼内手术(图 18.2)。

18.4 操作设备流程

在我们的门诊手术中心，患者入院后需要与麻醉师进行初步会诊，以评估是否需要口服镇静剂。一些患者需要接受全剂量给药，一些半剂量给药，另一些不需要接受镇静剂。在学习白内障激光手术的早期，我们大多数的手术医生对患者使用全剂量镇静剂；然而，根据患者接受激光手术的经历和反馈的舒适程度，现在大多数情况下激光是在没有口服镇静剂的情况下进行的[4]。如果手术医生经常使用球旁或球结膜下麻醉，在麻醉师术前评估过后，激光手术可以在局部麻醉下进行。激光手术需要对患者进行适当定位和参数设置，使激光设备的患者界面垂直于眼睛。这优化了对接的人机工程学，因为仔细和精确的对接是减少发生并发症的主要因素。待完成激光后，将患者转移至麻醉床，并按常规进行阻滞麻醉。一些手术医生选择在激光治疗前进行阻滞麻醉；然而，提前进行麻醉可能会使对接变得困难，因为患者自主固定眼球会更利于与机器的对接。

护理人员需要与患者及其家属沟通，告知他们患者在医院预计所需要的时间。从手术预约开始，就需

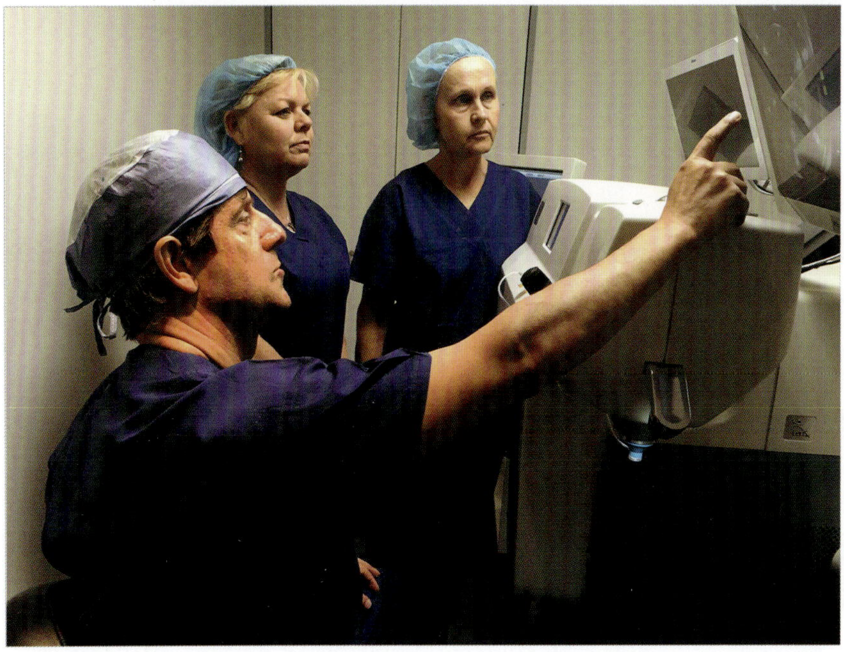

图 18.2　手术室配置的飞秒激光器。

要进行告知，并且护理人员需要在手术前一天通过电话提醒患者。建议在刚开展手术时，告知患者的预计时长应在通常时间的基础上增加 1 小时，以便能够充分散瞳并留出新手所需要的额外手术时间（术前电话介绍预计时长，应包括入院时间、禁食时间以及他们将在医院待多久）（图 18.3）。在患者出门前，要求患者至少使用托吡卡胺或其他散瞳滴眼液，确保充分散瞳，这可以减少在手术中心等待散瞳的时间。眼药水可在手术前眼科检查预约处给患者。入院时，护士需要向患者解释散瞳可能需要额外的时间。与手工手术相比，散瞳对于 LSC 来说至关重要，因为小瞳孔是 LCS 在技术上禁忌的主要原因之一，而术前的电话解释可以避免或最大限度地降低因等待时间长而导致投诉或负面反馈的风险。如果给予口服镇静剂，需要足够的时间使药物起效，以减轻患者的焦虑。

我们的术前眼药水使用方案如下：术前 3 天，每天 4 次酮咯酸氨丁三醇滴眼液，每次 1 滴；手术当天，托吡卡胺滴眼液、环喷托酯滴眼液、酮咯酸氨丁三醇滴眼液和环丙沙星滴眼液，各 1 滴，每种滴 3 次，两种药水中间间隔 20 分钟；激光前 2.5% 去氧肾上腺素滴

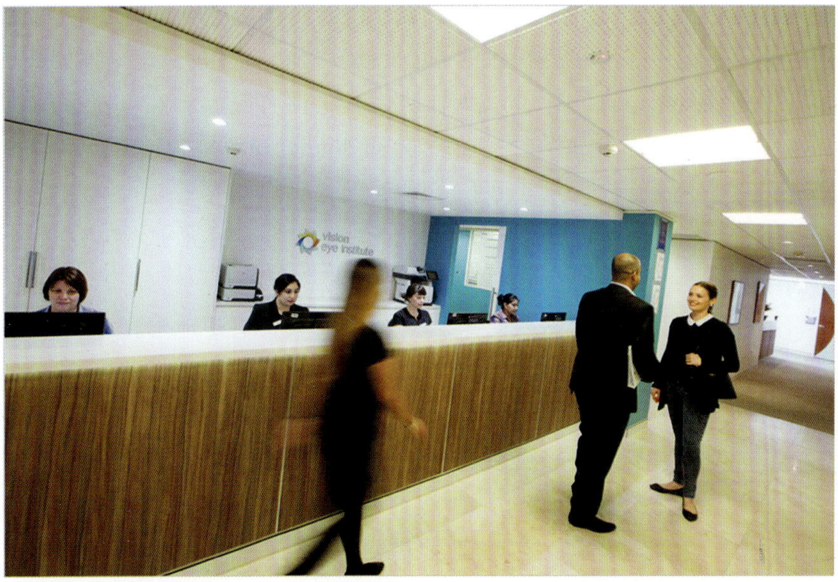

图 18.3　手术室-激光套间的接待处。

眼液1滴，激光后立即再滴1次。如果患者瞳孔没能有效散大，护理人员将通知手术医生，通过调整手术顺序以获得更多时间来使患者瞳孔散大。安全是最首要的问题，患者的安全需要得到持续性的保障，相比于贸然手术，等待瞳孔散大会更加安全。然而，避免散瞳和麻醉滴眼液两者过量也十分重要，过量的滴眼液会引发药物中毒性角膜变性，使手术期间的手术视野的可视性变差。

除了一名技术人员设置激光程序，负责患者激光定位，并在需要时协助患者到达麻醉区域，手术中心不需要额外的人员。从入院处护士到激光技师，从激光技师到麻醉护士都要进行交接工作。手术中心的技术人员和护士都应接受过专业的坠跌风险评估培训，尤其是对待老年患者。如果激光设备位于手术室，则不需要转移患者。

激光手术还需要额外的耗材，这些耗材的不同取决于所安装的激光设备不同，通常包括开睑器、无菌手套、局部麻醉滴眼液、散瞳滴眼液和激光设备上的一次性患者接口。在手术室中，唯一需要的额外器械是专门设计的用于打开激光切口的钝器。

手术流程取决于激光设备是位于手术室中还是安装在隔壁的房间。在我们的门诊手术中心，手术医生先对手术列表中的前两例患者分别进行飞秒激光操作，然后在两台白内障手术之间的间歇期对下一例患者进行一次飞秒激光操作。这使得麻醉师有足够的时间对一名患者进行插管和镇静（如有必要），同时前一名患者被转移到手术室，并在激光室内手术人员进行术前准备。在激光室，技术人员总是先为患者进行飞秒激光前的准备，这样手术医生完成上一台白内障手术，他们就可以直接对下一例患者进行飞秒激光。在我们的激光室中，外科医生在激光室的时间不足3分钟，激光加上白内障手术的总共用时和传统手工白内障手术的时间相当。

18.5 手术后勤保障和员工培训

经过精心规划和实践，手术医生和手术中心或医院都能够成功地开展LCS。关键的第一步是让所有术者和主张引进LCS的人员了解LCS是提高安全性和有效性的一种方式，是整体手术规划中的一部分，单独运用LCS不一定能提高手术效果。

同任何新技术一样，对医生、手术配套辅助人员和患者来说，教育培训是必要的。所有患者术前谈话应该包含关于激光技术介绍、人工晶状体选择和手术费用的术前讨论和知情同意，这需要花费大量的时间，并要求办公室员工和手术配套辅助人员拥有一定的知识储备且经过良好培训。我们的医生第一次与手术配套辅助人员会面，就应该介绍这项新技术，我们为什么选择激光，以及能够患者带来的好处。我们介绍了白内障手术过程的概念——从了解患者的需求和期望以及这种期望是否合理，到我们如何选择镜片类型（单焦晶状体、散光晶状体或多焦晶状体）和飞秒激光的适应证。目标是将手术后的（可能的）结果与患者的实际期望相匹配。

在“白内障手术”过程中包含有多个步骤，这意味着存在多个引入残余屈光不正的风险。工作人员需要认识到，要得到更好的手术效果，应该对每一个步骤都进行提高和改变，包括外科手术技术的进步（更小的切口、连续环形撕囊和人工晶状体囊袋内居中），更精确的术前生物测量，人工晶状体屈光度计算公式的改进和人工晶状体的改进。

白内障手术必须对手术过程中的所有步骤都高度关注，而不仅仅是期望在安装和使用飞秒激光设备后获得更好的手术效果。没有一个单独的因素可以保证更好的手术效果，相反，应该通过在术中每个环节的提高和改进来实现更好的手术效果，包括更先进的激光技术、更完善的手术计划、更精准的屈光度数的计算、更详细的患者术前咨询、更优质的人工晶状体材料和实施更完美的外科手术。

将我们的热情传递给手术配套辅助人员，使他们保持积极的心态，然后他们将这份诚挚传递给所有的患者。所有前台和电话客服人员都应该参观手术过程，这样他们就可以更直观地接触到新技术。通过大量实践反馈发现，让手术配套辅助人员参观手术有助于使他们成为“真正的忠实拥护者”，这反过来对患者的影响也很明显。

需要向手术配套辅助人员清楚地解释手工白内障手术和激光手术的不同定价，以便他们理解LCS手术费用的增加给患者带来的额外好处。手术配套辅助人员必须理解并告知患者：尽管这种手术会花费得更多，但它是一种更好的白内障手术方式，最终将提升手术效果，使患者获益。同时还需要提前询问病史，准备书面文件和知情同意书，以便当手术医生带患者来预约手工或激光手术时，可以无缝衔接以对患者进行更好的管理。更重要的是，应该避免手术配套辅助人员在接触患者时表现出对这一新技术的不了解，从而增加患者对手术的顾虑，削弱他们对手术以及医生的信心。我们分别为激光和手工白内障手术创建了不同的手术知情同意书和手术费用同意书。是否进行 LCS 手术，是由手术医生在门诊咨询时决定。将患者预约信息登记在日间手术部(DSU)的入院文件中，这可以使得手术日能有条理地进行，避免混乱。

我们的主任和所有员工都应该定期与医生讨论飞秒激光白内障手术的手术流程，以便保持手术的高效，并且让员工明白他们对手术的正常开展十分重要。我们会在刚开展这项手术的前几个手术日结束时与所有护理团队、外科医生和麻醉师举行一次会议，分享所有改进的建议，并保证开放式的沟通，因为任何一种改变都可能会给员工们带来工作上的压力，而任何一种建议都有可能会有助于改善整体流程和患者体验。医生们也应该定期见面，分享他们对新技术的学习经验。

在安装激光设备之后，我们刚开始只预约了较少的手术，以便参与手术的人员在刚开始学习的过程中有尽可能充足的时间进行给药、护理、手术和麻醉。最开始仅选择那些并发症风险较小的患者进行飞秒激光白内障手术，如瞳孔易散大、睑裂较宽、晶状体密度适中的患者，以及在手术过程中能够放松且无幽闭恐惧症的患者。对于眼窝深陷、睑裂狭窄、伴有玻璃体后脱离或焦虑的患者最好推迟进行飞秒激光白内障手术。这一策略会使手术医生在对更复杂的病例进行手术之前，能够快速获得对该技术的信心。

从最早的第一代飞秒白内障手术开始，与手术相关的硬件和软件都已经有了快速的发展，飞秒白内障手术独有的潜在并发症现在是可以预测的，并且在很大程度上是可以预防的。通过观察研究发现，对于采用这项技术的手术医生来说，并发症的发生与医生对手术的学习及手术经验有关。目前的激光平台更先进、更安全、更快速，随着飞秒激光在全球范围内的广泛使用，手术医生的手术经验也明显增加。与眼科的其他颠覆性技术一样，对于一些手术医生来说，最初学习进步缓慢可能会导致转型艰难[5,6]。然而，现在有许多同行的研究学习资料和面对面的指导课程，可以为开展新技术的手术医生提供安全有效的手术技术方面的介绍[7-11]。

18.6 市场和讯息

我们发现 LCS 的引入对眼科行业、个人发展和临床实践都是有益的，我们相信它将是白内障未来的手术方式。大众对 LCS 的认识以及其他眼科医生、验光师和技术人员的意见颇为不同。参观实施 LCS 的一个重要方面是对相关的验光师和患者进行培训。这项令人心潮澎湃的新技术之所以能够获得大众的广泛认可，是因为它能用卓越的精确度和足够的安全性为患者带来出色的视觉效果。这些结论是基于现有的同行提供的证据，引进 LCS 技术的人需要了解这项新技术在临床实施中对不同患者带来的差异。LCS 能够使手术医生为患者提供一个新的选择。随着越来越多的眼科医生和医院/门诊手术中心 LCS 的开展，人们已经认识到这项技术可能是白内障手术的未来。

18.7 结论

因为 LCS 是不同于传统手工白内障手术的一种新的手术方式，所以将飞秒激光引入白内障手术需要思维模式的转变。与眼科学中的其他颠覆性技术一样，对于某些手术医生来说，刚接触时会出现学习困难的情况。从最初使用的第一代技术开始，硬件和软件都有了快速发展，飞秒白内障手术特有的潜在并发症目前是可以预测的，并且在很大程度上是可以预防的。成本、日间手术流程和手术配套服务需要经过仔细研究。飞秒激光白内障技术发展迅速，随着手术技术的开发以及全球更多手术医生经验的积累，未来几年将会充满活力。

（陆勤康 译）

参考文献

[1] Roberts TV, Lawless M, Chan CC, et al. Femtosecond laser cataract surgery: technology and clinical practice. Clin Experiment Ophthalmol. 2013; 41(2): 180–186

[2] Lachman M. Femtosecond laser cataract surgery: 2013 user survey. Cataract Refract Surg Today 2014;63–68. Available from: http://bmctoday.net/crstoday/pdfs/crst0913_F_Lachman.pdf

[3] Market Scope. Comprehensive report on the global cataract surgery equipment market. Market Scope 2015;19(3)

[4] Bali SJ, Hodge C, Lawless M, Roberts TV, Sutton G. Early experience with the femtosecond laser for cataract surgery. Ophthalmology. 2012; 119(5):891-899
[5] Roberts TV, Sutton G, Lawless MA, Jindal-Bali S, Hodge C. Capsular block syndrome associated with femtosecond laser-assisted cataract surgery. J Cataract Refract Surg. 2011; 37(11):2068-2070
[6] Dick HB, Schultz T, Gerste RD. Lessons from a corneal perforation during femtosecond laser-assisted cataract surgery. J Cataract Refract Surg. 2014; 40 (12):2168-2169
[7] Hodge C, Bali SJ, Lawless M, et al. Femtosecond cataract surgery: a review of current literature and the experience from an initial installation. Saudi J Ophthalmol. 2012; 26(1):73-78
[8] Roberts TV, Lawless M, Bali SJ, Hodge C, Sutton G. Surgical outcomes and safety of femtosecond laser cataract surgery: a prospective study of 1500 consecutive cases. Ophthalmology. 2013; 120(2):227-233
[9] Conrad-Hengerer I, Al Sheikh M, Hengerer FH, Schultz T, Dick HB. Comparison of visual recovery and refractive stability between femtosecond laser-assisted cataract surgery and standard phacoemulsification: six-month follow-up. J Cataract Refract Surg. 2015; 41(7):1356-1364
[10] Nagy ZZ, Mastropasqua L, Knorz MC. The use of femtosecond lasers in cataract surgery: review of the published results with the LenSx system. J Refract Surg. 2014; 30(11):730-740
[11] Schultz T, Dick HB. Optic capture in complicated laser-assisted cataract surgery. J Cataract Refract Surg. 2015; 41(7):1520-1522

第 19 章

关键步骤Ⅰ:晶状体囊膜切开术

Mark Cherny

摘　要

晶状体囊膜切开术是白内障手术的关键步骤。飞秒激光可以让术者非常精准而稳定地实施晶状体囊膜切开术,但是这需要充分理解该项技术的特点和局限性。本章阐述了如何利用飞秒激光处理小瞳孔、负压吸引脱落以及何时何时终止飞秒激光治疗。

关键词

飞秒激光囊膜切开术;OCT;小瞳孔;Catalys;白内障;安全性

19.1 引言

在受训的医生学习白内障手术时,导师会反复强调,良好的晶状体囊膜切开是保证白内障手术安全完成的基础[1]。FLACS 技术的不断发展,旨在提高包括囊膜切开术在内的白内障手术过程中多个环节的精确度和安全性[2]。自 2012 年 7 月起,作者便开始使用 Catalys 飞秒激光白内障治疗系统。3 年时间内,作者完成了 2000 多例白内障患者 FLACS 技术,其中仅 4 例患者因为体位因素或者合并广泛的虹膜后粘连而使用传统白内障超声乳化术完成白内障手术。

19.2 历史

关于使用激光进行囊膜切开术的尝试至少可以追溯到 1998 年,Geerling 使用了皮秒 Nd:YLF 激光器(掺钕氟化钇锂)尝试切开晶状体囊膜[3]。在对飞秒激光囊膜切开术的囊膜切开大小、形状和强度[4]进行了详细的动物实验研究后,人们便开始进行初步的临床研究[5]。

19.3 基本原则

所有的飞秒激光白内障治疗系统都包含一个成像系统,以及一个可以探测、标记晶状体前囊的软件系统。该设备的标准功能包含可手动调节选项和安全检查确认。

19.4 现有飞秒激光白内障治疗系统的特点

成像系统是基于 Lensx、Catalys、Ziemer 和 Victus 系统的 OCT。LensAR 系统有一个基于 Scheimpflug 的成像系统(图 19.1)。

Lensx 系统可以将扫描的晶状体囊膜通过标记线标记出来,以确保能完整地 360°切开晶状体囊膜。2012 年推出的 SoftFit 软性对接系统取代了以往的硬性对接系统,可以减少因负压吸引而引起的角膜变形和皱褶,这些变形和褶皱可能导致在囊膜切开术中出现肉眼可见或不可见的囊膜缺陷(图 19.2)。

Catalys 的对接系统采用了浸润式接口,避免了角膜变形(图 19.1)[6]。

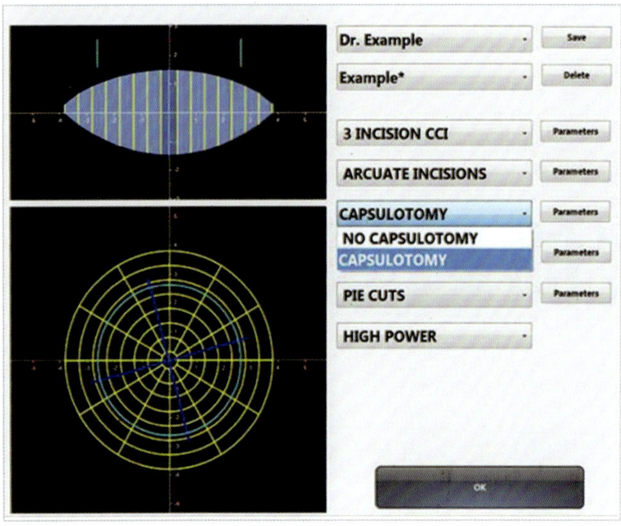

图 19.1 LensAR。

Ziemer 系统的独特之处在于没有任何组织的实时视图。这也是该系统的缺点，因为这样可能导致无法实时呈现患者在治疗前或治疗过程中出现的眼球运动，从而可能导致晶状体囊膜切开不完全、切开错位或损伤到其他组织。

19.5 手术室的布局

飞秒激光设备的安装位置会影响囊膜切开术的成功率。

在一些白内障治疗中心，飞秒激光离手术室和实施局部阻滞麻醉的麻醉室都较远。这样的布局对于在激光治疗前已经实施了局部阻滞麻醉的患者是有利的。但是，对于需要将局部麻醉重新更改为阻滞麻醉的患者是不利的。我们认为，对于一部分患者而言，激光前进行局部阻滞麻醉可以增加眼球的稳定性和手术的安全性。

19.6 患者的选择

手术医生对接受飞秒激光辅助白内障手术的患者制订了多项准入标准，只有符合以下原则的患者才能进行飞秒激光辅助白内障手术：

- 希望术后获得优秀的屈光效果的患者。
- 非病情复杂或病情危重的患者。
- 手术难度较大的患者[7]。
- 愿意优选 FLACS 作为默认手术方式的所有白内障患者。

最后一项是作者的方法。在 2200 例患者中，只有 4 例患者因为脊柱后凸、小睑裂或广泛的虹膜后粘连未接受飞秒激光治疗。小瞳孔的患者没有被排除在外，而是使用后文描述的三步法技术进行了飞秒激光辅助白内障手术。本研究未纳入儿童白内障患者。

19.7 患者的准备

19.7.1 瞳孔大小

瞳孔大小对圆满完成晶状体囊膜切开术至关重要。作者散瞳方案为术前 3 天开始，每日 4 次使用 0.1%酮咯酸滴眼液，术前 1 天开始，每日 4 次使用 1%环戊通滴眼液。

手术当天，预先配制好散瞳凝胶。

配方如下：

- 2%利多卡因凝胶 1.5mL。
- 2.5%肾上腺素 16 滴。
- 1%托吡卡胺 8 滴。
- 1%环戊通 8 滴。
- 扶他林 13 滴。

上述成分混匀后取 0.2mL 滴入患者的穹隆结膜。

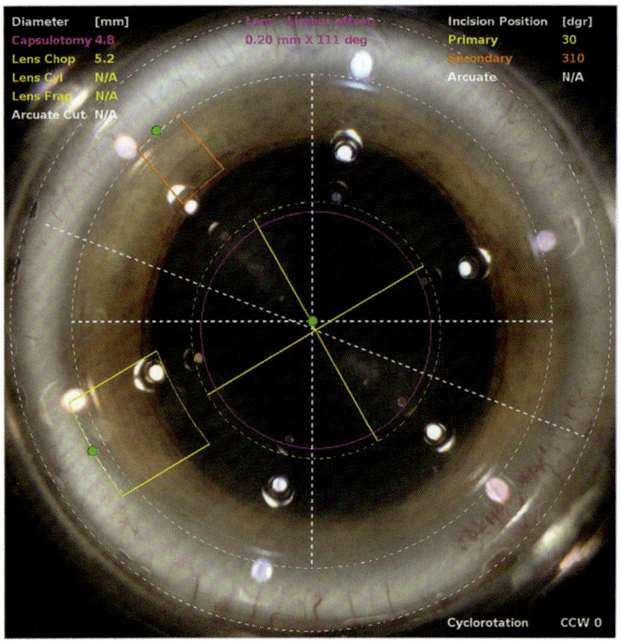

图 19.2 Lensx。

术前 1 小时每隔 15 分钟在术眼滴入 2.5%去氧肾上腺素或者 1%托吡卡胺，药物种类需要根据患者心血管的系统情况进行选择。建议避免使用 10%去氧肾上腺素，因为会给患者带来更多的心血管风险。

当天准备手术的前几例患者，术前瞳孔有可能仍然散大不足。这种情况建议通过下述方式加以避免：加快散瞳的速度以及及时评估患者到达手术室时的瞳孔大小。医生应教会护士使用瞳孔测量仪来测量瞳孔大小，如果患者在使用散瞳凝胶后 15 分钟时，瞳孔大小仍不足 6mm，护士需要及时与手术医生进行沟通。当患者瞳孔散大不足 5.5mm 时，需要推迟患者的预定手术时间来增加患者的散瞳时间，以免手术中出现严重的并发症。

19.7.2 患者的转运

在作者的手术中心，大多数局部麻醉的患者可以步行到飞秒激光室和手术室。

对于活动不便的患者，安全的做法是在护士的帮助下通过轮椅送到飞秒激光室和手术室。尽可能避免使用静脉注射镇静剂，以便患者安全地上下激光治疗床。

19.7.3 患者的体位

在激光治疗时，必须保证患者处于舒适、温暖、安静的状态。医护人员需要提前告诉患者他们在激光治疗时会有什么样的感受，还要告诉患者，在进行激光治疗时，需要保证大约 3 分钟不能乱动和说话。

有脊柱后凸或脊柱融合问题的患者在激光床上的体位摆放较困难。可以在患者的臀部和腰部放置垫子，同时把脚抬高 50cm，抬高枕托来获得最佳的手术体位。对于这类患者体位摆放虽然很耗时的，但这是手术顺利开展的前提。因为这部分患者往往白内障的程度较重，在手术室中也同样难以获得满意的体位。作者的经验是：成功的飞秒激光治疗对白内障手术的成功率和安全性有很大的帮助。这类患者发生如玻璃体脱出等手术并发症的风险通常很高，如果患者保持一个非常不舒服的体位，进行长时间的手术是非常困难的。因此，强烈建议对这类患者实施飞秒激光辅助白内障手术，可以最大限度地提高手术的安全性。

19.7.4 麻醉

作者的患者中有一半采用局部麻醉，一半采用阻滞麻醉。一些患者因为不能在激光接口与眼睛对接后保持眼睛的固视，需要将局部麻醉改为阻滞麻醉。当患者配合不佳时，作者及时中止激光治疗，并通知麻醉医生在激光床上或麻醉恢复室进行麻醉后，再重新进行激光治疗。

如果因为阻滞麻醉使用麻药过多而导致眼眶肿胀或者眶周出血，要及时停止激光治疗，根据后续的情况来决定推迟或取消激光治疗。因为此时如果继续进行激光治疗需要强行撑开患者的眼睑，这样会使晶状体囊膜破裂、晶状体核块掉落、玻璃体脱出、脉络膜上腔出血等严重的手术并发症的发生率大大提高，从而让手术情况变得更加糟糕和复杂。

19.8 术前沟通

与患者术前沟通至关重要，建议强调以下几点：

- 避免说话。
- 避免随意活动。
- 紧盯目标光源。

在飞秒激光手术进行的 2~3 分钟，如何适当地与患者沟通，值得反复琢磨。作者发现，在手术开始前，医生对患者加以安慰，并提醒注意事项，效果是最佳的。之后，医生可以保持安静直到手术结束。这避免了患者通过点头或声音反应来进行任何言语交流的趋势，这两种方式都可能通过面部的相关运动干扰到激光的准确传输。

有时有些患者非常焦虑，术中需要医生不停地安慰才安心，这时医生可以采取不用患者回应的方式进行沟通。

19.9 囊膜切开术的囊口直径

当患者瞳孔直径为 5.0~5.5mm 时，作者首选的囊膜切开的囊口直径为 4.8mm，可使撕囊边缘在 0.4~0.8mm 覆盖大多数晶状体的光学部边缘。作者使用的最小囊膜切开的囊口直径为 4.1mm。

当患者瞳孔直径小于 5mm 时，推荐使用瞳孔扩张环。这也被称为“三步法”，即手术室-激光室-手术室。此技术在后文中详细介绍。

19.10 囊膜切开术的中心点

系统有不同的模式来选择囊膜切开的中心（图19.3）。

大多数 Catalys 软件用户选择“扫描囊膜”选项进行定位，从而确定人工晶状体上的囊膜切开术的最佳中心。该软件对前后囊膜的成像进行分析并推测出囊袋的理论赤道，为人工晶状体对称地植入囊袋赤道提供理论基础，引导医生以人工晶状体为中心对称地进行囊膜切开，作者观察到这种技术具有极高的可预测性（图 19.4）。

如果在距瞳孔边缘 500μm 范围内的囊膜切开术出现错误信号，软件可以调整为以瞳孔为中心进行囊膜切开术（图 19.5）。

19.11 治疗时间

治疗持续时间可以用多种方式计算。

- 患者在激光室的时间。

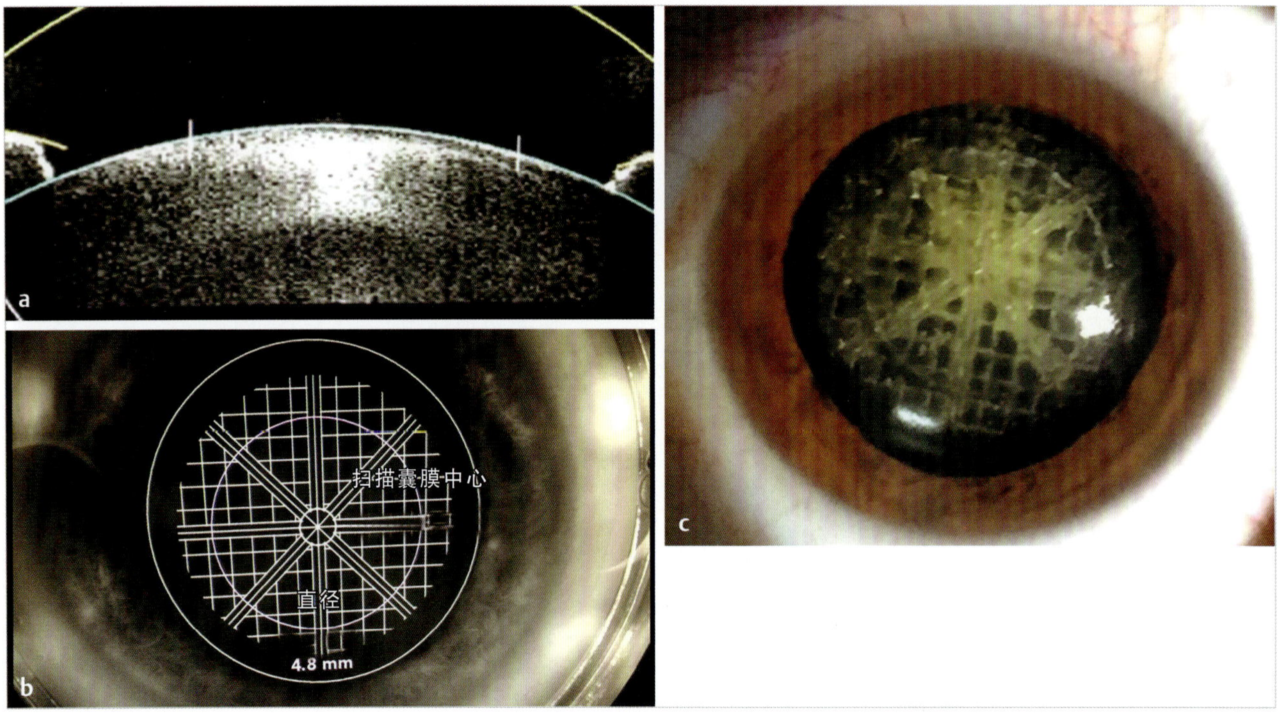

图 19.3 在 Abbott Catalys 软件上编程后进行囊膜切开术。(a)红外视图。(b)OCT 视图。(c)完成后的眼前节照相。

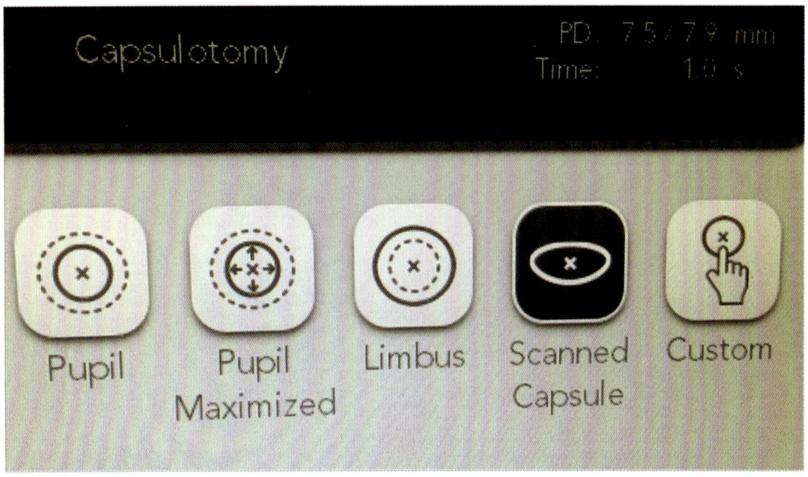

图 19.4 Catalys 软件上的囊膜切开的中心定位选项。

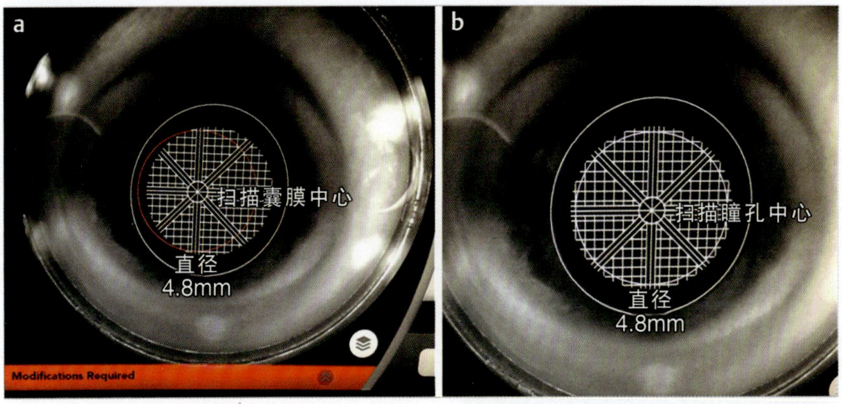

图 19.5　(a)扫描囊膜切开术中心因在瞳孔 500μm 范围内导致错误信号。(b)改为以瞳孔为中心进行囊膜切开，可以纠正定位错误。

- 手术医生在激光室的时间。
- 对接时间。
- 囊膜切开术治疗的持续时间。
- 整个激光传输的持续时间。

患者在激光室的时间可能为 15~20 分钟，但是，大部分时间都是用于把患者抬到床上，换一个合适的体位，并等待手术医生的到来。手术时间通常只有 5 分钟。

手术医生在激光室的时间具有重要意义，因为它反映了激光技术对手术医生和手术室进行手术效率的影响。这段时间将影响激光技术的经济效益，从而影响到医生和医院对设备的选择。这也关系到在同一个手术室里同时进行手术的两名或多名医生能否成功地共享激光器。最初，在我们的初代学习曲线和使用第一代软件期间，这段时间有时长达 10 分钟。现在通过提高获取和维护患者接口成功对接的效率，以及提高软件速度和可用性，节省了时间，现在已缩短至不到 5 分钟。近几个月，作者没有对角膜进行任何激光切割或散光治疗，这也缩短了手术时间。

“对接时间”是指从患者眼球连接接触式压平镜装置(PID)在眼球上吸引开始，到吸引结束时的结束时间。按照作者的技术和设置，在治疗结束时，目前通常需要 2~2.5 分钟。当瞳孔大小及晶体体积变化时还需要进行重复的 OCT 扫描，这将导致对接时间的变化。

使用 Catalys 软件进行囊膜切开只需要 1~2 秒即可完成激光传输。

19.12　影像确认

Catalys 系统提供在两个垂直平面上的前节 OCT 图像和前节的实时红外成像。系统对以下关键解剖特征进行自动检测计算：

- 角膜前表面(OCT)。
- 角膜后表面(OCT)。
- 晶状体前表面(OCT)。
- 晶状体后表面(OCT)。
- 瞳孔边缘(红外图像)。

系统识别的结构与其真实位置匹配一致是激光治疗成功的关键。

手术医生务必确认正确的解剖学标识。这些机器的算法有局限性，特别是在异常的情况下(图 19.6)。

在图 19.7 中，该先天性球形晶状体患者，缺乏悬韧带支持，但术前未被诊断。这导致在与 FLACS 的对接下，晶状体半脱位进入前房。该软件错误地识别了前囊的位置。手术医生和 FLACS 识别了这种异常(图 19.7)。

手术医生的主要任务之一是监测眼球在 X-Y 轴上的运动。

对接后，特别是在仅使用表面麻醉的情况下，眼球相对于 PID 通常会有轻微的移动，但有时即使应用了局部麻醉，也可以看到移动，这是因为残留的眼外肌功能以及眼球相对于被吸引的角结膜缘的少量运动。

将一个小型发光二极管(LED)连接到另一只眼睛前面的激光器外壳上，非常有助于实现治疗眼的最佳稳定性。当患者在激光器下晃动时，它就会提醒患者“看看我们另一只眼睛前面的绿灯”。一旦成像开始，如果治疗眼有任何移动，就会提醒患者“看绿灯”。在这之后，通常可以看到治疗眼的重新注视运动，然后治疗眼将不再移动。随后技术人员按下“重新扫描”的按钮，就会在眼睛处于稳定位置时重新开始 OCT 扫描(图 19.8)。

软件通常可以准确地识别瞳孔缘。在一小部分情况下，瞳孔缘会被错误识别，需要去手动选择。一旦瞳

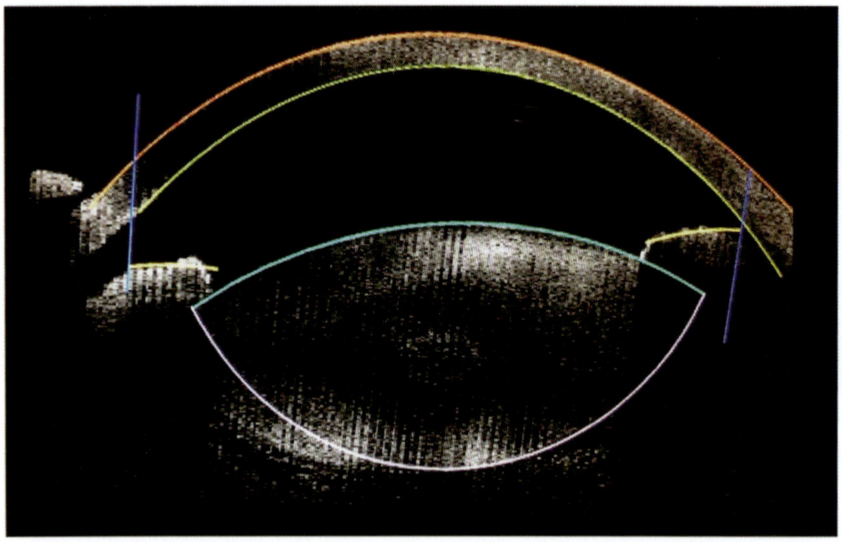

图 19.6 OCT 显示眼前节解剖和瞳孔的红外成像(Catalyst 系统)。

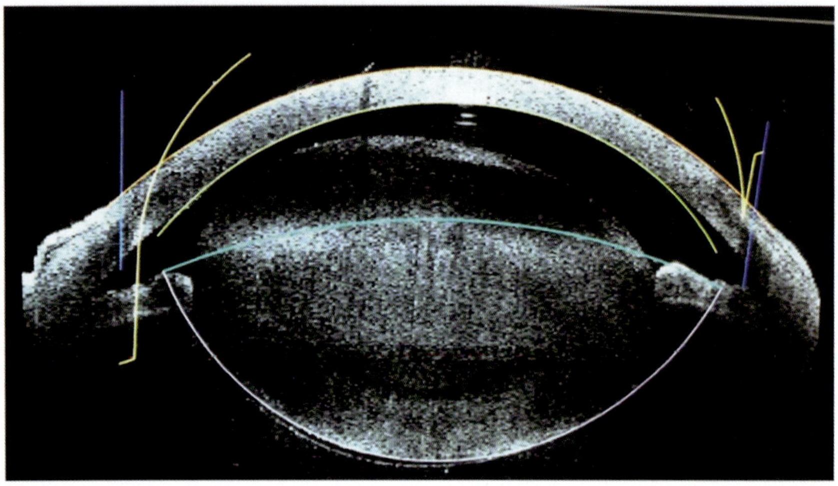

图 19.7 晶状体半脱位进入前房的 OCT。

孔缘被确定，它可以作为检测眼睛在 X-Y 轴上运动的持续参考点。由于瞳孔识别扫描的不重复(除非手动启动“重新扫描”),可以监测瞳孔的实时红外图像,用于查看相对于软件标记其位置的任何移动。

19.13 树立尺度感

在脑海中建立一种屏幕上的尺度感是很有帮助的。作者很快就熟悉了他的网格软化模式中“立方体”的大小,这些立方体的直径为 300μm,在屏幕上的直径约为 5mm。这给出了一种合理性,当用激光照射晶体核时,可接受的移动或漂移程度是多少,即漂移值超过 300μm,就需要停止治疗,直到重新建立固定,并且瞳孔指示器与瞳孔的视频图像对齐,如果不能达到并维持这一点,有时明智的做法是中止晶状体核手术最后阶段(因此角膜治疗也是如此),而不是冒险对晶状体中周部囊膜进行激光治疗,这可导致晶状体前囊的撕裂(图 19.9)。

19.14 瞳孔大小管理，直径为 5~6mm

扩瞳不佳者需要额外使用 2.5%去氧肾上腺素和 1%托吡卡胺，并需要有足够的时间让这些药物发挥作用。

如果瞳孔仍然小于 5mm,作者的处理方式是在激光之前插入一个瞳孔扩张环(参见下面的“三步法”)。

如果瞳孔大小为 5~6mm,则允许软件识别瞳孔边缘,并根据“扫描囊膜”的位置确定是否可以将 4.8mm 晶状体囊膜切开放置在所需要的安全区域。如果条件

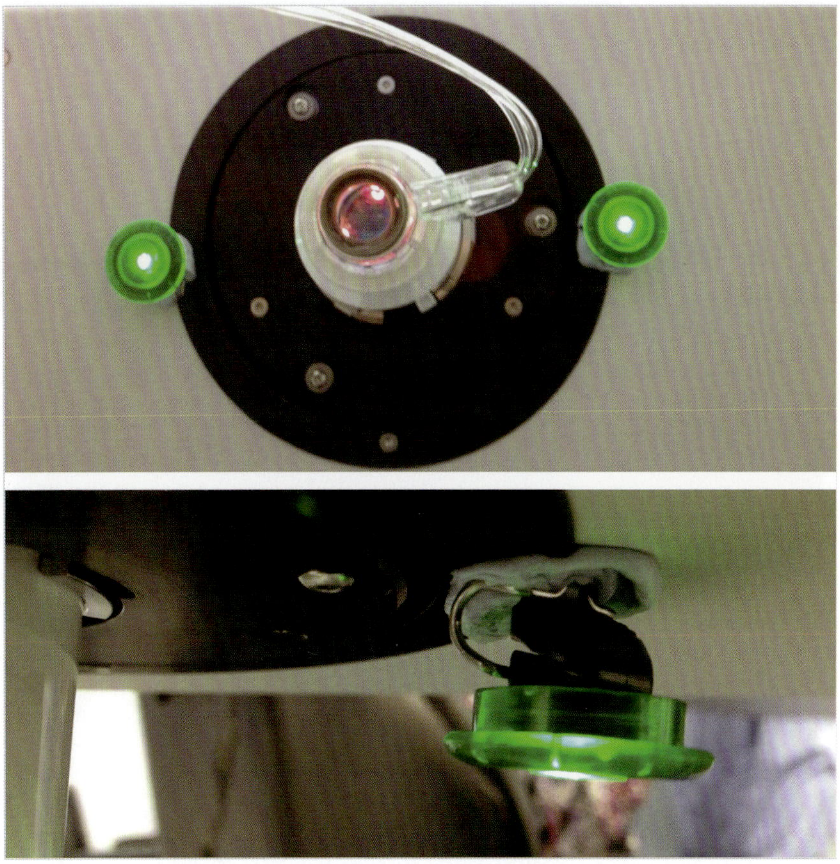

图 19.8　对侧眼的固定灯组件。

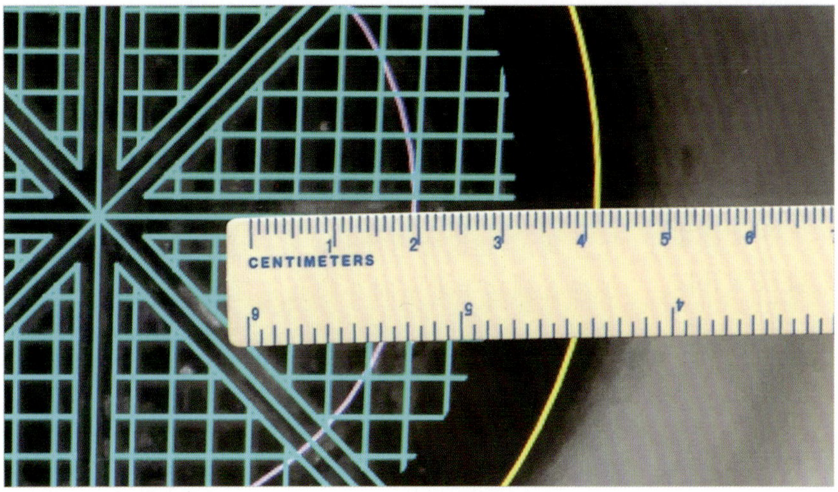

图 19.9　显示的 300μm 网格和毫米刻度。

不允许，软件会发出警告，并建议将晶状体囊膜切开位置更改为“以瞳孔为中心”的模式（图 19.10）。

如果仍然提示错误，则尝试瞳孔最大化设置，软件会提示晶状体囊切开的最大安全设置。它通常提供 4.0~4.7mm。但作者很少会接受小于 4.1mm 的数值。通常作者会尝试人为地放大瞳孔大小指示器。这不是 Catalys 系统推荐的技术，但作者这么使用一直以来都很安全。作者手动复位瞳孔位置，使其在任意一点上超过瞳孔真实位置的 300μm，这在指示器上约为 5mm。然后，软件将重新计算新的前囊切开大小。作者努力获得最大可能的前囊切开尺寸（最佳为 4.8mm，但偶尔会小至 4.1mm），同时仍保持距离真实瞳孔边缘 200~300μm 的可见安全距离。使用这种降低安全阈值的方法，在开始飞秒激光传输之前确保眼睛完全

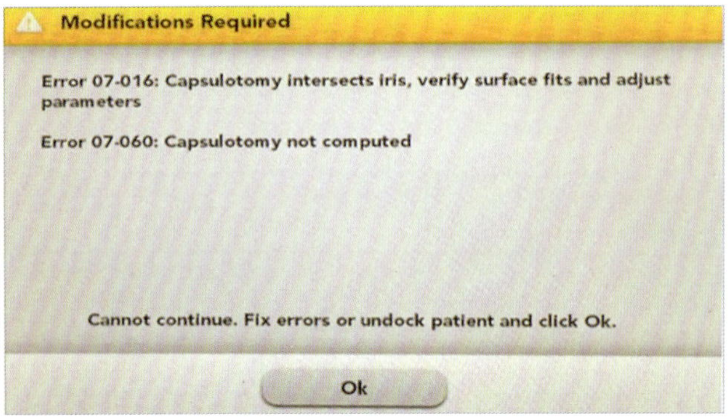

图 19.10 囊膜切开与虹膜交叉警告(Catalys 系统)。

静止和稳定是很重要的。因此,通常需要进行眼部局部阻滞麻醉。

19.15 发射激光

确认所有参数后,建议先进行检查,眼睛完全静止几秒钟后再踩脚踏板。使用 Catalys 系统时,至关重要的一点是,在晶状体前囊切开期间不要将脚从激光脚踏板上移开。若不慎移开,系统将不允许重新手术。在作者当前的设置下,前囊切开仅需要 1.1 秒,因此在此期间发生对手术产生影响的患者移动或系统错误的可能性很小。然而,作者经历过中间囊膜切开术的系统错误,并开发了一种技术来进行与第一次同心的第二次(更大)前囊切开。

在囊膜切开术期间, 关闭覆盖层并观察完整的360°的"香槟气泡"。如果这些都存在(几乎总是如此),作者确信在手术室开始本次手术时,囊膜切开按钮将成为没有任何有意义的摆设(图 19.11)。

当飞秒激光开始碎核时,建议密切注意开始出现在晶体核轴向位置的网格图案。这是为了确保激光没有进入眼睛的深部,在这种情况下,理论上激光可以输送到玻璃体,然后很快到达后囊。造成这种情况的一个原因可能是 PID 与一次性镜片的"错误对接"。在这种情况下,PID 在初始 OCT 后自行复位,Z 轴相关性发生变化,并且激光被设置为在比预期更深的位置进行治疗。正在发生这种情况的一个提示是,在激光到达后囊之前的瞬间,玻璃体中心会短暂释放香槟气泡。作者在 2000 例患者中从未遇到过这样的问题,但要注意确保患者接口设备与一次性镜片正确接合,并且如果在碎核开始时看到中心香槟气泡,要立即停止操作。

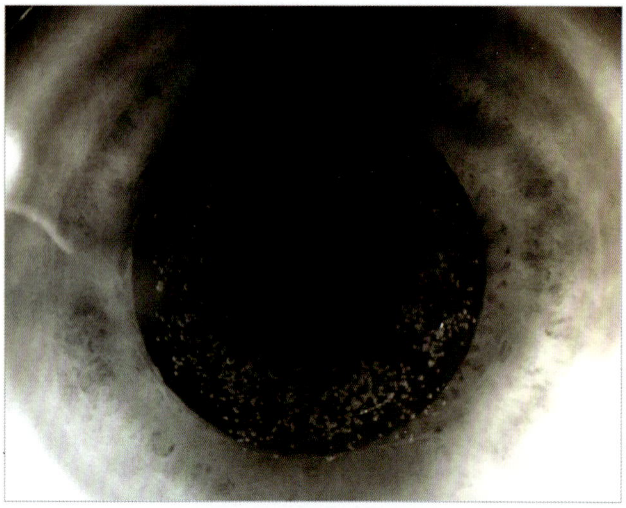

图 19.11 囊膜切开完成时 360°的"香槟气泡"(Catalys 系统)。

19.16 预防瞳孔缩小

激光治疗后,许多患者在到达手术室之前会有10~30 分钟的延迟。许多中心采用了一种工作流程,即在名单开始时对 2 例患者进行激光治疗,因此一旦手术室重新布置完成,下一例患者就可以进入手术室。为降低这 20 分钟等待期间瞳孔缩小的风险, 建议在激光结束时滴注 2.5%去氧肾上腺素或托吡卡胺 (或两者同时使用),以及百力特和酮咯酸眼液。如果患者血压升高,不建议使用肾上腺素。这种方法可以帮助减少患者到达手术室时小瞳孔遮挡激光切开前囊边缘的情况。如果发生这种情况,建议使用黏弹剂,必要时可以使用瞳孔扩张环来扩大瞳孔。在激光切开前囊后插入瞳孔扩张环需要小心,避免撕裂囊膜。在放入瞳孔扩张环之前,可使用弥散型黏弹剂将虹膜抬高。将黏弹剂套管弯曲 90°后, 通过侧切口注射可以抬高切口下的虹膜。

19.17 囊膜染色

通过侧切口将蓝域染色剂和 1%利多卡因的混合物注入前房进行囊膜染色。这有助于撕囊的定位,以及在撕囊过程中的观察。

19.18 注入黏弹剂

首次用弥散型黏弹剂填充前房时，尽量不要移动囊膜切开按钮。如果有任何残留的附着物，由黏弹剂产生的矢量力可以将这些附着物引导到周边，从而导致囊膜裂开。

建议在注射前将针头的尖端放在前囊上，这样前囊就会被向下推，避免脱出(图 19.12)。

在浅前房中，可能无法实现此操作。在这种情况下，建议缓慢而温和地注入黏弹剂，以尽量减少对前囊膜的作用力。

黏弹剂取代了前房中稀释的蓝域。

19.19 去除切开的前囊膜：Dimple Down 技术

在早期 FLACS 手术中，通常建议使用撕囊镊去除切开的前囊，并模拟传统撕囊中使用的环形手法。这是特别必要的，因为早期的技术设置会导致在某些情况下切囊可能不完整，还存在部分组织连接。直接夹出的力量可能会导致附着点处囊膜撕裂，因此需要确保撕囊镊沿着切囊的环形轨迹撕除未切开的囊膜。

随着技术发展，作者发现去除前囊通常是一个简单的步骤。作者使用了一种改进的“凹陷”动作 Dimple Down，并且不使用撕囊镊。作者使用弯曲而钝的 Seibel 劈核器作为标准的器械。一旦在前房注满弥散型黏弹剂，就可以观察到囊膜的位置。如前文所述，避免了用黏弹剂将其移出。由于囊膜的弹性和水分离后的皮质使囊膜略微张开，盘缘通常会发生明显的移位。常常可见约 270°的被膜从囊膜切开处很好地缩回，在狭窄的边缘可以看到新月形的皮质。

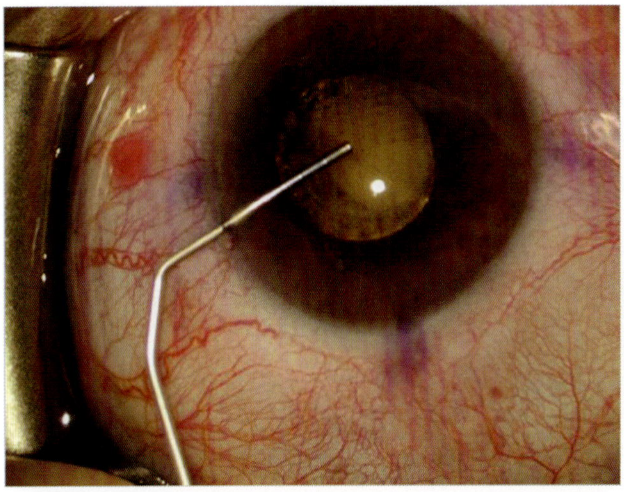

图 19.12　弯曲的针头位于囊切开术上方，用于注射黏弹剂。

作者使用 Seibel 劈核器对前囊区域轻微施力，该区域似乎位于囊膜的“可能附着”和“明显未附着”部分的交界处。该力被设计为将囊膜从中心拖到晶状体皮质中并略微向下。建议尝试使切囊按钮的边缘向中心移动 1~2mm。每隔 1~2 个小时在切囊按钮的连续点重复这个动作。最后，如果晶状体为 3 级或以下，前囊膜盘的中心部分通常会向晶状体核内凹陷约 2mm，导致晶状体呈“花环”状。如果核较硬，作者将轻轻扫过前囊膜盘下方，使其隆起。在任何一种情况下，作者都知道前囊膜盘的位置，并且确保它没有附着在外周囊膜上。然后将超声探头插入并将其移除，作者尝试观察其移除的情况。

在极少数的情况下，尤其是全白的白内障，可能难以观察撕囊情况，或囊膜残留风险更高。在这些情况下，作者将使用撕囊镊和更传统的撕囊动作。

不使用撕囊镊的好处之一是减少了虹膜脱出的发生率。

如果对囊膜切开是否完成有疑问，则用镊子将其取出，置于角膜表面，然后用装有平衡盐溶液的注射器将其冲开进行检查。它几乎总是圆润完整的，这进一步保证了在水分离和劈核之前，进行完美的囊膜切开。如果对已形成完整且圆形的囊膜存在任何疑问，则可以在黏弹剂的辅助下取出剩余的囊膜并仔细检查。

19.20 囊膜残留

有时在晶状体碎片和皮质切除的过程中，囊膜环可能未被完全切除，在手术结束时，可以看到囊膜环置于角膜中心或周围。通常用注吸系统很容易将残留的囊膜环去除。在进行晶状体植入前以及完成手术后，需要仔细检查眼睛，警惕发生这种情况的可能性。有病例报道称，当囊膜切开术后发生囊膜环残留时，需要进行二次手术。

19.21 激光错误

Catalys 系统有许多内部安全核查算法，偶尔会在屏幕上出现错误，通常是在 OCT 成像阶段和手术确认阶段。

可通过以下步骤处理这些错误：

1.重复 OCT 扫描。

2.断开与患者对接，重新对接，尽量减少在对接时眼球倾斜。

3.移开在 Catalys 平台上的一次性镜头装置，然后重新插入。

有时可能需要重新启动机器，或者需要公司技术人员的支持。

19.22 激光囊膜切开补救技术

在罕见的情况下，在激光囊膜切开过程中可能会出现中断。Catalys 系统有一个默认的算法，防止在此时重新启动。这样做的原因是：如果 X 轴、Y 轴或 Z 轴上存在任一眼球位置的偏差，此时进行第二次治疗，那么这两次差异的治疗将不会作用在同一位置，从而导致囊膜切开得不规则、不完整，增加囊膜撕裂的风险。

在这些情况下，作者使用 Catalys 系统，在初始不完整的囊膜环上，成功地完成了一个更大的与其同一圆心的二次囊膜切开。这种技术没有得到 Catalys 制造商的认可，但作者一直在安全使用。

步骤如下：

1.断开与患者的对接。

2.分析机器停止的原因。医生把脚从踏板上移开了吗?机器的错误?如果不是机器运作问题，则进行重新校准。如果你确信系统没有故障，请继续执行下面的步骤。

3.在数据库中创建一个新的患者，修改其姓名，例如，John Smith[2]。

4.从一个新的一次性盒中获得一次性代码并重新激活系统(不需要更换管道组件)。

5.拔出，然后重新插入一次性镜片。

6.重新对接患者。

7.选择手动瞳孔识别模式。

8.将瞳孔位置置于原囊切开的正上方。

9.在不超过实际瞳孔边缘的情况下，尽可能放大瞳孔(不改变其中心)。

10.将切囊尺寸调整为比原来大 0.3mm 或 0.4mm，即 4.8mm 变 5.1mm。

11.确保眼睛是静止的，这样才能让预设的治疗，近乎均匀地超过第一次尝试的位置。

12.按照常规进行激光治疗。

13.小心检查一次在眼内的按钮和囊膜切开术的完整性。

14.你可能希望向激光公司确认这个被用到的额外“点击”的有效性(图 19.13)。

19.23 针对小瞳孔的三步法

对 FLACS 手术有一个常见的误解，认为它不适用于小瞳孔。

Burkhard Dick[8]已经证明，用瞳孔扩张环或瞳孔拉钩扩大瞳孔后，激光可以成功地传导至瞳孔后方。

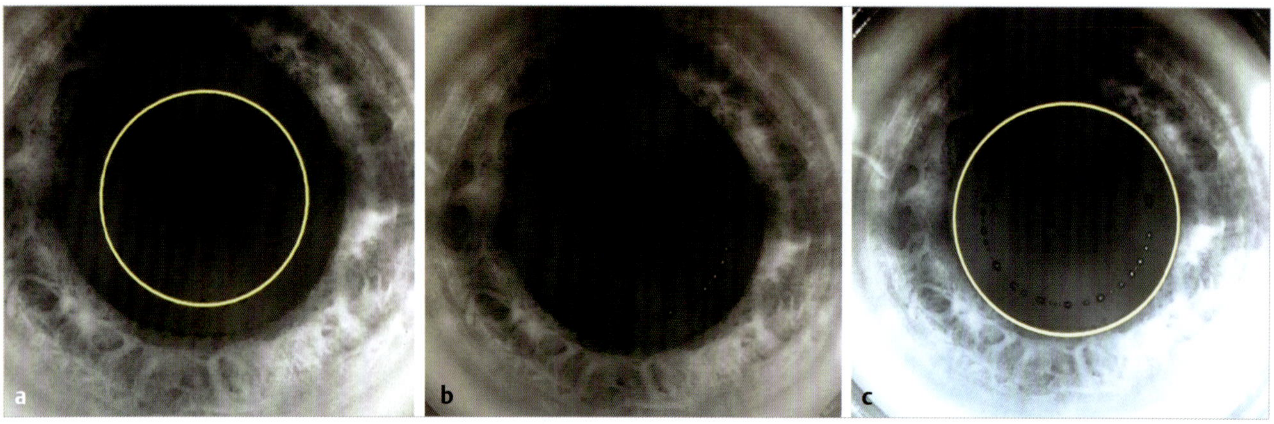

图 19.13 激光囊膜切开补救技术(Catalys 系统)。(a)不完整的囊膜切开。(b)在不完整的囊膜切开口上进行虹膜重新识别。(c)尽可能扩大虹膜不超过实际虹膜边缘。

Dick 所在的中心率先提出了这个观点，他在手术室里用床旁激光器实施了整个无菌的手术操作。他描述了针对小瞳孔的“三步法”：

- 肾上腺素。
- 黏弹剂。
- 瞳孔扩张环。

作者针对散瞳后最大仍小于 5mm 的小瞳孔采用了一种不同的“三步法”：

- 在手术室植入瞳孔扩张环。
- 在激光室进行激光治疗。
- 在手术室完成后续手术。

作者的激光器不在手术室里，而是隔着手术室走廊 10m 远的地方。Dick 表示在手术过程中将患者转移至激光室，存在理论上的风险。但根据作者的判断和经验上来看，激光对囊膜切开以及核分离过程带来的收益，大于转移患者带来的不便以及理论风险，并且这些不便以及风险都是可以减轻的(图 19.14)。

具体步骤如下：

1.在手术室进行消毒铺巾。

2.常规开始手术，但不要使用蓝域囊膜染色。

3.前房填充 Healon 黏弹剂(避免黏弹剂分散，这会导致其更难去除，且不利于 OCT 成像)。

4.植入一个直径为 6.5mm 的瞳孔扩张环。

5.去除黏弹剂。

6.前房内注射抗生素。

7.水密切口以确保切口紧密。

8.用聚维酮碘冲洗穹窿，然后用平衡盐溶液冲洗。

9.无菌眼垫固定。

10.用轮椅将患者转移到激光室。

11.无菌技术下进行囊膜切开术及核处理。

12.眼垫遮盖。

13.用轮椅将患者转移回手术室。

14.再次消毒铺巾。

15.前房注射黏弹剂，继续手术。

作者没有尝试过在囊膜切开术时使用虹膜拉钩。作者认为采用瞳孔扩张环比较好，因为拉钩可能因为牵拉而造成物理性干扰，且更容易造成渗漏和前房不稳定。

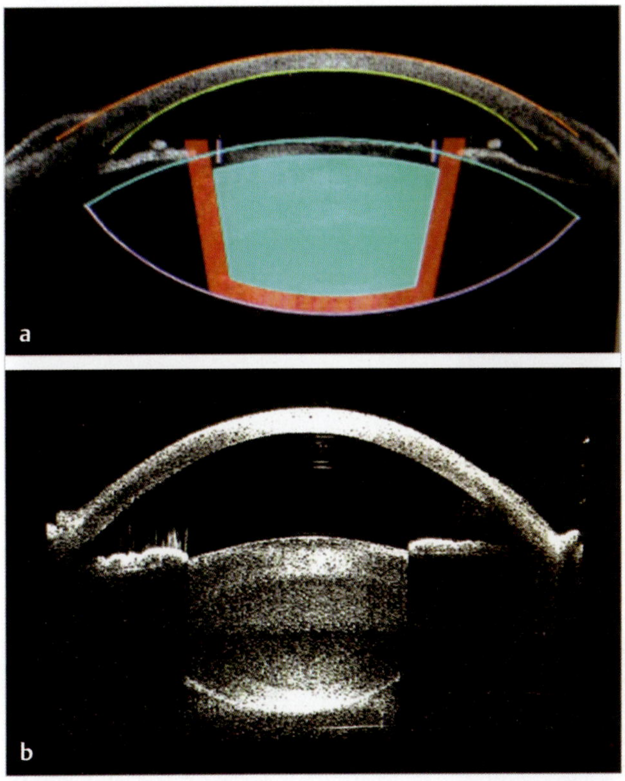

图 19.14　(a)OCT 植入 Malyugin 瞳孔扩张环的虹膜。(b)红外线扫描在位的 Malyugin 瞳孔扩张环以及完整的囊膜切开口。

19.24 虹膜后粘连

虹膜后粘连不利于瞳孔的扩张以及激光的传导。

在重新安排患者进行激光治疗之前，可以用黏弹剂和刮刀分离虹膜粘连，就像在之前小瞳孔技术中讨论的那样(图 19.15)。

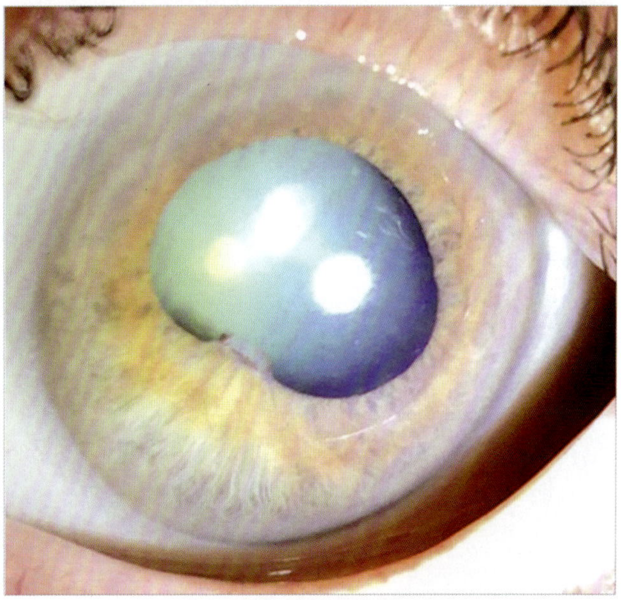

图 19.15　虹膜后粘连影响囊膜切开的理想大小及位置。

19.25 吸引管夹闭,防止吸力损失

作者经常在 Catalys 系统规定技术之外，进行另一个重要修改,以减少由于吸力损失而需要重新对接或中止处理的可能。

吸力损失通常是液体从 PID 锥体通过角膜缘处的下部吸气垫圈排出的结果。它被进入锥体的空气识别,并在自动控制的红外摄像机视图上显示为外围气泡。如果激光还没有开始,手术医生必须重新对接。如果激光已经开始,则必须停止激光治疗,并开始手动手术。只有当真空压力急剧下降时,错误才会出现在屏幕上,系统才会自动停止治疗。

重新对接是不方便的，当对一个患者重复进行时,有结膜肿胀、出血和角膜溃疡的风险。

中止激光可能会使部分激光治疗不完整。

根据我们的经验,用动脉钳将吸引管夹紧到靠近流体安全储液槽的垫片边缘(图 19.16),已被证明是一种用来预防这一问题发生的安全方法。这不是制造商认可的技术,但它确实有效的绕过了真空丢失自动禁用机制,因此,如果患者眼球突然移动或失去正常的对位,手术医生必须立即把他/她的脚从激光踏板上移走。

这项技术的效果是,如果发生小的吸力损失,可以防止液体从 PID 腔中被吸出。边缘处的吸力实际上可以达到零,但密封的机械力和表面张力足够大,足以维持 PID 中的液体水平，以保持正确的成像和激光传输。待完成手术后,必须松开动脉钳,使其能够脱离对接。

作者已经在 1000 多个病例中使用了这种夹闭技术,没有发生任何不良事件。

19.26 帕金森病

帕金森病和其他由于肌张力障碍导致的身体或头部运动的情况,不一定影响 FLACS 的顺利实施。事实上,作者经常在这种情况下使用 FLACS,并发现它增加了这些本来更困难手术的一致性和安全性。

在可能的情况下,最好使用眼眶阻滞,将头部固定到位,并将手术胶带粘贴在额头上。与 Catalys 系统一起提供的硅胶楔子也很有帮助。激光床上的静脉镇静也有助于减少患者活动。将一只手轻轻地放在患者的下巴上,或者如果需要的话,把两只手放在头上也会有帮助。使用两只手固定头部时需要一名助手来控制触摸屏,可能还需要控制脚踏板。

在激活激光之前,关键是患者的眼睛要有效地保持在成像系统下。在 2000 多个病例中,作者没有排除任何患者,也没有因为运动障碍而未能成功治疗任何

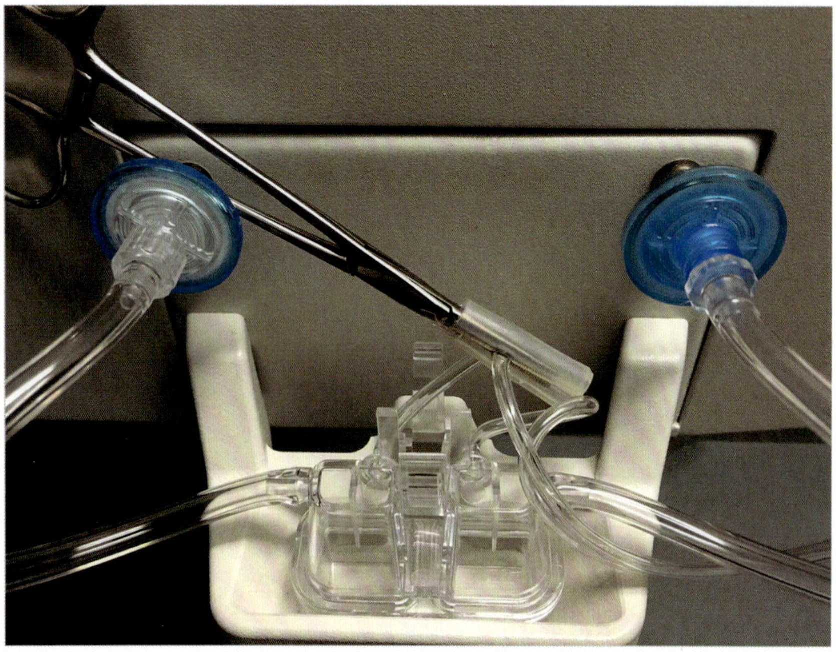

图 19.16 夹在 Catalys 系统 PID 至角膜缘垫圈的吸引管上,以避免空气被吸入 PID。

患者。

根据作者的经验，在这些不好处理的病例中，能够用 1.1 秒的激光进行完美的囊膜切开术，大大增加了护理的安全性。

19.27 患者的焦虑

小部分患者可能会因焦虑而导致白内障手术难度增加。在标准的超声乳化术中，全身麻醉可能是一个较好的选择。在 FLACS 中，通常不选择激光输送装置，因为激光系统通常不在主手术区，也没有全身的麻醉设备。

幽闭恐惧症患者也有类似的问题。在 Catalys 系统中，患者的脸被放置在非常接近激光器外壳处。有点类似于计算机断层扫描仪(CT)或磁共振成像(MRI)的限制状态。

在这些情况下，仔细的疏导、口服或静脉镇静、区域阻滞和持续的口头支持都是有用的解决方案。在我们的病例中，没有患者因为焦虑而无法接受治疗。需要特别注意的是确保患者在向囊膜输送激光的关键时刻不说话。

19.28 儿童白内障

Dick 教授成功进行了手术并发布了相关报道，包括在手术结束时使用激光进行后囊切开术。2 个月大的儿童成功地接受了治疗。程序和实际的囊膜切开大小之间的相关性随年龄而变化，Bochum 公式可用于增加一致性[11]。

19.29 后囊切开术

正如前文提到的，Dick 教授不仅在儿童患者中进行过后囊切开术，而且在成人后囊切开术作为预防后囊混浊的治疗方面也有一些成功的经验。

Catalys 系统还没有为这一应用程序设计软件，但可以通过手动将后囊的 OCT 图像标记为“前囊”来操作该软件，将囊膜切开术放置在后囊上。

据我所知，这项技术的常规应用还没有出现在成人患者中。缺点包括需要在切除晶状体后导致后囊无支撑的情况下手术，以及需要额外购买使用激光的“点击费用”。

19.30 全白的白内障

在对全白的白内障进行手动撕囊手术时有额外的风险。有因晶状体肿胀导致撕囊延伸到周围的风险，在安全地完成撕囊之前，膨胀的晶状体会导致囊膜放射状撕裂。

FLACS 在全白的白内障中的应用已经得到了一些作者的认可。其他人指出，在这些情况下，放射状撕裂仍然可能发生，并推荐了修改后的技术。

作者倾向于使用 4.8mm 的囊膜切开术，改变设置，以减少水平和垂直光斑的宽度，并增加能量。

作者对 Catalys 激光全白的白内障的设定表如下：

- 切口深度：1000μm。
- 水平光斑间距：4μm。
- 垂直光斑间距：7μm。
- 脉冲能量：6.0μJ。

在真正的全白的白内障中，将激光照射到晶状体核没有任何功能上的益处，因为它将是无效的。

该软件可能需要手动识别后囊之后，才能启动前囊的治疗。对于核的任何治疗都不能依赖这一点。

上述设置故意在所识别的囊膜下方和上方延伸 500μm，以最大限度地增加完整囊膜切开的可能性。

Dick 教授描述了一种治疗膨胀性全白的白内障的两阶段激光手术，首先做一个小的中央排气口，然后再做一个更大的切口。

对于全白的白内障，建议在进入前房后使用台盼蓝囊膜染色，以最大限度地看清囊膜切开术后的盘，并确定是否存在任何残留的标记。如果识别出标记，可能需要用撕囊钳仔细撕开一个完整的圆圈。如果激光囊膜切开术的完整性存在不确定性，建议抓住最容易辨认的边缘，并进行类似于斜交的动作，以减少由于不受控制的矢量力造成囊膜放射状撕裂的风险。

19.31 囊膜钙化

囊膜可识别的钙化可以通过将钙化放置在囊膜切开区内来处理。

19.32 囊膜切开术

在 FLACS 概念商业化之前，曾用动物研究来评估囊膜撕裂的强度。Abell 随后报道了对 FLACS 前囊撕裂发生率的关注，并强调了 FLACS 进行的囊膜切开术在电子显微镜下的不规则轮廓，并将其与连续环形撕囊的更平滑的轮廓进行了比较[1]。

有经验的 FLACS 手术医生报道说[12]，前囊撕裂率很低，他们认为，技术和激光设置的改进减少了人们对这个问题的担忧。Moorefield 的研究小组也显示出非常低的前囊撕裂率。

为减少囊膜撕裂的发生率，建议采取以下步骤：

1.使用流体或凝胶对接接口。

2.对侧眼的固定靶点。

3.眼眶阻滞适用于固视能力差的患者。

4.改进的囊膜切开术设置，特别是将垂直斑点间距增加到 15μm。

5.在囊膜下保留 1000μm 的核，以防止激光意外照射到前囊。

6.在囊膜切开术的正上方注射分散性的黏弹剂。

7.囊膜分离的多点 Dimple down 技术。

作者的 Catalys 激光囊膜切开术标准设定表如下：

- 切口深度：500μm。
- 水平光斑间距：4μm。
- 垂直光斑间距：15μm。
- 脉冲能量：4.0μJ。
- 持续时间：1.1 秒。

19.33 呼吸引起的运动

Burkhard Dick 提出，呼吸偏移是一些患者激光囊膜切开术不完整的原因[13]。根据作者的评估，只要不夸大呼吸偏移，并且患者保持其他状态不动，就没有必要要求患者改变呼吸或在呼吸周期的特定时间点激活激光。作者不推荐屏息后进行手术。这更有可能导致更大的代偿性呼吸偏移，从而导致问题的发生[14]。

19.34 中周前囊激光切开撕裂

如果激光脉冲无意间传到前囊的中周，撕裂会从这些点向后或向前放射。向前放射可以到达囊膜切开边缘。这种撕裂与囊膜切开术的放射状撕裂完全相同。因此，有可能无意中误解这些撕裂的病因。

异常的激光脉冲到中周前囊最有可能发生在晶状体核的激光传递完成时。在这一点上，激光被传送到最前面，当成像时，眼球从其位置开始的任何移动都将是累积的。

因此，建议有一个 1000μm 的前囊安全范围。

19.35 垂直点偏移

Scott[12]分析了每个激光脉冲的能量分布形状，并假设它大约向前和向后延伸(x)μm。利用这一信息，他假设理想的方法是将连续的脉冲环间隔 15μm，以降低异常脉冲导致囊膜切开附近的囊膜凹陷，或二次切割出现叶状或不规则的风险。他认为，这可以降低前囊撕裂的风险。

19.36 前列腺素释放

研究表明[14]，与人工撕囊相比，激光撕囊后前房的前列腺素释放水平更高。为避免前列腺素并发症的发生，建议术前使用非甾体抗炎药进行预处理，并在激光治疗后再次使用非甾体类药物、泼尼松和 2.5%去氧肾上腺素。

（李嘉文 译）

参考文献

[1] Abell RG, Kerr NM, Vote BJ. Femtosecond laser-assisted cataract surgery compared with conventional cataract surgery. Clin Experiment Ophthalmol. 2013; 41(5):455-462

[2] Palanker DV, Blumenkranz MS, Andersen D, et al. Femtosecond laser-assisted cataract surgery with integrated optical coherence tomography. Sci Transl Med. 2010; 2(58):58ra85

[3] Geerling G, Roider J, Schmidt-Erfurt U, et al. Initial clinical experience with the picosecond Nd:YLF laser for intraocular therapeutic applications. Br J Ophthalmol. 1998; 82(5):504-509

[4] Friedman NJ, Palanker DV, Schuele G, et al. Femtosecond laser capsulotomy. J Cataract Refract Surg. 2011; 37(7):1189-1198

[5] Nagy Z, Takacs A, Filkorn T, Sarayba M. Initial clinical evaluation of an intraocular femtosecond laser in cataract surgery. J Refract Surg. 2009; 25 (12):1053-1060

[6] Talamo JH, Gooding P, Angeley D, et al. Optical patient interface in femtosecond laser-assisted cataract surgery: contact corneal applanation versus liquid immersion. J Cataract Refract Surg. 2013; 39(4):501-510

[7] Martin AI, Hodge C, Lawless M, Roberts T, Hughes P, Sutton G. Femtosecond laser cataract surgery: challenging cases. Curr Opin Ophthalmol. 2014; 25(1): 71-80

[8] Dick HB, Schultz T. Laser-assisted cataract surgery in small pupils using

mechanical dilation devices. J Refract Surg. 2013; 29(12):858–862
[9] Dick HB, Gerste RD. Plea for femtosecond laser pre-treatment and cataract surgery in the same room. J Cataract Refract Surg. 2014; 40(3):499–500
[10] Dick HB, Schultz T. Femtosecond laser-assisted cataract surgery in infants. J Cataract Refract Surg. 2013; 39(5):665–668
[11] Dick HB, Schelenz D, Schultz T. Femtosecond laser-assisted pediatric cataract surgery: Bochum formula. J Cataract Refract Surg. 2015; 41(4):821–826
[12] Scott WJ. Re: Abell et al.: anterior capsulotomy integrity after femtosecond laser-assisted cataract surgery (ophthalmology 2014;121:17–24). Ophthalmology. 2014; 121(7):e35–e36
[13] Schultz T, Joachim SC, Tischoff I, Dick HB. Histologic evaluation of in vivo femtosecond laser-generated capsulotomies reveals a potential cause for radial capsular tears. Eur J Ophthalmol. 2014; 25(2)
[14] Schultz T, Joachim SC, Stellbogen M, Dick HB. Prostaglandin release during femtosecond laser-assisted cataract surgery: main inducer. J Refract Surg. 2015; 31(2):78–81

第 20 章

关键步骤Ⅱ：碎核

Sumitra S. Khandelwal, Douglas D. Koch

摘　要

碎核和核软化为辅助白内障手术提供了新的选择。多项研究表明，与手工超声乳化术相比，FLACS 中使用的超声能量更少，且有证据表明内皮细胞的丢失有所减少。这可能会改善患者的预后并提高手术的安全性，虽然这需要进行额外的研究。

关键词

碎核；飞秒激光；白内障手术；飞秒超声乳化术；角膜手术；OCT

20.1 引言

飞秒激光可以制作一系列的角膜切口，用于辅助放置植入物、角膜移植和角膜磨镶术。这些激光还能切割更深部的组织结构，如前囊膜和晶状体，以辅助白内障超声乳化术。FLACS 的目标包括更精确的囊膜切开、减少超声乳化能量，并最终获得比手工超声乳化术更好的结果。

FLACS 的一个关键步骤是碎核。超声乳化术利用超声能量乳化和抽吸晶状体碎块。过高的超声能量可能会导致邻近组织结构受损伤[1]。手法技术的改变，如劈核，可以减少超声能量并保护内皮细胞[2,3]。超声乳化技术和设置的改进也有助于保护邻近的眼组织结构[4,5]。飞秒白内障手术在进入眼内之前利用激光将晶状体碎裂，以减少超声能量，在一定程度上提高了安全性。

20.2 术中晶状体的成像

用于白内障手术的飞秒激光使用特有的术中前房结构成像技术。晶状体的实时 OCT 图像可以显示重要的标志，如前囊和后囊。基于该图像，机器可以确定切囊和碎核模式，手术医生可以检查图像并根据倾斜和图像质量等因素来更改参数。

随后，手术医生确认治疗方案，飞秒激光先进行囊膜切开的步骤，以保证囊膜能够被完整地切开，而激光能量不会受到碎核过程中释放的气泡的阻挡。接下来，再次沿着从后到前的方向碎晶状体核，以实现激光脉冲的最佳传输。最后，可以构建角膜切口，包括弧形切口和常规切口。

每个步骤都设有安全边界，允许手术医生进行验证和调整。尤其是对于碎核步骤，后囊的安全边界是至关重要的，如果设定的激光脉冲可能击中后囊膜，则向手术医生发出警报。此外，手术医生可以根据患者的接口、倾斜和移动情况，选择改变前囊和后囊边界的位置。激光软件有可编程的“安全边界”，常用的阈值为距离后囊 500~700μm。我们发现，500μm 的边界具有软化大部分核壳的优势，因此大部分核壳可以被移除，手术医生几乎不再需要处理厚厚的核壳盘。然而，新晋的手术医生可能想要更大的安全边界，特别是对于不能保持静止的患者。随着飞秒技术的进步，在这个过程中，手术医生需要调整的更少了。

影响术中晶状体核成像的因素包括散瞳不佳、角膜因素所致的眼内窥视不清及接口对接不佳。患者的移动也会影响成像，使用少量的镇静药物可以减轻患者的焦虑，减少移动(图 20.1)。

20.3 激光能量

可以对一系列光斑模式和激光能量设置进行编程，包括光斑水平和垂直间距、核前部和后部使用激光能量的变化。对于较软的核，我们倾向于在前核中使用比在后核中更大的光斑间距和更少的能量。对于硬核，我们减少光斑点间距并增加核前部光斑能量，以与用于核后部的能量相匹配。

20.4 碎核模式

碎核模式包括将晶状体核四分、六分或八分。此外，还可以根据所使用的设备和手术医生的喜好来构建圆柱形模式。可以制作网格模式来将晶状体软化成所需大小的立方体，通过垂直切割与晶状体层间的气分离相结合来创建立方体形状。

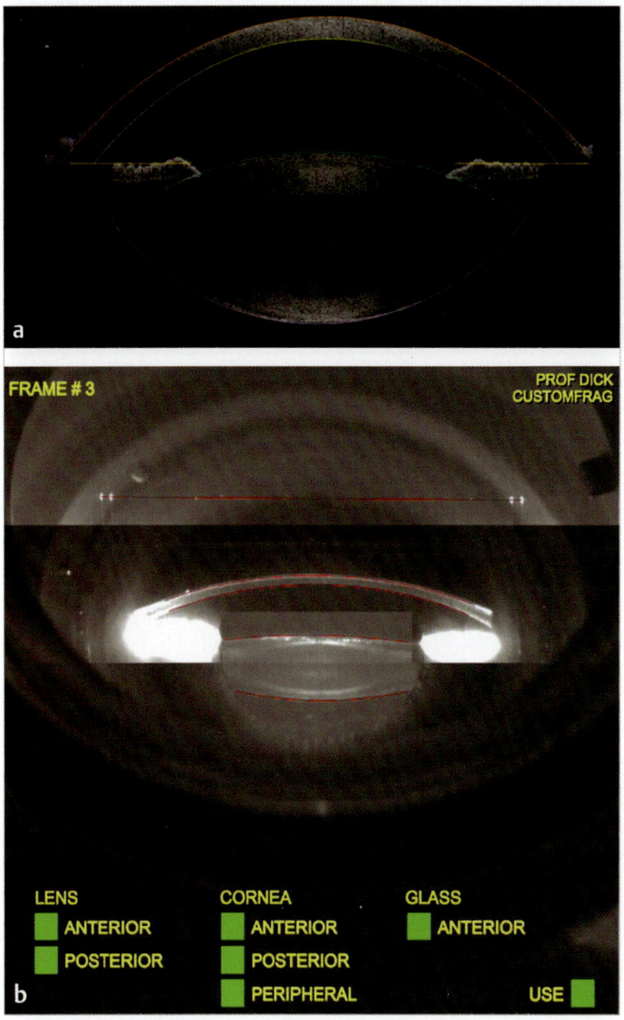

图 20.1　术中晶状体核的成像。

晶状体软化可以减少白内障摘除所需要的超声乳化能量(有效超声乳化时间，EPT)。较短的 EPT 通常可以改善术后早期视力[6]。先前的研究表明，与分而治之术相比，使用快速劈核技术可以减少超声能量，甚至减少角膜内皮细胞的丢失[2,7]。

研究表明，在飞秒激光超声乳化术中，EPT 明显降低，相当于将晶状体硬度降低到较低的等级水平[8]。在一项回顾性病例对照研究中，Mayer 和他的同事表明，与对照组相比，FLACS 组的角膜内皮细胞丢失明显减少且 EPT 从 4.17 秒减少到 1.58 秒，具有统计学意义[9]。Abell 等表明，与常规手术相比，FLACS 组的 EPT 减少了 80%以上，30%的 FLACS 病例完全不需要超声能量。

将碎核模式与晶状体的硬度相匹配也可能起到减少超声能量使用的作用。通常，较大的立方体尺寸(例如，边长 750μm)用于较软的晶状体，而较小尺寸(例如，边长 200~250μm)用于较硬的晶状体核，同时也取决于手术医生的偏好和设备性能。显然，立方体越小，激光的能量就越多，从而导致更长的治疗时间并产生更多的气泡。Conrad-Hengerer 等比较了使用 AMO Catalys 系统制作的 350~500μm 的网格状切割，结果显示网格尺寸越小，中、晚期白内障手术中的EPT 越短[11]。其他研究表明，使用横截面和圆柱形的组合会减少内皮细胞计数[9]。较新的设备和软件可以在术中 OCT 成像期间确定晶状体的硬度，并确定最佳的网格模式或碎核模式(图 20.2)。

20.5 碎核技术

在飞秒碎核之后，手术医生有多种选择来拆除软化的晶状体，包括挖碗、分而治之和碎核技术。由于设定了距离后囊的安全边界，激光通常不会完全分割晶状体。辅助器械帮助激光预切割的晶状体分割完全，以确保完全碎裂。

另一种选择是对软化晶状体行囊膜上超声乳化，但在试图将核脱出到前房时，必须注意避免囊袋阻滞综合征。在这项技术中，晶状体垂直倾斜，使一半的晶

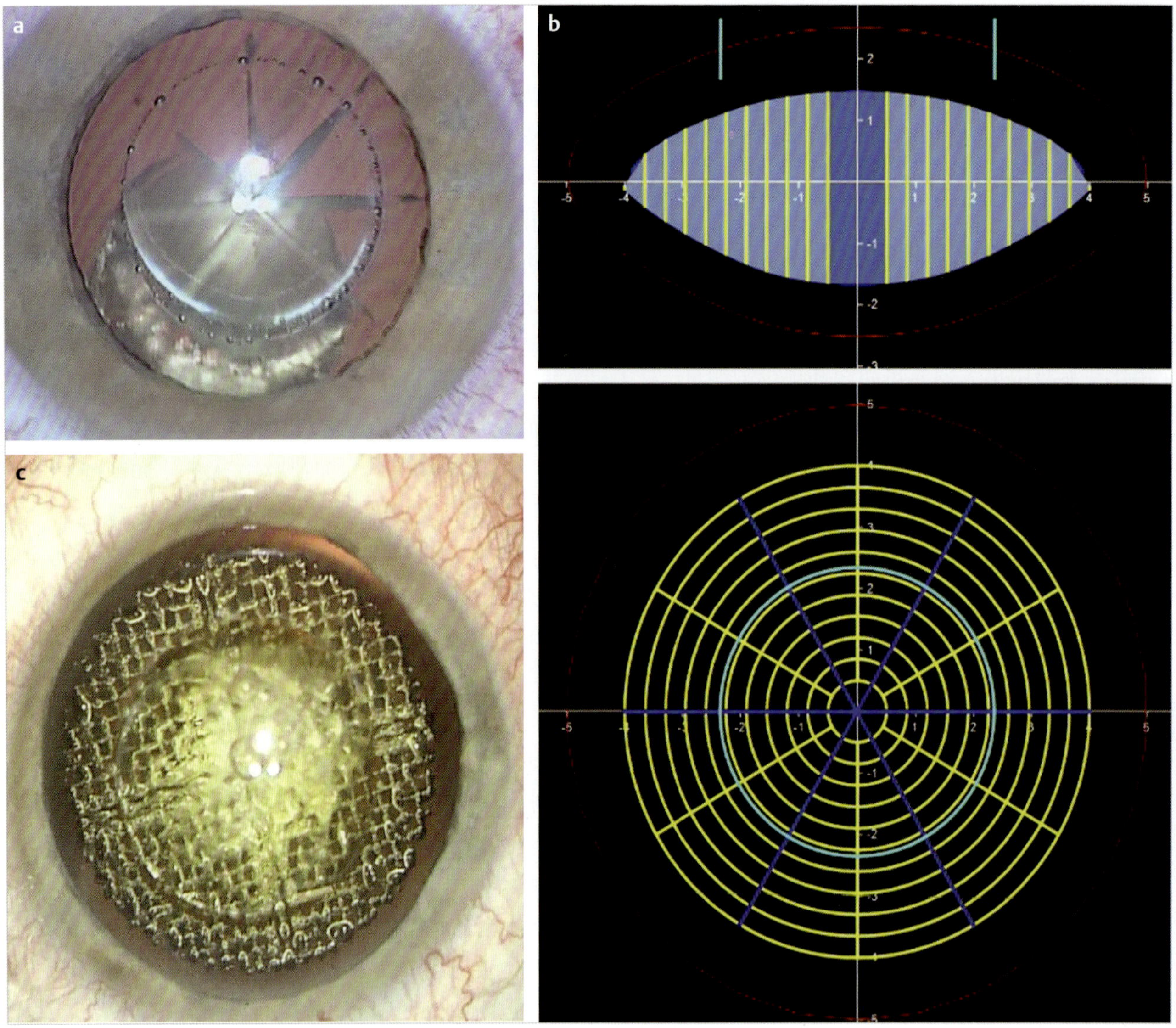

图 20.2 晶状体核的碎核模式。

状体脱出进入前房。辅助器械自激光创建的裂缝处从背面劈开。使用这种技术，软化的晶状体通常可以在没有刻槽或挖碗的情况下被吸引至前房，因此仅需要少量或不需要超声能量。

20.5.1 碎核的益处

对于大多数患者来说，白内障手术中内皮细胞的丢失是无关紧要的，但对于先前存在内皮细胞损害（如 Fuchs 角膜营养不良）的患者来说，内皮细胞的丢失值得关注。与常规的超声乳化术（SP）相比，这些患者可以受益于 FLACS 较短的超声乳化时间，是合乎逻辑的。一些研究表明，与对照组相比，FLACS 患者的内皮细胞损失略有减少[12,13]。然而，并没有前瞻性研究表明，与 SP 相比，FLACS 对内皮受损的眼睛有益。

激光碎核的另一个潜在好处是减少对晶状体的操作，这可能会减少对晶状体悬韧带的损伤。这使飞秒激光可能成为有悬韧带病变或晶状体不稳定（如马方综合征、假性剥脱、创伤或既往手术）风险患者的理想选择[14-16]。

20.5.2 碎核并发症

FLACS 的并发症包括前囊撕裂、后囊撕裂和切口渗漏。其中大部分是在早期病例中报道的，而近期的激光系统改进了软件和接口系统，结果更为理想，堪比常规超声乳化术。此外，似乎存在与使用 FLACS 相关的学习曲线[17,18]。切口和前囊膜切开术引起的并发症将在不同的章节中讨论。然而，必须仔细监视碎核过程，因为在核块或皮质去除的过程中，任何异常操作都会使前囊出现放射状撕裂。

晶状体的碎裂会释放出气泡，可造成囊袋阻滞。在激光时产生的气泡会留在晶状体内或晶状体后部，它们的体积与激光使用量和晶状体的硬度成正比。控制水分离时的注射液体量和速度可以预防并发症。在此项手术的早期阶段，需要进行柔和的水分离，以防止后囊破裂。

我们发现水分离在 FLACS 病例中更容易，因为气分离有助于这一过程，而且实际上需要的液体量很少。一种技术是在第一次出现的小的水波纹后，轻柔地摇晃晶状体核，这将有助于空气排出。在水分离前从眼内移除一些黏弹剂可以减少囊袋阻滞的风险。最后，也可以不做水分离，残留的气体会在随后的核去除过程中气分离晶状体。

幸运的是，激光直接破坏后囊的情况很少见。飞秒激光平台利用复杂的晶状体成像来确定激光光斑相对于前囊和后囊的位置。然而，任何在飞秒激光过程中出现失吸的情况都必须小心处理。后囊撕裂更常见的原因是前囊撕裂延续到赤道后。

切割成小核块虽然能明显软化晶状体，但可能会带来另一个挑战，因为它们通常是浅色的，可以隐藏在虹膜后和房角中[15]。在手术结束时用平衡盐溶液仔细地冲洗周边结构可以帮助去除这些碎片。

20.6 结论

碎核和核软化为辅助白内障手术提供了新的选择。多项研究表明，与手工超声乳化术相比，FLACS 中使用的超声能量更少，而且有证据表明内皮细胞丢失略有减少。这可能会改善患者的预后并提高手术的安全性，尽管这需要更多的研究。

（俞阿勇 译）

参考文献

[1] Gogate P, Ambardekar P, Kulkarni S, Deshpande R, Joshi S, Deshpande M. Comparison of endothelial cell loss after cataract surgery: phacoemulsification versus manual small-incision cataract surgery: six-week results of a randomized control trial. J Cataract Refract Surg. 2010; 36(2): 247–253

[2] DeBry P, Olson RJ, Crandall AS. Comparison of energy required for phaco-chop and divide and conquer phacoemulsification. J Cataract Refract Surg. 1998; 24(5):689–692

[3] Storr-Paulsen A, Norregaard JC, Ahmed S, Storr-Paulsen T, Pedersen TH. Endothelial cell damage after cataract surgery: divide-and-conquer versus phaco-chop technique. J Cataract Refract Surg. 2008; 34(6):996–1000

[4] Sandoval HP, de Castro LE, Vroman DT, Solomon KD. Randomized, double-masked clinical trial evaluating corneal endothelial cell loss after cataract extraction and intraocular lens implantation: Fluid-based system versus ultrasound phacoemulsification. Cornea. 2006; 25(9):1043–1045

[5] Georgescu D, Kuo AF, Kinard KI, Olson RJ. A fluidics comparison of Alcon Infiniti, Bausch & Lomb Stellaris, and Advanced Medical Optics Signature phacoemulsification machines. Am J Ophthalmol. 2008; 145(6):1014–1017

[6] Fine IH, Packer M, Hoffman RS. Power modulations in new phacoemulsification technology: improved outcomes. J Cataract Refract Surg. 2004; 30(5):1014–1019

[7] Pirazzoli G, D'Eliseo D, Ziosi M, Acciarri R. Effects of phacoemulsification time on the corneal endothelium using phacofracture and phaco chop techniques. J Cataract Refract Surg. 1996; 22(7):967–969

[8] He L, Sheehy K, Culbertson W. Femtosecond laser-assisted cataract surgery. Curr Opin Ophthalmol. 2011; 22(1):43–52

[9] Mayer WJ, Klaproth OK, Hengerer FH, Kohnen T. Impact of crystalline lens opacification on effective phacoemulsification time in femtosecond laser-assisted cataract surgery. Am J Ophthalmol. 2014; 157(2):426–432.e1

[10] Abell RG, Kerr NM, Vote BJ. Toward zero effective phacoemulsification time using femtosecond laser pretreatment. Ophthalmology. 2013; 120(5):942–948

[11] Conrad-Hengerer I, Hengerer FH, Schultz T, Dick HB. Effect of femtosecond laser fragmentation of the nucleus with different softening grid sizes on effective phaco time in cataract surgery. J Cataract Refract Surg. 2012; 38(11): 1888–1894

[12] Abell RG, Darian-Smith E, Kan JB, Allen PL, Ewe SY, Vote BJ. Femtosecond laser-assisted cataract surgery versus standard phacoemulsification cataract surgery: outcomes and safety in more than 4000 cases at a single center. J Cataract Refract Surg. 2015; 41(1):47–52

[13] Conrad-Hengerer I, Al Juburi M, Schultz T, Hengerer FH, Dick HB. Corneal endothelial cell loss and corneal thickness in conventional compared with femtosecond laser-assisted cataract surgery: three-month follow-up. J Cataract Refract Surg. 2013; 39(9):1307–1313

[14] Crema AS, Walsh A, Yamane IS, Ventura BV, Santhiago MR. Femtosecond laser-assisted cataract surgery in patients with Marfan syndrome and subluxated lens. J Refract Surg. 2015; 31(5):338–341

[15] Alder BD, Donaldson KE. Comparison of 2 techniques for managing posterior polar cataracts: Traditional phacoemulsification versus femtosecond laser-assisted cataract surgery. J Cataract Refract Surg. 2014; 40(12):2148–2151

[16] Conrad-Hengerer I, Hengerer FH, Schultz T, Dick HB. Femtosecond laser-assisted cataract surgery in eyes with a small pupil. J Cataract Refract Surg. 2013; 39(9):1314–1320

[17] Bali SJ, Hodge C, Lawless M, Roberts TV, Sutton G. Early experience with the femtosecond laser for cataract surgery. Ophthalmology. 2012; 119(5):891–899

[18] Roberts TV, Lawless M, Bali SJ, Hodge C, Sutton G. Surgical outcomes and safety of femtosecond laser cataract surgery: a prospective study of 1500 consecutive cases. Ophthalmology. 2013; 120(2):227–233

第 21 章

关键步骤Ⅲ：角膜主切口与侧切口

Rozina Noristani, Tim Schultz, H. Burkhard Dick

摘　要

手工角膜切口会有许多手术上的困难——如放射状角膜切开术，远期往往会出现远视漂移。飞秒激光提供了基质内角膜切开术来矫正散光的选择，是因为现代激光系统操作时不压平中央角膜，由此可避免皱褶的产生。这些基质内切口被证明是安全有效的，在LCS期间联合角膜切开，也不会产生额外的费用。飞秒激光的可预测性比手工操作更高，到目前为止报道的常见并发症仅有轻度炎症和微穿孔，两者大多是可以自愈的。激光还可以安全地制作透明的角膜主切口和侧切口，在显微镜下可以看到高质量的切割和残留很少的组织桥。然而，后弹力层脱离是一种潜在的但不常见的并发症。

关键词

基质内散光性角膜切开术；激光辅助制作主切口和侧切口

21.1 背景

角膜由5层（上皮细胞层、前弹力层、基质层、后弹力层和内皮细胞层）组成（图21.1），中心角膜厚度约为0.52mm，周边角膜厚度约为0.65mm，但会因年龄和其他个体因素有所变化。人眼睛的总屈光度大于48D，角膜是其中主要的屈光介质，因此角膜表面不规则会导致诸如散光之类的屈光不正。基质层位于前弹力层和后弹力层之间，约占角膜厚度的90%。它由胶原纤维构成，与角膜表面平行地、均匀地排列[1]。当位于角膜上皮下的角膜的第二层前弹力层被破坏时，就会出现永久性瘢痕。对于散光的治疗，可以在周边角膜进行角膜切开。这些切口使角膜中心部分变平，从而改变了角膜的形状[2]。为了防止角膜组织瘢痕的形成，在进行角膜切开时不影响前弹力层是非常有意义的。

散光是一种很常见的屈光不正，可以自然发生，也可以由白内障手术或角膜成形术等手术引起[3,4]。Hoffmann 和 Hütz 等发现，在23 239只眼睛中，36.1%的散光超过0.75D，平均散光为0.98D[5]。

在白内障手术前的患者中也有类似的发现。有文献表明34%的白内障患者有1.0D或更高的散光[6]。

白内障术后散光程度可能因手术方式而异。术后视力下降会引起患者明显的不满，这不仅对患者而且对手术医生来说都是非常受挫的。此外，散光会导致某些光晕症状，在手术导致高度散光的眼睛中这种症状更为严重[7]。

为了减少临床上明显的散光所导致的视力损害和光学症状，在过去的几十年里，已经进行了数种手术治疗方法。所有的治疗主要是在散光的陡峭子午线上进行角膜切开。角膜切口可以手工进行，如放射状角膜切开术（RK）和弧形角膜切开术。在20世纪60年代，RK首次被引入眼科用于治疗近视和散光（图21.2）[8]。

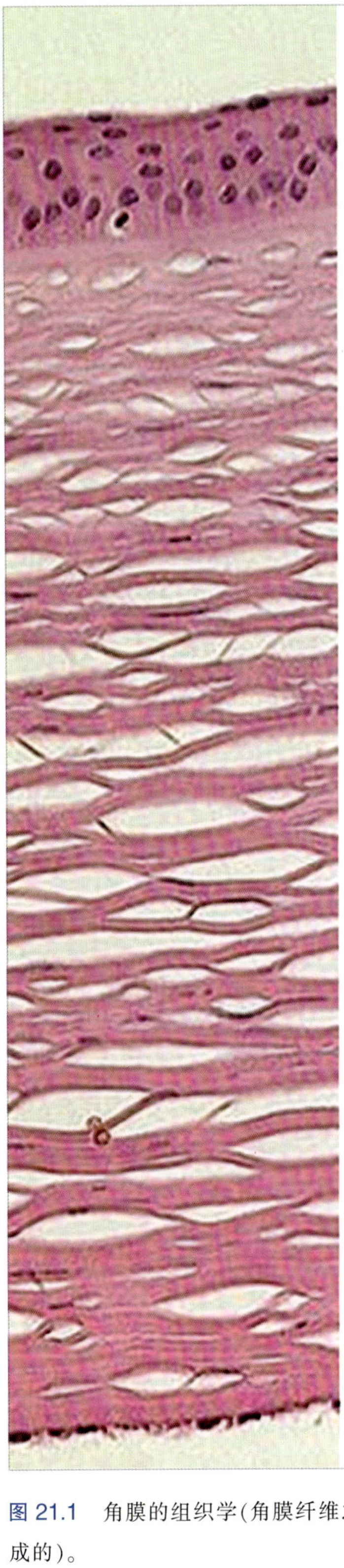

图 21.1　角膜的组织学(角膜纤维之间的空隙是标本制备所造成的)。

从那时起,许多研究都将 RK 视为成功治疗屈光不正的选择[9]。然而,长期结果显示,由于渐进性远视漂移导致屈光不稳定[10,11]。手工散光性角膜切开术的(AK)可靠性和可预测性较差,同时也有并发症发生,如感染和角膜穿孔[12]。

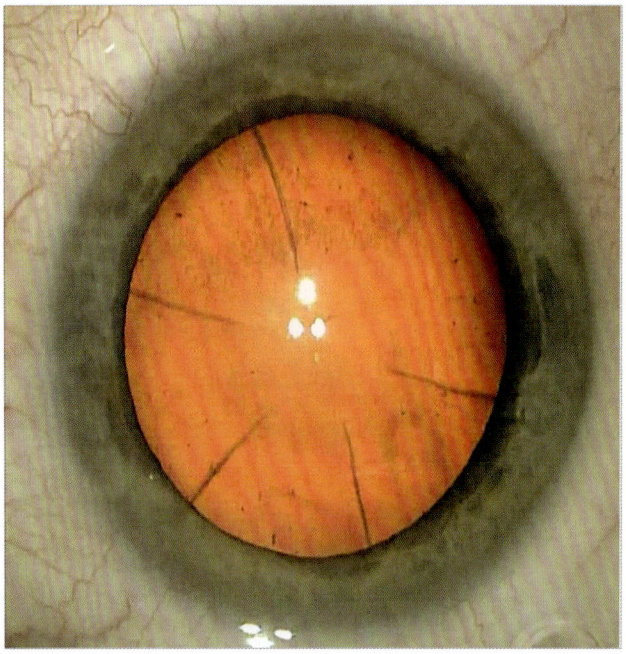

图 21.2　放射状角膜切开术后显微镜下的图像,可见 6 条径向角膜切口。

此外，手工制作切口存在着许多操作的难点,这导致人们普遍认为只有经验丰富的手术医生方可操作。此外,激光辅助的飞秒也能进行切口的制作。

21.2 飞秒激光辅助基质内散光性角膜切开术

对有明显散光的眼睛除了手工制作角膜切口外,还可以通过激光辅助角膜切开术完成散光切口。2009 年，飞秒激光手术被引入眼科用于白内障手术的操作。从那时起,可以在图像引导下制作切口,并且非常精确地引导切口的位置和大小。在术中,有两种不同的方法来给角膜成像。旋转 Scheimpflug 成像或谱域 OCT 提供的图像用于引导角膜切口的制作。飞秒激光手术可以在散光的最陡峭的子午线上完成一个或两个弧形地切开，这个切开可以是穿透性或基质内 AK(图 21.3)[13,14]。值得一提的是,先前的飞秒激光系统的接口(docking)对角膜曲率有压平作用。接口提供了一个平坦的表面,但同时也致使角膜皱褶的形成。如今,现有的激光系统不会压平中心角膜表面,从而避免了中心角膜的皱褶。因此,通过液体界面,角膜曲率在激光治疗期间更多地保持其自然的形状,这潜在地呈现

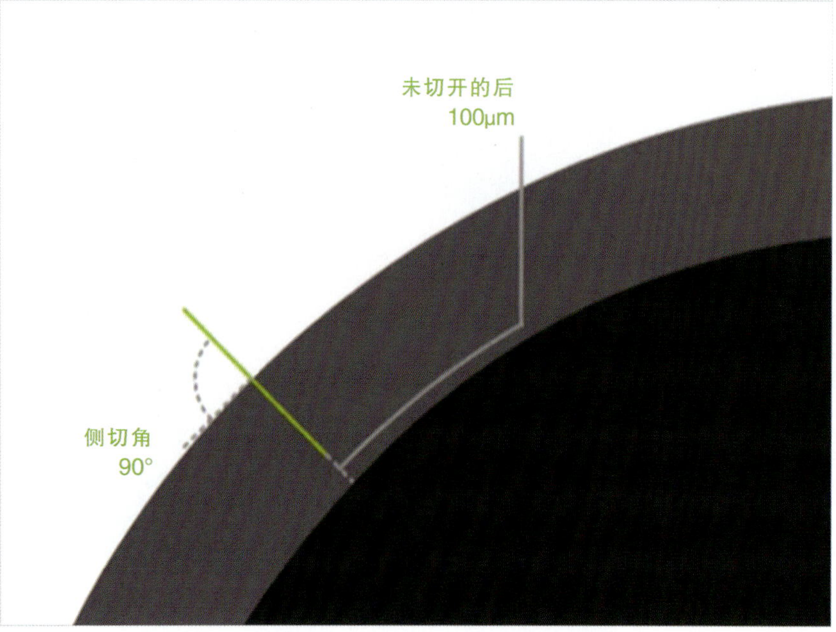

图 21.3 穿透性弧形切口的规划画面(屏幕截图)。

出当今使用液体界面的飞秒激光系统的优势。研究甚至可以表明,这些角膜皱褶会导致激光治疗过程中的囊膜切开不完全[15]。

关于飞秒激光辅助 AK 的稳定性,Day 和 Stevens 近期发表了一项研究,他们分析了联合和未联合 AK 的白内障手术后的角膜曲率。手术后 1~6 个月时术源性散光(SIA)的变化在两组中相近,并显示出相似的 SIA 消退幅度[16]。

此外,研究曾表明切口的效果取决于其深度和长度[17]。由于这两个参数都可以通过激光单独设置调整,因此可以根据术前散光的大小来定制方案。特别是在穿透性角膜移植术(PKP)后的眼中,切口深度会设置在角膜厚度的 75%~90%[18,19]。Wetterstrand 等还报道了切口深度与疗效之间的相关性,研究表明,角膜移植术后的 20 只眼睛在植片基质内飞秒激光辅助制作弧形切口,深度越深,散光矫正量越大[20]。Eliwa 等最近发表了一项研究,其中 23 只眼睛接受了角膜缘松解切开术(LRI),另有 22 只眼睛在白内障手术期间未接受任何散光切口[21]。在 LRI 组,角膜地形图上的散光可以降低到术前散光的 51.9%(P<0.0001)。

Day 和 Stevens 等证明基质内切口是一种安全的治疗方法,可以显著减少散光。在 196 只眼睛中,术前角膜散光度数平均为 1.21D(范围:0.75~2.64D),术后平均散光矫正量为 63%。Day 等还提到了激光的辅助 AK 的一些优点,他们表示激光设定非常简单,而且 LCS 中联合 AK 不会产生额外的 AK 费用[22]。这种经济的手术方式对于有环曲面(toric)人工晶状体植入禁忌证患者的散光的矫正非常有效。在 Yoo 等的一项研究中,分析了 toric 人工晶状体植入后的残余散光,并与飞秒激光辅助 AK 进行了比较。研究结果显示,激光辅助 AK 与 toric 人工晶状体矫正散光效果相当,为 toric 人工晶状体植入提供了一种可行的替代方案[23]。在 LRI 的长期结果研究中,术后 3 年未检测到高阶像差(HOA)发生显著变化,因此 Monaco 等得出结论认为 LRI 是一种合适的散光矫正方法[24]。

有趣的是,这些发现与其他研究中发现的 AK 会增加 HOA 形成了鲜明对比[25]。

21.3 计算表

如今,有不同的计算表可以用于单独计算 LRI 的深度和轴线。主要的计算表是 Donnenfeld LRI 计算表、Julian Stevens 的计算表和 Alpins 眼科屈光手术技术统计系统(ASSORT)的 Femto LRI 计算器。值得一提的是,Stevens 等的计算表是唯一可用于角膜基质内切口的计算表,因此受到许多手术医生的高度青睐。

Donnenfeld LRI 计算表最初是为手工角膜切口开发的,出版单位并未正式推荐用于飞秒激光辅助制作的切口。

许多手术医生认为未来需要对计算表进行调整,

以提高飞秒激光辅助 AK 的效果[26]。另一个值得关注的是 LRI 的预测性较低[27]。虽然如此，但 LRI 的预测性仍被认为高于其他手工技术[28]。如前文所述，手工角膜切口，如 RK 的屈光效果相对不稳定，因为在治疗数年后会发生远视漂移。Bouwhuis 等证实，飞秒激光辅助基质内弧形角膜切开术具有极好的屈光稳定性[29]。即使是 toric 人工晶状体，长期研究也表明，无法始终保证旋转的稳定性，也会导致视力下降[30,31]。Kohnen 等人提出，在散光较高的病例中，toric 人工晶状体植入联合 LRI 是一种准确的治疗方法，可以充分矫正散光[32]。

对于 AK 和 toric 人工晶状体，术中必须找到正确的轴向。有几种基于墨水和数字的标记方式可用。最常用的方法是重力驱动标记。例如，由 Geuder(Heidelberg，Germany)生产的模型在标记刀片之间具有可调整的距离，以避免激光束在进行囊膜切开过程中被墨水遮挡。数字系统可以在术中进行虹膜(纹理)的登记，并将术前和术中的数据进行匹配，以找到正确的 AK 轴向(图 21.4 和图 21.5)。

21.4 并发症

迄今为止，与飞秒 AK 切口相关的常见并发症仅为轻度炎症和微穿孔，它们大多可自愈。然而，Cherfan 等在 2014 年发表了一份飞秒激光辅助 AK 术后发生了角膜穿孔的病例报道[33]。他们指出，在内皮或上皮穿孔的病例中，前房可观察到气泡，该现象应该作为手术医生停止激光操作的提示信号。Dick 等也在评论信中确认了这一点[34]。

同样值得注意的是，如果在切口制作过程中有气体逸出，矫正散光的效果会下降(图 21.6)。

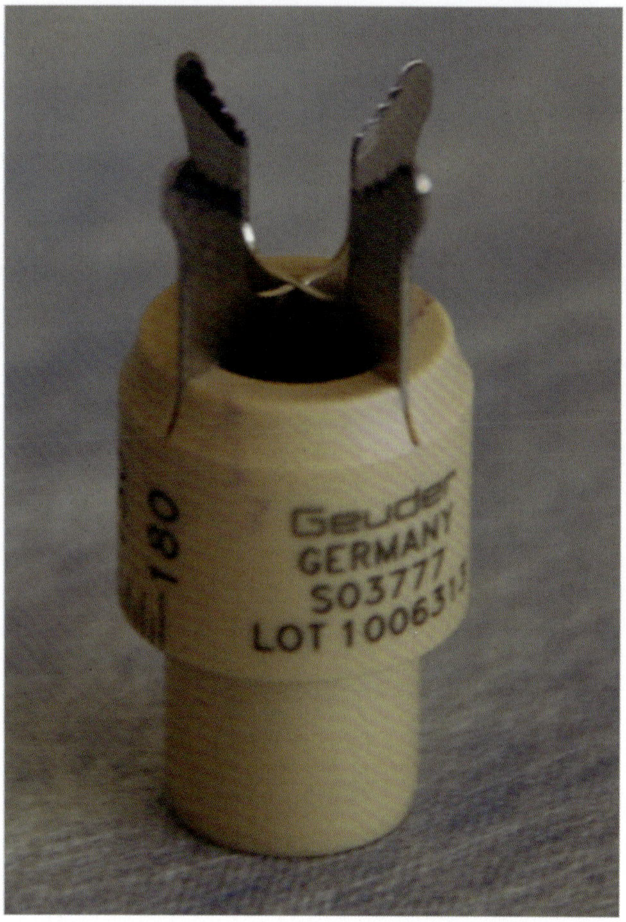

图 21.5 Geuder 生产的重力驱动标记器的近照。标记刀片之间的距离避免了激光束在囊膜切开过程中被角膜上的墨水阻挡。

激光无法在气体遮挡下的(角膜)组织进行进一步切割，从而导致散光矫正不充分。即使进行深部的角膜切开，激光可以在不影响其浅层的角膜结构下完成。如前文所述，穿透前弹力层的切口有更高的风险发生术后瘢痕，伤口裂开更大。通过实时成像，例如通过三维 OCT 扫描或旋转 Scheimpflug 成像，手术医生

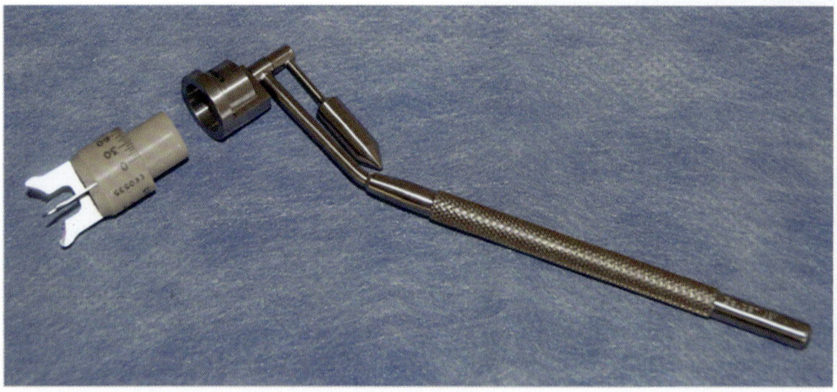

图 21.4 由 Geuder 生产的一种常用的重力驱动标记器(由 Schultz 博士设计)。该设备用于标记散光性角膜切开术或环曲面人工晶状体植入的正确轴向。

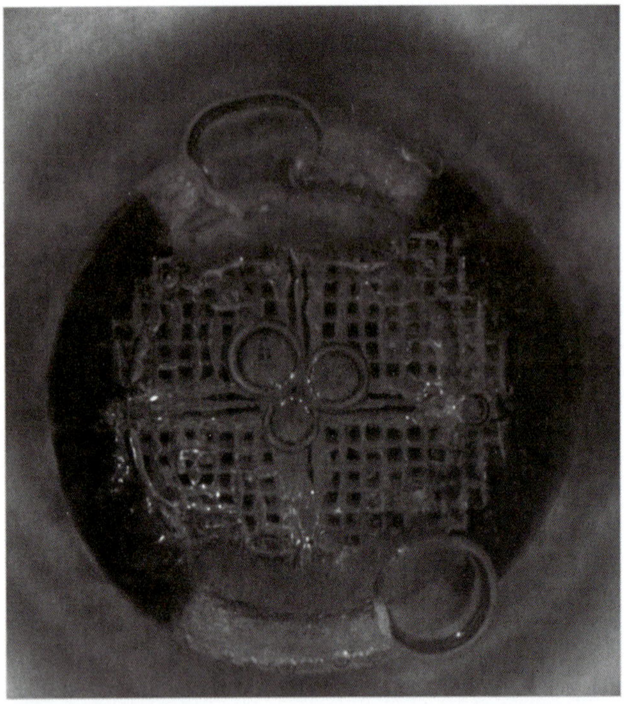

图 21.6 飞秒激光辅助基质内弧形切口制作过程中上皮下气泡的形成。

可以确保制作切口的激光将严格位于角膜基质内（图 21.7）。

通过在实时成像下小心移动患者的头部，他可以非常精确地引导激光点的定位。Schultz 等发表了一篇论文，评估了基质内弧形切口后的角膜结构。离体组织学评估表明未经激光切割的上皮层，未出现任何炎症细胞和组织桥[35]。由于上皮保持闭合，角膜感染的风险会大大降低，这比手工进行的开放上皮的角膜切口具有更大的优势。随后，有关飞秒激光辅助 AK 治疗后角膜感染的并发症很少被报道；只有进行穿透性 AK 切口后的眼睛才会发生角膜感染[36]。

总之，有大量研究报道了基质内飞秒激光辅助 AK 为散光提供了一种有效、精确和安全的治疗方法，并且视力恢复快，这就是为什么飞秒激光辅助角膜切口制作对于散光治疗是一种公认的微创手术方式。

21.5 角膜移植术后散光

PKP 后的散光误差是很常见的。有许多方法可以治疗 PKP 后散光，例如 LASIK、PRK、松解切口和角膜楔形切除术。许多研究表明，飞秒激光辅助 AK 是一种能精确治疗 PKP 术后散光的方法。

Bahar 等比较了 PKP 后 20 只手工 AK 眼和 20 只飞秒激光 AK 眼。在这里，他们发现激光治疗组的裸眼和最佳矫正视力提高得更多，术后散光率更低[18]。此外，Fadlallah 在 2015 年发表了一项回顾性病例研究，其中 62 只眼睛完成了飞秒激光辅助 AK，以矫正 PKP 后高度不规则散光（>5D）。术前绝对散光平均为

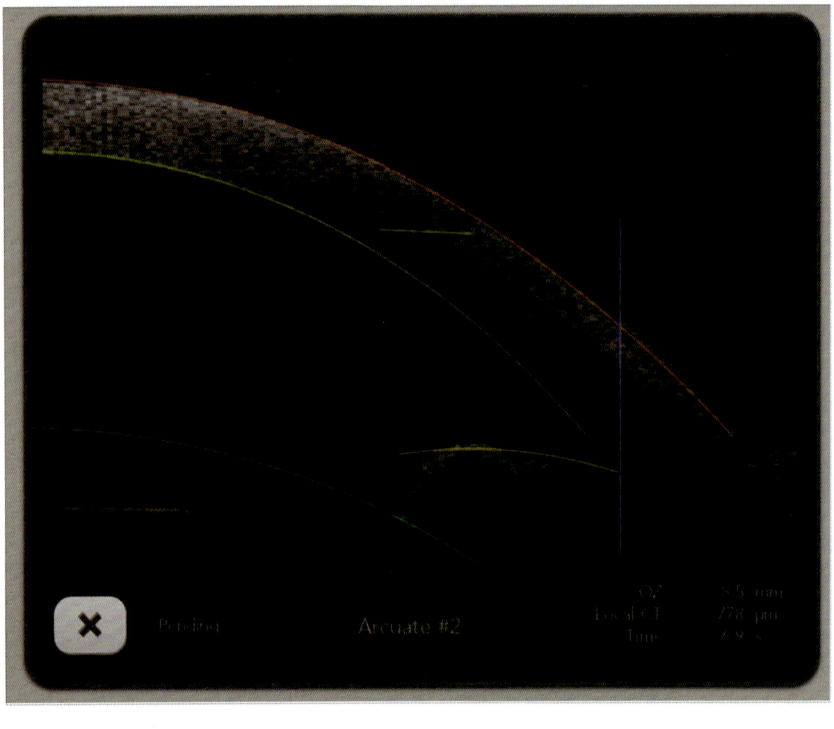

图 21.7 在实时 OCT 成像中确认基质内弧形切口位置（重复频率约为 1Hz）。

(7.1±1.72)D，术后 6 个月降至(2.6±2.4)D(P<0.001)。术后 28 个月，未矫正、矫正视力和散光保持稳定。他的结论是，飞秒激光辅助 AK 是一种治疗 PKP 后高度散光的有效方法[36]。

Hoffart 等在一项前瞻性随机研究中证实了飞秒激光辅助 AK 的疗效，其中 10 只眼睛接受了飞秒激光辅助 AK 治疗，10 只眼睛接受了手工 AK 治疗。术前平均柱镜度为 (8.6±3.0)D 和(6.7±2.1)D，激光辅助 AK 后可降至(3.9±2.4)D，手工 AK 后可降至(4.7±2.4)D。两组间差异无统计学意义(图 21.8)[26]。

21.5.1 飞秒激光辅助主切口和侧切口

飞秒激光不仅可以制作散光切口，还可以制作白内障手术的透明角膜切口(CCI)。有数项研究表明，激光辅助的 CCI 比手工制作的角膜切口有许多优势。2014 年，60 只需要接受白内障手术的眼睛被随机分为两组：一组采用飞秒激光辅助 CCI(LensX，Alcon Laboratories，Inc.，Fort Worth，TX)，另一组采用手工切口。在这项研究中，Mstropasqua 等发现激光组在 30 天和 180 天的散光显著降低(P≤0.05)[37]。激光组的另一个优势是中央内皮细胞计数明显更高。由于激光组的切口形态和结构更好，间隙更小，他们得出结论，激光辅助 CCI 是一种准确的技术，可以进行更精确、更安全的 CCI，且并发症的发生率更低[37]。

Schultz 等在一例需要眼球摘除的病例上进行了在体的飞秒激光辅助穿透性白内障主切口，并通过组织病理学分析了切口的质量和精度。在光学显微镜下，这些切口与之前规划的切口非常吻合。切割质量非常令人满意，只有少数组织桥，但可以通过钝性分离轻松打开[35]。

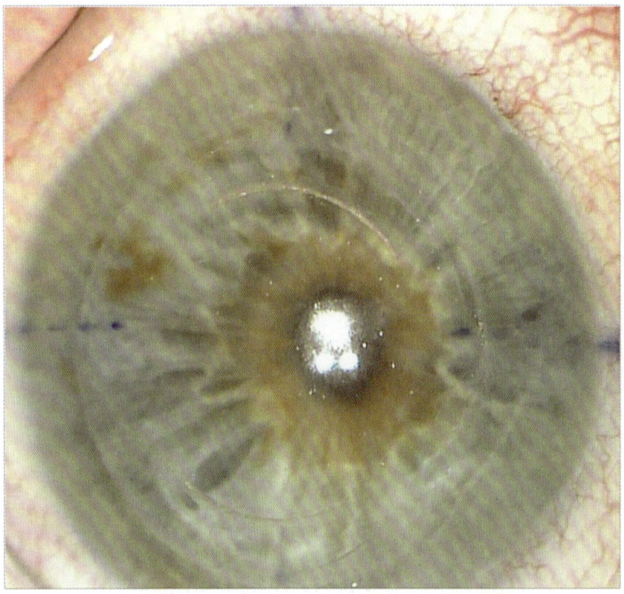

图 21.8 PK 术后高度角膜散光的穿透性弓形切口。

Nosé 等在一个病例系列研究中报道了 4 例患者在飞秒激光辅助治疗后出现了角膜后弹力层脱离[38]。在该项研究中，所有病例均顺利完成碎核和囊膜切开。然而，在创建主切口或辅助切口的过程中，在切口周围区域发生后弹力层脱离。其中 1 例患者甚至进展为持续性角膜水肿，随后接受了角膜后弹力层内皮移植术(DMEK)治疗。据报道，后弹力层脱离是一种超声乳化术中非常罕见的并发症。随着激光辅助角膜切口制作频次的增加，白内障手术后发生该并发症的风险也可能会增加。该项研究的作者还声称，这种发生并发症的可能性与手术医生的经验或飞秒设备无关[35]。此外，Alió 等发表的一项研究中分析了飞秒激光制作角膜切口的结构，其中 20 只眼睛接受了 LCS，术中激光制作主切口和辅助切口，结果显示切口长度和表面角的结果稳定[39]。

目前，CCI 已成为白内障手术的首选手术技术。自 CCI 应用以来，人们对角膜地形图的变化进行了大量的研究。现在，在 LCS 时代，激光辅助 CCI 如何影响角膜地形图成为人们关注的焦点。Serrao 等在对人的眼睛的研究中发现，2.75mm 飞秒激光 CCI 会引起角膜前表面中心区地形的轻微变化，1 周后该区域变得更加平坦[40]。其原因在于激光制作的 CCI 比手工制作的切口更长、更居中[40]。然而，术后 1 个月时，角膜地形图与手工制作的切口相似，无显著差异。在角膜中心，与使用一次性器械手工制作的 CCI 相比，激光制作 CCI 未引起发生曲率变化。有趣的是，研究者们注意到，在周边区域，激光制作的 CCI 导致的角膜变陡的程度更低。然而，激光制作的 CCI 对角膜地形图研究的具体内容尚存在争议。对手术引起的散光的影响可以忽略不计，因为激光产生的 CCI 不会比手工切口产生更高的术后散光风险[41,42]。

基于这些知识，手术医生可以在激光治疗之前单独调整激光设置。研究表明，预期的切口形态学特征大多与实际术后形态学结果相符(图 21.9 至图 21.11)[43]。

用电子显微镜和光学显微镜对尸体组织进行的

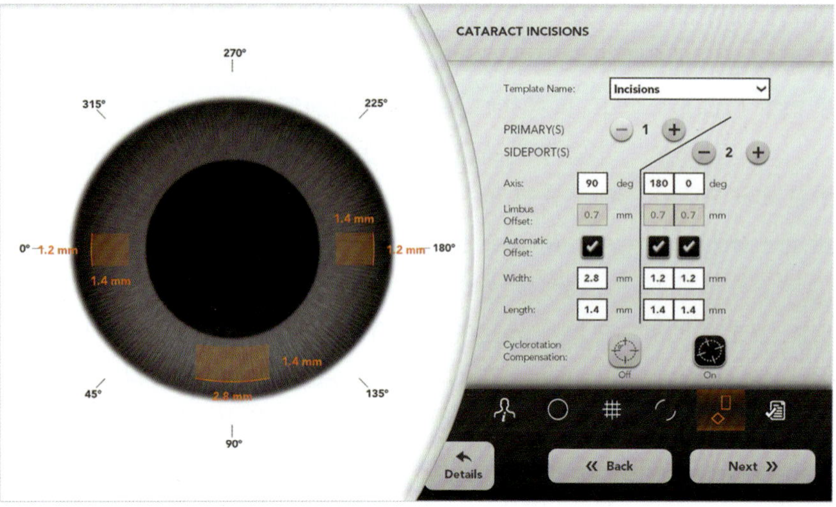

图 21.9 使用 Catalys 精密激光系统的飞秒激光辅助侧切口和主切口的规划屏幕。

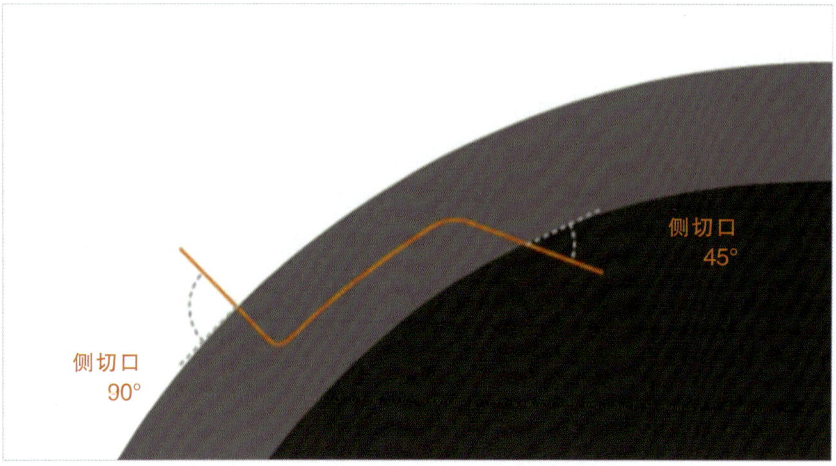

图 21.10 使用飞秒激光的透明角膜主切口的三平面轮廓。

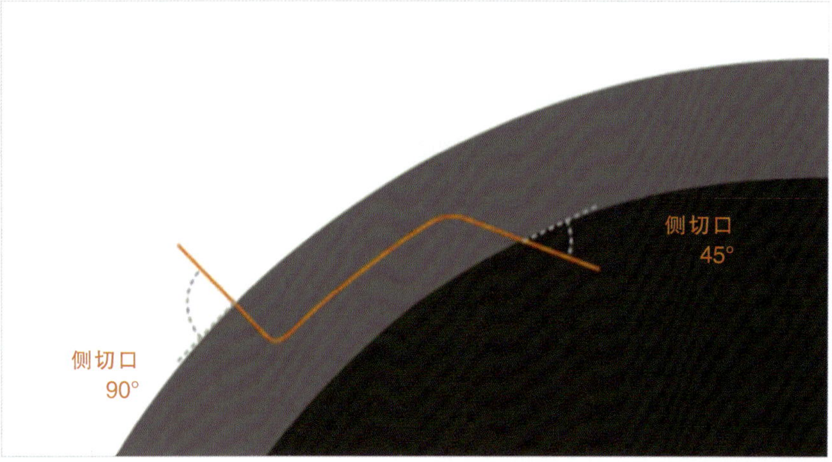

图 21.11 钝性分离器(Geuder,Dick)分离三平面激光主切口。

试验分析也可以证明激光辅助切口不会泄漏,只会造成有限的细胞损伤[44]。

这也有潜在的不利因素。在周边角膜混浊的情况下,激光治疗可能是不完全的,并且不可能钝性分离开切口。另一方面,激光治疗后眼球(密闭性)可能会开放。基于这个原因,激光系统需要放置在手术室中,如果进行角膜切口,激光治疗必须在无菌条件下进行[45]。与手工切口相比,这可能非常耗时。

总而言之，值得一提的是，关于激光产生的 CCI 的所有结果都不能一概而论，因为每个飞秒激光系统都有不同的设置和功能，这些设置和功能可能会对手术结果产生不同的影响。

（俞阿勇 译）

参考文献

[1] Meek KM, Knupp C. Corneal structure and transparency. Prog Retin Eye Res. 2015; 49:1–16

[2] Simon G, Ren Q. Biomechanical behavior of the cornea and its response to radial keratotomy. J Refract Corneal Surg. 1994; 10(3):343–351, discussion 351–356

[3] Feizi S, Zare M. Current approaches for management of postpenetrating keratoplasty astigmatism. J Ophthalmol. 2011; 2011:708736

[4] Thanigasalam T, Reddy SC, Zaki RA. Factors associated with complications and postoperative visual outcomes of cataract surgery; a study of 1,632 cases. J Ophthalmic Vis Res. 2015; 10(4):375–384

[5] Hoffmann PC, Hütz WW. Analysis of biometry and prevalence data for corneal astigmatism in 23,239 eyes. J Cataract Refract Surg. 2010; 36(9):1479–1485

[6] Miyake T, Kamiya K, Amano R, Shimizu K. Corneal astigmatism before cataract surgery. Nippon Ganka Gakkai Zasshi. 2011; 115(5):447–453

[7] Dick HB, Krummenauer F, Schwenn O, Krist R, Pfeiffer N. Objective and subjective evaluation of photic phenomena after monofocal and multifocal intraocular lens implantation. Ophthalmology. 1999; 106(10):1878–1886

[8] Sato T, Akiyama K, Shibata H. A new surgical approach to myopia. Am J Ophthalmol. 1953; 36(6 1):823–829

[9] Waring GO, III. Evolution of radial keratotomy for myopia. Trans Ophthalmol Soc U K. 1985; 104(Pt 1):28–42

[10] Charpentier DY, Garcia P, Grunewald F, Brousse D, Duplessix M, David T. Refractive results of radial keratotomy after 10 years. J Refract Surg. 1998; 14(6):646–648

[11] Waring GO, III, Lynn MJ, McDonnell PJ. Results of the prospective evaluation of radial keratotomy (PERK) study 10 years after surgery. Arch Ophthalmol. 1994; 112(10):1298–1308

[12] Panda A, Das GK, Vanathi M, Kumar A. Corneal infection after radial keratotomy. J Cataract Refract Surg. 1998; 24(3):331–334

[13] Ahlemeyer B, Beier H, Semkova I, Schaper C, Krieglstein J. S-100beta protects cultured neurons against glutamate- and staurosporine-induced damage and is involved in the antiapoptotic action of the 5 HT(1A)-receptor agonist, Bay x 3702. Brain Res. 2000; 858(1):121–128

[14] Venter J, Blumenfeld R, Schallhorn S, Pelouskova M. Non-penetrating femtosecond laser intrastromal astigmatic keratotomy in patients with mixed astigmatism after previous refractive surgery. J Refract Surg. 2013; 29(3):180–186

[15] Talamo JH, Gooding P, Angeley D, et al. Optical patient interface in femtosecond laser-assisted cataract surgery: contact corneal applanation versus liquid immersion. J Cataract Refract Surg. 2013; 39(4):501–510

[16] Day AC, Stevens JD. Stability of keratometric astigmatism after non-penetrating femtosecond laser intrastromal astigmatic keratotomy performed during laser cataract surgery. J Refract Surg. 2016; 32(3):152–155

[17] Akura J, Matsuura K, Hatta S, Kaneda S, Ikeda T. Experimental study using pig eyes for realizing ideal astigmatic keratotomy. Cornea. 2001; 20(3):325–328

[18] Bahar I, Levinger E, Kaiserman I, Sansanayudh W, Rootman DS. IntraLase-enabled astigmatic keratotomy for postkeratoplasty astigmatism. Am J Ophthalmol. 2008; 146(6):897–904.e1

[19] Nubile M, Carpineto P, Lanzini M, et al. Femtosecond laser arcuate keratotomy for the correction of high astigmatism after keratoplasty. Ophthalmology. 2009; 116(6):1083–1092

[20] Wetterstrand O, Holopainen JM, Krootila K. Femtosecond laser-assisted intrastromal relaxing incisions after penetrating keratoplasty: effect of incision depth. J Refract Surg. 2015; 31(7):474–479

[21] Eliwa TF, Abdellatif MK, Hamza L. Effect of limbal relaxing incisions on corneal aberrrations. J Refract Surg. 2016; 32(3):156–162

[22] Day AC, Lau NM, Stevens JD. Nonpenetrating femtosecond laser intrastromal astigmatic keratotomy in eyes having cataract surgery. J Cataract Refract Surg. 2016; 42(1):102–109

[23] Yoo A, Yun S, Kim JY, Kim MJ, Tchah H. Femtosecond laser-assisted arcuate keratotomy versus toric IOL implantation for correcting astigmatism. J Refract Surg. 2015; 31(9):574–578

[24] Monaco G, Scialdone A. Long-term outcomes of limbal relaxing incisions during cataract surgery: aberrometric analysis. Clin Ophthalmol. 2015; 9:1581–1587

[25] Montés-Micó R, Muñoz G, Albarrán-Diego C, Rodríguez-Galietero A, Alió JL. Corneal aberrations after astigmatic keratotomy combined with laser in situ keratomileusis. J Cataract Refract Surg. 2004; 30(7):1418–1424

[26] Hoffart L, Proust H, Matonti F, Conrath J, Ridings B. Correction of postkeratoplasty astigmatism by femtosecond laser compared with mechanized astigmatic keratotomy. Am J Ophthalmol. 2009; 147(5):779–787, 787.e1

[27] Bradley MJ, Coombs J, Olson RJ. Analysis of an approach to astigmatism correction during cataract surgery. Ophthalmologica. 2006; 220(5):311–316

[28] Wu E. Femtosecond-assisted astigmatic keratotomy. Int Ophthalmol Clin. 2011; 51(2):77–85

[29] Bouwhuis MG, Suciu S, Kruit W, et al. European Organisation for Research and Treatment of Cancer Melanoma Group. Prognostic value of serial blood S100B determinations in stage IIB-III melanoma patients: a corollary study to EORTC trial 18952. Eur J Cancer. 2011; 47(3):361–368

[30] Kwartz J, Edwards K. Evaluation of the long-term rotational stability of single-piece, acrylic intraocular lenses. Br J Ophthalmol. 2010; 94(8):1003–1006

[31] Chang DF. Comparative rotational stability of single-piece open-loop acrylic and plate-haptic silicone toric intraocular lenses. J Cataract Refract Surg. 2008; 34(11):1842–1847

[32] Kohnen T, Koch DD. Methods to control astigmatism in cataract surgery. Curr Opin Ophthalmol. 1996; 7(1):75–80

[33] Cherfan DG, Melki SA. Corneal perforation by an astigmatic keratotomy performed with an optical coherence tomography-guided femtosecond laser. J Cataract Refract Surg. 2014; 40(7):1224–1227

[34] Dick HB, Schultz T, Gerste RD. Lessons from a corneal perforation during femtosecond laser-assisted cataract surgery. J Cataract Refract Surg. 2014; 40(12):2168–2169

[35] Schultz T, Tischoff I, Ezeanosike E, Dick HB. Histological sections of corneal incisions in OCT-guided femtosecond laser cataract surgery. J Refract Surg. 2013; 29(12):863–864

[36] Fadlallah A, Mehanna C, Saragoussi JJ, Chelala E, Amari B, Legeais JM. Safety and efficacy of femtosecond laser-assisted arcuate keratotomy to treat irregular astigmatism after penetrating keratoplasty. J Cataract Refract Surg. 2015; 41(6):1168–1175

[37] Mastropasqua L, Toto L, Mastropasqua A, et al. Femtosecond laser versus manual clear corneal incision in cataract surgery. J Refract Surg. 2014; 30(1):27–33

[38] Nosé RM, Rivera-Monge MD, Forseto AS, Nosé W. Descemet membrane detachment in femtosecond laser-assisted cataract surgery. Cornea. 2016; 35(4):562–564

[39] Alió JL, Abdou AA, Soria F, et al. Femtosecond laser cataract incision morphology and corneal higher-order aberration analysis. J Refract Surg. 2013; 29(9):590–595

[40] Serrao S, Lombardo G, Ducoli P, Rosati M, Lombardo M. Evaluation of femtosecond laser clear corneal incision: an experimental study. J Refract Surg. 2013; 29(6):418–424

[41] Nagy ZZ, Dunai A, Kránitz K, et al. Evaluation of femtosecond laser-assisted and manual clear corneal incisions and their effect on surgically induced astigmatism and higher-order aberrations. J Refract Surg. 2014; 30(8):522–525

[42] Diakonis VF, Yesilirmak N, Cabot F, et al. Comparison of surgically induced astigmatism between femtosecond laser and manual clear corneal incisions for cataract surgery. J Cataract Refract Surg. 2015; 41(10):2075–2080

[43] Grewal DS, Basti S. Comparison of morphologic features of clear corneal incisions created with a femtosecond laser or a keratome. J Cataract Refract Surg. 2014; 40(4):521–530

[44] Hill JE, Binder PS, Huang LC. Leak-Free Clear Corneal Incisions in Human Cadaver Tissue: Femtosecond Laser-Created Multiplanar Incisions. Eye Contact Lens 43 (4), 257-261. 7 2017

[45] Dick HB, Gerste RD. Plea for femtosecond laser pre-treatment and cataract surgery in the same room. J Cataract Refract Surg. 2014; 40:499–500

第 22 章

后囊膜切开、囊袋嵌入晶状体和演化技术

H. Burkhard Dick, Tim Schultz, Ronald D. Gerste

摘　要

本章将描述不同的后囊截开技术，阻止晶状体上皮细胞的移行，可以潜在地减少后囊膜混浊，从而避免后发性白内障的治疗。在此，需要引入一个解剖特征，即 Berger 区域。在囊袋嵌入晶状体的技术(BIL)中，前囊膜和后囊膜都被截开，并将前、后囊置于人工晶状体的中间凹槽内。飞秒激光应用于 BIL 的主要优势在于其对前、后囊精准切开的安全性和可重复性，可以获得大小合适的、居中的、对称的囊膜开口区域。针对膨胀性白内障囊袋内存在较高压力的情况，预先制作微小的囊膜切开会对手术起到较大的帮助。

关键词

玻璃体前界膜；囊袋嵌入晶状体技术；Berger 区域；膨胀性白内障；微小囊膜切开术；后囊膜混浊；后囊膜切开术；挽救技术

22.1 引言

白内障超声乳化手术，包括常规方式或者飞秒激光辅助，都是现代医学最为常见的侵入性干预治疗措施，也是最为成功的手术方式。较为讽刺的现实是，白内障术后的后囊膜混浊(PCO)，又称后发性白内障，其治疗则是第二常见的干预措施。据 Fong 等[1]报道，术后 3 年 PCO 的发生率为 38.5%；也有其他学者报道更高的发生率。许多研究组比较倾向于渐进性 PCO，在儿童患者中，PCO 被认为是不可避免的晚期并发症[2]。

PCO 的发生是由残留在囊袋的晶状体上皮细胞(LEC)导致的。这些细胞可能通过许多机制使后囊膜发生混浊，包括细胞增殖和移行、上皮细胞转间质化(EMT)、胶原沉积、晶状体纤维再生等[3]。尝试不同的手术技术、改变人工晶状体设计和材料、药物治疗消除 LEC 等改进方法可以降低 PCO 的发生率，并起到预防的作用[4]。

PCO 的标准治疗是 Nd:YAG 激光囊膜切开术，其操作简便且效果快速，但会有潜在的并发症。许多文献已报道 Nd:YAG 激光后囊切开术后的许多并发症，包括眼压(IOP)升高，虹膜炎，角膜损伤和人工晶状体损坏等。还有病例报道发生黄斑囊样水肿以及玻璃体前界膜的破坏，后者会增加视网膜脱离、人工晶状体移位或脱位的风险[5]。Nd:YAG 激光囊膜切开术还会引起轻度的屈光度数变化，持续 3 个月才逐渐缓解[6]。此外，在诊断患者 PCO 前，其视力是随时间缓慢下降的，因此，秉着希波克拉底宣言中首要不伤害的原则，21 世纪白内障医生在处理 PCO 时常常被约束，需要组织多方努力才能在必要时进行 PCO 的治疗。

22.2 激光辅助的后囊膜切开术

首先从眼睛的解剖结构开始，在正常情况下，Berger 区域是晶状体后囊膜与玻璃体前界膜之间的

微小空间。在白内障手术人工晶状体植入后，这一区域范围较术前会变大，而且比预期的更大，但目前仍没有办法能使我们在术中对这区域进行可视化和评估。飞秒激光系统独特的成像模块改变了这一现状，比如配置 3D 谱域 OCT 的 Catalys 系统。该成像系统可以显示眼内组织界面，并通过公式自动分割图像中的各界面，提供安全的操作区域。在患者眼睑撑开后，将液体充满眼球表面，可使激光系统与患者对接变得简单，且术中仅引起非常轻度的眼压上升[7]。在人工晶状体植入数分钟后，眼前节的 3D 结构特征如何未曾有描述。术中利用 3D-OCT 显示眼前节的形态特征，并通过飞秒激光对后囊切开，是预防术后 PCV 发生的治疗新策略。

飞秒激光的价值体现在其能克服医生手工囊膜撕开成形中的难点。许多不同的技术已被应用于激光辅助后囊膜切开术(PPLC)，不管应用何种技术，都首先需要完成常规的激光白内障手术，包括前部囊膜切开、晶状体预劈核、以及角膜切口的制作，然后移开激光系统，将患者转至手术显微镜下进行晶状体超声乳化吸除，并对前、后囊膜抛光。

将眼用黏弹剂(OVD)填充前房和囊袋，注入丙烯酸酯人工晶状体(一片式、两片式或者板型)，双手法灌注抽吸人工晶状体前后的 OVD，通过钝针头在人工晶状体后方注入少量相同的 OVD，轻压人工晶状体使 OVD 均匀散开。水密切口后重新将眼球与飞秒激光系统对接，3D-OCT 扫描眼前节结构，在轴向和矢状 OCT 图像中均可容易辨认出后囊膜组织，以及在虹膜和人工晶状体前表面之间的两条细白色线条为前囊膜边缘。

根据解剖形态特征，可以选择以下一种技术：

- 技术 1：玻璃体前界膜与后囊膜相连(图 22.1)。
- 技术 2：玻璃体前界膜不与后囊膜相连(图 22.2)

22.2.1 技术 1

如果后囊膜黏附于玻璃体前界膜，将激光治疗指示框下移到后囊膜处，使前囊膜拟合线与后囊膜界面相对合。根据 Berger 区域的大小，切开深度可设置为 400~800μm，脉冲能量为 8~10μJ，囊膜切开直径为 3.5mm 或更大。通过红外摄像，可观察到后囊膜切开居中于人工晶状体光学区域或者前囊开口区域。确认激光治疗区域后，激光能量向玻璃体方向传导，向前作用于后囊膜和玻璃体前界膜，然后可见人工晶状体与后囊膜之间产生较小的气泡。移除飞秒激光系统，将患者移至手术显微镜进行观察。在大部分的情况下，可见切下来的后囊膜组织向上卷曲呈三角形或方形，且位于玻璃体前界膜上，不需要做进一步处理。

22.2.2 技术 2

如果后囊膜并未黏附于玻璃体前界膜，操作方法类似于技术 1，将激光治疗指示框下移至 Berger 区域，切开深度设置为 400~800μm，前部拟合线位于后囊膜上，脉冲能量为 7~10μJ，切开直径为 3.5mm 或更大。通过红外摄像使后囊膜切开区域中心与前囊膜切开相一致。确认治疗区域后，激光开始在玻璃体以外

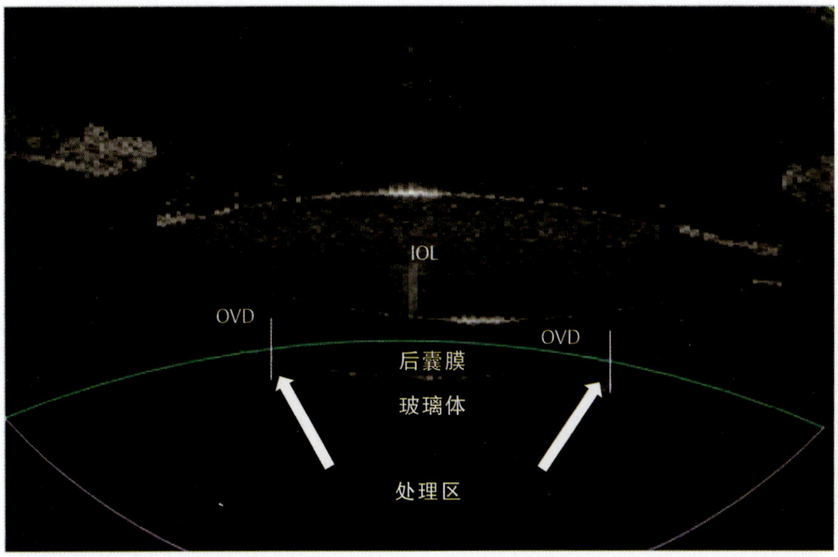

图 22.1　激光后囊膜切开前术中 3D-OCT 图像。后囊膜组织黏附于玻璃体前界膜。IOL，人工晶状体；OVD，眼用黏弹剂。

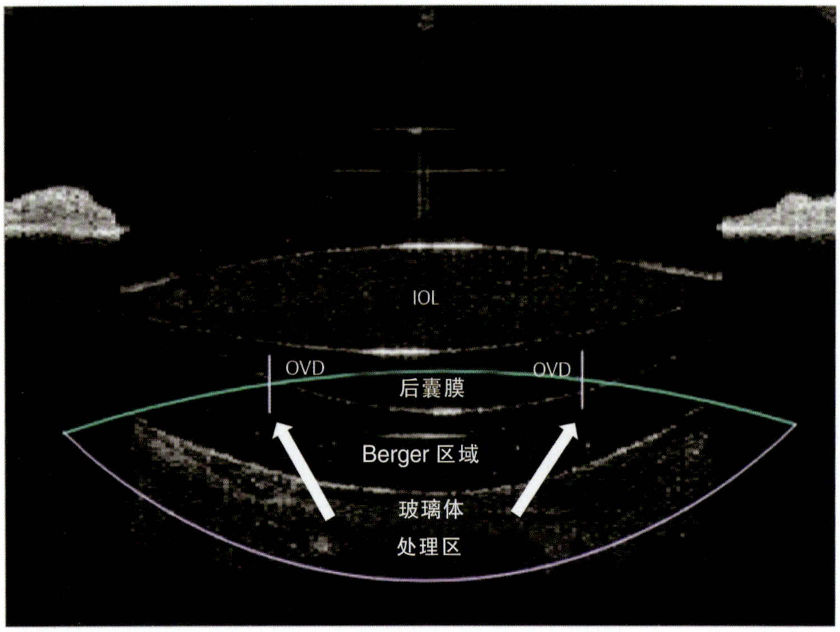

图 22.2 激光后囊膜切开前术中 3D-OCT 图像。后囊膜组织未与玻璃体前界膜相粘，但后续操作并不会损坏 IOL。IOL，人工晶状体；OVD，眼用黏弹剂。

的 Berger 区域进行切割，红外图像上可以看到形成两圈气泡，一圈与激光切割区域相符合，另一圈则向区域中心靠拢。激光治疗完成后，游离的后囊膜落在玻璃体前界膜上，可以通过术中 OCT 重新扫描确认游离的后囊膜（图 22.3）。移开飞秒激光系统，将患者转至手术显微镜下可观察到呈三角形或四方形的游离后囊膜（图 22.4），轻轻移动眼球使游离囊膜离开视轴区域后，不需要再进行其他处理。

22.3 无后囊膜混浊时代？

通过飞秒激光系统的谱域 OCT 可以发现，在许多病例中，位于人工晶状体光学区后表面与玻璃体前界膜之间的 Berger 区域具有相当大的尺寸。最近，一项临床研究测量在手术结束时 155 例患者平躺状态下的 Berger 区域大小，以确定使用技术 2 进行囊膜切开的患者数量。研究中，患者的平均眼轴长度为（23.74±1.5）mm，其中 72%的病例因 Berger 区域大于 400μm 而适合技术 2 的方法治疗。眼轴在 25mm 以上的患者，Berger 区域在 500μm 以上。可能许多因素都会影响 Berger 区域大小，比如自然晶状体在去掉后会导致更大的空间，白内障手术过程中液体可能通过悬韧带流向后方。此外，由于重力的作用，患者平躺时玻璃体更往下拉至后极部。如技术 1 和技术 2 中描述的，在人工晶状体后方注入适量黏弹剂可以确保后囊膜和人工晶状体之间的安全距离。

激光后囊膜切开是十分安全的操作，所有病例未报道发生相关的并发症（图 22.5）。而且，飞秒激光辅

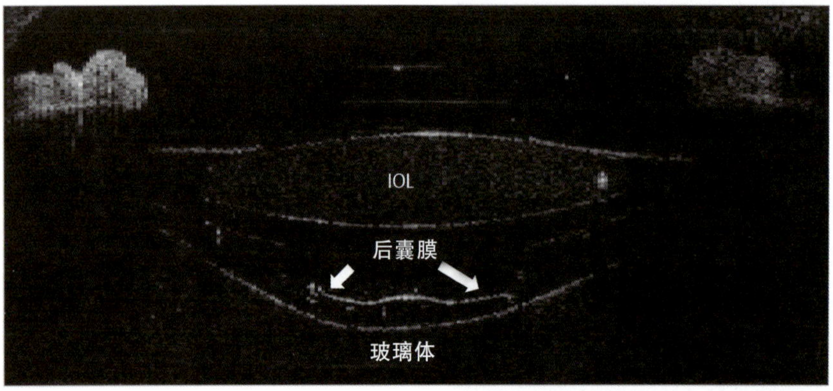

图 22.3 后囊膜切开术后即刻的眼前节术中 OCT 图像。可见后囊膜位于玻璃体前界膜上。IOL，人工晶状体。

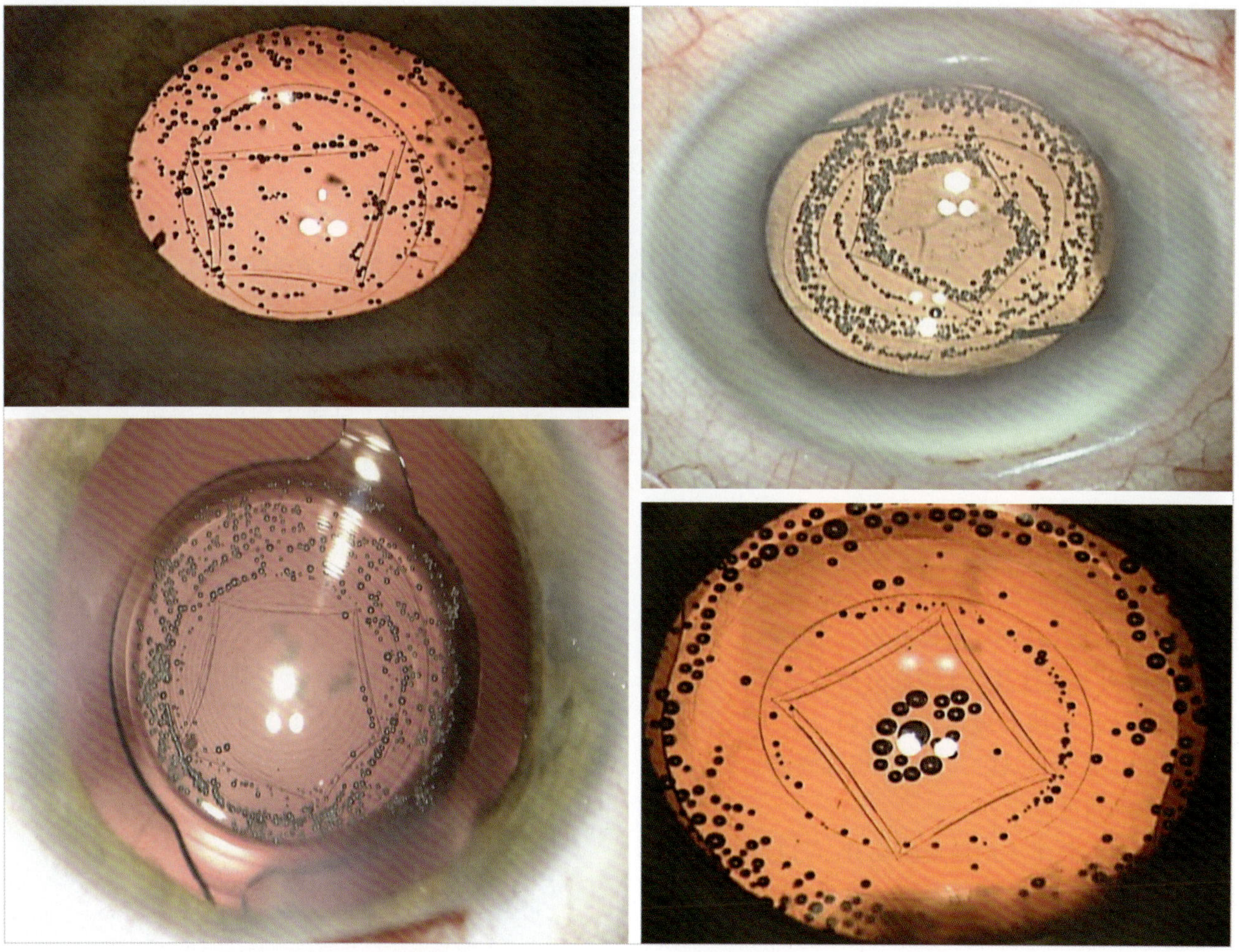

图 22.4　后囊膜切开术。手术显微镜下观察飞秒激光切开后的囊膜。

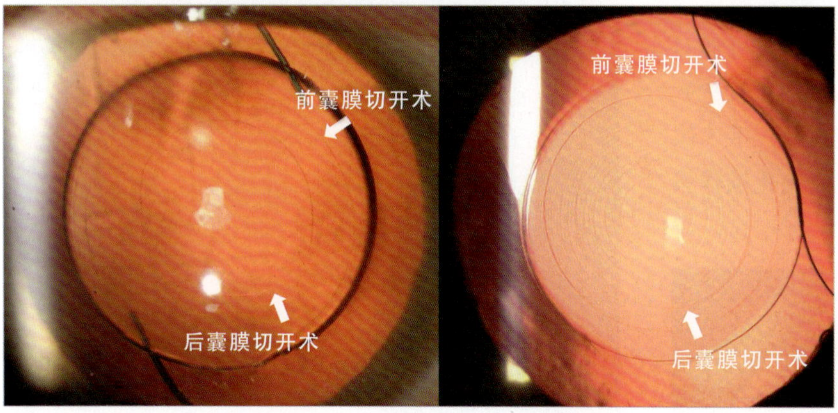

图 22.5　后囊膜切开术后的裂隙灯图像。

助的后囊膜切开比手工后囊撕开成形更容易操作，可以消除白内障术后远期发生 PCO 的可能性。

22.4 囊袋嵌入晶状体技术

囊袋嵌入晶状体（BIL）是预防 PCO 的另外一种策略。该部分介绍由来自比利时安特卫普的同事 Marie-Joe Tassignon 与我们分享。在 BIL 技术中，撕囊后的前、后囊膜口嵌入到人工晶状体边缘的凹槽内（图 22.6）。这种人工晶状体具有特殊的设计，前后相互垂直的椭圆形光学襻形成人工晶状体边缘的凹槽。Tassigon 在 2002 年发表其主要研究成果[9]，许多手术

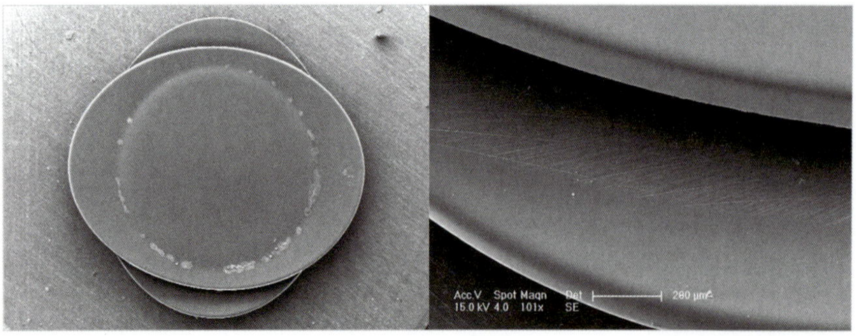

图 22.6　囊袋嵌入人工晶状体整体和边缘设计的扫描电镜图像。

医生应用这种方法为许多成人以及儿童患者带来非常满意的术后疗效[10]。

飞秒激光具有高精准性和可重复性，以及术中成像系统的优越性，可为白内障医生带来更多的手术创新能力。飞秒激光辅助进行 BIL 手术的主要优势在于能获得大小合适、居中、对称的前、后囊膜切开区域，手术安全，可重复性高。术中高分辨率的 OCT 成像可以清晰显示后囊膜和玻璃体前界膜，因此，根据图像中的囊膜位置，可以进一步术中引导囊膜切开，同时调整位置和角度。

对于 BIL 技术中的前囊膜切开，可以选择 5.0mm 地切开直径和 4μJ 的脉冲能量；切开深度为 600μm；晶状体预劈核则选择 350 或 500μm 的网格状碎核，脉冲能量为 9.5~10μJ；后囊膜切开的参数设置为直径 4.6mm，脉冲能量 95μJ。飞秒激光机器对接好后，内置的成像系统可以显示角膜、前房、前囊膜、后囊膜的结构和空间位置，以及晶状体的厚度。在第一次机器对接时，进行前囊膜切开、晶状体预劈核(分离和软化)、角膜切口制作(根据需要)。激光治疗完成后，手术医生解除机器对接，实施灌注/抽吸或者超声乳化操作去除晶状体。若未用飞秒激光制作角膜切口，则需要手工进行。在晶状体皮质吸除后，用头部弯曲后的 27G 针头刺破后囊膜(图 22.7)，再经穿刺孔注入 1%透明质酸钠，将前部玻璃体推向后方，并抬高后囊膜(图 22.8)。同时，在前房也注入 1%透明质酸钠，以维持前

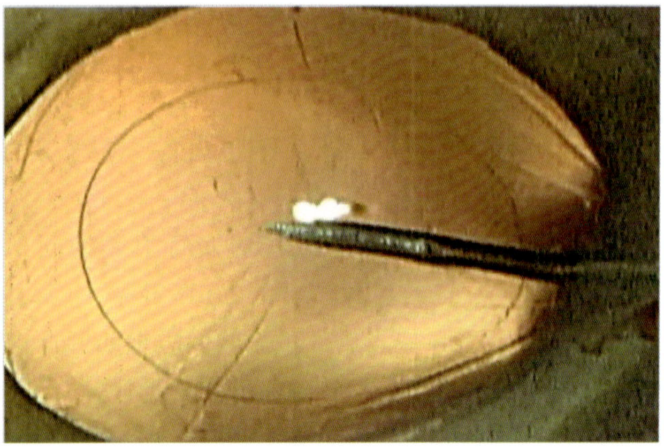

图 22.7　术中刺破后囊膜。

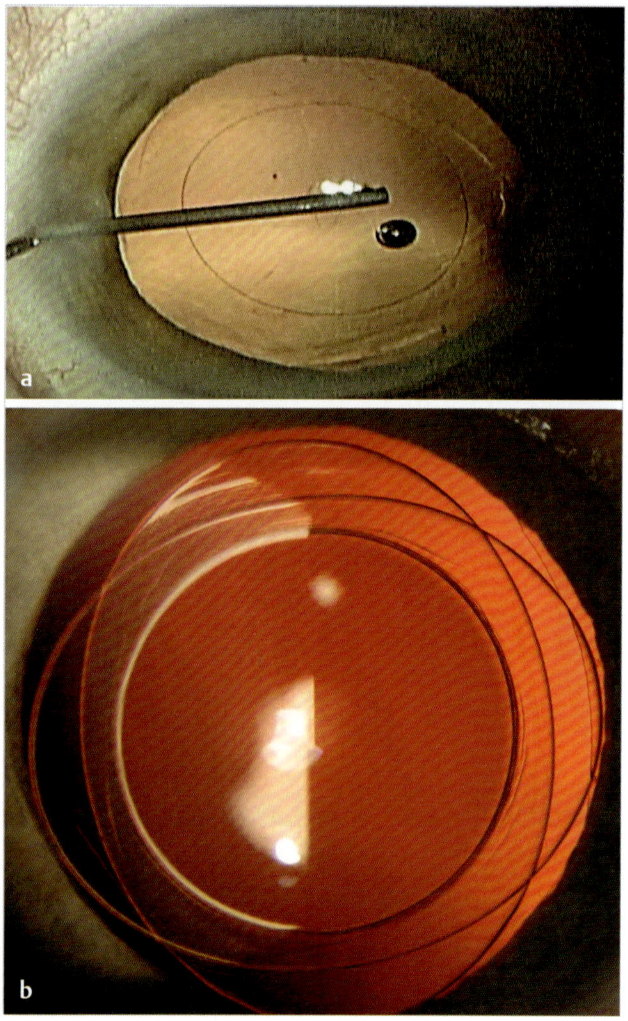

图 22.8　(a)眼用黏弹剂注入于后囊膜和玻璃体前界膜之间。(b)飞秒激光辅助切开的前、后囊膜原位嵌入于人工晶状体内(裂隙灯图像)。

房稳定。在眼球上放置负压吸引环，显微镜下观察前房是否会改变。然后，将患者移至飞秒激光器下进行第二次对接。

图像导航系统会再次扫描眼球，此时因存在异常的图像，软件会提示修改操作。这种情况下，该信息可以忽略。在轴向和矢状 OCT 图像上可以显示向上凸起的后囊膜和向下凹陷的玻璃体前界膜，两者中间则是被 1%透明质酸钠填充。此时，飞秒激光的治疗需要个性化设置，将向前凸出的实际后囊膜假设为前囊膜治疗区域，向后凹陷的玻璃体前界膜假设为后囊膜治疗区域，中间的透明质酸钠则为晶状体治疗区域。瞳孔大小确认后，对后囊膜进行 4.5~4.8mm 直径范围地切开。

在确认瞳孔大小和后囊膜位置后，方可启动飞秒激光辅助后囊膜切开。

手术通常需要数秒钟时间。负压解除，移开飞秒激光器后，将患者转至手术显微镜下。由于存在一些空气小泡，后囊膜切开的边缘会比较容易辨认。前房中填充 1%透明质酸钠，手术医生使用显微镊(Kochmicroforceps，Geuder，Heidelberg)确认囊膜切开是否完成，并将游离囊膜移除。将主切口扩至 2.75~2.8mm 宽度，通过 2.8mm 推注器向前房植入可折叠亲水型 Tassignon BIL 人工晶状体(89A 型，Morcher GmbH，Stuttgart，Germany)。在推注晶状体时，可使用器械挡在人工晶状体后方，以免注入至玻璃体腔。当人工晶状体完全置入前房并展开后，将晶状体后襻调整至后囊下方，前襻则留在前囊上方，使前、后囊膜留在人工晶状体的凹槽内(图 22.8)。

放置好人工晶状体后，吸除 1%透明质酸钠，前房注入乙酰胆碱以缩小瞳孔，水密主切口和次切口至不漏水，使用 2%毛果芸香碱滴眼液帮助缩瞳。术后观察期间，可以使用前节 OCT 观察位于人工晶状体前、后襻之间凹槽内的囊膜。

迄今为止，所有在 Bochum 大学眼科医院行 BIL 手术的患者均未发生相关并发症。之前文献报道 BIL 可以避免 PCO 的出现，不会增加术后青光眼、黄斑水肿、视网膜脱离的发生率，且不需要实施前节玻璃体切割术。在施行 BIL 人工晶状体植入手术中，飞秒激光辅助可以帮助获取完美的前、后囊切开效果，切开区域大小适当、居中且对称，从而保障手术的安全性和可重复性[11]。

22.5 微小囊膜切开术

膨胀性白内障在当今工业化社会中并不常见，绝大多数白内障患者在晶状体混浊变得过熟之前已施行手术，这对患者和医生都有好处。因为对于医生来说，膨胀性白内障手术是一项挑战。而对于患者，会带来比普通白内障手术更高的风险。由于皮质液化，膨胀性白内障往往有较高的囊袋内压力，并且有非常硬的或棕褐色的晶状体核。过熟期膨胀性白内障的手术难点在于如何安全有效地实施连续环形撕囊(CCC)，避免囊膜并发症的发生[12]。囊膜切开不完整的发生率在膨胀性白内障手术中高达 28%，而这一比例在常规白内障手术中仅为 0.8%~4.0%[13]。手工撕囊在处理这些白内障时可能会更容易出现囊膜裂开，会对患者术后的视力产生潜在影响。

在一个小样本(n=9)的研究中发现，预先降低囊袋内压力有助于后续的手术操作。因此，在“真实的”囊膜切开之前，一种激光辅助的微小囊膜切开(LMC)技术被引入实施。

在飞秒激光器与眼球对合后，机器内的 3D 谱域 OCT 系统自动成像并测量患者的眼前节结构。确认前囊膜后，根据瞳孔中心校准 LMC 位置(图 22.9)，参数设置为：2mm 直径，脉冲能量 4μJ，切开深度 600μm，水平激光点间隔 5μm，垂直激光点间隔 10μm，激光治

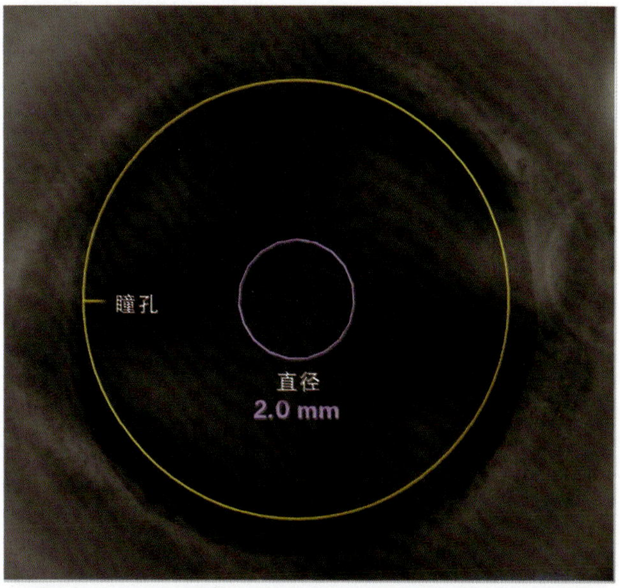

图 22.9 激光微小囊膜切开术(直径为 2.0mm)的设计截图。

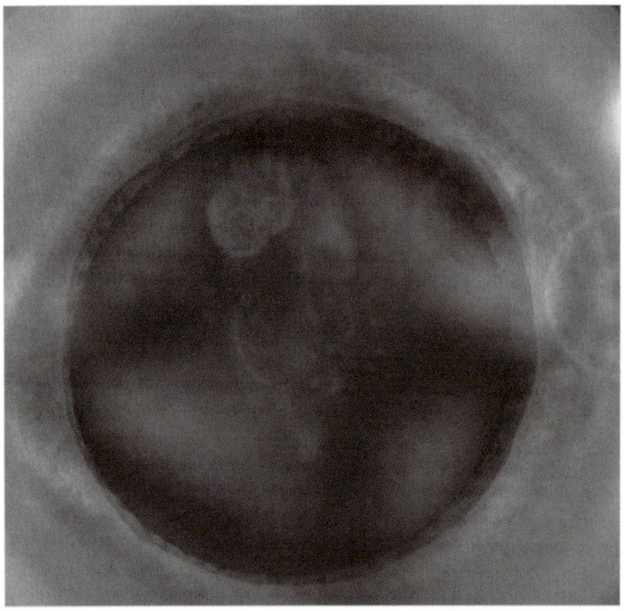

图 22.10 激光微小囊膜切开时晶状体内液体外溢。

疗时间 0.7 秒，激光脉冲重复率 120kHZ。在飞秒激光实施期间，可见晶状体内乳糜状物质溢出流至前房（图 22.10）。将患者转至手术显微镜下，使用金属角膜刀在 10 点位手工制作 1.2mm 角膜穿刺口，注入台盼蓝（Vision Blue；D. O. R. C. International, Zuidland, the Netherlands）使囊膜染色。前房注入黏弹剂（Healon；Abbott Medical Optics）维持结构稳定，通过黏弹剂钝针头注射使囊膜中心区域向下压（中央呈酒窝状）。制作另一个 1.2mm 的角膜穿刺口，平衡盐溶液灌注抽吸前房的黏弹剂及乳糜状液体。此时，不需要在囊袋内施行灌注，要注意避免出现前房塌陷（图 22.11）。小心水密次切口后，再次将眼球与飞秒激光机器对接，显示眼前节结构，对准瞳孔中心，在前囊膜重新实施更大的囊膜切口术（参数设置为：直径 4.5mm，脉冲能量 4μJ，切开深度 1000μm，水平激光点间隔 5μm，垂直激光点间隔 10μm），通过内置的 OCT 成像可以确认前房结构的稳定，常规病例的平均治疗时间为 1 秒，不需要对晶状体进行预劈核。

将患者转回至手术显微镜下，前房注入黏弹剂，多点推注使囊袋环向下（中央呈适度的酒窝状）。最后，手工制作主切口，灌注抽吸去除剩余的晶状体物质和皮质，囊袋内植入人工晶状体（图 22.12）。

先实施微小囊膜切开会增加手术的时间，但极大地帮助医生顺利完成手术，避免出现 Argentinian Flag 综合征或其他并发症[14]。

22.6 补救技术

在膨胀性白内障病例中通过手工获取 5.0mm 或 5.5mm 直径的撕囊区域是非常困难的。比如在这个撕囊区域较小的病例中（图 22.13），可以切换至飞秒激光治疗以获取形状较好的囊膜开口。由于此时患者贴有无菌贴膜，不适合在手术过程中坐起，因此可像常规飞秒激光治疗一样，直接移至机器下进行对合。在红外摄像下，将需要补救的前囊膜切开区域手工校准于人工晶状体中心。在轴向和矢状 OCT 图像上确认前囊膜开口区，调整激光治疗区域。需要注意避免人

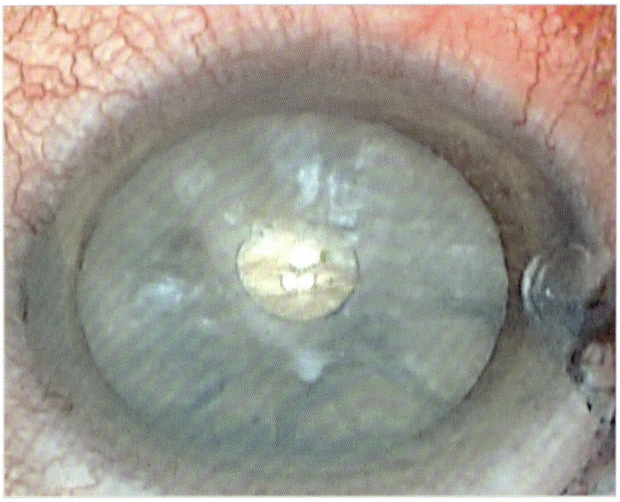

图 22.11 微小囊膜切口后术中囊膜染色。

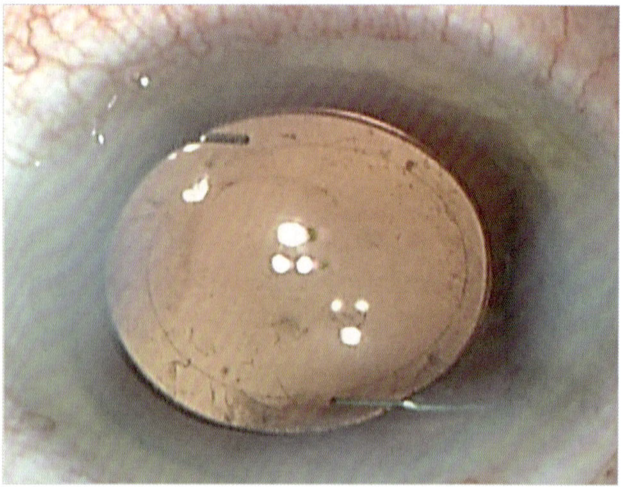

图 22.12 结合激光微小囊膜切开技术的白内障手术术毕时图像，人工晶状体位于囊袋内。

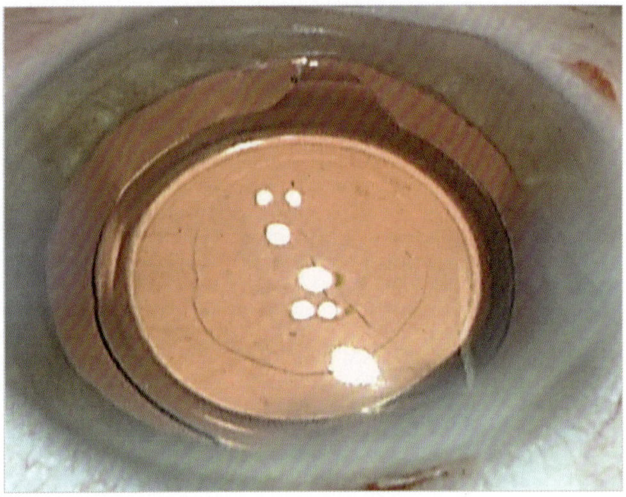

图 22.13 激光囊膜扩大切开前可见直径小于4mm的较小囊膜开口。

工晶状体的光学区出现在治疗区域(图22.14)。然后设置切开直径(5.0~5.2mm),切开深度(600~1000mm)和脉冲能量(7mJ),实施囊膜扩大切开术。之后,将患者转至手术显微镜下,显微镊夹除游离的囊膜环,平衡盐溶液水密角膜切口(图22.14)。术中的注意事项与常规飞秒激光白内障手术一样。迄今为止,在所有病例中,OCT扫描都可以捕获前囊膜组织。术后,患者视力都获得显著提升,且未发生眼压升高。此外,术后裂隙灯下未见明显的人工晶状体损坏。术后1个月随访内,所有患者均未出现囊袋的明显皱缩或PCO,囊膜开口在360°方向上都覆盖住人工晶状体光学区,均没有出现眩光或者畏光症状[15]。总之,激光辅助的囊膜挽救技术是囊膜扩大切开的有效选择。

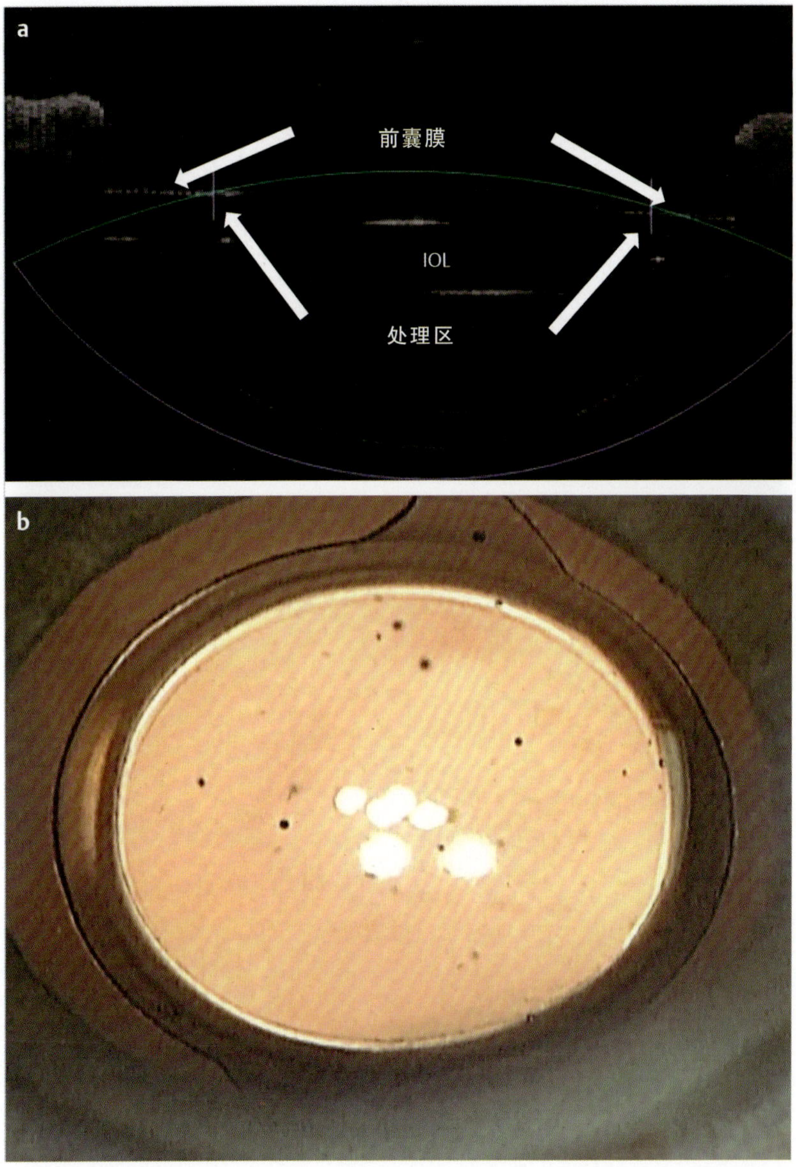

图 22.14 (a)激光囊膜扩大切开术中的3D-OCT图像中的手术设计截图。(b)激光囊膜扩大切开术后的囊膜情况(手术显微镜下图像)。IOL,人工晶状体。

(韩伟 译)

参考文献

[1] Fong CS, Mitchell P, Rochtchina E, Cugati S, Hong T, Wang JJ. Three-year incidence and factors associated with posterior capsule opacification after cataract surgery: the Australian prospective cataract surgery and age-related macular degeneration study. Am J Ophthalmol. 2014; 157(1):171–179.e1

[2] Vasavada AR, Praveen MR, Tassignon MJ, et al. Posterior capsule management in congenital cataract surgery. J Cataract Refract Surg. 2011; 37(1):173–193

[3] Awasthi N, Guo S, Wagner BJ. Posterior capsular opacification: a problem reduced but not yet eradicated. Arch Ophthalmol. 2009; 127(4):555–562

[4] Kohnen T. Preventing posterior capsule opacification: what have we learned? J Cataract Refract Surg. 2011; 37(4):623–624

[5] Billotte C, Berdeaux G. Adverse clinical consequences of neodymium:YAG laser treatment of posterior capsule opacification. J Cataract Refract Surg. 2004; 30(10):2064–2071

[6] Khambhiphant B, Liumsirijarern C, Saehout P. The effect of Nd:YAG laser treatment of posterior capsule opacification on anterior chamber depth and refraction in pseudophakic eyes. Clin Ophthalmol. 2015; 9:557–561

[7] Schultz T, Conrad-Hengerer I, Hengerer FH, Dick HB. Intraocular pressure variation during femtosecond laser-assisted cataract surgery using a fluid-filled interface. J Cataract Refract Surg. 2013; 39(1):22–27

[8] Dick HB, Schultz T. Primary posterior laser-assisted capsulotomy. J Refract Surg. 2014; 30(2):128–133

[9] Tassignon MJ, De Groot V, Vrensen GF. Bag-in-the-lens implantation of intraocular lenses. J Cataract Refract Surg. 2002; 28(7):1182–1188

[10] Leysen I, Coeckelbergh T, Gobin L, et al. Cumulative neodymium:YAG laser rates after bag-in-the-lens and lens-in-the-bag intraocular lens implantation: comparative study. J Cataract Refract Surg. 2006; 32(12): 2085–2090

[11] Dick HB, Canto AP, Culbertson WW, Schultz T. Femtosecond laser-assisted technique for performing bag-in-the-lens intraocular lens implantation. J Cataract Refract Surg. 2013; 39(9):1286–1290

[12] Vasavada A, Singh R, Desai J. Phacoemulsification of white mature cataracts. J Cataract Refract Surg. 1998; 24(2):270–277

[13] Martin AI, Hodge C, Lawless M, Roberts T, Hughes P, Sutton G. Femtosecond laser cataract surgery: challenging cases. Curr Opin Ophthalmol. 2014; 25(1): 71–80

[14] Schultz T, Dick HB. Laser-assisted mini-capsulotomy: a new technique for intumescent white cataracts. J Refract Surg. 2014; 30(11):742–745

[15] Dick HB, Schultz T. Femtosecond laser-assisted capsulotomy rescue for capsulorhexis enlargement. J Cataract Refract Surg. 2014; 40(10):1588–1590

第 23 章

飞秒激光辅助儿童白内障手术

Ronald D. Gerste, Tim Schultz, H. Burkhard Dick

摘 要

飞秒激光已被成功应用于儿童白内障手术，虽然仍属于超常规操作，但目前开展的飞秒激光辅助的儿童白内障手术数量可观。由于儿童眼部解剖上的特殊性，比如瞳孔直径以及睑裂偏小，飞秒激光辅助的儿童白内障手术与成人手术有些不同，具有其特殊性，儿童白内障手术不用飞秒激光粉碎晶状体，只用飞秒激光进行囊膜切开，囊膜切开的直径偏大，并根据患儿的年龄设定扩大切开的范围，岁数越小的患者切开的直径越大，利用改进了的 Bochum 矫正公式，可以预算前、后囊膜切开的直径。

关键词

囊袋内人工晶状体植入技术；Bochum 公式；囊膜切开；先天性白内障；连续环形撕囊；儿童白内障

23.1 引言

儿童白内障患者的治疗对于白内障手术医生来说是新的挑战。白内障患儿，无论其晶状体的混浊是先天性的还是获得性的，以及他们是否会在出生后 3 周、3 个月、3 岁时接受白内障手术，或者作为一个几乎成年的青少年在 17 岁时接受白内障手术——白内障手术医生都将对其今后的整个生命周期进行随访和治疗[1]。考虑到目前现代工业化时代的平均寿命，这意味着这种治疗可能会长达 70~80 年。因此，为这些年轻患者提供最好的治疗，是至关重要的。

目前，飞秒激光已被逐渐应用于儿童白内障手术治疗，但鉴于经验有限，且仍属于超常规手术，因此其应用范围不是很普遍。对于这种儿童超常规手术或操作其实在很多其他儿童疾病的治疗、眼科以及其他医学领域也会经常遇到。

虽然儿童白内障在欧洲和北美相对罕见，但在全球范围内致盲原因统计中，儿童白内障大约占 10%，主要是由于全球某些贫困地区缺乏必要的眼科手术基础设施造成儿童白内障致盲[2]。儿童白内障手术需要精心规划，尤其是在时间上的规划，手术延迟或诊断延迟均可能损害儿童的视力发育。儿童白内障手术医生对于手术也必须面对婴幼儿白内障手术的特殊性，提前做好准备，其中包括：

- 眼部组织偏软，特别是巩膜硬度偏低。
- 全麻下进行术前、术后眼科检查以及眼部手术。
- 人工晶状体度数计算困难，以及需要在手术室内进行角膜曲率测量和 A 超测量。
- 需要行玻璃体切割术。
- 术后需要矫正残余屈光不正以及预防弱视的发生。

是否给患儿双眼同时行白内障手术一直是一个极具争论性的问题。支持患儿双眼同时摘除白内障的理由是因为可以减少麻醉的相关风险，减少住院次数，并能更快地提高视力和双眼视功能。不赞成双眼同时手术的理由多是担心出现双眼术后并发症的风险，如眼内炎，以及手术医生不能及时根据第一只眼睛术后发生并发症的情况调整第二只眼睛手术计划等[3]。

飞秒激光辅助儿童白内障手术中，飞秒激光系统已被用于两个最主要的手术环节：前、后囊膜地切开。由于儿童晶状体较软，故飞秒激光不适用于粉碎晶状体。

飞秒激光辅助儿童白内障手术中，对于飞秒激光器的设置以及手术团队都会有很多要求。必须将飞秒激光设备放置于完全无菌操作的手术室内，这对于手术操作中飞秒激光的应用很有必要（图 23.1）[4]。手术室必须配置很好的温湿度控制系统，而且必须有足够的空间提供给增派的手术团队：包括麻醉团队以及他们的专业设备。

在儿科病例中使用飞秒激光进行前囊切开术，可能会受到每一个尝试手动 CCC 的儿童白内障手术医生的青睐。因为儿童晶状体囊膜弹性很大，玻璃体内压力也比成年人要大得多，此外，儿童扩瞳普遍不充分，因此儿童白内障手术中手动 CCC 难度相当大，撕囊时除了囊膜的弹性大外，玻璃体腔内压使整个晶状体前移，也是导致“囊膜破裂”的原因之一，囊膜会无意中撕裂到晶状体的赤道部，据 Vasavada 研究统计，完整 CCC 的失败率在儿童白内障手术中高达 80%[5]。

由于大多数飞秒激光系统不是用于治疗儿童的，因此飞秒激光器和眼球表面的连接器在治疗儿童时会由于尺寸过大而不合适，因此有时需要做睑裂切开。到目前为止至少有一家公司已经推出了一个较小的激光连接头，在正常情况下为直径 14.1mm 连接头的基础上推出专门为小睑裂设计的 12mm 的小型连接头（图 23.2 和图 23.3）。

2013 年报道了首例图像引导的飞秒激光辅助儿童白内障手术，1 例 7 个月大左眼患有先天性核性白内障的婴儿，在全身麻醉和无菌条件下行飞秒激光辅助白内障手术。在巩膜上放置飞秒激光连接头（Catalys Precision Laser System，Abbott Medical Optics），激光连接头与眼球之间的间隙由平衡盐溶液填充，激活负压后，电脑软件会根据角膜和晶状体的 OCT 成像设计三维治疗计划。在确认晶状体前后囊膜和虹膜位置后，飞秒激光器被激活。前囊切开术（脉冲能量 4mJ，切口深度 600mm）和晶状体粉碎术（脉冲能量 9mJ，激光扫描“网格”间距 100mm，深度 40mm，光斑间距 10mm）治疗时间为 58.2 秒，随后负压消失激光头自动脱离眼球。

白内障摘除手术可全部在飞秒激光器的手术床上完成，不需要患者术中换手术床。用穿刺刀分别在 10 点和 2 点位置做两个 1.2mm 的透明角膜切口。用台盼蓝（Vision Blue，D.O.R.C. International BV）前囊染色，以提高可见度。前房内推注黏弹剂[OVD，1.0% 透明质酸钠（Healon）]后，用镊子夹出飞秒激光切开的没有标记、撕裂痕迹的游离前囊膜切片。

晶状体皮质和核采用博士伦 Stellaris 超声乳化仪双手注吸（I/A）（Bausch & Lomb，Rochester，NY）。前房注入黏弹剂，11-0 尼龙线缝合、水密侧切口。患者术眼在同样无菌条件下再次接上飞秒激光连接头。三维 OCT 扫描后囊并手动调整激光位置行后囊切开（能量

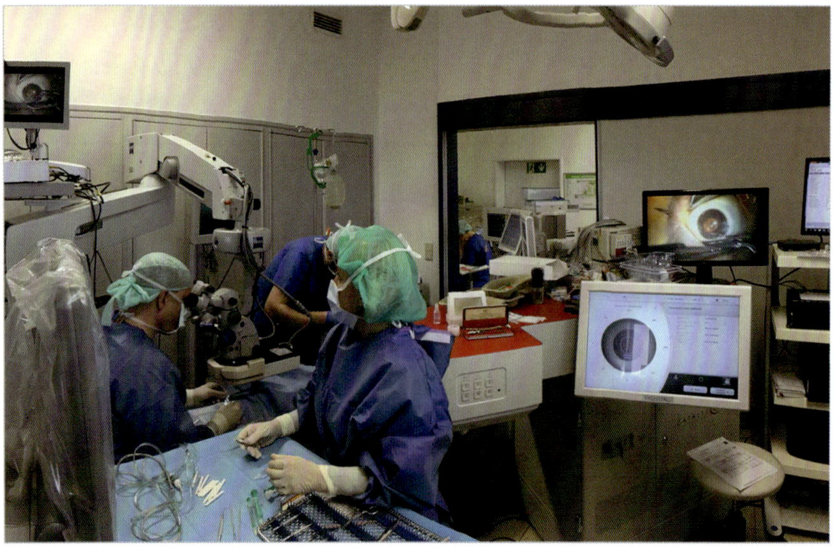

图 23.1 飞秒激光辅助的儿童白内障手术室配置，飞秒激光器需要放置于手术室内。

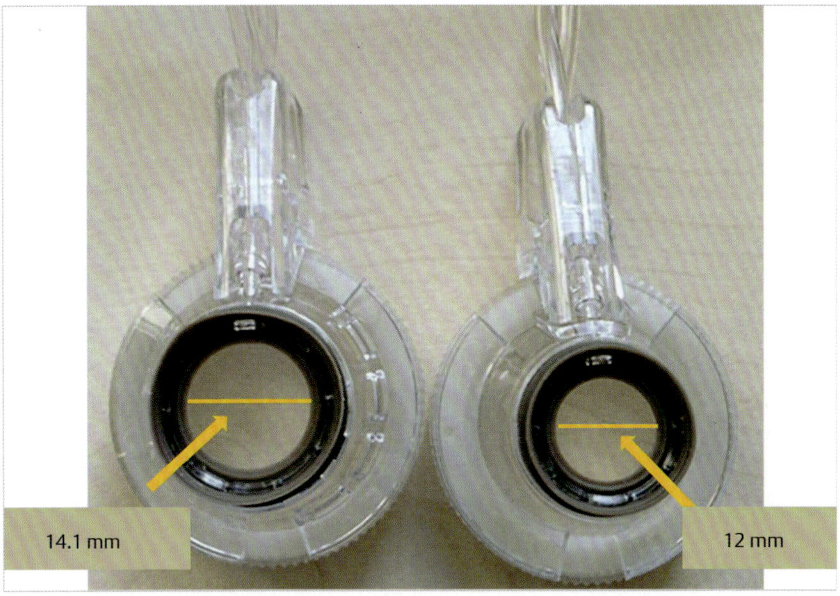

图 23.2 飞秒激光治疗连接头患眼接触面液体填充界面，内径设计为 12mm 和 14.1mm。

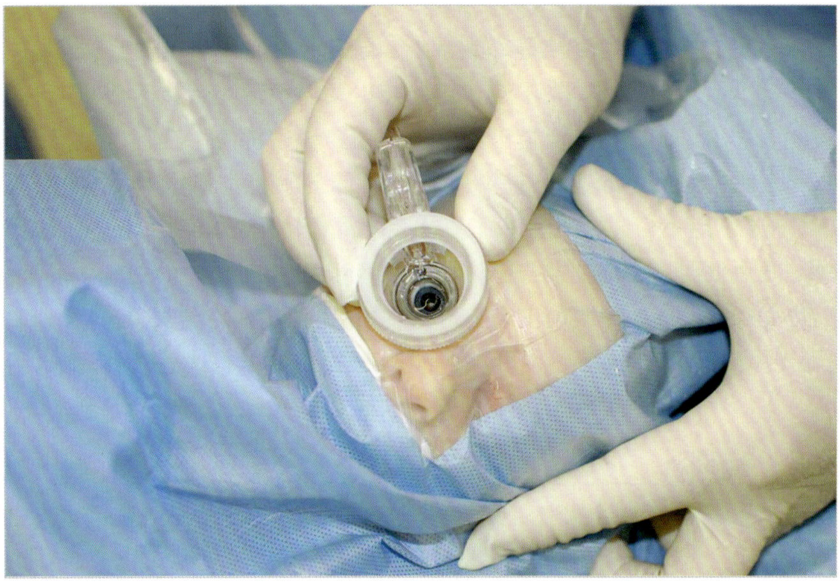

图 23.3 飞秒激光辅助的儿童白内障手术中内径 12mm 激光连接头负压吸引眼球的液体填充的光学界面。

4mJ，切口深度 1000mm）治疗时间为 7.1 秒。飞秒激光治疗后停止负压，自动脱离眼球，显微镊不用撕便可取出切开的后囊膜切片。囊膜切片的 6 点钟、3 点钟和 12 点钟位置边缘可观察到非常小的标记。玻璃体界面不会被激光切割。双手通过侧切口用 23G 玻切头将中心玻璃体切除，不切除外周或后玻璃体。角膜切口 11-0 尼龙缝线缝合、水密。术后的无晶状体眼佩戴+26.0D 的硅胶角膜接触镜（C26.0D，Wöhlk 角膜接触镜）进行最初的视力矫正。总的治疗时间是 50 分钟。正如前面提到的，由于新的更小的飞秒激光接口的出现，对于大多数患儿来说，不再需要睑裂切开[6]。

在 Dick 等前瞻性病例研究中，50 只眼睛接受了图像引导的飞秒激光辅助儿童白内障手术。这些患儿平均年龄为 8 岁，最小的为 2 个月，最大的为 18 岁。所有病例均顺利完成飞秒激光前囊膜切开，其中 10 只术眼出现较小的组织桥。45 只眼睛完成后囊膜切开。无前后囊膜撕裂，无囊袋皱缩综合征出现，无玻璃体脱失，无异常炎症。其中对 15 例患儿尝试了 BIL。

虽然用飞秒激光进行的前后囊膜切开呈圆形且居中，但大多数切开的囊膜直径比预期得要大——囊膜切开的直径设定原则是根据年龄而定：患者年龄越小，囊膜切开直径越大（图 23.5）。因此，我们改进了

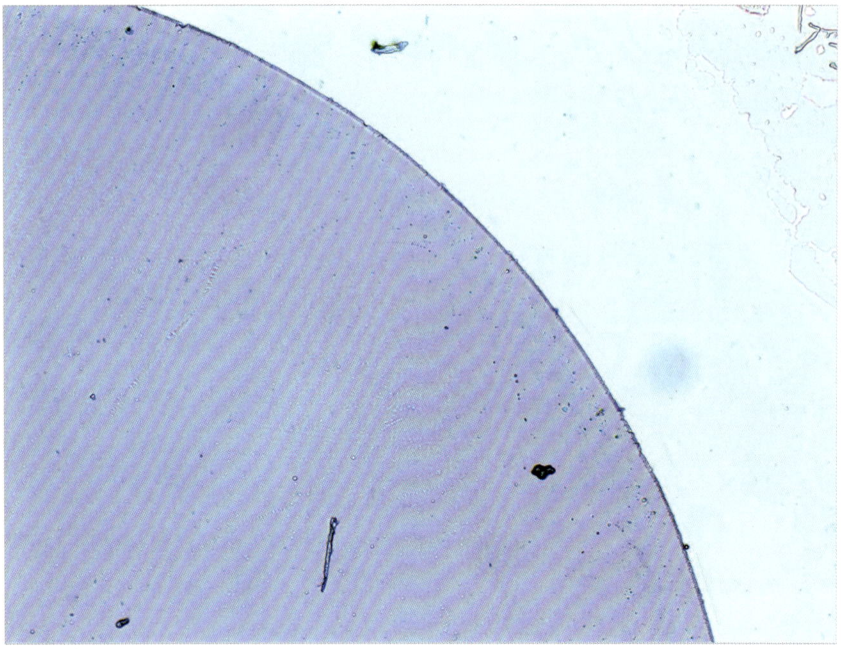

图 23.4 光学显微镜下观测飞秒激光辅助儿童白内障手术囊膜切开边缘的切削质量。

Bochum 矫正公式[7]，这是一个很有参考意义的工具，可以精准计算前后囊膜切开直径（图 23.6）：

$$实际切开直径(mm)=\frac{预计切开直径(mm)}{\{1.34+[0.09\times 年龄(岁)]\}}$$

手术是儿童白内障恢复视力的第一步，之后便是眼科医生提供的长期护理。家长（或照顾者）必须了解持续随访的必要性，以便一旦出现炎症、青光眼、后囊膜混浊等并发症时，能及时发现并加以治疗，继续进行屈光不正矫正治疗以及弱视治疗。在术后早期，家长需要遵医嘱给患儿用药。通常使用 3 种类型眼药：抗生素，抗炎药，以及散瞳药/睫状肌麻痹剂。氟喹诺酮类抗生素一般在术后 1 周内使用，每 6 小时一次。这类抗生素普遍耐受性好，环丙沙星对全身的副作用很小，角膜内皮细胞耐受性好。第四代氟喹诺酮类药物，如加替氟沙星和莫西沙星已成功应用于儿童白内障围术期

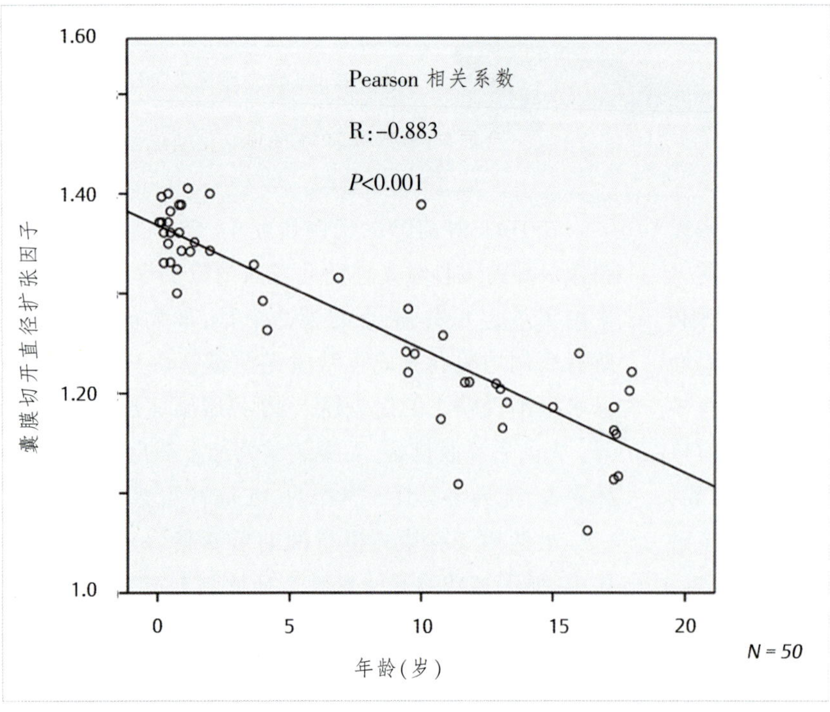

图 23.5 飞秒激光辅助先天性白内障手术，囊膜切开直径与年龄的关系。

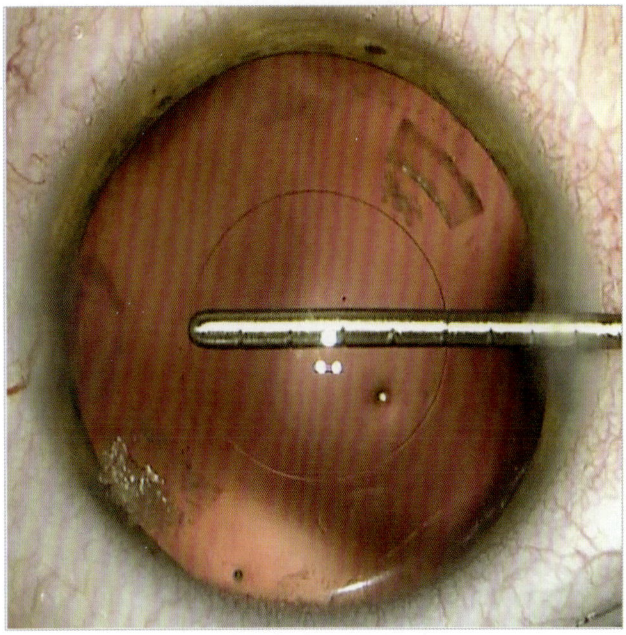

图 23.6 Bochum 公式计算得到前囊膜切开直径为 5mm，术中 Engel 测量尺进行测量验证。

的治疗。

由于儿童白内障手术的炎症反应强烈，故类固醇激素常被局部乃至全身使用以降低并发症的发生，比如纤维渗出膜、虹膜粘连、人工晶状体上炎性沉积物以及黄斑囊样水肿等。1%醋酸泼尼松龙滴眼液局部用药每 1~6 小时 1 次，根据患者的临床表现，局部应用类固醇需要持续 12 周。为避免类固醇类药物的副作用，如伤口延迟愈合或眼压升高等，可替代使用 NSAID(非甾体抗炎药)，如双氯芬酸或酮咯酸滴眼液等。

散瞳药和睫状肌麻痹剂术后应用的基本原理是通过扩张瞳孔减轻疼痛、预防炎症、稳定血–房水屏障、减少虹膜粘连、瞳孔阻滞和睫状肌痉挛引发的风险。

由于儿童的屈光状态在年幼时变化较大，建议每 2~3 个月进行一次屈光检查。这些白内障术后患儿由于没有调节功能通常在五六岁之前不能接受双焦眼镜。尤其对于更年幼的人工晶状体眼的患儿来说，随着长大必然会经历近视化的转变。

对于眼科医生来说，指导一个做过白内障手术患儿的家庭度过视力恢复阶段，应十分重视患者的教育，需要反复强调解释治疗/随访/检查的重要性，而不能忽视交流和随访的重要性，Erraguntla 等调查也表明白内障患儿的父母多数会高估白内障手术的治疗效果，也会对预后情况过于乐观，因此术后长期随访、及时解决问题，对于患者及其家庭都至关重要[8]。

儿童白内障手术医生应该在繁忙工作中抽出时间来进行一些思考：一旦白内障儿童接受了手术治疗，那么该术后患儿在他后续漫长的人生中都会受到我们这次手术的影响。目前接受白内障手术的患儿，在今后几十年的生命中，不仅需要被下一代的眼科医生治疗，也有可能被再下一代的眼科医生治疗。这些同事将会看到并评价目前所行的白内障手术的情况，对于这些未来的医生同仁来说，这将是一次历史的回顾，一次与 20 世纪末眼科医生的相遇，毫无疑问，这种经历会让他们印象深刻，就像之前那例 90 多岁的患者哈罗德·西里德利先生，也就是最早现代白内障手术时期的患者坐在裂隙灯前，让我们检查一样，这些年长患者的眼部手术情况不禁让我们感叹与钦佩前辈对医学的贡献。在遥远的未来，我们的儿童患者和我们在他们身上所做的工作，不知道会不会也让未来的医生有同样的感受和震撼呢？(图 23.7)

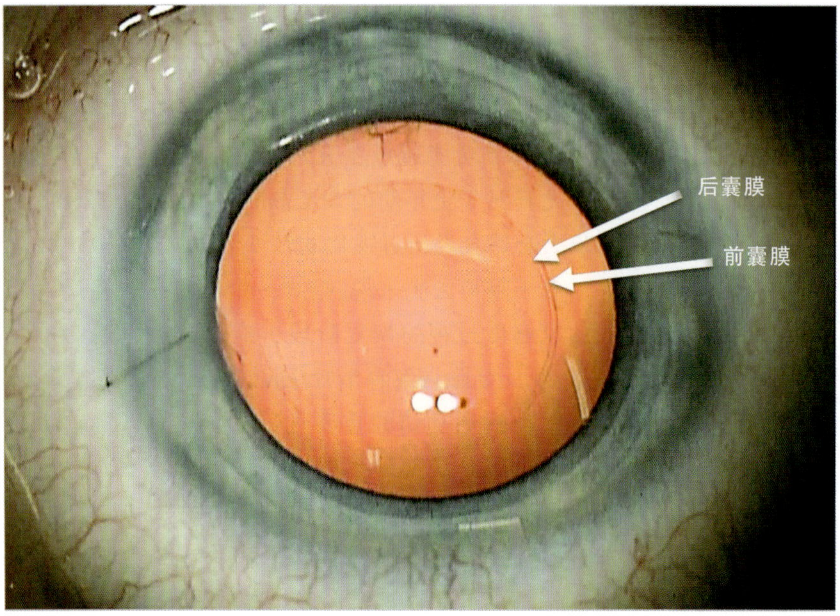

图 23.7 飞秒激光辅助儿童白内障手术切开后的前后囊膜。

（张琳 译）

参考文献

[1] Jacobson SG, Mohindra I, Held R. Development of visual acuity in infants with congenital cataracts. Br J Ophthalmol. 1981; 65(10):727–735

[2] Foster A, Gilbert C, Rahi J. Epidemiology of cataract in childhood: a global perspective. J Cataract Refract Surg. 1997; 23 Suppl 1:601–604

[3] Kim DH, Kim JH, Kim SJ, Yu YS. Long-term results of bilateral congenital cataract treated with early cataract surgery, aphakic glasses and secondary IOL implantation. Acta Ophthalmol. 2012; 90(3):231–236

[4] Dick HB, Gerste RD. Plea for femtosecond laser pre-treatment and cataract surgery in the same room. J Cataract Refract Surg. 2014; 40(3):499–500

[5] Vasavada AR, Nihalani BR. Pediatric cataract surgery. Curr Opin Ophthalmol. 2006; 17(1):54–61

[6] Dick HB, Schultz T. Femtosecond laser-assisted cataract surgery in infants. J Cataract Refract Surg. 2013; 39(5):665–668

[7] Dick HB, Schelenz D, Schultz T. Femtosecond laser-assisted pediatric cataract surgery: Bochum formula. J Cataract Refract Surg. 2015; 41(4):821–826

[8] Erraguntla V, De la Huerta I, Vohra S, Abdolell M, Levin AV. Parental comprehension following informed consent for pediatric cataract surgery. Can J Ophthalmol. 2012; 47(2):107–112

第 24 章

飞秒激光辅助伴有眼部并发症的白内障手术

Surendra Basti, Rushi K. Talati

摘 要

眼科手术医生已经将飞秒激光的应用范围由常规的白内障手术扩展至复杂的白内障手术。我们仔细研究了目前临床报道提供的证据,针对以下复杂性白内障:晶状体悬韧带不稳定、既往眼部手术史(角膜移植术、角膜切开术、青光眼手术及视网膜手术)、小瞳孔及后极部白内障,提出手术时使用该技术的建议。

关键词

FLACS;复杂性白内障;飞秒激光;白内障伴晶状体半脱位;后极部白内障

24.1 引言

与几乎所有新兴医学发展模式类似,FLACS 最初被应用于常规病例,但眼科医生逐渐认识到 FLACS 可按特定设计切削局部组织,对于高风险、较复杂的临床病例同样也具有优势。越来越多飞秒激光应用于存在眼部并发症患者的手术中的临床案例,这也证实了这一点[1-10]。

本章综述了 FLACS 应用于伴有眼部并发症患者的临床经验,虽然大多为病例报道或短篇病例系列研究,但也能够体现 FLACS 在此类病例中的成功应用,我们有充分的理由相信,飞秒激光技术的创新才刚刚开始,未来还有更多应用。

24.2 患者选择

考虑将飞秒激光应用于伴有眼部并发症的白内障手术前,我们首先回顾传统意义上 FLACS 的相对禁忌证:

- 瞳孔无法散大至 5.0mm 以上。
- 角膜混浊阻碍激光能量的有效传输。
- 视神经脆弱的晚期青光眼。
- 无法配合或过度焦虑的患者。
- 小睑裂影响激光探头的安全对接。

随着飞秒激光技术的不断改进以及眼科手术医生经验的增加,手术的禁忌证正在不断地被修订和更新。值得注意的是,FLACS 的效果通常优于传统白内障超声乳化吸除术,下面我们将讨论应用 FLACS 治疗伴有各种眼部并发症的白内障的新方法。

24.3 晶状体悬韧带不稳定

晶状体悬韧带松弛的患者:如假性囊膜剥脱综合征、马方综合征及外伤性白内障伴悬韧带断裂,是 FLACS 的受益群体。因为晶状体悬韧带松弛是白内障手术并发症的重要危险因素,所以术前应进行仔细评估。晶状体悬韧带松弛的直接体征包括晶状体半脱位、晶状体赤道部变直伴悬韧带缺如或稀疏、晶状体或虹膜震颤。此外高龄,前房过浅、过深或不均匀,瞳孔缩小是晶状体悬韧带不稳定的间接体征。

24.3.1 手术面临的挑战

晶状体悬韧带松弛为白内障手术增加了一系列的风险。晶状体前囊膜张力的降低增加了手术医生撕囊时所需要的力量[11]。此外,在缺乏晶状体悬韧带反向牵引的情况下,手术医生更难意识到错误的撕囊方向。白内障手术中分离和旋转晶状体的常规操作也可能导致悬韧带发生断裂[11]。

飞秒激光技术对伴有晶状体悬韧带松弛的白内障患者具有明显的益处,因为飞秒激光进行撕囊时并不依赖于晶状体悬韧带收缩提供的反向牵引力。此外FLACS可根据需要对撕囊的位置进行定位,即使在晶状体部分移位的情况下,也可对准囊膜中央进行撕囊。

24.3.2 临床报道的证据

最初的临床经验低估了飞秒激光在悬韧带松弛患者中应用的优势。Grewal等报道了1例伴晶状体半脱位的外伤性白内障患者,对其行改良版的FLACS,并阐述了FLACS的优势[4]。本例患者是顿挫性眼外伤所致的外伤性白内障,伴有5个钟点位的悬韧带离断。FLACS选择的撕囊口直径为5mm,并利用术中成像技术使其位于囊膜中央而非瞳孔边缘。激光能量最大调至10μJ,切削深度达1000μm[4],采用六象限碎核模式进行碎核。术中未行晶状体软化,半脱位的晶状体在FLACS对接及能量传输过程中保持稳定。FLACS可在晶状体囊膜中心进行撕囊,因此可使用囊袋钩在取出晶状体核前植入囊袋张力环。本例中飞秒激光的主要作用是撕囊口的中心定位以及在密闭晶状体囊袋中碎核,减少了后续白内障手术的眼内操作,而飞秒激光切割技术形成的六象限晶状体核则更容易被除去,从而降低了超声乳化过程中对晶状体悬韧带的牵拉(图24.1)。

Schultz等报道了1例10岁晶状体半脱位的马方综合征患儿,应用飞秒激光对其进行囊膜切开[5],术中激光囊膜切开的中心定位良好,为后面标准晶状体注吸(I/A)、囊袋张力环植入,以及无偏心人工晶状体植入奠定了良好的基础[5]。近期,Crema等报道了3例晶状体半脱位患者,成功对其施行了FLACS,他们半脱位的程度分别为轻、中及重度[12]。轻度晶状体半脱位,行常规4.8mm直径的囊膜切开术,并使用自动定位装置(LenSx laser,Alcon Laboratories,Fortworth,TX)手动对准半脱位的晶状体,采用两条4.7mm交叉线和一个2.0mm直径圆柱体的混合碎核模式。中度晶状体半脱位,囊膜切开口直径为4.6mm以获得满意位置,晶状体碎核模式采用两条4.5mm交叉线和一个2.0mm直径圆柱体的混合碎核模式。重度晶状体半脱位,囊膜切开直径为3.5mm,晶状体碎核模式采用两条3.6mm交叉线和一个2.0mm直径圆柱体的混合碎核模式。对于轻度和中度晶状体半脱位患者可采用角膜基质松解术以减轻角膜散光。所有患眼均无手术相关并发症,而且裸眼远视力达到20/25及以上,随访12个月仍保持稳定状态[12]。

FLACS也被应用于一些眼部外伤后的情况,如角膜穿通伤[6],晶状体囊膜损伤[2,3],以及顿挫伤后继发的外伤性白内障[3]。Szepessy等报道1例FLACS辅助的外伤性白内障手术[6]:1位38岁男性患者被电线刺穿眼球,一期完成角膜裂伤缝合术,术后晶状体进展为皮质型白内障且前囊膜破裂,2周后采用LenSx激光辅助进行白内障手术,前囊破裂区包含于激光囊膜切开区域内,故实现了完整的环形囊膜切开。

24.3.3 总结与推荐

上述病例报道了FLACS在晶状体悬韧带松弛患眼中的应用,根据已发表的文献和作者的经验,FLACS应用于晶状体悬韧带松弛患眼应注意以下几点:

- 准确的影像资料是飞秒激光辅助伴晶状体悬韧带松弛的白内障手术的基础。
- 启动激光前,应仔细检查术中晶状体囊膜的界限,确保激光软件能正确识别和描绘前囊和后囊。
- 外伤性白内障伴晶状体半脱位,术中需要行OCT检查后囊膜的状态,确定是否存在囊膜破裂。存在囊膜破裂时,在碎裂晶状体的过程中形成空泡所产生的膨胀力可能会使后囊破裂扩大,这种情况下宜保持最低限度地核碎裂及软化。
- 采用已设定的程序或使用囊膜扫描设置,可以最大限度地将囊膜切开集中于囊袋上。
- 为确保在倾斜晶状体上完成囊膜切开术,可增加激光治疗的深度。
- 其他关于FLACS在晶状体悬韧带松弛患眼应用的推荐见表24.1。

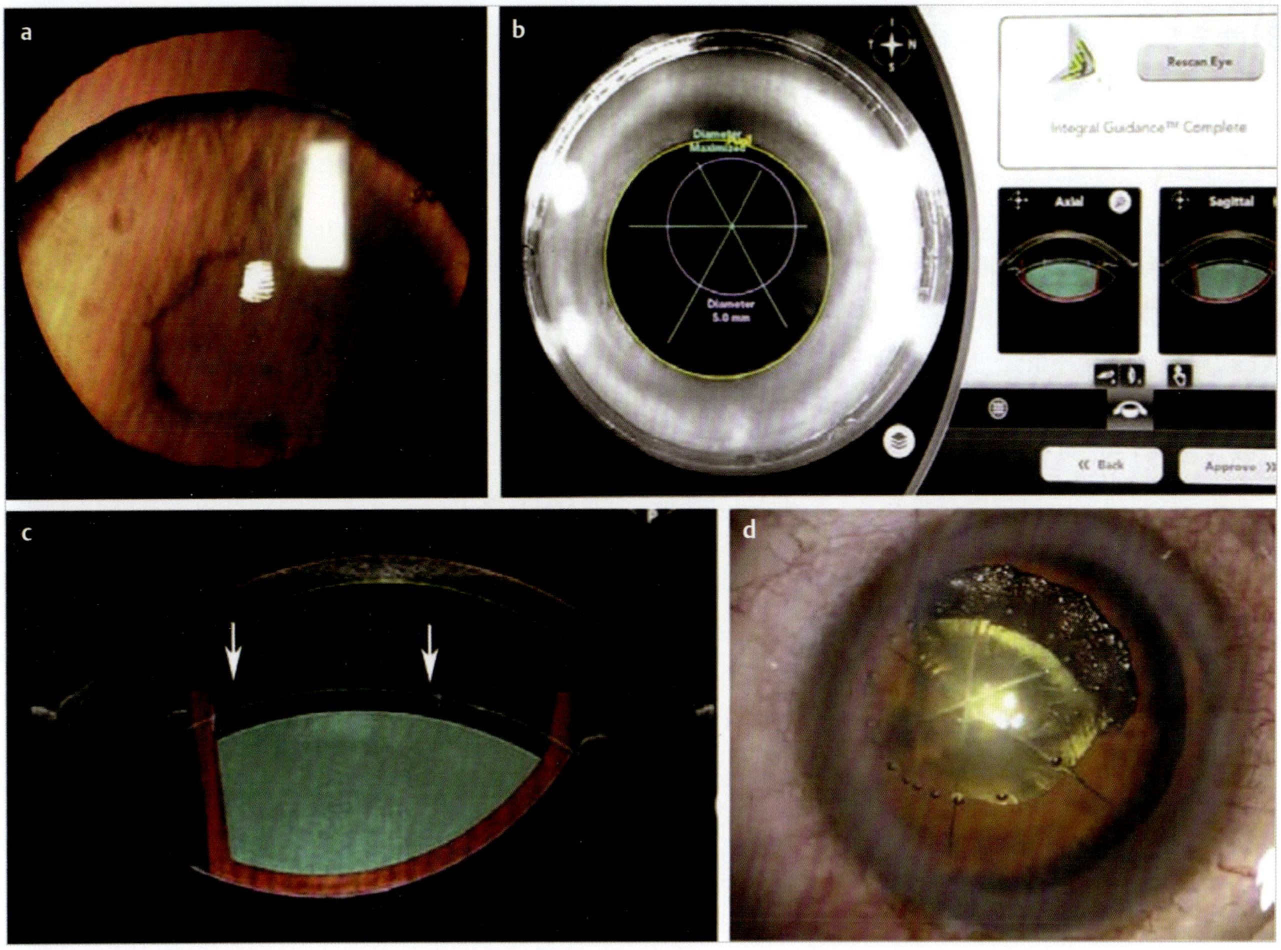

图 24.1　白内障伴晶状体半脱位。(a)术前裂隙灯图像可见外伤性白内障悬韧带离断伴晶状体半脱位，术中 AS-OCT 图像显示以晶状体前囊膜中心做 5mm 直径的撕囊，并非以瞳孔为参照。(b)六象限碎核模式采用 3 个相互交叉线将晶状体碎为六块。(c)白色箭头显示为囊膜切开的边缘，根据术中 AS-OCT 轴向与矢状截面图像显示囊膜切开位于囊袋中心位置，同时也证实了晶状体半脱位的存在，红色条带表示 500μm 的安全区。(d)术中图像显示以囊袋为中心进行囊膜切开并且用六象限碎核模式。使用囊袋拉钩使囊袋重新居中，放置张力环后成功以视轴为中心进行撕囊。

表 24.1　白内障伴晶状体半脱位施行 FLACS 的建议

不推荐的操作	推荐的操作
囊膜切开过大	自定义囊膜切开大小，确保足够的囊膜与人工晶状体光学区重叠
以瞳孔为参照进行中心囊膜切开术	自定义囊膜切开位于偏中心囊袋的中心位置
能量使用过多或晶状体软化过度	根据晶状体核的密度确定核碎裂的速率和次数
过于积极地行前部玻璃体切割术	在安全的情况下尽早稳定囊袋，若囊膜切开区域无玻璃体，行前部玻璃体切割术前先稳定囊袋
晶状体悬韧带广泛松弛，但使用一个囊袋扩张器固定囊袋	晶状体悬韧带全周松弛，超声乳化术前使用多个囊袋扩张器固定囊袋

24.4 既往行眼部手术

白内障手术医生常遇到既往有眼部手术史的白内障患者，这些手术史往往会给接下来的白内障手术带来一系列困难，在本章我们将考虑这些困难，并选择 FLACS 替代传统超声乳化术来解决这些困难。

24.4.1 既往穿透性角膜移植术史

手术面临的挑战

对于既往穿透性角膜移植术后的白内障患者，为确保白内障手术的高质量结果和角膜移植片的长期存活，需要仔细考虑一些问题。高度规则和(或)不规则散光、角膜切口瘢痕和任何已经存在的角膜病理性改变，均可导致在移植片边缘交接处或周围区域的视觉效果不佳，这些因素增加了传统白内障手术操作的挑战性，其中一个风险是可能导致囊袋撕裂。此外，超声能量过大(高密度白内障经常需要)可造成角膜内皮细胞损伤，可导致或加速角膜失代偿。传统的超声乳化术可能采用保守地使用超声能量和晶状体囊膜染色技术来解决这些问题，而 FLACS 为这些患者提供了较大的益处，飞秒激光能实时成像指导囊膜切开定位，同时减少在劈开和乳化晶状体时所需要的能量和时间[13,14]。

临床报道的证据

Martin 等对 12 例既往穿透性角膜移植术后的患者施行 FLACS[7]。所有患眼均与接口成功对接(LenSx 激光)，他们建议对角膜透明度低的患眼可以增加激光能量，激光发射方面，初始设置为 10~12μJ，最终降至 6μJ。Nagy 等为 1 例既往穿透性角膜移植术后 33 岁男性患者眼部施行 FLACS[8]。术中 OCT 识别移植物-宿主交界处的瘢痕，且瘢痕并未干扰激光囊膜切开术的进行。由于角膜切口位于角膜移植 7mm 的外周位置，因此可直接进行缝合，此外报道中提及术中取出晶状体的过程不需要超声，因此术后 1 年角膜内皮细胞维持稳定不变。

总结与推荐

见表 24.2

24.4.2 既往放射状角膜切开术史

既往放射状角膜切开术(RK)的患眼角膜上有放射状的角膜瘢痕，其可能干扰激光传输，并可能导致不完全的囊膜切开(图 24.2a,b)。目前尚无这方面的病例报道，然而根据作者经验，此类患眼的注意事项与既往穿透性角膜移植术患眼的注意事项大致相同。对于有 4 个放射状角膜切口的患眼，可行透明角膜切口(CCI)，术中 OCT 的正面图像可用于显示 CCI 的位置，避免其与放射状角膜切口重合(图 24.2c)。

24.4.3 既往青光眼滤过手术史

手术面临的挑战

既往行小梁切除术的青光眼患者，滤过泡可能成为 FLACS 对接的阻碍因素，而液体浸润界面可防止过大的压力作用于滤过泡，避免发生眼球变形。对于青光眼患者而言，值得考虑的是在 FLACS 对接过程中避免引起明显的眼压升高，从而避免再次损害视神经。Schultz 等研究了 FLACS 期间眼压的变化，发现当使用充满液体的对接系统时，眼压仅有轻度升高[15]。据报道，在 100 只患眼使用 Catalys 激光，眼压的平均增加量为 10mmHg，术后 1 小时的眼压较术前无明显提高，这表明接受 FLACS 的青光眼患者出现进一步眼压相关性损害的可能性较小[15]。

临床报道的证据

根据我们的经验，小型和中等大小的滤过泡很少

表 24.2 穿透性角膜移植术或放射性角膜切开术患眼施行 FLACS 术的建议

不推荐的操作	推荐的操作
对穿透性角膜移植术或放射状角膜切开术的患眼行透明角膜切口(特别是角膜切口大于 4 处)	液体光学界面垂直于角膜，并在移植片外对称放置
	确保囊膜切开的边缘位于移植物-宿主交界周围的中心位置
	存在角膜瘢痕或角膜清晰度不佳的患眼，可增加能量设置(特别是囊膜切开术)
	使用台盼蓝染色，并用撕囊镊下压检查确定前囊切开

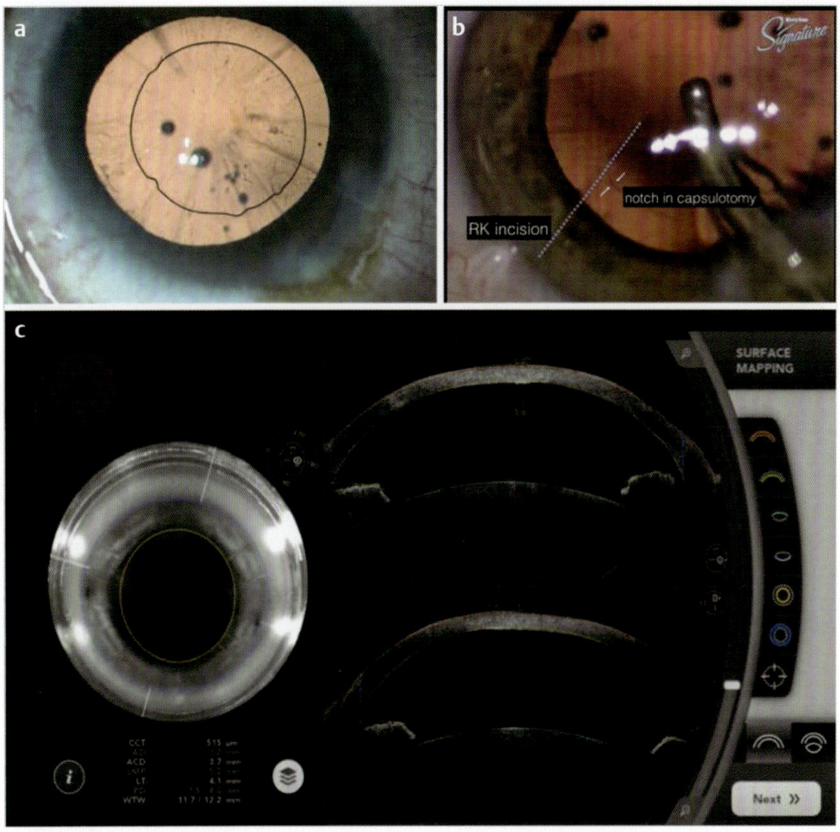

图 24.2 既往放射状角膜切开术的患眼。(a,b)术中图像显示 RK 术后角膜放射状瘢痕导致囊膜切开不完全。(c)术中 OCT 的图像可用来定位放射状角膜切口间的透明角膜。角膜横断面图像显示扁平的角膜轮廓,这是 RK 手术后角膜的典型体征。

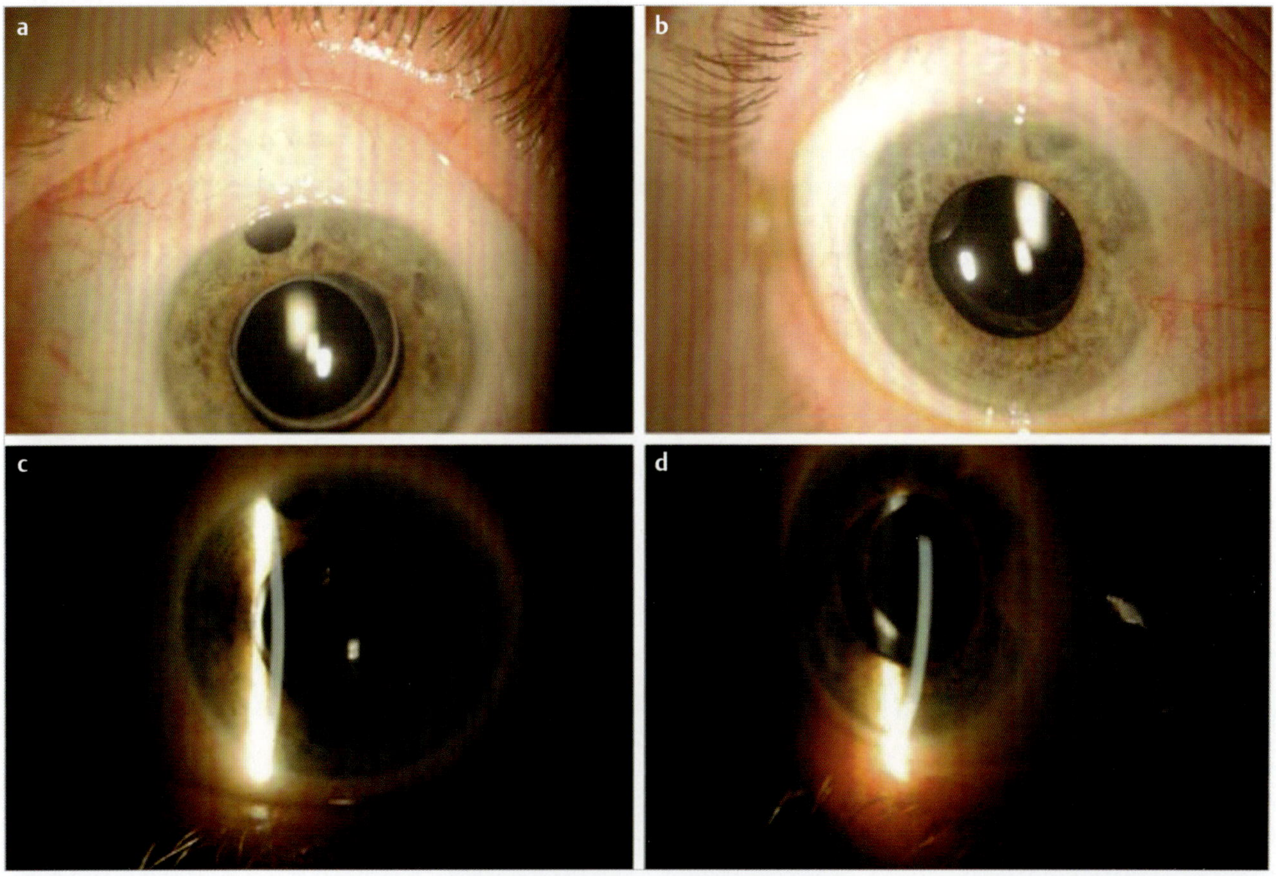

图 24.3 2 只 FLACS 辅助白内障手术患眼的术后随访,可见(a,b)上方滤过泡完整,以及(c,d)后房型人工晶状体中心定位良好。

影响吸环的放置。Kinnas 等在既往青光眼滤过手术的患眼上成功施行了 FLACS（图 24.3）。术中顺利使用 Catalys 飞秒激光系统和 16mm 吸环，而且可完成有效成像和 FLACS，术后随诊 10 个月，滤过泡均保持稳定。Martin 等的一篇病例报道中介绍了使用 Lensx 飞秒激光平台对 8 只曾行小梁切开术患眼施行 FLACS 的经验[7]。他们并未发现在对接过程中出现困难或激光治疗后发生滤过泡内出血的情况[7]。在术后 6 个月的随访过程中所有患眼的滤过泡形态、眼压、视野、OCT 视网膜神经纤维都保持稳定(图 24.3)。

总结与推荐

见表 24.3。

24.4.4 既往玻璃体切除联合硅油填充手术史

手术面临的挑战

玻璃体切割术联合硅油填充的患眼，硅油乳化后可进入眼球的不同位置[16]。即使及时清除乳化硅油珠，也可以从玻璃体腔、甚至经过晶状体悬韧带的间隙进入前房及房角[17]。乳化硅油珠的移动可增加眼前节的并发症，如角膜结构和完整性的改变、继发性眼压升高，因此增加了白内障手术的风险[18]。采用 FLACS 辅助白内障手术时，前房中乳化的硅油珠可以影响 OCT 信号的穿透力以及飞秒激光能量的传输。乳化硅油珠可隐匿于上方的房角，因此常规的裂隙灯检查无法直接观察到。仔细询问术前病史以及房角镜的检查可发现前房硅油珠，FLACS 时仔细检查术中 AS-OCT 是否存在前房内高反光球体，有助于诊断及指导后续的手术方案。

临床报道的证据

Grewaldeng 报道对 2 例玻璃体切割术后硅油眼施行 FLACS 的病例[19]。双眼术前均行硅油取出术，且裂隙灯术前检查并未发现前房内硅油珠。FLACS 采用标准设定，但术中注意到存在一个激光没有治疗到的区域，在手术显微镜下，前房内可见乳化硅油珠，通过前房内注入黏弹剂可置换出硅油(图 24.4)，可使用撕囊镊补充完成激光不完全的囊膜切开，此外需要额外的超声能量在此区域完成未软化和碎裂的晶状体，最终手术顺利完成且无相关并发症[19]。

术后回顾术中 OCT 录像发现沿着角膜内皮细胞有一条强反射光带，遮挡了其后方图像(图 24.5)。在存在硅油珠的区域 AS-OCT 信号无法穿透获取后方图像，他们建议在术中 OCT 上仔细检查，这类患眼中

表 24.3 青光眼滤过手术患眼施行 FLACS 术的建议

不推荐的操作	推荐的操作
对较大或囊壁较薄的滤过泡患眼行 FLACS	尝试使用大直径液体光学界面(LOI)(如 Catalys 使用 16mm LOI)
因滤过泡导致吸力不足而反复失吸的情况下，仍持续尝试吸引眼球	

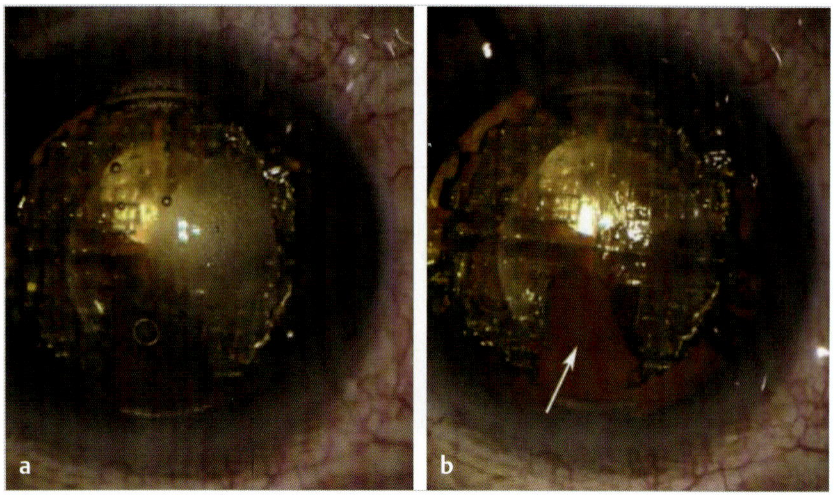

图 24.4 (a)术中图像显示前房内存在乳化硅油珠，患者从飞秒激光手术床移到显微手术床时硅油珠发生移动。(b)术中图像显示取出前房硅油珠后，可见硅油珠下方不完整的囊膜切开和晶状体碎核(箭头所示)。

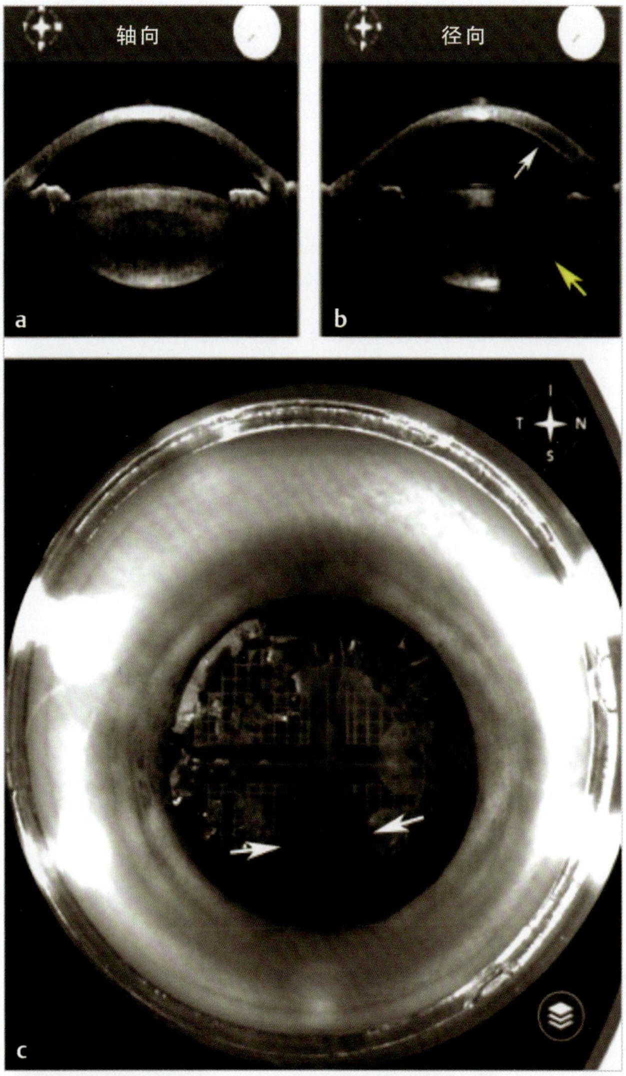

图 24.5 (a)术中 AS-OCT 轴向可见前节结构正常。(b)术中 AS-OCT 矢状位可见角膜后强反射光线，为乳化硅油珠(白色箭头所示)，其后方是 OCT 信号无法穿透而导致的阴影(黄色箭头所示)。(c)术中红外图像显示乳化硅油珠为弱反射区(白色箭头所示)对应飞秒激光未穿透完成的囊膜切开及晶状体碎核的区域。

是否存在硅油珠，若识别出硅油珠，有助于手术医生为后续的手术做好准备(图 24.4 和图 24.5)。

总结与推荐

见表 24.4。

24.5 角膜瘢痕

角膜组织由高度规则的细胞及纤维蛋白排列组成，维持其透明性是视觉形成的关键，然而瘢痕组织可破坏角膜高度规则的结构，导致入射激光发生散射[20]。最终影响激光在此类患眼应用的有效性。

24.5.1 手术面临的挑战

角膜瘢痕导致组织的不透明状态会影响观察，给白内障手术医生的手术操作带来挑战，模糊的术野可能导致无法观察到撕囊边缘，无法检查晶状体是否残留于囊袋中。术前可以选择进行前部板层角膜移植术或治疗性准分子激光角膜切削术(PTK)去除角膜混浊，采用外部光源、扩大瞳孔、囊袋染色等操作帮助手术顺利进行。虽然角膜移植术可成功地解决这一问题，但应尽可能避免。

严重的角膜中央混浊或角膜异常是 FLACS 的禁忌证，但对于致密混浊和虹膜角膜粘连的患眼，如果术前成像显示瘢痕位于激光传输区外，则可以实施 FLACS。在这些病例中应用 FLACS 有一定优势，因为该手术可以调整囊膜切开的位置、深度及能量的参数，从而成功完成手术。术中成像可用于避开角膜瘢痕区，同时评估前后囊膜的完整性。

24.5.2 临床报道的证据

Grewal 等报道 1 例因穿透性眼外伤导致角膜旁中心致密混浊的膨胀期白内障病例[9]，这种情况下，术中 OCT 的优点是能透过半透明的角膜瘢痕和混浊的白内障进行成像，通过设定激光穿过中央或旁中央透明角膜区域，完成直径较小的囊膜切开术(4.7mm)，保

表 24.4 玻璃体切除联合硅油填充术后患眼施行 FLACS 的建议

不推荐的操作	推荐的操作
只依靠常规术前裂隙灯检查判断是否存在乳化硅油珠	术前应进行全面的检查，包括房角镜及 AS-OCT 检查上方房角以判断前房是否存在乳化硅油珠 应用术中 OCT 寻找这类患眼前房硅油珠存在的证据 若术中发现硅油，需要通过台盼蓝检查囊膜切开的完整性

证手术的顺利完成(图 24.6)。

Hou 等报道了 1 例在 2 型 Peter 综合征应用LenSx 激光成功实施 FLACS 的案例,2 型 Peter 综合征是一种先天性疾病,其特点为角膜中央混浊,角膜内皮细胞、Descemet 膜及角膜后基质缺损[21]。该患者角膜影响对后方组织的观察, 晶状体前囊膜与角膜粘连、牵引导致难以进行撕囊。Hou 等将 FLACS 作为解决这些困难的工具,术中 OCT 根据倾斜、扭曲的前囊确定囊膜切开术的位置。激光完成对接后,对术眼进行轴向横截面扫描,准确定位囊膜切开,避开角膜混浊、粘连的位置,同时减少残留气泡的产生。接下来对囊膜切开的边缘进行滚动扫描,调整囊膜切开的高度和深度,以确保激光 360°切开前囊膜。这些调整完成后就可以进行常规手术操作,完成中心定位良好的囊膜切开术。患者术后随访 7 个月,最佳远视力为 20/200,近视力为 20/60[21]。

24.5.3 总结与推荐

根据已发表的文献和作者的经验,合并角膜瘢痕的患眼施行 FLACS 的注意事项包含以下几点:

- 术前对患眼情况进行评估,确保瞳孔可充分散大,虹膜后粘连及前粘连均未累及视轴[21]。
- 仔细评估术中 OCT 结果以确定角膜瘢痕下的结构。
- 使用自定义囊膜切开模式设定囊膜切开的大小及位置,从而保证囊膜切开的边缘位于中心角膜混浊的外缘及周边角膜混浊的内缘。
- 台盼蓝前囊膜染色时,应小心提起囊膜瓣,确保撕开未完整切开的前囊膜或标记完成环形撕囊口。

24.6 后极部白内障

后极部白内障是以中心后囊下混浊为主的白内障类型(图 24.6)。目前,仍未明确后极部白内障确切的病理生理学机制,认为可能是晶状体纤维的遗传学异常改变,畸形的晶状体纤维发生紊乱,破坏高度规则的组织结构,导致晶状体后囊膜混浊,使畸形的晶状体纤维位于后囊下。

24.6.1 手术面临的挑战

因为后极部白内障具有增加后囊膜破裂及玻璃体丢失的风险而给白内障手术医生带来了挑战。近期

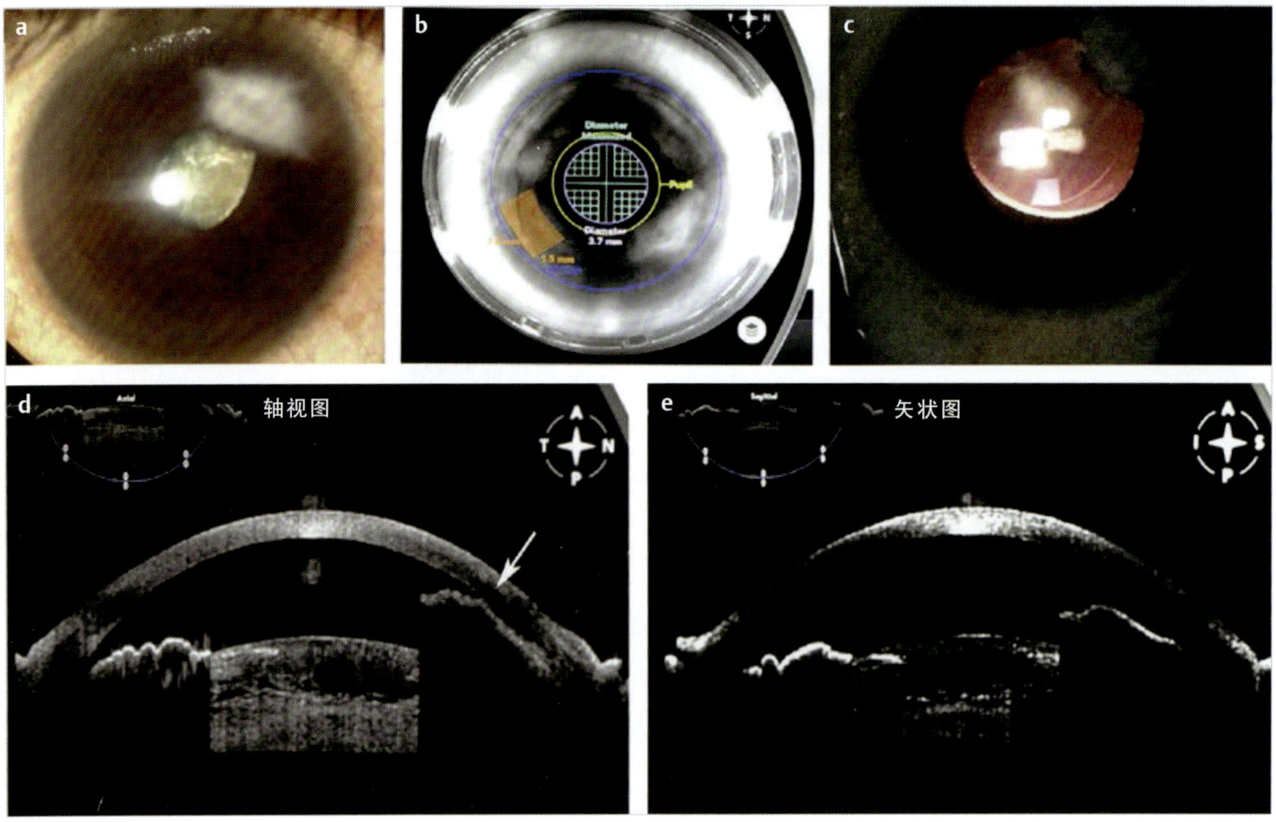

图 24.6 合并角膜瘢痕的白内障。

有研究表明在该类患者中后囊膜破裂发生的概率为 6%~7%。传统超声乳化吸除术中采用传统的水分层以及由内到外的分层是保护脆弱后囊膜的方法，避免水分离时因液体聚积导致囊袋压力增加。

飞秒激光平台具有术中成像及激光准确度高的优点，便于在接近后极部晶状体碎核前完成操作。FLACS 具有实时 OCT 成像技术，其不仅可完整显示后囊膜，同时允许医生保持手术操作与后囊膜的安全距离，可避免因飞秒激光的爆破作用而损害晶状体后囊膜。

24.6.2 临床报道的证据

Vasavada 等报道一项前瞻性干预性系列病例报道，该研究中纳入 45 例应用 FLACS 手术的后极部白内障患者。他们提出一项飞秒激光劈核技术，该技术主要应用飞秒激光将晶状体核分为 3 层同心圆柱体，在手术中发挥缓冲作用。这 3 层晶状体核可减少机械应力以及液体流动对脆弱后囊膜的影响。同时由于未进行水化分离，也避免了因液体聚积对囊袋产生的压力。超声乳化过程由最内层开始，每一层均由内而外进行乳化，而最外层起到缓冲作用。摘除晶状体核后，仍保留一层厚且均匀的核外层，因为激光在周围形成垂直壁，所以在超声乳化头对侧的 2 个象限的核外层可较为容易的从囊膜上剥离。Phaco 头移出之前在前房内注入黏弹剂，最后进行 I/A 分离并抽吸核外层。Vasavada 等采用这项技术，其后囊破裂发生率为 4.4%(2 只眼睛)，建议使用距后囊 500μm 的安全距离，但对于后囊完整性被破坏的病例（如已存在后囊膜破裂），建议安全距离则应设定为 700~800μm[24]。

Tityal 等报道了在 25 例Ⅱ~Ⅲ核性白内障施行 FLACS 的研究，研究中碎核模式采用三线交叉(6.0mm)碎核与三同心圆柱状碎核(2.0mm、4.0mm 及 6.0mm)模式，激光设置为 500μm 的前囊膜安全距离，800μm 的后囊膜安全距离，12μJ 脉冲，14μm 点间距及 14μm 线间距。超声乳化时，沿着混合模式产生的分离面轻轻分离碎裂核，乳化过程由内而外，全部病例均行水分层和水分离，通过这种方法，Tutyal 等研究中所有病例没有发生后囊膜破裂，且术后裸眼远视力为 20/25 及以上。

Vasavada 和 Tityal 等报道的两种方法均强调了飞秒激光通过精确的图像引导提高超声乳化术的安全性。两种技术均需要制造 3 个同心圆柱体做为安全缓冲，而在没有飞秒激光的情况下无法实现这一操作。若 FLACS 中平台不能提供同心圆柱体的碎核系统（如 Catalys 飞秒激光平台），建议使用六象限碎核模式进行分割而不进行软化，激光完成后使用一个 Chang 套管针小心地使晶状体核倾斜从而释放核内气体，之后轻柔地进行水分层，根据作者的经验（未发表数据），上述操作可控，并且可对后极部白内障成功施行 FLACS(图 24.7)。

24.6.3 总结与推荐

根据已发表的文献和作者的经验，对后极部白内障施行 FLACS 注意事项包含以下几点：

- 根据后极部混浊的形态学特点，仔细评估术中 OCT 实时成像以调整后极部安全区域。
- 进行晶状体分割前，首先用一个钝头的套管针轻敲晶状体核，释放飞秒激光产生的气泡，这些气泡可增加晶状体核内压力，从而引起囊袋阻滞综合征(表 24.5)。

24.7 小瞳孔

白内障手术前充分散大瞳孔非常重要，这可确保

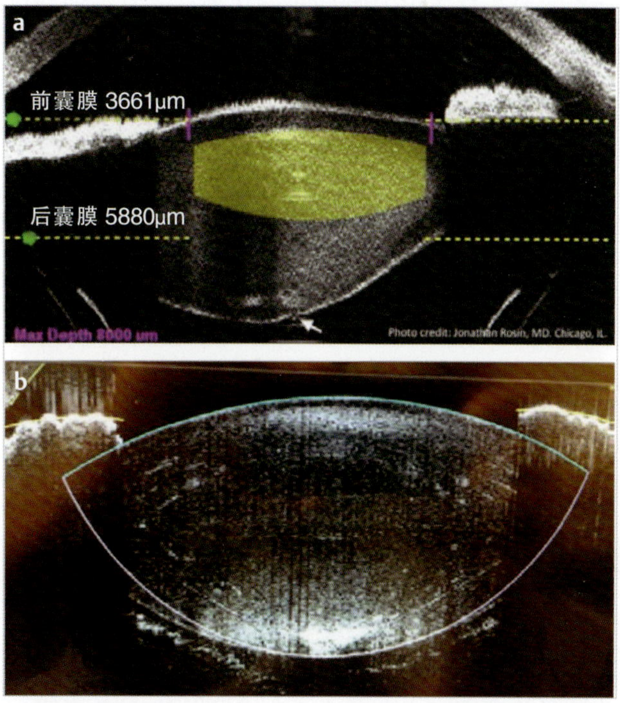

图 24.7 后极部白内障术中 OCT 成像，后极部混浊位于后囊下，且可见后囊完整。

表 24.5 后极部白内障施行 FLACS 操作的建议

不推荐的操作	推荐的操作
使用标准激光设定	仔细观察术中 OCT 成像，注意观察后囊膜解剖特点并做出相应调整
进行水分离操作	避免水化过程，以及前房过量填充黏弹剂的操作
劈核时对囊袋使用过多的前后向作用力	通过圆柱形碎核模式对晶状体实现分而治之

充分观察到囊膜切开区域、晶状体核及外核部。散瞳通常是术前 30~60 分钟使用联合作用于副交感神经和交感神经的滴眼液。术前瞳孔应散大至 7mm 以上，若术前瞳孔直径缩小则会增加术中并发症的风险[26-28]。本章我们将讨论小瞳孔为白内障手术所带来的挑战，以及使用飞秒激光处理此类情况的各种选择。

24.7.1 手术面临的挑战

小瞳孔可为 FLACS 和传统超声乳化术带来困难。从术野可视性的角度来看，小瞳孔对术野的限制可能导致严重威胁视力的并发症，如撕裂前囊膜和后囊膜、虹膜损伤、囊袋残留晶状体核及皮质。对小瞳孔的病例施行 FLACS 需要仔细考虑和计划，FLACS 进行前囊切开术时需要瞳孔散到足够大小，虽然大多数飞秒激光平台默认的瞳孔直径一般为 5.0mm，但囊膜切开术可做到更小以适应瞳孔更小的眼睛。有报道称若囊膜切开直径小于 4.0mm，发生前囊综合征的风险更大[29]。

对于 FLACS 病例，我们应知道负压吸引平面接触到人眼时可能会让瞳孔缩小。此外，激光能量释放时也可引起瞳孔缩小，这可能和激光能量传输引起前列腺素的释放有关[30]。这可能导致激光治疗后准备进行超声乳化术前，瞳孔收缩为 2.0~3.0mm，可以于前房内注入肾上腺素重新散大激光治疗后缩小的瞳孔。

24.7.2 临床报道的证据

目前医生通过多种方法成功实现了激光治疗小瞳孔白内障。Conrad-Hengerer 等描述了在 FLACS 前对术中瞳孔小于 5.5mm 的 40 只患眼运用分步扩瞳法[31]。首先，前房内注入肾上腺素，若不能使瞳孔充分扩张，则于前房内注入黏弹剂扩大瞳孔，若仍不能将瞳孔扩大至合适大小，则可植入 Malyugin 环形瞳孔扩张器，此时可将瞳孔扩大到至少 5.5mm，而 FLACS 囊膜切开术至少要求瞳孔直径为 4.5mm。报道提出 7%的病例仅使用肾上腺素可使瞳孔扩大，25%需要联合黏弹剂瞳孔扩大，若再此基础上应用 Malyugin 环形瞳孔扩张器可完成 68%，瞳孔扩大。最常见的并发症是假性晶状体囊膜剥脱征（30%）和术中虹膜失张力综合征（12.5%），5 只患眼出现舌形囊膜切开。作者推荐仅在同一手术间完成这些操作，如果患者在两间手术室之间转换，完成手术切口后更换手术室，就可能会接触有菌和无菌环境，增加感染的风险和破坏眼球的密切性[32]。

Kranitz 等报道 1 例对急性晶状体源性青光眼、浅前房及成熟期白内障患者成功进行 FLACS 的病例[33]，患者在行白内障手术前进行抗青光眼药物治疗以及 Nd:YAG 激光虹膜周边切除术，白内障手术中采用 Malyugin 环形瞳孔扩张器以扩大瞳孔，之后使用飞秒激光完成直径为 4.8mm 的囊膜切开术及晶状体碎核术。术后患者视力由手动提升至 Sellen 视力表上 4/10 的视力[33]。

本例报道在行飞秒激光治疗前，先放置 Malyugin 环形瞳孔扩张器，黏弹剂可留于原位，或使用平衡盐溶液将其从前房置换出来[33]。飞秒激光治疗时，前房中残留的黏弹剂和平衡盐溶液的混合物可能导致不完全的囊膜切开（图 24.9）[36]。如果用黏弹剂填充前房，特别需要注意的是某些患眼（如晶状体悬韧带松弛患眼）容易发生反向瞳孔阻滞。当黏弹剂仅填充在前房，术中可能发生反向瞳孔阻滞，此时应及时清除黏弹剂并抬高瞳孔缘，可以有效逆转反向瞳孔阻滞。而在易感眼中，在虹膜两侧注入黏弹剂的同时避免其过度填充可减少瞳孔阻滞的发生[37]。或者在放置瞳孔扩张器后及激光治疗前清除所有黏弹剂是更加谨慎的做法。残余的黏弹剂位于晶状体前囊可改变前房折射率，进而使激光能量差异性聚焦，导致激光无法完全穿透前囊（图 24.8）[31]。

既往研究提出前房存在黏弹剂的情况下，激光治疗需要更高的激光能量和更宽的治疗深度[38]，然而在

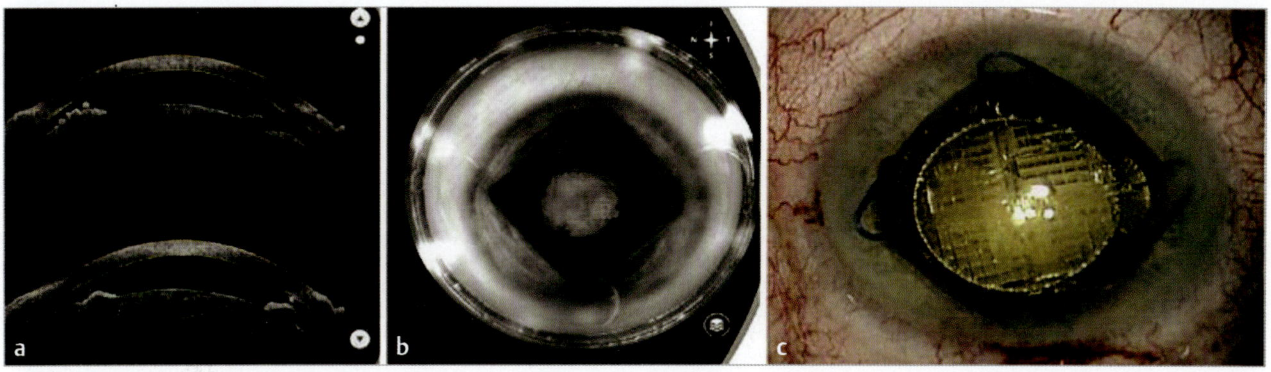

图 24.8 (a)Malyugin 环形瞳孔扩张器植入后 AS-OCT 图像显示扩张的瞳孔及 Malyugin 环形瞳孔扩张器的横截面(小白环),前囊膜因 Malyugin 环形瞳孔扩张器出现变形。(b)飞秒红外图像显示 Malyugin 环形瞳孔扩张器使瞳孔充分散大,可进行直径为 5mm 的激光囊膜切开术。(c)术中图像显示直径为 5mm 的囊膜切开术以及晶状体的碎核模式。

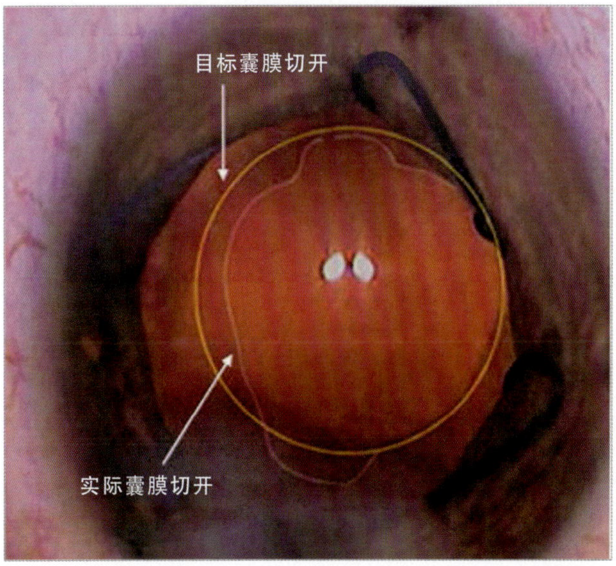

图 24.9 术中图像显示由于前房存在黏弹剂和平衡盐溶液的混合物导致激光切开囊膜不完整。

最近的一项调查中,de Freitas 等提出 6 种不同黏弹剂填充前房虽然改变了折射率,但并不足以改变激光的聚焦位置,使前囊膜的不完全切开[39]。然而,黏弹剂中的小气泡可导致激光能量传输不均匀,当气泡直径与激光空泡直径在同一量级时便可破坏光束路径[40]。在进一步临床报道前,我们认为在激光治疗前已放置瞳孔扩张器的患眼中,应当慎重地增加激光能量和治疗宽度,以确保完整的囊膜切开术(图 24.9)。

24.7.3 总结与推荐

根据已发表的文献和作者的经验,小瞳孔白内障施行 FLACS 注意事项包含以下几点:

- FLACS 前使用瞳孔扩张器时,应确保前房内均匀填充黏弹剂而且没有气泡,最好是充满均匀的平衡盐溶液无残留的黏弹剂。
- FLACS 前检查前房完整性,因为前房内植入瞳孔扩张器或前房内注药均可能导致前房渗漏以及不稳定。
- FLACS 前根据 OCT 图像确认晶状体囊袋的外形,并在术中仔细检查以确定囊膜切开的完整性(表 24.6)。

表 24.6 小瞳孔白内障施行 FLACS 操作的建议

不推荐的操作	推荐的操作
术中需要植入瞳孔扩张器时,飞秒激光操作平台不在无菌手术室	
使用默认飞秒激光参数设置完成囊膜切开术	调整参数仪增加激光能量和穿透深度
在前房内非均匀填充或存在气泡的情况下进行激光治疗操作	Malyugin 环形瞳孔扩张器及黏弹剂扩瞳后应保证前房内黏弹剂分布均匀,以减少屈光指数的变化
忽略审查术中 OCT 的成像,以及未注意术中出现反向瞳孔阻滞	仔细检查前囊膜轮廓以确保未被瞳孔扩张器挤压变形

(罗岩 译)

参考文献

[1] Grewal DS, Schultz T, Basti S, Dick HB. Femtosecond laser-assisted cataract surgery-current status and future directions. Surv Ophthalmol. 2016; 61(2): 103–131

[2] Conrad-Hengerer I, Dick HB, Schultz T, Hengerer FH. Femtosecond laser-assisted capsulotomy after penetrating injury of the cornea and lens capsule. J Cataract Refract Surg. 2014; 40(1):153–156

[3] Nagy ZZ, Kránitz K, Takacs A, Filkorn T, Gergely R, Knorz MC. Intraocular femtosecond laser use in traumatic cataracts following penetrating and blunt trauma. J Refract Surg. 2012; 28(2):151–153

[4] Grewal DS, Basti S, Singh Grewal SP. Femtosecond laser-assisted cataract surgery in a subluxated traumatic cataract. J Cataract Refract Surg. 2014; 40 (7):1239–1240

[5] Schultz T, Ezeanosike E, Dick HB. Femtosecond laser-assisted cataract surgery in pediatric Marfan syndrome. J Refract Surg. 2013; 29(9):650–652

[6] Szepessy Z, Takács Á, Kránitz K, Filkorn T, Nagy ZZ. Intraocular femtosecond laser use in traumatic cataract. Eur J Ophthalmol. 2014; 24(4):623–625

[7] Martin AI, Hodge C, Lawless M, Roberts T, Hughes P, Sutton G. Femtosecond laser cataract surgery: challenging cases. Curr Opin Ophthalmol. 2014; 25(1): 71–80

[8] Nagy ZZ, Takács AI, Filkorn T, et al. Laser refractive cataract surgery with a femtosecond laser after penetrating keratoplasty: case report. J Refract Surg. 2013; 29(1):8

[9] Grewal DS, Basti S, Singh Grewal SP. Customizing femtosecond laser-assisted cataract surgery in a patient with a traumatic corneal scar and cataract. J Cataract Refract Surg. 2014; 40(11):1926–1927

[10] Conrad-Hengerer I, Hengerer FH, Joachim SC, Schultz T, Dick HB. Femtosecond laser-assisted cataract surgery in intumescent white cataracts. J Cataract Refract Surg. 2014; 40(1):44–50

[11] Shingleton BJ, Crandall AS, Ahmed II. Pseudoexfoliation and the cataract surgeon: preoperative, intraoperative, and postoperative issues related to intraocular pressure, cataract, and intraocular lenses. J Cataract Refract Surg. 2009; 35(6):1101–1120

[12] Crema AS, Walsh A, Yamane IS, Ventura BV, Santhiago MR. Femtosecond laser-assisted cataract surgery in patients with Marfan syndrome and subluxated lens. J Refract Surg. 2015, 31(5):338–341

[13] Conrad-Hengerer I, Hengerer FH, Schultz T, Dick HB. Effect of femtosecond laser fragmentation of the nucleus with different softening grid sizes on effective phaco time in cataract surgery. J Cataract Refract Surg. 2012; 38(11): 1888–1894

[14] Abell RG, Kerr NM, Vote BJ. Toward zero effective phacoemulsification time using femtosecond laser pretreatment. Ophthalmology. 2013; 120(5):942–948

[15] Schultz T, Conrad-Hengerer I, Hengerer FH, Dick HB. Intraocular pressure variation during femtosecond laser-assisted cataract surgery using a fluid-filled interface. J Cataract Refract Surg. 2013; 39(1):22–27

[16] Federman JL, Schubert HD. Complications associated with the use of silicone oil in 150 eyes after retina-vitreous surgery. Ophthalmology. 1988; 95(7): 870–876

[17] Hutton WL, Azen SP, Blumenkranz MS, et al. The effects of silicone oil removal. Silicone Study Report 6. Arch Ophthalmol. 1994; 112(6):778–785

[18] Abrams GW, Azen SP, Barr CC, et al. The incidence of corneal abnormalities in the Silicone Study. Silicone Study Report 7. Arch Ophthalmol. 1995; 113(6): 764–769

[19] Grewal DS, Singh Grewal SP, Basti S. Incomplete femtosecond laser-assisted capsulotomy and lens fragmentation due to emulsified silicone oil in the anterior chamber. J Cataract Refract Surg. 2014; 40(12):2143–2147

[20] Torricelli AA, Santhanam A, Wu J, Singh V, Wilson SE. The corneal fibrosis response to epithelial-stromal injury. Exp Eye Res. 2016; 142:110–118

[21] Hou JH, Crispim J, Cortina MS, Cruz JdeL. Image-guided femtosecond laser-assisted cataract surgery in Peters anomaly type 2. J Cataract Refract Surg. 2015; 41(11):2353–2357

[22] Hayashi K, Hayashi H, Nakao F, Hayashi F. Outcomes of surgery for posterior polar cataract. J Cataract Refract Surg. 2003; 29(1):45–49

[23] Vasavada AR, Raj SM. Inside-out delineation. J Cataract Refract Surg. 2004; 30 (6):1167–1169

[24] Vasavada AR, Vasavada V, Vasavada S, Srivastava S, Vasavada V, Raj S. Femtodelineation to enhance safety in posterior polar cataracts. J Cataract Refract Surg. 2015; 41(4):702–707

[25] Titiyal JS, Kaur M, Sharma N. Femtosecond laser-assisted cataract surgery technique to enhance safety in posterior polar cataract. J Refract Surg. 2015; 31(12):826–828

[26] Hashemi H, Seyedian MA, Mohammadpour M. Small pupil and cataract surgery. Curr Opin Ophthalmol. 2015; 26(1):3–9

[27] Chang DF. Use of Malyugin pupil expansion device for intraoperative floppy-iris syndrome: results in 30 consecutive cases. J Cataract Refract Surg. 2008; 34(5):835–841

[28] Nagy ZZ, McAlinden C. Femtosecond laser cataract surgery. Eye Vis (Lond). 2015; 2:11

[29] Nagy ZZ. New technology update: femtosecond laser in cataract surgery. Clin Ophthalmol. 2014; 8:1157–1167

[30] Schultz T, Joachim SC, Stellbogen M, Dick HB. Prostaglandin release during femtosecond laser-assisted cataract surgery: main inducer. J Refract Surg. 2015; 31(2):78–81

[31] Conrad-Hengerer I, Hengerer FH, Schultz T, Dick HB. Femtosecond laser-assisted cataract surgery in eyes with a small pupil. J Cataract Refract Surg. 2013; 39(9):1314–1320

[32] Dick HB, Gerste RD. Plea for femtosecond laser pre-treatment and cataract surgery in the same room. J Cataract Refract Surg. 2014; 40(3):499–500

[33] Kránitz K, Takács AI, Gyenes A, et al. Femtosecond laser-assisted cataract surgery in management of phacomorphic glaucoma. J Refract Surg. 2013; 29 (9):645–648

[34] Roberts TV, Lawless M, Hodge C. Laser-assisted cataract surgery following insertion of a pupil expander for management of complex cataract and small irregular pupil. J Cataract Refract Surg. 2013; 39(12):1921 1924

[35] Kankariya VP, Diakonis VF, Yoo SH, Kymionis GD, Culbertson WW. Management of small pupils in femtosecond-assisted cataract surgery pretreatment. Ophthalmology. 2013; 120(11):2359–2360, 2360.e1

[36] Grewal DS, Basti S. Incomplete capsulotomy using femtosecond laser with a pupil expansion device. J Cataract Refract Surg. 2014; 40(4):680–682

[37] Grewal DS, Basti S. Intraoperative reverse pupillary block during femtosecond laser-assisted cataract surgery in a patient with phacomorphic angle closure. J Cataract Refract Surg. 2014; 40(11):1909–1912

[38] Dick HBGR, Gerste RD, Rivera RP, Schultz T. Femtosecond laser-assisted cataract surgery without ophthalmic viscosurgical devices. J Refract Surg. 2013; 29(11):784–787

[39] de Freitas CP, Cabot F, Manns F, Culbertson W, Yoo SH, Parel JM. Calculation of ophthalmic viscoelastic device-induced focus shift during femtosecond laser-assisted cataract surgery. Invest Ophthalmol Vis Sci. 2015; 56(2):1222–1227

[40] Aglyamov SR, Karpiouk AB, Bourgeois F, Ben-Yakar A, Emelianov SY. Ultrasound measurements of cavitation bubble radius for femtosecond laser-induced breakdown in water. Opt Lett. 2008; 33(12):1357–1359

第 25 章

结合飞秒激光技术的新型人工晶状体

Samuel Masket

摘　要

在精准屈光性白内障手术的时代,屈光外科的医生们日益重视起阴性光学干扰(ND)这一白内障术后困扰患者的并发症。ND 的发生与残余前囊膜边缘覆盖植入的人工晶状体的光学部有关,但其具体发生机制尚不明确。将人工晶状体光学部植入到前囊膜以前可有效预防和缓解 ND 的症状,然而这不同于当前主流的人工晶状体设计原理和手术方法。Morcher 90S 是一款新型人工晶状体,可将前囊膜固定在其槽内,可有效预防 ND。此外,Morcher 90S 的优点还包括光学中心定位的改善,轴向偏位发生率的减少,以及手术医生能够更好地预测有效晶状体位置(ELP),同时也可结合多焦点设计减少术后高阶像差,提高患者的视觉质量。目前临床上尚未观察到植入此类人工晶状体后有病例出现 ND。

关键词

阴性光学干扰;反向光学部夹持;囊膜固定型人工晶状体

25.1 引言

光学干扰最初由美国的 Masket 医生提出,是指外界经由人工晶状体反射到视网膜上的光所引起的各种视觉症状。光学干扰可能发生在所有类型的人工晶状体,但在双焦点和三焦点的人工晶状体植入后更为常见。光学干扰可分为阳性光学干扰(PD)和阴性光学干扰(ND)。PD 涉及明亮成像的症状,如眩光、星爆和光晕等;而 ND 指的是视野中出现阴影或暗区。ND 是当代白内障手术后较为常见的并发症,可影响患者的视觉质量[1]。通常,患者会抱怨有类似于佩戴“马眼罩”的感觉,即看到颞侧新月形阴影。许多患者主诉存在阴影的同时,也可感受到颞侧光闪烁,提示同时存在 PD。尽管许多患者抱怨颞侧视野有遮挡,但在这些病例中,自动视野计的测量结果往往是正常的[2]。光学干扰的实际发病率尚未得到广泛研究,Osher 等的研究表明,光学干扰可能在术后早期影响 12%~15%的病例,持续到术后 1 年的约有 3%的病例[3]。鉴于美国每年大约有 300 万例的白内障手术量,光学干扰每年可能影响近 10 万例患者。在常规白内障手术后,光学干扰是患者对手术效果不满意的最主要原因[4]。ND 的病因尚存在争议,但学术界在某些方面已经达成了较为一致的意见:①虽然手术医生进行了近乎“完美”的手术(中心连续环形撕囊过程顺利,I/A 彻底吸除晶状体皮质,人工晶状体在囊袋内的位置完美居中,术后角膜清亮、透明)(图 25.1),但是部分患者在术后也会主诉视觉质量不佳,例如出现 ND;②ND 的发生与囊袋内植入后房型人工晶状体有关,其症状可随瞳孔扩大而改善,随瞳孔缩小而更加明显;③植入前房型人工晶状体或者睫状沟固定型人工晶状体一般不会导致 ND;④除对侧眼发生 ND 外,尚无研究表明存在其他有意义的 ND 风险因素。

值得庆幸的是,大多数患者的 ND 症状可随时间

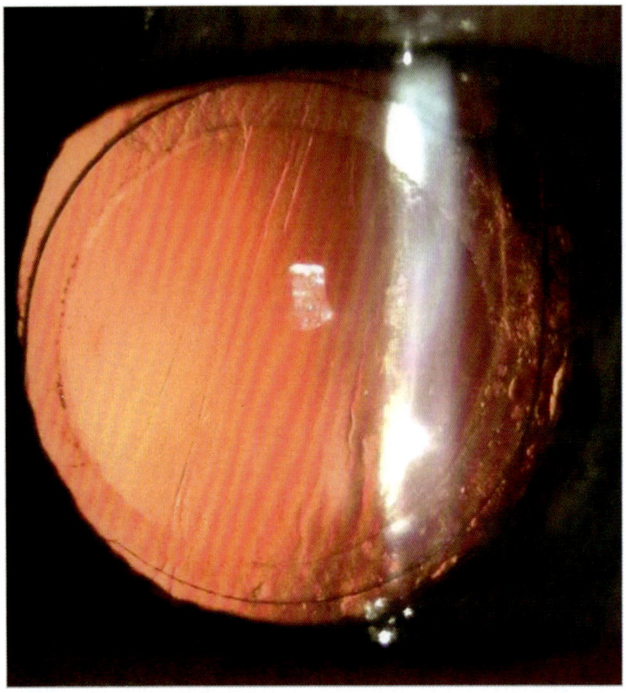

图 25.1 阴性光学干扰产生的主要原因：前囊膜 360°环形覆盖囊袋内的人工晶状体。

推移而有所改善，这在一定程度上反映了机体的视觉神经适应现象。然而，当患者持续出现 ND 症状超过 6 个月时，ND 可能无法自行缓解，非手术治疗措施的疗效甚微。在少数情况下，佩戴较厚镜腿的框架眼镜可以缓解症状，因为镜腿遮挡了颞侧光源，避免 ND 的产生。保守治疗无效的患者可进一步考虑手术治疗。如前文所述，有效的手术方案包括：①调整人工晶状体光学部的位置，使其位于前囊膜之前，即“反向或前部光学部夹持(图 25.2)”；②人工晶状体从囊袋内固定更换为放置于睫状沟固定；③植入驼背式人工晶状体[2,5-7]。尚无直接证据可以表明，囊袋内更换不同的材质和设计类型的人工晶状体是有效的[2,5]。虽然睫状沟植入人工晶状体似乎可以避免 ND 的产生，但这种方法存在诸多并发症，如诱发虹膜磨损综合征、人工晶状体偏中心、囊袋收缩，以及纤维性后囊膜混浊(PCO)[2]。我们曾对 47 例 ND 的患者进行手术治疗，表 25.1 和图 25.3 显示了不同手术方案改善 ND 的有效率。反向光学部夹持可用于治疗已有的 ND 症状，也可预防一眼有 ND 症状的患者行二眼手术后出现 ND 症状，甚至也可用于普通白内障手术预防 ND 症状。我们可以注意到，在 29 例的 ND 患者中，反向光学部夹持成功解决了 27 例的 ND 症状。然而，一次反向光学部夹持可能快速诱发纤维性 PCO(图 25.4)。相关研究表明，鼻侧前囊膜激光松解术在治疗 ND 方面取得了一定程度的疗效，值得进一步探索[8,9]。

综合当前的研究，睫状沟固定人工晶状体或反向光学部夹持这两种手术操作可有效防治 ND，但也可能带来一些并发症。因此，手术医生往往期望在保留人工晶状体囊袋固定的同时，产生睫状沟固定法所带来的光学矫正效果，然而这也是目前研究的难点。最

表 25.1 不同手术方案治疗阴性光学干扰(ND)的有效率(n=47)

手术方案	成功治疗眼数
一次反向光学部夹持(ROC)	15/16
二次 ROC	12/13
更换人工晶状体的固定类型为睫状沟固定	3/4
更换囊袋内人工晶状体类型	0/3
植入驼背式人工晶状体	8/11

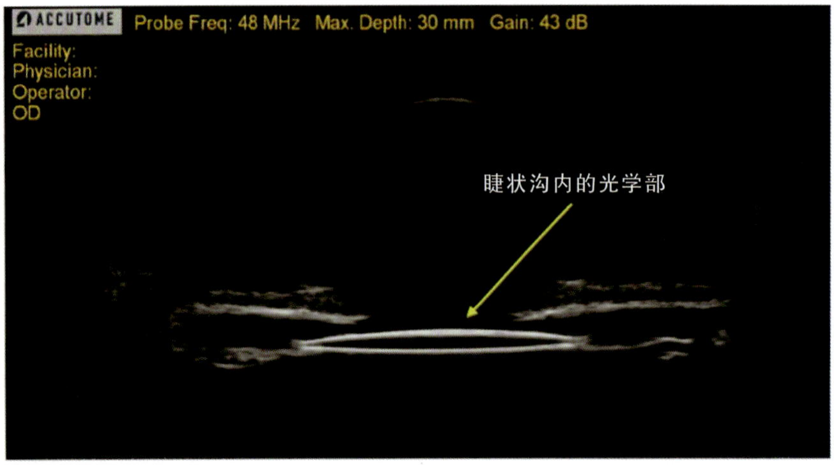

图 25.2 超声生物显微镜(UBM)检查结果显示，在二次反向光学部夹持后，丙烯酸酯单片式后房型人工晶状体的睫状沟光学部比残余前囊靠前，而其脚襻则保留在囊袋中。

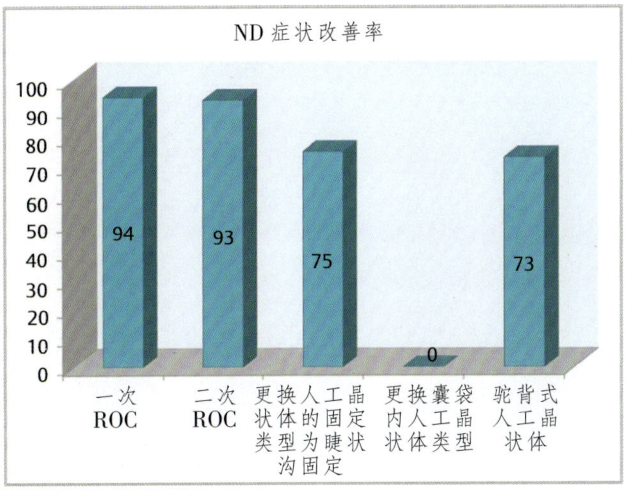

图 25.3　不同手术方案治疗 ND 的有效率。

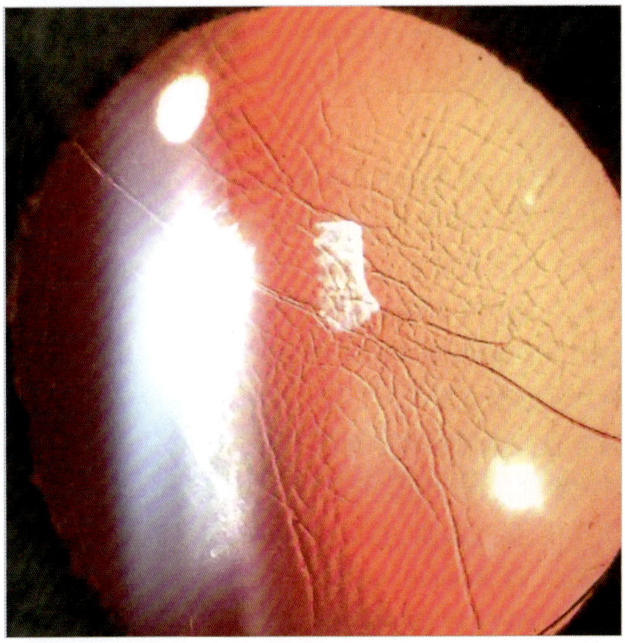

图 25.4　白内障手术联合一次 ROC 术后不久，发现纤维性后囊膜混浊。

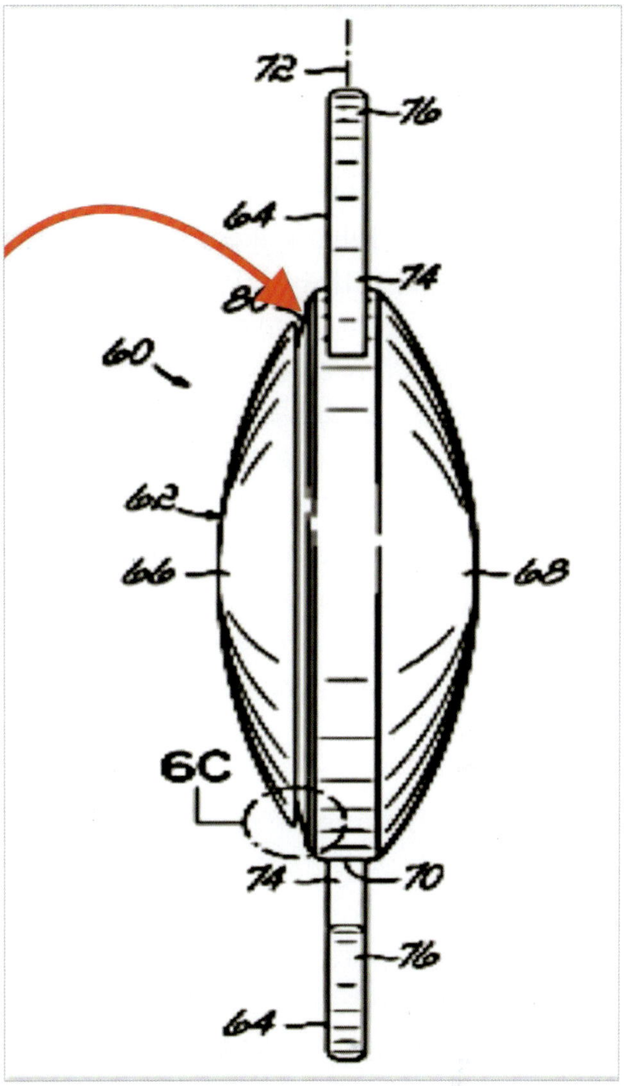

图 25.5　一种前囊膜固定型人工晶状体(美国专利号:8652206B2)的设计示意图,注意箭头所示的凹槽可容纳前囊膜。

近有团队研发了一种旨在消除光学干扰的前囊膜固定型人工晶状体，此类人工晶状体既可解决 ND 症状,也可避免与睫状沟固定相关的并发症,使大部分光学部保留在囊袋内。如图 25.5,前囊膜固定型人工晶状体设计的理念是使一部分光学部覆盖前囊膜(位于前囊膜以前)，达到类似于在睫状沟放置人工晶状体的光学效果。此类人工晶状体前表面边缘的圆周凹槽可容纳前囊膜,而其余的光学部和脚襻则保留在囊袋内,这可减少快速纤维性 PCO 的发生。此外,前囊膜固定型人工晶状体后极部方形边缘的设计可阻止赤道部晶状体上皮细胞向后囊迁移,其光学部可设计为非球面、多焦点或复曲面。而其植入眼内的方式与植入普通类型的人工晶状体类似,较为常规。前囊膜固定型人工晶状体还可保持长期稳定性,其中心定位良好,当残余前囊膜边缘大小合适,且位置理想时,几乎不会出现散光轴向偏转。使用仪器进行自动化切开前囊膜后(如使用飞秒激光仪),前囊膜固定型人工晶状体可与剩余的前囊膜良好匹配。如果前囊膜切开术以视轴为定位中心轴,则有可能大幅度减少或消除高阶像差，当使用多焦点人工晶状体时效果尤为显著。此外,植入前囊膜固定型人工晶状体后,我们能更好地预测术后有效晶状体位置(ELP),从而有望提升白内障手术的矫正精度。

德国斯图加特市的 Morcher 股份有限公司商业性改良了上述人工晶状体，推出型号为 Morcher 90S 的人工晶状体(Masket 人工晶状体)。图 25.6 至图 25.9 均对该人工晶状体进行了解释说明。Morcher 90S 实现了 CE 标示(产品进入欧盟境内销售的通行证)，并在一项初始阶段的多中心临床研究中被植入到 39 例患者的 39 只眼睛中，该研究的结局指标包括是否出现 ND 或 PD，是否出现虹膜磨损或后囊膜混浊。

符合常规成人白内障手术条件的患者被考虑进行 Morcher 90S 植入术。而排除的标准包括：瞳孔不能散大、术中瞳孔异常缩小、前囊撕膜不完全和悬韧带存在病变等。Morcher 90S 植入术在多个地点开展，包括德国波鸿(Burkhard Dick 教授和 Tim Schultz 博士)、匈牙利布达佩斯(Peter Vamosi 博士)、德国慕尼黑(Tobias Neuhann 博士)、奥地利维也纳(Oliver Findl 教授)、西班牙阿利坎特(Jorge Alio 教授)和荷兰马斯特里赫特(Rudy Nuijts 教授)。

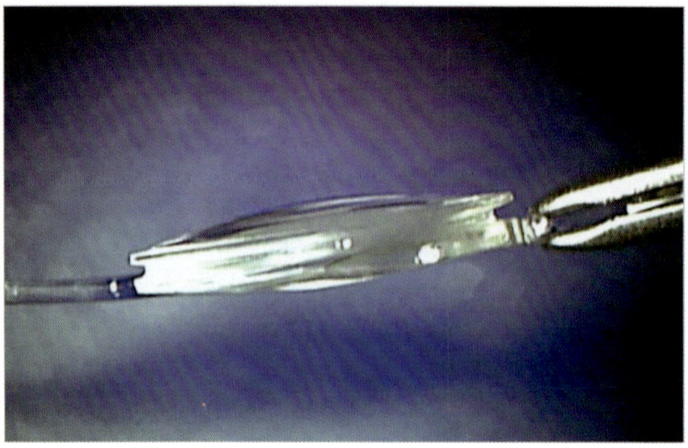

图 25.6 Morcher 90S(Masket 人工晶状体)的侧视图。该人工晶状体的特点是包含特殊的边缘凹槽结构，可容纳前囊膜。

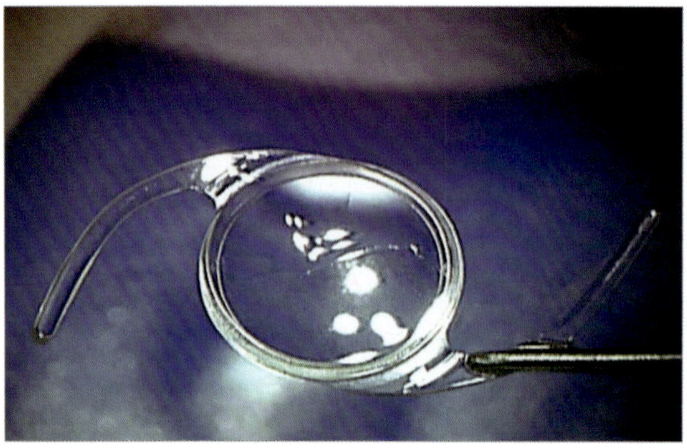

图 25.7 Morcher 90S 的俯视图。

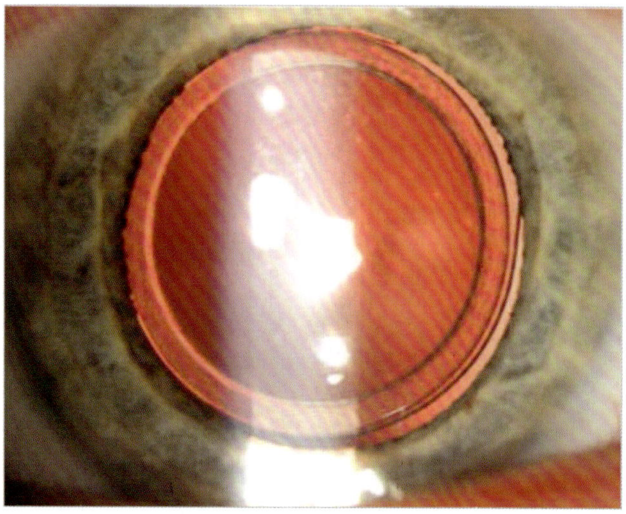

图 25.8 某临床病例植入 Morcher 90S 后的裂隙灯视图：可见人工晶状体中心定位良好，且人工晶状体的外缘凹槽与前囊膜匹配良好。(This image is provided courtesy of Burkhard Dick and Tim Schultz.)

分离前囊膜采用飞秒激光(29 例)或手工(10 例)的方法；除手工撕囊的 10 例没有用到测量引导装置，其余均采用测量引导装置；理想情况下，分离出的前囊膜直径约为 4.9mm，并且完全位于整个前囊居中的位置。有趣的是，所有采用飞秒激光切开前囊膜的病例均在前囊实现了人工晶状体的固定，而 10 例手工撕囊膜的病例中有 2 例由于撕膜直径不匹配而未能在光学部凹槽中固定前囊膜。在常规超声乳化吸除皮质与核，抛光囊膜，并且植入眼用黏弹剂(OVD)植入装置后，将 Morcher 90S 植入囊袋中。吸除人工晶状体后方的 OVD，接着在前囊膜与人工晶状体光学部前新注入一些 OVD。根据手术医生的经验判断，用 Sinskey 钩或推拉器械接合人工晶状体光学部边缘：将其抬高，并将残余前囊膜的边缘固定在人工晶状体光学部凹槽内。术后随访的方案与普通白内障手术相似。所有手术均未出现严重的并发症。有 3 只眼睛在术后早期出现了“囊袋阻滞”。其中，有 2 只眼睛因囊袋在凹槽内膨胀而出现瞳孔缘夹持；其中 1 例可通过药物性散瞳解决，而另 1 例则通过手术解决。

术后 6~24 个月，无患者主诉出现 ND 的症状；之后研究人员使用专门设计的问卷，以评估 Morcher 90S 植入后是否出现 ND，结果同样显示，无受试者出现 ND 相关的症状。有 2 例出现与后囊膜混浊相关的 PD，其症状通过激光后囊膜切开术得到改善。总计有

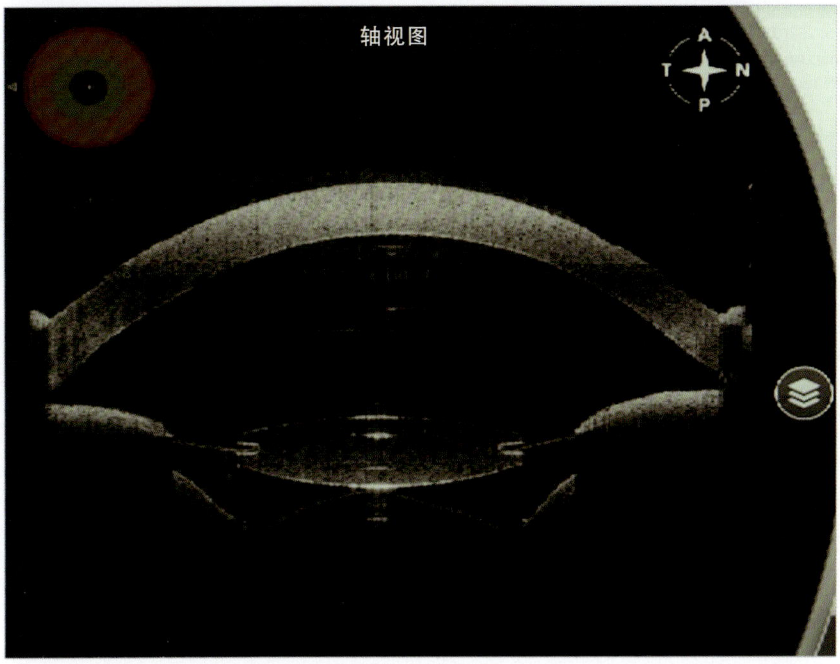

图 25.9 猪眼植入 Morcher 90S 后的 OCT：可见固定前囊膜边缘的人工晶状体外缘凹槽结构。(This image is provided courtesy of Burkhard Dick and Tim Schultz.)

3 例行激光后囊膜切开术。虽然目前植入的 Morcher 90S 的病例数仍然较少,无法得出明确的结论,但目前的研究表明,将部分光学部置于前囊膜以前的操作可有效预防 ND 症状的出现。此外,前囊膜固定光学部的方法还可改善人工晶状体的稳定性、人工晶状体的中心定位,还可防止人工晶状体轴向偏位,使术后的 ELP 更加容易预测。后者可提高术后光学矫正结果的准确性,而前者可减少与多焦人工晶状体相关的高阶像差。虽然市场上尚无其他针对 ND 设计的人工晶状体,但目前另外两款采用前囊膜边缘固定设计理念的 IOL 已被投入应用, 或其相关的临床试验正在进行中。Tassignon 提出“bag-in-the-lens”(Morcher)的设计理念,研发了一种新型人工晶状体,这种类型的人工晶状体赤道部的凹槽可同时容纳前后囊膜。这类人工晶状体包含两个相对的椭圆形盘状结构,并无传统意义上的脚襻。数千例患者在植入此类人工晶状体后均未报道出现 ND(2014 年与 Marie-Jose Tassignon 教授的个人通信)。然而,“bag-in-the-lens”法需要常规分离后囊膜,并且当出现一些并发症时,需要行前段玻璃体切割术来处理, 这限制了它在白内障手术医生中的推广。目前还有另一种囊膜固定型的人工晶状体,即 Oculentis Lentis 人工晶状体(Oculentis, United Kingdom),正在欧洲进行早期临床试验。它具有盘状脚襻设计,带有凹槽以容纳前囊膜,术后尚无病例出现 ND (与 Julian Stevens 教授的个人通信)。

前囊膜固定型的人工晶状体本质上密封了整个囊袋,可诱发“囊袋包”,即术后囊袋膨胀。在手术中完全去除人工晶状体后方的 OVD 是有效预防 “囊带包”产生的方法;而在人工晶状体边缘进行开窗处理,则可完全预防“囊袋包”的产生。此外,分离后囊膜对“囊袋包”也有一定的治疗效果。目前相关团队正在研发带有开窗设计的 Morcher 90S。

总而言之,人们日益关注前囊膜固定型人工晶状体。在植入此类人工晶状体前,最好先行飞秒激光辅助的前囊膜切开术。目前的研究表明 Morcher 90S (Masket 人工晶状体)实现了“消除 ND”的最初设计目的,但我们仍需要进一步的研究来验证这一点。

(巩倩文 译)

参考文献

[1] Davison JA. Positive and negative dysphotopsia in patients with acrylic intraocular lenses. J Cataract Refract Surg. 2000; 26(9):1346–1355
[2] Masket S, Fram NR. Pseudophakic negative dysphotopsia: Surgical management and new theory of etiology. J Cataract Refract Surg. 2011; 37(7):1199–1207
[3] Osher RH. Negative dysphotopsia: long-term study and possible explanation for transient symptoms. J Cataract Refract Surg. 2008; 34(10):1699–1707
[4] Tester R, Pace NL, Samore M, Olson RJ. Dysphotopsia in phakic and pseudophakic patients: incidence and relation to intraocular lens type(2). Cataract Refract Surg. 2000; 26(6):810–816
[5] Vámosi P, Csákány B, Németh J. Intraocular lens exchange in patients with negative dysphotopsia symptoms. J Cataract Refract Surg. 2010; 36(3):418–424
[6] Burke TR, Benjamin L. Sulcus-fixated intraocular lens implantation for the management of negative dysphotopsia. J Cataract Refract Surg. 2014; 40(9):1469–1472
[7] Makhotkina NY, Berendschot TT, Beckers HJ, Nuijts RM. Treatment of

negative dysphotopsia with supplementary implantation of a sulcus-fixated intraocular lens. Graefes Arch Clin Exp Ophthalmol. 2015; 253(6):973–977
[8] Folden DV. Neodymium:YAG laser anterior capsulectomy: surgical option in the management of negative dysphotopsia. J Cataract Refract Surg. 2013; 39 (7):1110–1115
[9] Cooke DL, Kasko S, Platt LO. Resolution of negative dysphotopsia after laser anterior capsulotomy. J Cataract Refract Surg. 2013; 39(7):1107–1109

第 26 章

飞秒激光的临床实践

Stephen Slade, Bennett Walton

摘　要

诊所、手术中心以及医院的激光设备应在手术日最大限度地提高效率。激光手术可由两位手术医生或再加一位技术人员完成，这些技术人员对于繁忙的中心来说是一项有利的投资。尽管角膜激光术后在某些情况下仍需要佩戴眼镜，但激光的宣传仍应侧重于获得良好视力的可能性(高达 90%的患者目标屈光力误差控制在 0.50D 以内)。细致的术前筛查对手术适应证以及成功的手术效果来说至关重要，角膜的各种不透明，例如瘢痕的形成、老年环、铁质沉着和涡状营养不良都可能限制激光穿透。激光技术与其余技术一样都有学习曲线，始终需要把患者的安全放在首位。

关键词

患者选择；营销；成本；效率；经济

26.1 引言

26.1.1 经济效益：确定使用何种激光设备

将任何新技术成功引入临床实践都需要有效的手术应用以及财务和运营规划。因此，必须要在考虑实际病例数量和增长率的情况下，对不同激光设备的租赁或购买成本和其手术功能进行权衡。一些诊所或手术中心只需要具备白内障和角膜手术功能的激光设备，但另一些中心则需要如前几章所述的具有全部功能的激光设备。图 26.1 和图 26.2 列出了一些常见的广泛使用的飞秒白内障和角膜激光设备的手术功能。租赁和购买成本存在显著差异，本章不进行具体讨论。由于激光对飞秒系统内的光学元件具有破坏性，因此各台激光设备之间都是不同的，对给定激光设备的设置可能不适用于其他激光设备，这解释了文献中囊袋不完全切开的概率存在差异。对于给定的点间距，设置得太低和太高都可能导致切割不完全，设置太低会导致切割组织不充分，设置太高会产生气泡而阻止相邻位置的切割。滚装式激光设备已经上市，可能最大限度地利用激光并分摊成本。激光设备的设置在不同手术日之间可能不同，或者一个繁忙的屈光中心可能使用不同的激光设备，这些因素可能导致手术效果的预测性存在差异。

26.1.2 手术效率：激光设备的放置和患者流程

放置在诊所、手术中心或医院的激光设备在手术期间应最大限度地提高效率。大多数单纯的屈光诊所或中心已经有多年的优化患者流程的经验。本章集中介绍的激光设备手术室整合了白内障、角膜移植或其他激光操作。

在手术室内放置飞秒激光系统既有优势也有挑战。一般而言，优势在于手术本身，缺点在于效率低下。白内障手术中，飞秒前囊切开术中前列腺素释放导致瞳孔缩小的现象已得到证实[1]，尽量减小飞秒与显微操作步骤之间的时间间隔，可降低缩瞳带来的手术难度。对于瞳孔较小或后粘连的病例，可通过手术获得适当且稳定的瞳孔扩张，一旦看清晶状体后便可使用飞秒激光。在一些情况下，维持一个无菌手术室明显是有利的。对于使用飞秒激光切割的角膜移植术，供体组织可以在无菌手术室中制备，而飞秒激光

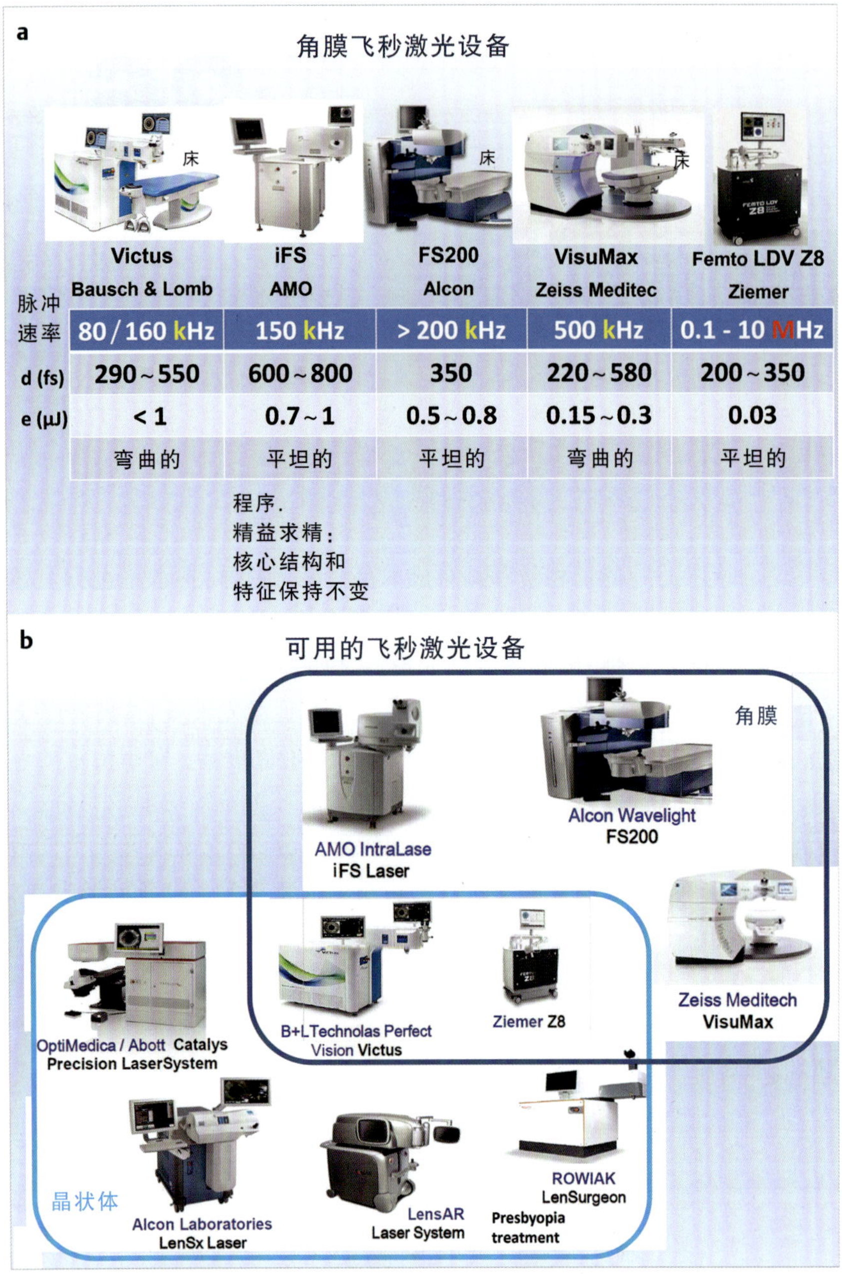

图 26.1 几种用于白内障和角膜屈光手术的先进飞秒激光系统的比较。

进行患者受体角膜的准备也可以在同一手术室内进行，这样医生可以避免将制备好的供体组织留下而在另一间手术室为患者进行激光部分的操作。一些激光设备的设计便于其在手术室中的应用，这取决于机架设计、配备固定床或容纳手术担架。根据不同患者所需要的激光设备类型合理安排设备的放置和操作流程非常重要，从而保证中心的整体效率。

在许多情况下，激光手术室外的操作可以达到更高的效率。患者可以在手术室外和手术室内均可以移动、做术前准备或等候，避免了同时占用额外的空间，从而更好地利用珍贵的手术室时间。非手术室的位置安排通常取决于可用空间。在理想的情况下，术前至术后的整个过程中要保持患者的单向流程。直通式激光舱可以实现各步骤之间快速且平稳地过渡，从而提高手术室外操作的效率和利用率（Thompson VM, personal communication, September 17, 2015；图 26.2）。

一些人主张采用两名手术医生的方法，即一名手术医生负责激光部分，另一名手术医生在手术室内负责其余的手术操作[2]，这种方法可追溯到经典的 Fyodorov 流水线显微外科概念[3]。在这种模式下，患者与医生们的关系和交流会有所不同，可能会产生新的问题。如果上述两部分操作均由同一名手术医生完成，那

飞秒–激光：角膜屈光运用

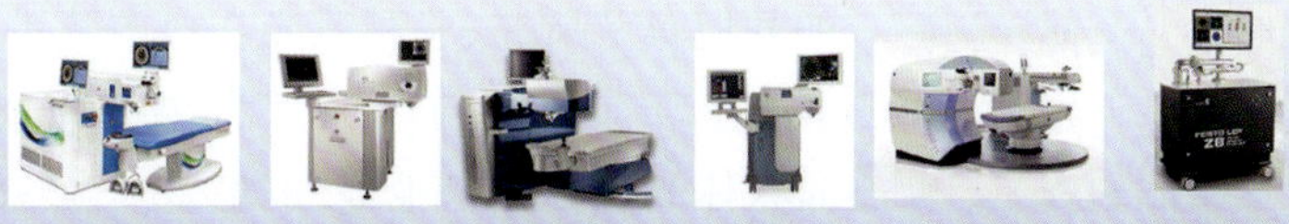

	Victus Bausch & Lomb	iFS AMO	FS200 Alcon/Wavelight	LenSx Alcon	VisuMax Zeiss Meditec	Femto LDV Z8 Ziemer
制瓣	✓	✓	✓	✓	✓	✓
弧形切口	✓	✓	✓	✓	⊘ （环状角膜切开术）	✓
袋装切口	✓	✓	✓	⊘	⊘	✓
隧道	✓	✓	✓	⊘	✓	✓
Pen. PKP	✓	✓	✓	⊘	✓	✓
Lam. PKP	✓	✓	✓	⊘	✓	✓
					ReLex (SMILE)	

图 26.2　飞秒激光设备的功能。

么激光部分作为其余手术操作的准备阶段可以增加患者对医生的信任度；如果手术由两名手术医生进行操作，患者可能对谁是手术真正的主刀医生产生疑惑。

无论采用何种布局方式，聘用额外的技术人员来帮助运行激光设备或加快手术室周转率对繁忙的医院来说是一项有利的投资。当术前计算明确时，技术人员可在手术医生还在进行前一病例手术室部分操作时，就对所有相关激光数据进行设置。在许多有效的实践中，手术核对、麻醉以及开睑器的放置均在手术医生达到激光设备前就完成，在这种情况下，手术医生必须充分确认所有设置、手术部位和程序是否正确，并且确认术眼被平衡盐溶液维持湿润，以避免角膜暴露。飞秒激光术前进行适当的麻醉有利于提高效率，因为最佳和最安全的激光对接需要患者放松和配合。

26.2 成本和营销

26.2.1 常规案例

在许多国家，在政府医疗保健和大多数私人保险公司承保的手术（包括白内障手术和角膜移植术）中使用飞秒激光不会增加额外的费用，但是将激光设备用于开展屈光手术不属于承保范围，事实上，在经过认证的医疗保险门诊手术中心放置激光设备可能会对该中心产生不利的支付影响。因此，通常将白内障术中矫正散光或老视的人工晶状体视为手术的屈光部分，这样中心就可以向患者收取这些未承保的费用以支付激光所需要的费用[4]。

随着手术选择的技术复杂性和计费要求越来越高，许多手术医生使用专业术语向患者准确解释如何减少散光等问题。然而，与所有医学领域一样，从患者的角度理解患者、同患者良好沟通是至关重要的。飞秒激光成功运用于日常临床实践需要医生具备专业技术和人际交往能力。

虽然为特定患者提供最佳的手术方案和视觉质量始终是首要任务，但在医生与患者互动中消费者心理也发挥着作用。在美国，医疗保险和医疗补助服务中心规定，在矫正老视的 IOL 中飞秒激光用于额外诊断、手术设计和人工晶状体定位时是收费的，激光在用于制作任何人工晶状体的散光切口时也是收费的。临床实践中，经常单独对附加的诊疗项目进行收费，例如术中的像差测量、人工角膜松弛切口、飞秒角膜松弛切口以及环曲、多焦和可调节人工晶状体，可以将它们组合为几种更简单和更注重患者效果的套餐，注意的是这个简化方式应关注患者的生活需求。①第一级手术套餐由政府或保险公司提供，例如，在美国通常包括生物测量、人工超声乳化以及球面单焦点人工晶状体植入。由于在没有先进技术的支持下约 55% 的患者可成功达到正视的目标，我们建议要告知患者需要戴眼镜才能在任何距离下获得最佳的视力[5]。②第二级单焦点眼镜摘除套餐——通常用于远视——可能包括多种高级术前角膜地形图测量、飞秒激光辅助下白内障摘除、术中的像差测量或单焦环曲面人工晶状体，以及任何可能在术后3个月进行的激光视力矫正。通过先进的手术套餐治疗，达到目标（误差控制在0.50D以内）的概率提升至90%左右，另外10%可进行屈光矫正[6]。③第三级全程视觉套餐，包括多焦点或可调节性人工晶状体。由于许多人在术后激光视力矫正之前会切开人工晶状体后囊膜，而许多手术医生会根据医疗需要对其进行单独收费，因此这些套餐均包括提供激光人工晶状体囊膜切开术。这两个较高级别的套餐采用特定的名称，并各自有不同的自费标准。

上述示例的套餐反映了经济学和心理学著作中的原则，包括选择瘫痪原则[7]，即人们面对许多选择时倾向于不做选择或选择中间项[8]。当对不同的选项定价时，手术医生和执业管理人员应意识到非对称主导的选择的影响，即当一个选项的定价相对于其他选项定价明显过高或过低时，消费者会选择更高定价的选项。基于这种消费者的心理现象，无论是使用更昂贵的环曲面人工晶状体还是标准单焦点人工晶状体，其激光辅助单焦套餐都应进行相同的定价以减轻患者的选择困难，并且该价格应将环曲面人工晶状体的使用频率考虑在内以平衡成本分配。同样，更昂贵的可调节性或多焦点人工晶状体选项在理想情况下也应该具有统一的定价。有些患者可能仅适用于一种人工晶状体，更统一的套餐定价不仅有助于避免选择瘫痪，而且还可以大大简化患者的财务咨询和信息收集。执业管理人员应能够充分准确地分析成本的组成，以通过这些简化的收费套餐维持目标利润。

宣传激光的使用是一种可接受的市场营销方式，必须谨慎地阐述具有数据支持的激光优势。根据个人经验，相比于非激光辅助病例，这些优势可能包括更精确的环形囊膜切开术[9]、更短的超声乳化时间[10]以及更好的术后屈光效果[11]。当医疗与自由市场屈光手术共存时，医患关系中固有的信任必须得到维护。同样，在使用飞秒激光辅助手术时，不同单位计费和支付规则可以非常具体，而且真实、直接的计费对于成功将飞秒激光应用于临床实践是至关重要的。如果对如何维持最合理的计费方法有任何疑问，建议咨询您所在地区的计费专家。

26.2.2 治疗案例

如其他章节所述，飞秒激光在白内障手术中的应用明显有利于具有术前风险因素（如后极部白内障、偏心晶状体和悬韧带松弛等）的患者。考虑到这些特殊情况，即使没有屈光或老视套餐，飞秒的使用也可能是合理的。激光的成本是否会转嫁给患者取决于不同国家的法规。因此，当手术中心不得不为有需要的患者承担额外的费用时，就需要向激光公司申请降低设备费用。在这种情况下，品牌推广的优惠定价与屈光套餐应有所不同，一种做法是区分为治疗性激光辅助白内障手术（TLACS）和屈光性激光辅助白内障手术（ReLACS）（Thompson VM，personal communication，September 17，2015）。将单一的治疗用途和附带屈光矫正的用途区分开来，这有助于工作人员和需要治疗的患者正确理解LASIK增强手术费用或屈光套餐中其他的收费项目，建立准确的费用预期。

26.3 患者选择

细致的术前患者筛查对手术成功至关重要。其他章涉及一些特别适用于飞秒激光的患者。然而，在有非激光方式可选择时，一些因素可能使患者不适用于激光治疗。一般而言，这些因素与LASIK案例中的相似，包括影响充分抽吸的解剖结构、可能限制激光穿透的混浊屈光介质，以及患者配合度和能否保持静止。

相邻激光脉冲需要对接和充分的抽吸以形成有利于手术的切口或平面。从较宽的结膜抽吸到较窄的角膜抽吸，抽吸直径的不同因患者和激光界面而不同，因此，手术医生必须熟悉特定的器械和界面。翼状胬肉、睑裂斑和玻璃体切割术后瘢痕的形成会影响角膜缘附近的充分抽吸，即使位置异常的前部Tenon囊嵌入物也会通过患者界面下较松弛的结膜而影响抽吸的稳定性。任何光学介质的不透明都可能限制激光穿透，如瘢痕、老年环、铁质沉着或涡状营养不良。既往屈光手术可能导致角膜表面比界面曲率更陡峭或平坦，这可能导致抽吸后出现角膜皱褶。我们在放射状角膜切开术后继续进行激光辅助白内障手术，虽然对这些患者提高了能量，但很少出现问题。许多技术可用于成熟期白内障或瞳孔扩张不良的患者，这些技术偶尔需要进行眼内操作后再进行激光。如果激光用于无菌区域外，那么必须权衡激光的优势和开放伤口(尽管已尽可能缝合)的感染风险。

患者的配合对手术来说始终是重要的，理想的飞秒激光要求患者固视且无震颤。对儿童或者痴呆患者来说，麻醉与患者配合度之间的平衡尤其重要。手术医生应时刻准备好在患者突然移动时，中止任何手术操作以及处理因移动太快而无法避免的并发症。

通过细致的患者筛选以及能使患者良好地配合，飞秒激光可用于大多数患者。然而，激光手术与任何技术一样都有一条学习曲线，始终需要把患者的安全放在首位。

(黄锦海　译)

参考文献

[1] Schultz T, Joachim SC, Stellbogen M, Dick HB. Prostaglandin release during femtosecond laser-assisted cataract surgery: main inducer. J Refract Surg. 2015; 31(2):78–81

[2] Ocular Surgery News. OSN round table, part 2: How to become a better femtosecond laser cataract surgeon. http://www.healio.com/ophthalmology/cataract-surgery/news/print/ocular-surgery-news/%7Bcfe9d869-5caa-4c5b-8b24-c95a09c606d3%7D/osn-round-table-part-2-how-to-become-a-better-femtosecond-laser-cataract-surgeon. Published 2014. Accessed December 7, 2015

[3] Kishkovsky S. Svyatoslav Fyodorov, 72, eye surgery pioneer. The New York Times. June 4, 2000. http://www.nytimes.com/2000/06/04/world/svyatoslav-fyodorov-72-eye-surgery-pioneer.html. Accessed December 1, 2015

[4] Centers for Medicare & Medicaid Services. Laser-assisted cataract surgery and CMS Rulings 05-01 and 1536-R. November 16, 2012. https://www.cms.gov/medicare/medicare-fee-for-service-payment/ascpayment/downloads/cms-pc-ac-iol-laser-guidance.pdf. Accessed December 8, 2015

[5] Behndig A, Montan P, Stenevi U, Kugelberg M, Zetterström C, Lundström M. Aiming for emmetropia after cataract surgery: Swedish National Cataract Register study. J Cataract Refract Surg. 2012; 38(7):1181–1186

[6] Conrad-Hengerer I, Al Sheikh M, Hengerer FH, Schultz T, Dick HB. Comparison of visual recovery and refractive stability between femtosecond laser-assisted cataract surgery and standard phacoemulsification: six-month follow-up. J Cataract Refract Surg. 2015; 41(7):1356–1364

[7] Schwartz B. More isn't always better. Harvard Business Review. June, 2006. https://hbr.org/2006/06/more-isnt-always-better. Accessed December 7, 2015

[8] Rodway P, Schepman A, Lambert J. Preferring the one in the middle: further evidence for the centre-stage effect. Appl Cogn Psychol. 2012; 26(2):215–222

[9] Kránitz K, Takacs A, Miháltz K, Kovács I, Knorz MC, Nagy ZZ. Femtosecond laser capsulotomy and manual continuous curvilinear capsulorrhexis parameters and their effects on intraocular lens centration. J Refract Surg. 2011; 27(8):558–563

[10] Mayer WJ, Klaproth OK, Hengerer FH, Kohnen T. Impact of crystalline lens opacification on effective phacoemulsification time in femtosecond laser-assisted cataract surgery. Am J Ophthalmol. 2014; 157(2):426–432.e1

[11] Chee SP, Yang Y, Ti SE. Clinical outcomes in the first two years of femtosecond laser-assisted cataract surgery. Am J Ophthalmol. 2015; 159(4):714–719

第 27 章

飞秒激光和眼后节

Dilraj S. Grewal

摘　要

飞秒激光在 OCT 引导的视网膜内切削术中以新的精度水平去除组织，治疗玻璃体漂浮物，诱导激光辅助的玻璃体后脱离以及在青光眼手术中制作小梁网开口中具有广阔的应用前景。然而，在这些情况下，激光的传输仍有重大的挑战有待于克服。

关键词

飞秒激光；视网膜；眼后节；玻璃体；玻璃体脱离；玻璃体漂浮物；激光诱导光学击穿；视网膜内切削术；飞秒激光小梁切除术

27.1 引言

虽然飞秒激光的精度已使白内障和屈光手术的领域发生了革命性的变化，但是它们在眼后节中的应用仍处于非常初级的阶段。尽管关于飞秒激光在眼后节的应用已有许多提议，目前仍没有一种可作为商用。有一些解剖因素限制了飞秒激光在眼后节的应用，并且限制了它的商业化。用飞秒激光治疗的组织需要为无血管和透明的。这使得目前飞秒激光的应用主要局限在角膜、房水、晶状体和玻璃体中。飞秒激光也许能做巩膜切口，因为高渗剂可能使巩膜变得透明。为使飞秒激光应用于眼后节结构，激光的能量水平必须足够低，避免造成沿激光光束路径上的角膜或晶状体组织的附带热损伤。飞秒激光确实有学习曲线，但用激光进行的屈光和白内障手术表明，这是具有高度重复性结果的短曲线，而飞秒激光也应该适用于眼后节的传输。相较可见光和红外激光产生的热能，例如掺钕钇铝石榴石（Nd:YAG）系统，飞秒激光的高光子能量会对组织造成光破坏，而不会显著提升目标组织的温度。目标组织对飞秒激光器在光破坏量水平下释放的高能光子的吸收，实现了附带损伤的最小化。飞秒激光在玻璃体视网膜手术中的主要优势在于其对玻璃体牵拉的选择性和精准性治疗，且为低能量、没有附带热损伤。这些治疗有可能比传统手术，甚至非手术替代方案提供更多精确性和可重复性，从而丰富了治疗视网膜的医疗设备库。

本章回顾了目前关于飞秒激光对眼后节影响的文献，以及飞秒激光未来在玻璃体视网膜和青光眼手术中的潜在应用。

27.2 现今飞秒激光在眼后节传输的安全性

当前使用的这代飞秒激光设备的激光能量传输已被证实对黄斑区视网膜组织是安全的。用 OCT 测量传统超声乳化术与 LCS 术后的黄斑厚度，发现两者是相似的[1]。

在飞秒激光手术过程中，吸环对角膜缘平坦区进行施压，用于防止眼球转动和激光误导。既往试验和临床研究表明，使用吸环会造成短暂但较大的眼内压波动[2]（用 Lensx 平台可高至 40mmHg，Alcon，Fort Worth，Tx），进一步导致眼部结构的一些变化——从结膜杯状细胞直至视网膜。在 LASIK 中应用显微角膜刀吸引术时，眼压会增加更大，同时晶状体厚度减少和玻璃体距离增加已被证实，提示术中存在眼前节对眼后节的牵拉力[3]。这些改变可导致玻璃体后脱离，一过性的脉络膜循环异常，黄斑出血和视神经萎缩[4,5]。

27.3 LCS 术后黄斑囊样水肿的发生率

随着人们对白内障手术期望值的提高，常规白内障术后亚临床黄斑水肿的发生率成为一个重要考虑因素。在这些白内障术后的人工晶状体眼睛中，通过OCT 检测的中心凹周围视网膜厚度从术后第 1 周开始至第 6 个月均增加，其峰值出现在术后 4~6 周[6,7]。

在一项对 220 只眼睛的研究中，Conrad-Hengerer 等[8]报道说，LCS 不影响术后黄斑囊样水肿（CME）的发生率。LCS 组和常规超声乳化组的中心点厚度在术后 4 天，1 个月、3 个月、6 个月时相似。与激光组相比，常规超声乳化组在术后 2 小时第一次随访时激光闪辉光度仪测值更高。Ecsedy 等[1]在一项 20 只眼睛的队列中报道了相似的结果。Nagy 等报道了无论是 LCS 组还是传统超声乳化术组 CME 主要出现在外核层，而使用飞秒激光平台时 CME 显著减少[9]。

27.4 未来应用：回顾现有专利

本章回顾了当前领域的专利，以预测飞秒激光在玻璃体视网膜手术中的未来应用。适当强度的飞秒激光可在激光光束的焦点处引起非线性吸收，导致焦点处的组织破坏，而剩余的焦点外组织接近完整。然而，在目标位置之前的眼组织产生的像差会引起激光光束在传导中产生空间变形，导致飞秒激光脉冲能量阈值的增加：对目标周边组织产生光破坏和相应的损伤。眼前节的分解作用可导致激光脉冲短暂延长，作为激光传导产生畸变的第二来源可导致对周边组织的光破坏和相应损伤脉冲能量阈值的增加。因此，将飞秒脉冲激光直接经角膜来到达视网膜和视网膜前结构的方法是不可行的[10]。

应用于玻璃体视网膜的理想飞秒激光系统，应能精确地破坏视网膜前和视网膜组织，将目标定位于视网膜前玻璃体组织或视网膜的微细结构，并拥有可对目标位置成像的成像元件以产生活体图像，以及用于矫正激光脉冲来补偿来自玻璃体和视网膜前眼部组织光学像差的自适应光学元件。自适应光学元件可包含一个可变形镜，一个相位调制器和另一种合适的用于调整激光脉冲光学特性的机器[10]。

之前也曾设想过用 OCT 引导下的飞秒激光来治疗眼球玻璃体腔内的目标组织。可用 OCT 成像系统对目标组织成像，以辅助手术医生将飞秒激光脉冲对焦于所需要的目标位置。

27.5 OCT 引导下的飞秒激光辅助视网膜内切削术

在一项猪的研究中，Hild 等用近红外飞秒激光照射离体的猪眼视网膜标本。激光可应用于组织的去除和多光子激光扫描显微镜。神经纤维层的切削可在 1.0~3.9nJ 的脉冲能量下进行，这表明采用非放大飞秒激光可以通过对目标的快速高分辨率成像控制实现精准手术[11]。

博士伦公司（Rochester，NY）在 2012 年申请了一项专利，用 OCT 引导的飞秒激光来测量视网膜表面并进行视网膜内切削术[12]。这项技术是为了减少视网膜内瘢痕组织而设计的，这些瘢痕组织最初由 OCT 识别。为了保留视网膜的功能性，避免视网膜表面不当操作显得非常重要。这需要极为精确和有效的方式清除视网膜上的瘢痕组织。

在这种情况下，从视网膜内移除瘢痕组织可能需要手术容差小至 10~50μm。飞秒激光系统可在这样的容差范围内通过激光诱导光学击穿（LIOB）进行组织切削。成像单元包括一个用于创建和评估三维视网膜图像的分析仪。

Van de Velde 于 2010 年申请了一项电子检眼镜专利，该电子检眼镜将扫描激光检眼镜和 OCT 与飞秒激光相结合，用于选择性地破坏视网膜的光感受器层[13]。飞秒脉冲旨在通过将能量以一种封闭的方式传递给光感受器层，并使毛细血管和视网膜内层免受影响，以此限制激光对视网膜色素上皮的破坏性影响。

27.6 用于玻璃体液的飞秒激光手术装置

卡尔蔡司医疗公司（Jena，Germany）在 2011 年设想了一种用于眼球玻璃体液的飞秒激光手术设备[14]。该设备由超短脉冲激光组成，脉冲宽度约为 300fs，脉冲能量 1~2μJ，脉冲重复率约为 500kHz。激光系统将与扫描仪系统耦合,以此实现焦点在 3 个维度上的空间变化,并与基于 OCT 的导航系统相连接三角测量法、条纹投影法等测量方法可提供视网膜或者玻璃体内的治疗目标区域的位置信息。玻璃体腔内的激光传输将受到控制,使其不超过视网膜的辐射暴露限值。基于局限于视网膜的光学模型计算能量和功率密度,而使用脉冲的时间和空间序列是变化的,直至辐射暴露达到最大极限。

玻璃体有 3 个黏附力最大的区域,即晶状体后囊膜周边的 Wieger 韧带、锯齿缘区域的 Salzman 玻璃体基底部和视神经附近的 Martegiani 环(图 27.1)。这些区域通常是玻璃体视网膜最大牵拉力的起始点。使用飞秒激光可以在这 3 个区域内做最小侵入性"缓解"切口。对于 Salzman 玻璃体基底部区域的切口,一种带有集成偏转镜的接触玻璃(所谓的反射镜接触玻璃)可用于将激光辐射聚焦在眼睛的最外周。在光束路径中可引入自适应镜系统,以补偿在激光辐射所需要的锐角发生率聚焦于眼内时产生的波前畸变,从而提升切口质量。根据本发明,可通过在 Wieger 韧带附近的切口诱导前部玻璃体脱离。这可以与白内障手术结合,以潜在地减少视网膜裂孔和脱离发生率。

视网膜脱离的发生可能是由于连接部分脱离的玻璃体和视网膜的玻璃体条带引起的牵拉力所致。在玻璃体牵引视网膜裂孔导致局限性视网膜脱离的情况下,激光可选择性切断受影响的玻璃体条带。为了定位这种结构,激光设备中集成了一个 OCT 测量系统。一种凝结激光(倍频 Nd:YAG,波长为 532、561 或 659nm)可同轴叠加于飞秒激光光束上,以凝结出血的小血管,并同时行视网膜激光光凝术。

该应用的特点是用超短激光辐射对眼后节实施手术的设备,包括一个成像光学系统和一个扫描系统,使激光辐射的焦点能够在眼后节的三维空间方向定位。该设备包括一个光学系统,该系统包括一个光束传输系统,对扫描器或镜子进行成像,或在眼睛的瞳孔附近引起焦点位置的横向位移,眼睛配套使用设备上带有真空抽吸系统的隐形眼镜。

当玻璃体脱离中玻璃体条带牵拉引起了局部视网膜脱离,激光会使玻璃体条带加重并引起牵拉。当

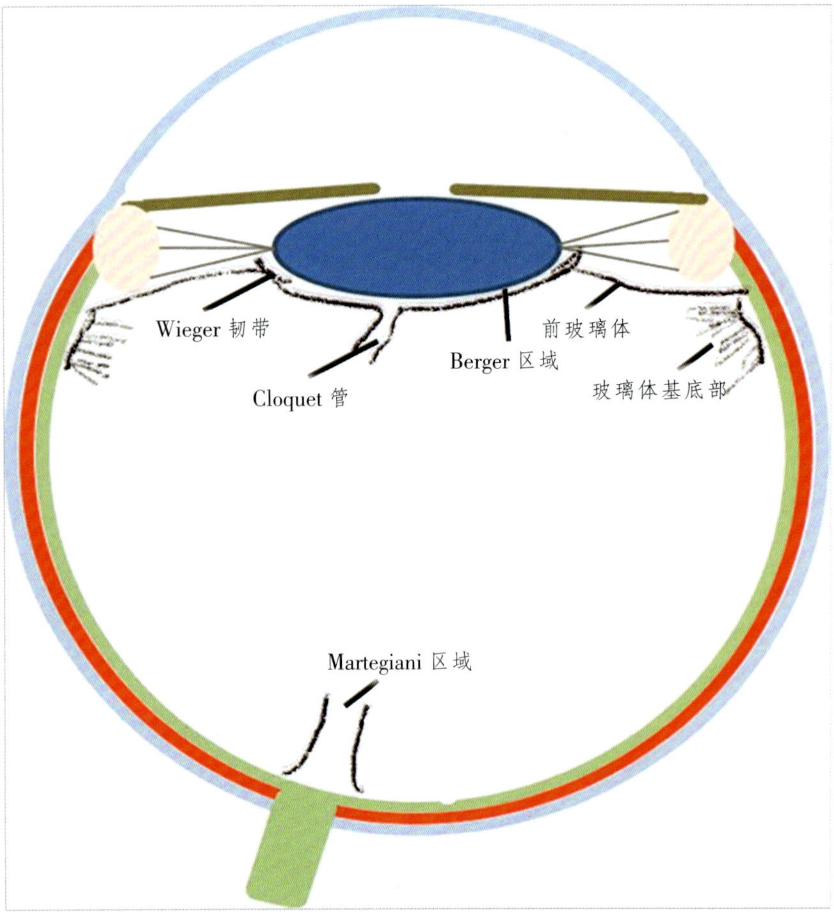

图 27.1 眼睛示意图,显示玻璃体和其他眼内结构的关系。

并发黄斑囊样水肿时，可在囊腔和玻璃体腔之间做一个好的通道来引流视网膜内积液。

27.7 飞秒激光用于玻璃体漂浮物的治疗

Mordaunt 等在 2015 年提出一种用飞秒激光治疗玻璃体漂浮物的方法[15]。飞秒激光消融[如液化和(或)汽化]目标玻璃体和任何沉积物如漂浮物等，漂浮物可位于(或悬浮)中央光学通道。在某些情况下，液化/汽化的玻璃体可被吸出并用液体代替。该成像系统用于创建玻璃体液的解剖轮廓，在激光传输前识别晶状体和视网膜之间的三维关系。

27.8 飞秒激光诱导玻璃体后脱离

在 2016 年初公布的另一项专利中，Mordaunt 等介绍了用飞秒激光束诱导玻璃体后脱离[16]。其目的是减轻玻璃体视网膜交界面的牵拉力。玻璃体与视盘和黄斑不完全分离可导致玻璃体黄斑牵拉综合征。同样，周边视网膜的玻璃体牵拉力可导致视网膜裂孔和视网膜脱离。

在他们的观念里，光线通过晶状体聚焦产生一个圆柱形的光通道，这个通道穿过玻璃体液直至视网膜。该通道的横断面直径大于 5mm，并从晶状体后表面延伸至视网膜的内界膜(ILM)。安全边界将包含在光通道中并适当地建立在光通道周围。皮质玻璃体和 ILM 交界面的局部粘连处可用 LIOB 直接光切削，以去除粘连组织。玻璃体液里的胶原纤维对视网膜施加牵拉力，也可在玻璃体液中被 LIOB 制造的切割平面切断。飞秒激光脉冲传输过程中在玻璃体液中形成的空化气泡，将合并成具有高表面张力的、更大的气泡。这些更大的气泡有助于释放残留的玻璃体视网膜粘连，其过程类似于气体玻璃体溶解术[17]。

根据玻璃体视网膜粘连的位置，目标组织将被识别为包括一部分玻璃体皮质，一部分 ILM 以及粘连处两者的复合组织。

27.9 飞秒激光在青光眼手术中的应用

对于青光眼手术，飞秒激光可能在小梁网中创建开口。飞秒激光小梁切除术的可能性是存在的，将为结膜下引流提供更好的管道，而不需要切开眼球表面[18]。

非穿透性深层巩膜切除术(NPDS)是一种非穿透性过滤手术，可用于药物失控的开角型青光眼的手术治疗。Toyran 等[19]在 2005 年发表了一项离体研究，测试用飞秒激光脉冲在人眼小梁网造瘘的可行性，并得出结论，在合适的曝光时间和脉冲能量下，飞秒激光光破坏可在人眼小梁网中制作板层和全层切除，且不损伤周围组织。随后在尸眼研究中，Bahar 和同事展示了飞秒激光造成的表面下巩膜光破坏，可用于 NPDS手术(图 27.2)[20]。Sacks 等报道了用 1700nm 波长的飞秒激光或者使离体巩膜脱水，完成表面下巩膜光破坏[21]。Shi 等在兔眼研究中展示了微创巩膜造口术的创建[22]。在青光眼的治疗中，该 800nm 波长的激光有潜力使用飞秒振荡器进行纳焦耳级脉冲能量处理[23]。Jin 等描述了使用 1040nm 波长的飞秒光纤激光在体外实施纳焦耳能量水平的单脉冲巩膜切除术，几乎没有附带损伤[24]。他们展示了可能用于青光眼手术的 4 种类型切口模式，包括表面下光破坏，狭缝状切口、点状和长方体切削。

其原理是向需要治疗的目标组织传递飞秒能量以实现精确控制的光破坏，以使青光眼中水性液体的

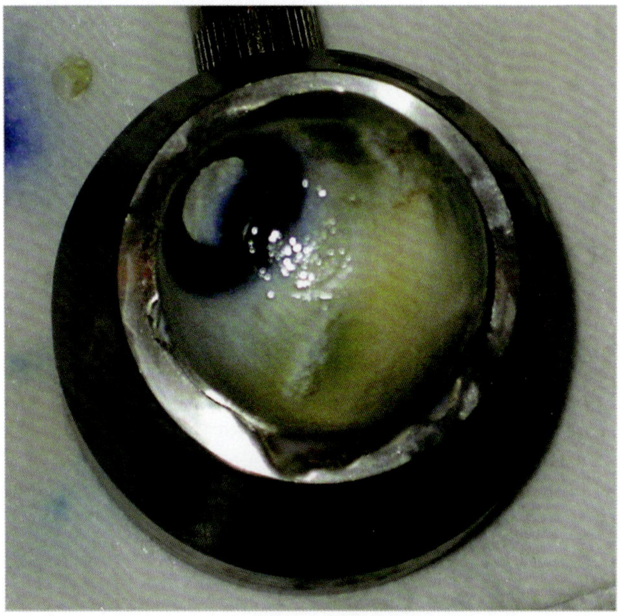

图 27.2 用飞秒激光在尸眼上进行的第一个基底位于角膜缘的，厚 200μm、直径 7mm 的圆形巩膜瓣的照片。使用 Siebel 刮刀和角膜剥离器分离角巩膜瓣，并翻转到角膜上。

流出口获得最小的目标组织愈合反应、炎症和瘢痕。飞秒激光系统将使用一个由前房角镜或一种内部光纤构成的耦合系统，以精确瞄准流出的阻塞组织并去除流出的阻塞物。这种靶向包括用 OCT 或光声光谱定位 Schlemm 管[25]。激光脉冲将在患眼的小梁网中制作开口，以引流前房液体至 Schlemm 管。

尽管飞秒激光在给青光眼手术带来革命性变化方面提供了巨大潜力，但现代青光眼手术正在向微型支架过渡，这可能会限制采用有额外切口的手术。

27.10 结论

飞秒激光切削使亚微米级分辨率的非侵入性手术成为可能。再结合 OCT 等先进的成像平台，飞秒激光在眼后节手术中具有巨大的潜力。图像引导的玻璃体和视网膜的精准分割，为未来飞秒激光在眼底手术中的改革提供可能。然而，这些新的适应证目前仍在开发中，尚未准备好使用。很难确定这些技术商业化的时间框架。

随着技术的不断改进，飞秒激光技术将扩展到更多眼后节适应证，并为患者带来更多的益处，这不是没有理由的预测。有可能出现一台机器可以在不同的亚专业领域进行几种不同的手术。飞秒激光是一项非凡的技术，在眼科领域的应用几乎是无限的。新的治疗用途将扩大激光的使用范围和改善患者护理。随着技术改进和应用增加，飞秒激光辅助眼科手术的适应证将不可避免地实现空前的自我超越。

（叶宇峰 译）

参考文献

[1] Ecsedy M, Miháltz K, Kovács I, Takács A, Filkorn T, Nagy ZZ. Effect of femtosecond laser cataract surgery on the macula. J Refract Surg. 2011; 27(10):717–722

[2] Vetter JM, Holzer MP, Teping C, et al. Intraocular pressure during corneal flap preparation: comparison among four femtosecond lasers in porcine eyes. J Refract Surg. 2011; 27(6):427–433

[3] Mirshahi A, Kohnen T. Effect of microkeratome suction during LASIK on ocular structures. Ophthalmology. 2005; 112(4):645–649

[4] Luna JD, Artal MN, Reviglio VE, Pelizzari M, Diaz H, Juarez CP. Vitreoretinal alterations following laser in situ keratomileusis: clinical and experimental studies. Graefes Arch Clin Exp Ophthalmol. 2001; 239(6):416–423

[5] Smith RJ, Yadarola MB, Pelizzari MF, Luna JD, Juárez CP, Reviglio VE. Complete bilateral vitreous detachment after LASIK retreatment. J Cataract Refract Surg. 2004; 30(6):1382–1384

[6] von Jagow B, Ohrloff C, Kohnen T. Macular thickness after uneventful cataract surgery determined by optical coherence tomography. Graefes Arch Clin Exp Ophthalmol. 2007; 245(12):1765–1771

[7] Perente I, Utine CA, Ozturker C, et al. Evaluation of macular changes after uncomplicated phacoemulsification surgery by optical coherence tomography. Curr Eye Res. 2007; 32(3):241–247

[8] Conrad-Hengerer I, Hengerer FH, Al Juburi M, Schultz T, Dick HB. Femtosecond laser-induced macular changes and anterior segment inflammation in cataract surgery. J Refract Surg. 2014; 30(4):222–226

[9] Nagy ZZ, Ecsedy M, Kovács I, et al. Macular morphology assessed by optical coherence tomography image segmentation after femtosecond laser-assisted and standard cataract surgery. J Cataract Refract Surg. 2012; 38(6):941–946

[10] Krueger RR, Lubatschowski H, Inventors; Cleveland Clinic Foundation, assignee. Precise disruption of tissue in retinal and preretinal structures. US Patent 20090048586 A1. February 19, 2009

[11] Hild M, Krause M, Riemann I, et al. Femtosecond laser-assisted retinal imaging and ablation: experimental pilot study. Curr Eye Res. 2008; 33(4):351–363

[12] Grant RE, Mordaunt DH, Inventors; Bausch & Lomb Incorporated, assignee. Oct-guided femtosecond laser to measure a retinal surface for use in performing an intra-retinal ablation. Google Patent WO/2013/059502. April 25, 2013

[13] Van de Velde FJ, Inventors; Van de Velde, FJ, assignee. Electronic ophthalmoscope for selective retinal photodisruption of the photoreceptor mosaic. US Patent US8851679 B2. October 7, 2014

[14] Dick M, Reich M, Blum M, Inventors; Carl Zeiss Meditec Ag, assignee. Device and method for vitreous humor surgery. US Patent US20130131652 A1; May 23, 2011

[15] Mordaunt DH, Merkur AB, Lin DTC, Inventors; Google Patents, assignee. Treatment systems for vitreous floaters. US Patent WO2015184373 A1. December 3, 2015

[16] Mordaunt DH, Merkur AB, Lin DTC, Inventors; Google Patents, assignee. System and method for inducing a post-operative posterior vitreous detachment. US Patent US20160023020. January 28, 2016

[17] Yu G, Duguay J, Marra KV, et al. Efficacy and safety of treatment options for vitreomacular traction: a case series and meta-analysis. Retina. 2016; 36(7):1260–1270

[18] Boyle EL. Femtosecond laser offers potential for additional indications. EyeWorld . 2013:September

[19] Toyran S, Liu Y, Singha S, et al. Femtosecond laser photodisruption of human trabecular meshwork: an in vitro study. Exp Eye Res. 2005; 81(3):298–305

[20] Bahar I, Kaiserman I, Trope GE, Rootman D. Non-penetrating deep sclerectomy for glaucoma surgery using the femtosecond laser: a laboratory model. Br J Ophthalmol. 2007; 91(12):1713–1714

[21] Sacks ZS, Kurtz RM, Juhasz T, Mourau GA. High precision subsurface photodisruption in human sclera. J Biomed Opt. 2002; 7(3):442–450

[22] Shi Y, Yang XB, Dai NL, et al. External sclerostomy with the femtosecond laser versus a surgical knife in rabbits. Int J Ophthalmol. 2012; 5(3):258–265

[23] Hou DX, Butler DL, He LM, Zheng HY. Experimental study on low pulse energy processing with femtosecond lasers for glaucoma treatment. Lasers Med Sci. 2009; 24(2):151–154

[24] Jin L, Jiang F, Dai N, et al. Sclerectomy with nanojoule energy level per pulse by femtosecond fiber laser in vitro. Opt Express. 2015; 23(17):22012–22023

[25] Berlin MS, Inventor; Google Patents, assignee. Methods and apparatuses for the treatment of glaucoma using visible and infrared ultrashort laser pulses. US Patent US20120283557 A1. November 8, 2012

第 28 章

飞秒激光引起的并发症

Gerd U. Auffarth, Hyeck-Soo Son, Branka Gavrilovic

摘　要

飞秒激光相关手术并发症主要来源于飞秒激光技术本身和手术医生的学习曲线。激光探头与眼球的接触固定可导致结膜下出血等直接损伤，或因二者固定地不牢固导致在激光能量使用过程中的衰减。角膜混浊可削弱激光能量导致前囊膜切开不完全。晶状体内或前房产生的气泡会干扰激光的作用，甚至引起眼内组织的损伤。激光探头与眼球吸附所产生的压力(不同设备的吸附方式不同)会导致视神经的损伤，尤其对青光眼患者更要引起关注。手术医生学习曲线所引起的并发症，主要与掌握飞秒激光这一不断更新技术的熟练程度有关。随着飞秒激光技术的不断进步，手术适应证也在不断发生变化。先前有研究报道了飞秒激光白内障手术后发生前囊撕裂和后囊破裂的并发症。目前这一并发症虽已被控制在最小范围内，但仍是各个飞秒激光系统学习曲线的一部分。目前市场现有的多种飞秒激光系统在制作角膜切口（主切口以及侧切口）的表现仍存在争议。飞秒激光只能在透明角膜制作切口，使切口更靠近角膜中心区域。另有报道认为，其制作的角膜切口对角膜内皮存在负面影响。

关键词

飞秒激光；交界面；气体；囊膜撕裂；后囊破裂；学习曲线；并发症

28.1 引言

白内障手术是目前开展最广泛的眼科内眼手术，前囊膜切开以及超声乳化是白内障手术的关键步骤，直接影响手术效果以及并发症的发生率[1–3]。尽管经验丰富的手术医生可熟练、精准地完成手术且很少发生并发症，但对初学者或不熟练的手术医生来说，并发症的发生并不少见，白内障手术仍是一项令人生畏的挑战。技术的不断进步、患者对于更好的视觉质量、更高的手术安全性的需求，促进了新型医疗设备如飞秒激光的发展。自 21 世纪初成功应用以来，飞秒激光以其极高的准确性及安全性而引起广泛关注[1–6]。既往的报道显示，与传统手工撕囊相比，飞秒激光前囊膜切开术具有更好的准确性、可重复性以及术后屈光效果[1,3,7,8]。此外，飞秒激光可以减少术后人工晶状体偏心和倾斜的情况，从而使人工晶状体的定位更加可靠和可预测[7]。

尽管飞秒激光有以上优势，但仍需要手术医生具备丰富的临床经验，并对这一技术充分熟悉。

28.1.1 学习曲线

在一个前瞻性病例研究中，Roberts 等选取 1500 只眼睛行飞秒激光辅助白内障手术，并将这些病例分为两组：第一组是手术医生使用飞秒激光系统所做的前 200 只眼睛，第二组为之后进行手术的 1300 只眼睛，手术医生被认为已具备一定的手术经验[1]。两组进行比较结果显示，第二组的并发症发生率明显低于第一组，与第一组相比，前囊撕裂率由 4%下降至0.31%，后囊破裂率由 3.5%下降至 0.31%，术后人工晶状体偏心率由 2%下降至 0。表 28.1 比较了两组患者术中并发症的发生率。

表 28.1 两组术中并发症比较(第一组:前 200 例;第二组:学习曲线后 1300 例)

	第一组(n=200)		第二组(n=1,300)		
并发症	数量	百分比(%)	数量	百分比(%)	P
吸引中断	5	2.50	8	0.61	0.023
手工角膜切口	26	13.00	25	1.92	< 0.001
瞳孔缩小	19	9.50	16	1.23	< 0.001
前囊膜小豁口	21	10.50	21	1.62	< 0.001
前囊膜放射状撕裂	8	4.00	4	0.31	< 0.001
后囊膜破裂	7	3.50	4	0.31	< 0.001
晶状体后脱位及坠核	4	2.00	0	0.00	< 0.001

手术起始的镜头定位装载也存在一定的技术难度,要求具有一定的灵活性,镜头对位不良会导致前囊膜切开不完全或周边吸力脱失(图 28.1 和图 28.2)。必须重视与定位装载(docking)系统相关的问题,如各种能够干扰激光束穿透的眼表疾病,以及此过程中可能引起恶化的既往眼病如青光眼或视神经病变等[9]。在第二组中,Roberts 等发现每台手术需要定位装载的平均次数由 1.5 次减少到 1.05 次,角膜切口制作过程中的负压丢失率由 2.5%减少到 0.61%。在手术医生能够熟练操作飞秒激光手术系统后,其安全性和有效性才得以显现。

这些结果与 Bali 等[4]分析的结果具有可比性,他们对接受飞秒激光白内障手术的前 200 只眼睛进行了一项前瞻性连续队列研究,并将病例分为 4 组,每组 50 例,以评估手术医生的学习曲线。尽管在最初的病例中并发症的发生率很高,研究者建立了一个清晰的学习曲线,但随着经验的增长,定位装载的次数、激光术后瞳孔缩小及囊膜切开不完整的比例迅速降低。表 28.2 对 4 组患者的飞秒激光和超声乳化术并发症的数量进行了比较。

除了降低术中并发症的发生率以及缩短学习曲线,白内障手术前的飞秒激光对核的预处理也能显著减少在手术过程的超声能量释放时间。Abell 等发现,白内障经飞秒激光预处理后,所有级别白内障的平均有效超声乳化时间(EPT)均降低了 84%,超过 57%的病例显示平均 EPT 小于 2 秒,80%的病例显示平均 EPT 小于 4 秒[8,10]。作者还发现经验丰富的手术医生通过熟练的飞秒激光操作、碎核技术以及合理的超声乳化参数设置,EPT 甚至可以达到 0 秒。降低超声乳化能量的释放可以减轻术后角膜水肿、减少角膜内皮细

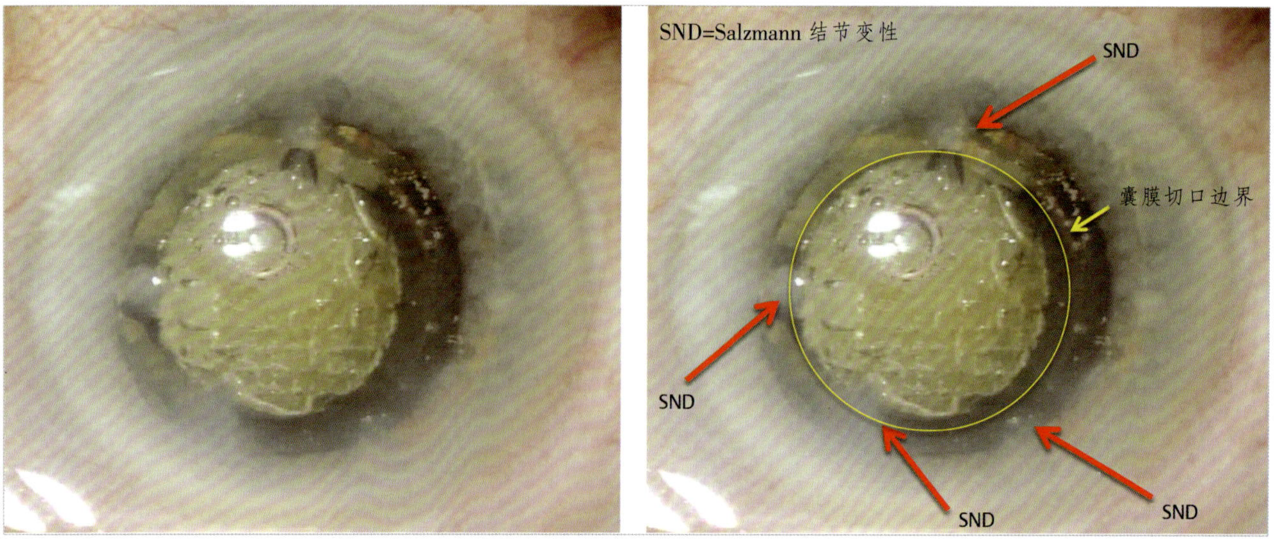

图 28.1 透过混浊角膜(Salzmann 结节变性)的完整飞秒激光囊膜切开术。

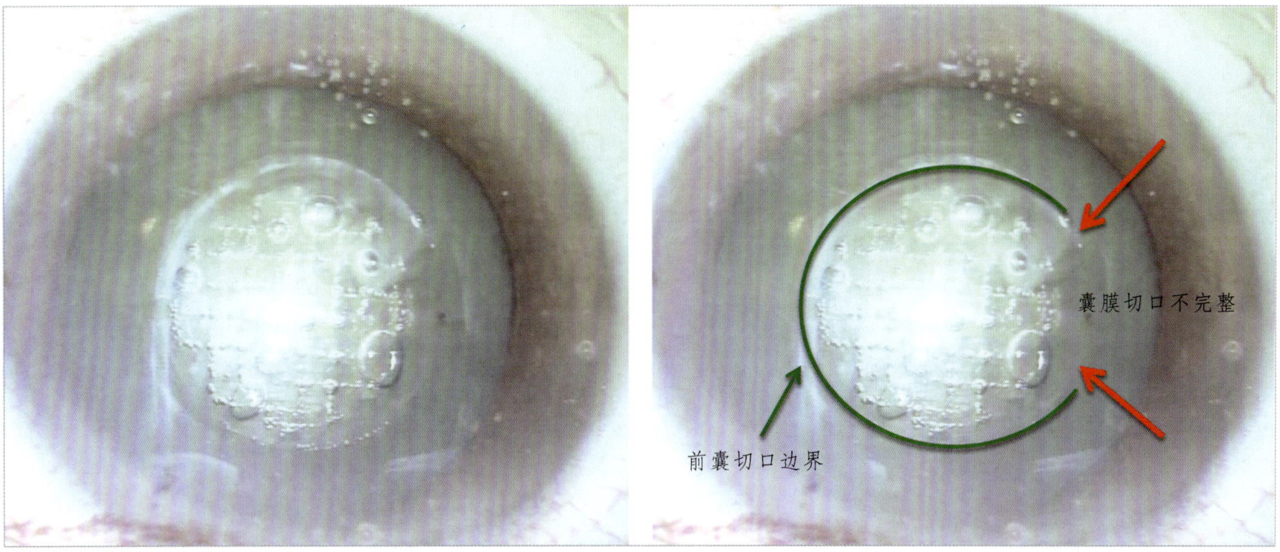

图 28.2 飞秒激光应用过程中接触界面的气泡导致飞秒激光前囊膜切开不完全。

胞的丢失，进而增加了白内障手术前的飞秒激光预处理的整体安全性，有利于早期的视力恢复。

飞秒激光系统的高准确性和可重复性已被许多临床研究广泛证实[1,3-5,7,8]。在白内障手术前成功完成激光预处理可以保证更稳定的囊膜切开，减少 EPT，视力恢复得更快。然而，由于飞秒激光系统的使用存在一个明确的学习曲线，必须花费足够的时间来获取经验，才能达到与已发表的最佳手动白内障手术报道相当的并发症的发生率。

28.2 技术方面

28.2.1 定位装载过程

飞秒激光系统可通过以不同方式安装的接触界面实现与患者眼球的连接。有些飞秒激光系统通过在患者眼球上放置一个负压吸引环并加入液体或软性接触界面来实现连接，有些是通过直接接触角膜或特殊接触镜与眼球连接。眼眶狭窄、小睑裂、激光过程负压吸引丢失、吸引环导致的结膜下出血，会使这一操作变得复杂。

Nagy 等在一项对前 100 例 FLACS 术中并发症的回顾性分析中发现，2%的患者发生吸引中断，34%出现结膜发红或出血[5]。在患者接触装置改进后，吸引中断没有复发。患者的头部或眼球运动、定位装载不当和结膜松动是导致吸引中断的主要风险因素。患者接触装置精确的放置和良好的术前麻醉是防止吸引中断的最重要因素。最后，作者建议使用硬性头枕而不是软枕，在吸附过程中软枕可致患者的头部下移，导致负压吸引丢失[5]。

Schultz 等报道，一位患者在晶状体粉碎时头部突然移动，导致负压吸引丢失，但激光仍在短时间内继续发射，术中成功植入了人工晶状体，没有发生并发症。虽然患者术后 6 周视力达到 20/20，但在激光治疗期间一旦发生负压吸引丢失，如囊膜切开期间可导致不完全撕囊，甚至更严重的并发症[11]。

在 Bali 等的一项对于术中并发症的前瞻性连续队列研究中，200 只眼睛接受了激光白内障手术(LCS)。最终，作者注意到最初的手术中飞秒激光系统与患者眼睛的定位装载困难，导致 5 例患眼负压丢失。虽然对手术过程和最终结果没有影响，但晶状体定位装载可能会给尚未熟悉吸引固定装置经验不足的手术医生带来不便[12]。

Talamo 等研究了飞秒激光治疗过程中液体界面接口和角膜接触镜接口对定位装载过程的影响。他们发现，在手术过程中，由于角膜皱褶可能导致不完全撕囊。液体界面接口消除了角膜褶皱，提高了眼球的稳定性，并降低了眼压的升高，减少了结膜下出血[13]。

28.2.2 囊膜切开术的并发症

早期的实验室研究大多使用猪眼得出结论，认为飞秒激光囊膜切开的强度等于或大于传统的手法撕

表 28.2 两组不同患者术中参数的比较

激光手术与超声乳化手术相比的困难和并发症									
组(每组例数)	激光手术		超声乳化手术						
	每位患者对接尝试中位数	吸引中断	角膜辅助切口	瞳孔收缩	前囊膜小豁口	前囊放射状撕裂	后囊膜撕裂和玻璃体拔顿	晶状体后脱位	不完整囊膜切开术病例
1(1~50)	1.9	1	11	12	9	4	4	1	3
2(51~100)	1.8	2	8	2a	5	3	2	2	3
3(101~150)	1.2a	1	4	3a	4	1	1	1	15a
4(151~200)	1.2a	1	5	2a	3	0	0	0	14b

[a] $P<0.01$.
[b] $P<0.05$.

囊[14]。近来对于人眼的研究结果表明,囊膜切开的边缘可能存在薄弱点[15-18]。

Abell 等[19]进行了一项前瞻性队列研究,1626 例患者接受了 LCS 或超声乳化术,比较两种手术方式前囊撕裂的发生率。研究发现,LCS 组前囊膜撕裂的发生率(15/804,1.87%)比白内障超声乳化术组(1/822,0.12%)明显升高。其中 7 例患者的前囊膜撕裂延伸至后囊。由此得到结论,激光前囊切开术的完整性可能由于注视眼运动而受到邮票边孔样穿孔和额外的异常脉冲影响。这将导致前囊撕裂的发生率增加,因此术中在对前囊膜进行飞秒激光预处理后应格外小心[8]。

Chang 等回顾了 170 只眼睛在白内障超声乳化术前使用非接触飞秒激光系统(LensAR)接受前囊膜切开术或前囊膜切开术联合晶状体劈核[6]治疗的研究结果如下:151 只眼睛(88.8%)发生前囊切开不完整;9 只眼睛(5.3%)发生前囊膜放射状撕裂,未延伸至赤道或后囊膜;1 只眼睛(0.6%)发生后囊膜撕裂。

Nagy 等在他们对前 100 例 LCS 术中并发症回顾性分析中发现前囊膜小豁口和锯齿状边缘的发生率为 20%,前囊膜撕裂发生率为 4%[5]。

Kohnen 等试图利用不同的患者接触界面和不同的激光脉冲能量来检测飞秒激光囊膜切开术后囊膜边缘结构的形态学变化。在此研究中,使用 LenSx 飞秒激光对 30 只眼睛进行了飞秒激光辅助的囊膜切开术。手术采用刚性的弧形接触界面(第一组,15 只眼睛),角膜和接触装置之间带有软性接触镜的弧形界面(第二组,15 只眼睛),第一组激光脉冲能量为 15μJ,第二组为 5μJ[15]。

光学显微镜显示第一组的前囊切口连续,其切割边缘有明显的分界线,同时伴有囊膜小豁口和锯齿状边缘。得出的结论是,与激光脉冲能量设置为 15μJ 的刚性弧形接触界面相比,采用 5μJ 激光脉冲能量的软性接触镜的弧形界面所产生的囊膜小豁口和锯齿状边缘更少,边缘更光滑、更规则和分界线更薄。

Sandor 等比较了不同能量设置下飞秒激光在猪眼样本中囊膜切开术的力学特性。他们用 3 种不同的脉冲能量水平进行了囊膜切开术:2μJ(低能量组),5μJ(中能量组)和 10μJ(高能量组),囊膜的开口被自动检测设备拉伸直至破裂,采用扫描电子显微镜技术评价囊膜切口边缘的形态学轮廓。高能量组使后囊破裂的拉力[(108±14)mN]显著低于中能量组[(118±10)

mN；$P<0.05$]和低能量组[(119±11)mN；$P<0.05$]，而中能量组和低能组无显著性差异($P=0.9\ 479$)。结论是，依靠高能量生成的前囊开口张力比低能量或中能量稍弱，可扩张性差，这可能是由于光干扰产生的热效应增加所致[20]。

28.2.3 气窜现象/囊袋阻滞综合征

飞秒激光治疗过程中产生的气泡可削弱激光能量导致囊膜撕裂(图 28.3)或作为积极的影响产生一种"气分离"(图 28.4)。

Roberts 等报道了 LCS 术中发生囊膜阻滞综合征(CBS)的病例。2 例患者在激光预处理后，行水分离时发生囊袋阻滞综合征，导致后囊膜破裂晶状体坠入玻璃体腔。2 例均为成熟期老年白内障患者，本身已存在囊袋阻滞综合征的风险因素。晶状体囊袋内产生的气体和激光诱导的晶状体皮质改变这些飞秒激光手术独有的特点，可能是高危患者术中囊袋阻滞综合征的附加风险因素[2]。

在一项前瞻性连续队列研究中，Bali 等分析了接

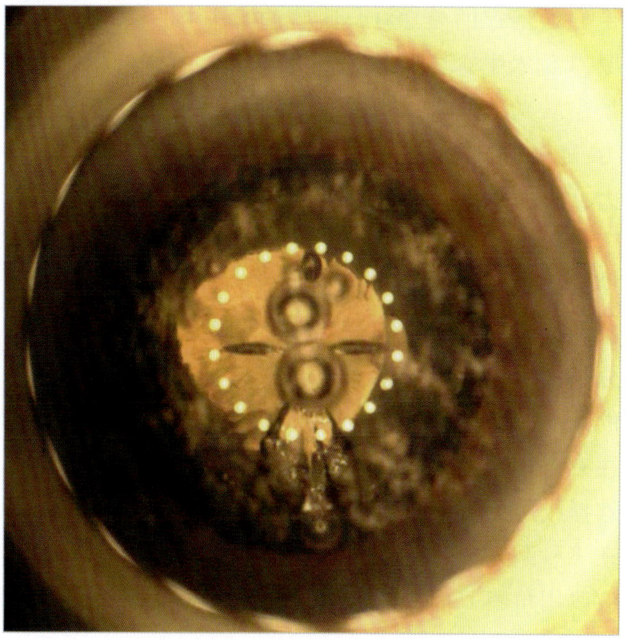

图 28.3　飞秒激光应用过程中前房中产生的大量气泡。

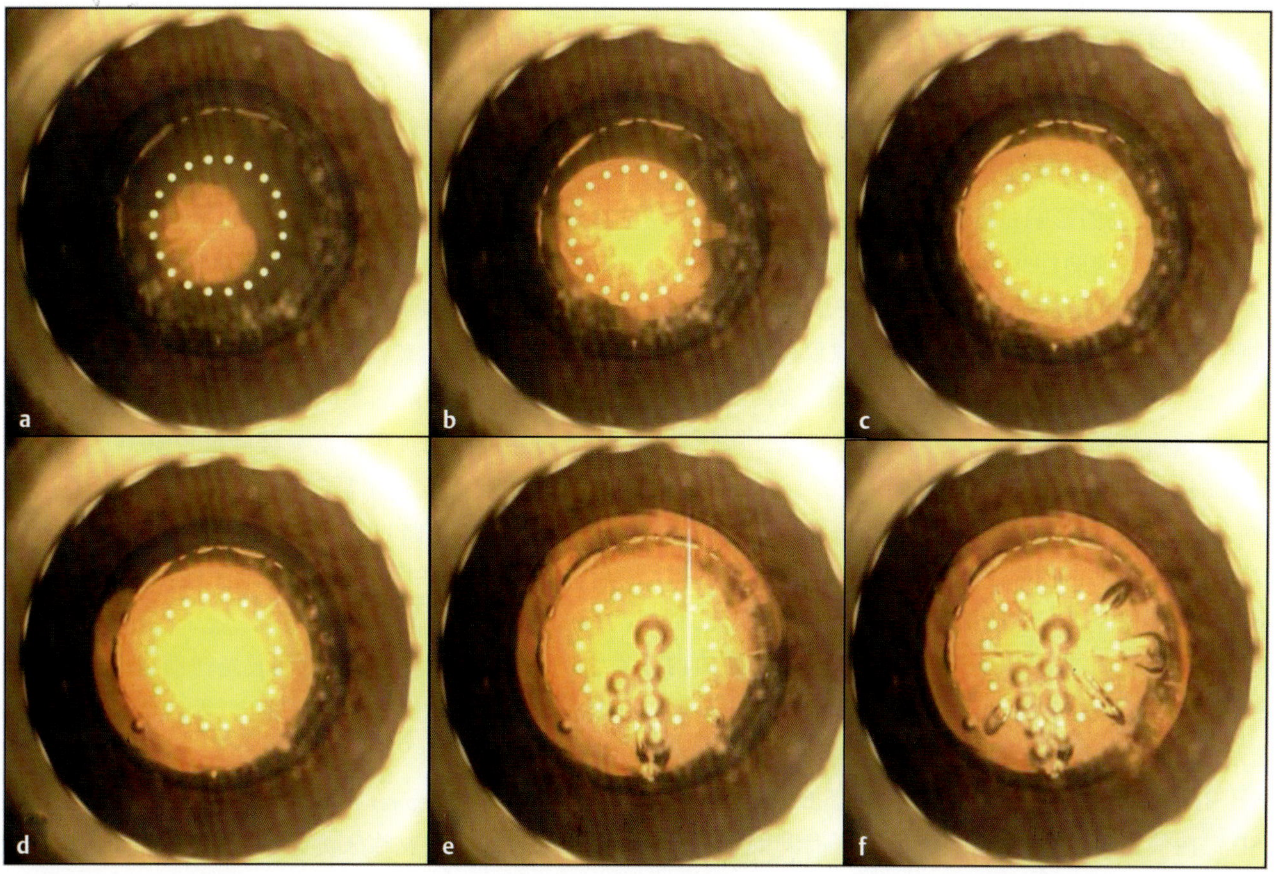

图 28.4　飞秒激光产生的气泡导致晶状体气分离。

受LCS治疗的前200只眼睛的术中并发症的发生情况，3例术中囊袋阻滞引起后囊破裂。囊袋阻滞的原因是在激光治疗过程中产生的气体增加了囊袋内的压力，随后进行的水分离操作进一步增加了囊袋内的压力，导致后囊膜破裂的发生[4]。

Grewal等[21]在一篇病例报道中描述了2例使用飞秒激光构建透明角膜切口(CCI)过程中出现气窜现象的患者的临床表现与手术处理方法(译者注：这部分是按原文翻译，原文并未展开叙述临床表现和具体的处理方法)。对于并发角膜瘢痕、角膜营养不良和既往有LASIK、RK或CK角膜手术史的患者，应当慎重选择或避免使用飞秒激光构建透明的角膜切口。如果在飞秒激光透明角膜切口构建过程中发现上皮创口，应改用角膜刀重新构建切口并进行缝合，以确保角膜创口闭合。

28.2.4 飞秒激光辅助白内障手术中眼压的变化

在激光辅助白内障手术中，患者在治疗期间眼压会有几分钟显著升高，相对于年轻和健康的屈光手术患者，眼压升高对于老年患者存在更高的风险。在美国，约39%的65岁以上人群需要终身接受阿司匹林抗凝治疗，视神经血灌注量较低[12,22-24]。此外，慢性开角型青光眼、高眼压症、视网膜闭塞性疾病的发病率随着年龄的增长而增加[12,22-24]。因此，在FLACS过程中，眼内压升高的影响是需要引起重视的。

Baig等在前瞻性病例研究中记录了吸引前、中、后的眼压值，眼压从吸引前的(17.2±3.2)mmHg升高到吸引时的(42.1±10.8)mmHg。因此，建议谨慎筛选患者，若患者患有晚期青光眼、视神经萎缩、视网膜血管疾病和缺血性视神经病变，更容易受这种急性眼压升高或眼压波动的影响[25]。

Schultz等的前瞻性研究中，使用液体填充界面进行飞秒激光辅助白内障手术，对术前、术中、术后的眼压进行了评估。研究中使用改良的Schiotz眼压计，对液体填充界面和非液体填充界面飞秒激光辅助白内障手术系统(Liquid Optics接口，Catalys Precision激光系统)术前和术后的绝对眼压进行测量。本研究评估了100只眼睛，术前平均眼压是(15.6±2.5)mmHg(SD)，在使用真空吸引环后平均眼压上升到(25.9±5.0)mmHg，并在激光手术后几乎保持不变[(27.6±5.5)mmHg]，取出吸引环后，平均眼压为(19.1±4.4)mmHg，术后1小时的眼压值并未明显高于术前。他们的研究结果显示，应用液体填充界面眼压轻度增高。而以往文献中报道，应用平面或曲面接触界面时，眼压升高显著[9]。

28.2.5 炎症和飞秒激光导致的黄斑改变

从手术创伤对眼球造成炎症反应的角度来说，白内障超声乳化手术已成为一种微创手术。几项研究分别对LCS是否会对眼前节炎症或术后黄斑水肿造成影响进行了探讨。

Abell等试图验证FLACS术后的眼部炎症反应比常规白内障超声乳化(手动操作)术更轻微。在一项前瞻性单盲非随机平行队列研究中发现，FLACS术后眼前节炎症比手动操作白内障手术后更轻，这是因为前者术中所需要的超声能量减少[10]。

这项研究包括176例患者(激光组100例；手动组76例)。手动组术后第1天(P=0.0 089)和第4周(P=0.003)，前房闪辉明显多于激光组。超声乳化时间(EPT)与术后1天房闪密切相关(r=0.35，P<0.0 001)。OCT的结果显示，激光组外层视网膜厚度的增加幅度小于手动组(P=0.007)[10]。

Ecsedy等利用OCT比较了常规白内障超声乳化手术与飞秒辅助(Lensx，Alcon InC.)白内障超声乳化手术对黄斑的影响。在此项研究中，20例患者的20只眼睛分别接受了两种白内障手术：飞秒激光辅助手术(激光组)和常规超声乳化手术(对照组)。采用OCT检测术前、术后1周、术后1个月黄斑区的厚度[26]。

手术对术后黄斑厚度的影响的多变量建模结果显示，在按照年龄和不同病程的术前厚度调整后，激光组内层视网膜黄斑厚度显著降低(P=0.002)。对照组黄斑内层厚度在术后第1周时显著增加（平均：21.68μm；95% CL：11.93~31.44μm；P<0.001)。1个月后，该差异降至平均17.56μm(95% CL：−3.21~38.32μm；P=0.09)，略具显著性。

此项研究结果表明，飞秒激光辅助白内障手术与标准的白内障超声乳化手术相比，术后黄斑厚度无显著性差异[26]。

Conrad-Hengerer等比较了FLACS与标准超声乳化手术后临床或亚临床黄斑水肿的发生率、黄斑厚度与术后眼内炎症的相关性[27]。在此项前瞻性随机的研究中,104 例患者的 104 只眼睛行飞秒激光辅助白内障手术,另外 104 只眼睛行脉冲模式下的超声乳化手术，两组均植入人工晶状体。飞秒激光组术后 4 天 OCT 测量的黄斑中心厚度为(210±24)μm,术后 1 个月为(214±22)μm,术后 3 个月为(219±20)μm,术后 6 个月为(215±22)μm。标准超声乳化组术后 4 天黄斑中心厚度为(211±32)μm,术后 1 个月为(210±34)μm,术后 3 个月为(217±29)μm,术后 6 个月为(209±30)μm。结论是 LCS 对术后黄斑水肿的发生率无明显影响。

(张立军 译)

参考文献

[1] Roberts TV, Lawless M, Bali SJ, Hodge C, Sutton G. Surgical outcomes and safety of femtosecond laser cataract surgery: a prospective study of 1500 consecutive cases. Ophthalmology. 2013; 120(2):227-233

[2] Roberts TV, Sutton G, Lawless MA, Jindal-Bali S, Hodge C. Capsular block syndrome associated with femtosecond laser-assisted cataract surgery. J Cataract Refract Surg. 2011; 37(11):2068-2070

[3] Reddy KP, Kandulla J, Auffarth GU. Effectiveness and safety of femtosecond laser-assisted lens fragmentation and anterior capsulotomy versus the manual technique in cataract surgery. J Cataract Refract Surg. 2013; 39(9): 1297-1306

[4] Bali SJ, Hodge C, Lawless M, Roberts TV, Sutton G. Early experience with the femtosecond laser for cataract surgery. Ophthalmology. 2012; 119(5):891-899

[5] Nagy ZZ, Takacs AI, Filkorn T, et al. Complications of femtosecond laser-assisted cataract surgery. J Cataract Refract Surg. 2014; 40(1):20-28

[6] Chang JS, Chen IN, Chan WM, Ng JC, Chan VK, Law AK. Initial evaluation of a femtosecond laser system in cataract surgery. J Cataract Refract Surg. 2014; 40(1):29-36

[7] Kránitz K, Miháltz K, Sándor GL, Takacs A, Knorz MC, Nagy ZZ. Intraocular lens tilt and decentration measured by Scheimpflug camera following manual or femtosecond laser-created continuous circular capsulotomy. J Refract Surg. 2012; 28(4):259-263

[8] Abell RG, Kerr NM, Vote BJ. Toward zero effective phacoemulsification time using femtosecond laser pretreatment. Ophthalmology. 2013; 120(5):942-948

[9] Schultz T, Conrad-Hengerer I, Hengerer FH, Dick HB. Intraocular pressure variation during femtosecond laser-assisted cataract surgery using a fluid-filled interface. J Cataract Refract Surg. 2013; 39(1):22-27

[10] Abell RG, Allen PL, Vote BJ. Anterior chamber flare after femtosecond laser-assisted cataract surgery. J Cataract Refract Surg. 2013; 39(9):1321-1326

[11] Schultz T, Dick HB. Suction loss during femtosecond laser-assisted cataract surgery. J Cataract Refract Surg. 2014; 40(3):493-495

[12] Friedman DS, O'Colmain BJ, Muñoz B, et al. Eye Diseases Prevalence Research Group. Prevalence of age-related macular degeneration in the United States. Arch Ophthalmol. 2004; 122(4):564-572

[13] Talamo JH, Gooding P, Angeley D, et al. Optical patient interface in femtosecond laser-assisted cataract surgery: contact corneal applanation versus liquid immersion. J Cataract Refract Surg. 2013; 39(4):501-510

[14] Auffarth GU, Reddy KP, Ritter R, Holzer MP, Rabsilber TM. Comparison of the maximum applicable stretch force after femtosecond laser-assisted and manual anterior capsulotomy. J Cataract Refract Surg. 2013; 39(1):105-109

[15] Kohnen T, Klaproth OK, Ostovic M, Hengerer FH, Mayer WJ. Morphological changes in the edge structures following femtosecond laser capsulotomy with varied patient interfaces and different energy settings. Graefes Arch Clin Exp Ophthalmol. 2014; 252(2):293-298

[16] Serrao S, Lombardo G, Desiderio G, et al. Analysis of femtosecond laser assisted capsulotomy cutting edges and manual capsulorhexis using environmental scanning electron microscopy. J Ophthalmol. 2014; 2014: 520713

[17] Al Harthi K, Al Shahwan S, Al Towerki A, Banerjee PP, Behrens A, Edward DP. Comparison of the anterior capsulotomy edge created by manual capsulorhexis and 2 femtosecond laser platforms: Scanning electron microscopy study. J Cataract Refract Surg. 2014; 40(12):2106-2112

[18] Schultz T, Joachim SC, Tischoff I, Dick HB. Histologic evaluation of in vivo femtosecond laser-generated capsulotomies reveals a potential cause for radial capsular tears. Eur J Ophthalmol. 2015; 25(2):112-118

[19] Abell RG, Davies PE, Phelan D, Goemann K, McPherson ZE, Vote BJ. Anterior capsulotomy integrity after femtosecond laser-assisted cataract surgery. Ophthalmology. 2014; 121(1):17-24

[20] Sándor GL, Kiss Z, Bocskai ZI, et al. Comparison of the mechanical properties of the anterior lens capsule following manual capsulorhexis and femtosecond laser capsulotomy. J Refract Surg. 2014; 30(10):660-664

[21] Grewal DS, Basti S. Intraoperative vertical gas breakthrough during clear corneal incision creation with the femtosecond cataract laser. J Cataract Refract Surg. 2014; 40(4):666-670

[22] Kaufman DW, Kelly JP, Rosenberg L, Anderson TE, Mitchell AA. Recent patterns of medication use in the ambulatory adult population of the United States: the Slone survey. JAMA. 2002; 287(3):337-344

[23] Quigley HA, Vitale S. Models of open-angle glaucoma prevalence and incidence in the United States. Invest Ophthalmol Vis Sci. 1997; 38(1): 83-91

[24] Groh MJ, Michelson G, Langhans MJ, Harazny J. Influence of age on retinal and optic nerve head blood circulation. Ophthalmology. 1996; 103(3):529-534

[25] Baig NB, Cheng GPM, Lam JKM, et al. Intraocular pressure profiles during femtosecond laser-assisted cataract surgery. J Cataract Refract Surg. 2014; 40 (11):1784-1789

[26] Ecsedy M, Miháltz K, Kovács I, Takács A, Filkorn T, Nagy ZZ. Effect of femtosecond laser cataract surgery on the macula. J Refract Surg. 2011; 27 (10):717-722

[27] Conrad-Hengerer I, Hengerer FH, Al Juburi M, Schultz T, Dick HB. Femtosecond laser-induced macular changes and anterior segment inflammation in cataract surgery. J Refract Surg. 2014; 30(4):222-226

第 29 章

飞秒激光:未来的方向

Wendell John Scott

摘　要

飞秒激光白内障手术(LCS)代表了飞秒激光的一项重大突破,这得益于包括成像系统在内的诸多技术的协同作用。这项手术技术具有以下挑战,包括实时成像和治疗、光束传输设备、激光设置以及患者接口。LCS 提供了新的手术模式,例如基于 OCT 的术中生物测量、激光辅助后囊膜切开术,并对超声乳化机器和未来的人工晶状体设计都产生了影响。它将重新定义我们手术操作的方式,并且带来许多前所未有的创新之处。

关键词

协同作用;实时成像;光束传输系统;患者接口;囊膜切开术;后发障预防;个性化定制;一期激光后囊膜切开术;人工晶状体设计;超声乳化机器;激光系统安装

29.1 未来方向

作为眼科医生,提及白内障手术,我们的期望是什么?飞秒激光白内障手术(LCS)又将如何帮助我们实现?我们希望制作出可重复的、具有水密性和一致性的角膜切口。我们希望做一个完美的囊膜切开。我们希望晶状体摘除时使用尽可能低的超声能量或者不使用超声能量,以减少对邻近眼组织的损伤。我们希望植入的人工晶状体具有最佳的光学质量和功能而无其他负效应,例如,目前人工晶状体的边缘设计虽然减少了后囊膜混浊的发生率,但同时也会增加术后眩光的发生。事实上,我们希望消除白内障手术最常见的并发症——后囊膜混浊。我们需要实时的定量生物测量技术、具有自适应学习功能的智能软件,以及集成实时计算机引导的治疗和安全监控。我们需要个性化的人工晶状体屈光度预测来矫正患者的屈光不正。我们希望尽可能减少并发症和人为误差。我们希望获得有助于我们成为更优秀手术医生的技术。

飞秒激光白内障手术的黎明已经到来,它进一步实现了眼科医生对完美手术的渴望,它体现在手术过程中每个步骤的改进。白内障手术已经历了漫长的发展道路。囊外手术的转变备受争议,因为后囊膜混浊在当时需要再次手术。然而,由于囊外白内障摘除术保留了完整的后囊膜并且能将人工晶状体置于囊袋中,人工晶状体迅速发展起来。YAG(钇铝石榴石)激光的出现是第一个非侵入性治疗后囊膜混浊的方法,消除了囊外白内障手术反对者的阻碍和争论。随之而来的是,超声乳化术的发展以及伴随的可折叠 人工晶状体。这些进步导致了无缝合小切口白内障手术的出现。然而,在此过程中仍存在许多争议,有专家认为手术过程已经非常成熟,发展新手术技术是不必要的甚至可能是有害的,尤其是超声乳化术。是不是听起来有点耳熟?事实上,超声乳化手术的学习过程比较困难,并且按照今天的标准来看当时的超声乳化设备并不够精密。在 1997 年,即使是在许多技术已经进步的情况下,有经验的眼科医生刚过渡到超声乳化术时的术后并发症发生率仍为 21.7%[1]。经历 20 多年,才让多数眼科医生掌握了超声乳化术。与超声乳化术一样,LCS 也代表了一项重大的技术突破。它和超声乳化术一样具有颠覆性——它改变了眼科医生进行白内障手术的基本方式,并迫使我们重新思考手术的每一个步骤。幸运的是,LCS的学习过程并不像超声乳化术一样艰难,该手术方式的应用正在飞速推广。

LCS手术是通过多种技术的协同作用实现的,包括三维眼成像系统,它可以定位手术目标组织并将其显示在手术医生图像的界面上。这项技术的挑战在于确保成像以及医生的操作是实时同步的。通过这种方式,飞秒激光的反应更像手术医生,例如,将目标组织可视化并根据需求进行调整。目前,眼球的实际定位相对于图像来说是有可能在激光束传输之前发生改变,因为轻微的眼动是可能的。实时成像为手术光束传输系统提供持续的链接式的反馈,手术的准确性、治疗速度和安全性将得到进一步提高。

功率和性能是飞秒激光的两大特性。晶状体治疗所需要的能量传递比角膜要高出数倍。举个例子,假如你有一辆赛车,如果你的引擎太小,你是无法赢得比赛的。现有的许多激光系统是从既往用于角膜的激光系统发展而来的。这些激光器采用高频低能、小光斑的方式,只需要治疗到150μm深度。考虑到光束传播过程中的能量损失,晶状体治疗需要8~9mm的处理深度和更高的能量。而由于在更深的深度水平光锥聚焦的限制,需要的光斑尺寸会更大,因此所需要的能量也会更高。这就像赛车一样,发动机的尺寸很重要。一些白内障飞秒激光器的新一代激光发动机将比上一代激光发动机更大,特别是那些基于角膜系统开发的激光发动机。

当然,性能不仅仅只包含功率。同样重要的是光束传输系统。对于角膜激光手术,角膜作为靶组织可以直接压平并且深度有限,而白内障激光手术的靶组织包含了角膜、晶状体囊膜和晶状体,两者有很大的不同。激光束深度范围以及集成成像使传输系统的复杂性显著提高,也是区分两种激光系统之间激光性能的主要因素。当前的激光系统对所有目标组织深度形成固定的光锥聚焦角,这会造成一定的缺陷。如果传输系统对于角膜切口深度是最佳的,那么它在晶状体深度可能不会同样有效,反之亦然。因此需要改进激光束的聚焦以改进当前系统,例如开发具有可变光锥聚焦角的传输系统,可优化向每个目标组织深度的光束输送。

患者接口可以是硬固体、软硬固体结合或液体。从角膜手术设计中借鉴的硬固体有利于角膜切口,但会导致角膜后表面皱褶,从而导致激光束偏差,这可能导致囊膜切开不够精确。软硬结合接口(SoftFit, Alcon)由固体弧形接口上的软水凝胶接触面组成,旨在更好地贴合角膜,从而减少角膜变形和减少眼压的升高。Victus(Bausch & Lomb)使用一种弧形接口,仅接触患者的角膜顶点,在角膜和接触面之间的其余间隙用液体填充,从而降低角膜后表面皱褶的风险。AMO和LensAR两家公司使用液体接口。Catalys和LensAR这两个装置就是利用液体接口。液体不会使角膜变形并且只需要较小的负压吸引,因此眼压升高较少。液体接口尤其重要的是即使在角膜切开后也能重新应用。这使得飞秒激光可以更有效地用作手术工具,适用于需要在囊膜切开术前进行小瞳孔操作的患者以及在白内障摘除后进行原位激光后囊膜切开术的患者。低负压吸引液体接口的缺点是小幅度的眼球运动仍然是可能的。但随着成像和治疗时间的减少,这一过程必将继续变快,这个问题将变得不那么重要了。

完美的囊膜切开是所有手术医生的目标。与CCC相比,囊膜切开术已经反复证实了其切口更圆,有助于更好地预测人工晶状体的有效位置。但相比之下,它的抗拉强度如何?一篇文章提出了对囊膜切开术发生前囊撕裂的担忧,表明囊膜的抗拉强度受治疗模式的影响,将其称为“邮票模式”[2]。尽管该文献中报道的发生率高于他们CCC的发生率,但除一项研究外,前囊撕裂的发生率仍低于手动撕囊文献中报道的发生率。据报道,飞秒激光囊膜切开后的撕裂率极低[3,4]。但是,前囊撕裂的存在说明技术需要不断被改进。标准的前囊切开参数设置是从猪的囊膜研究中发展而来的。猪的囊膜比人的囊膜厚3~4倍。飞秒激光脉冲的能量对猪的囊膜需要产生不止一个垂直脉冲才能完成切割,因此需要重叠垂直脉冲。但这对于人的囊膜来说是不合适的。一个激光脉冲切割囊膜,而重叠的脉冲有两次冲击人体囊膜的风险。囊膜的水平位移可能由初始囊膜切口的囊膜弹性变化、患者眼球移动、囊膜下气体形成或综合这些因素而引起,可导致与囊膜相互作用的激光脉冲偏离垂直轴。从理论上讲,这可能会在囊膜上产生一个离轴的薄弱点,并与囊膜切开呈水平放射状。在前面提到的研究中,所有激光平台都注意到囊膜上存在异常的痕迹。为什么会出现这种情况?从理论上讲,这反映了激光囊膜切开术的参数设置,尚未针对人体囊膜进行优化。研究中使用的标准设置光斑过于密集,增加垂直间距设置能减少囊膜的缺陷。这违背了我们的直觉。最初,人们可能认为囊膜切开的不规则是由于激光切口不够充分,这导致外科医生将垂直间距拉得更近[5]。然而这是错误的。随着我们更多地了解激光设置的临床效果,我们将继续进一步完善设置。这些设置将根据眼球和晶状体的病理量身定制。目前最糟糕的报道,即使用第一代硬件和软件设备,以及未经优化的设置执行的飞秒激光囊切开术,前囊撕裂率仍低于手动撕囊术的平均水平,这一事实对新技术来说是个卓越的起点。飞秒激光囊膜切开术效果良好。我们对它的了解正在不断深入。新的飞秒技术应用将会进一步改善囊膜切开术,如使用更低的能量、更高的频率和重叠激光点的 Ziemer 纳焦耳激光器。随着我们了解这些变量,以及临床医生优化每个激光平台和病理学参数设置,我们将进一步提高囊膜切开术的完善性和安全性。

飞秒激光对晶状体的处理可以让我们用更少的超声波能量或不用超声波能量去除白内障。本质上,我们是使用激光脉冲来破碎晶状体。这是手术医生第一次使用“微细加工”来分解晶状体。任何的模式和组合设置是可能的。随时间传递的能量数量是唯一的限制,因为这受到监管机构依据公认安全参数的限制。使用具有立方体形状的网格式激光脉冲已被证明可以有效降低超声时间。众所周知,晶状体的密度从中心到周边不等,因此激光脉冲的应用程序将根据白内障的密度来设置。术中生物测量技术能让我们测量晶状体中心至周边以及前部至后部的密度。在未来,个性化定制的晶状体治疗将根据术中测量的结果结合预编程序的设置综合应用于治疗模式和能量分布。这将产生精密的微加工或所谓的“软化”白内障,将提高治疗的效率和速度,并将限制激光能量达到理想效果的最小值。

由于飞秒激光和 Burkhard Dick 教授的开创性努力,眼科医生第一次在自己的技术范围内拥有了一种安全有效地去除后囊的方法。我们现在有能力改善所有白内障手术后视力再次逐渐丧失的患者的生活。白内障手术是世界上最常见的手术,大多数患者会出现后囊膜混浊。可悲的是,并非所有患者都有机会或经济条件接受必要的 YAG 激光治疗。治疗的费用很高。我们还发现,植入矫正老视人工晶状体的患者接受 YAG 激光囊膜切开术的发生率要高得多。最后但也是最重要的一点,小儿白内障患者需要这种治疗。一期飞秒激光后囊膜切开术是我们在技术能力以及对飞秒激光作为手术室工具的理解方面迈出的重要一步。

在 LCS 众多令人兴奋的前景中,改善人工晶状体屈光结果是值得特别思考的其中之一。将来,当我们回首往事,我们会发现术中波前像差测量,如 ORA 和 Clarity,是朝着正确方向迈出的一步。这是对更高视觉质量的追求。术前测量和公式无法为我们提供所需要的预测性。它们无法可靠地预测人工晶状体的有效晶状体位置。不幸的是,术中的像差测量也不能可靠预测。然而,使用术中生物测量技术的概念给我们提供了更广阔的思路,这是改善屈光结果所必需的。使用术中 OCT 非常的精确,并为我们提供了新的数据点来参考。Joseph Ma 最近在多伦多的一项研究数据表明,这些新数据点实际上可以比传统公式更可靠地预测术后人工晶状体的位置。为了充分利用这些信息,我们需要开发和验证新的公式[6]。

这些信息与新的人工晶状体公式相结合,会将我们的可预测性带到一个新的水平。Warren Hill 博士是第一个采用非传统统计和自适应工程算法的人,他从汽车界借鉴了它们,并将其应用于人工晶状体计算。径向基函数(RBF)利用模式确认来确认非线性关系。当这些数据与我们的术前数据和术后结果相结合时,RBF 将成为一种强大的模式识别算法,它将提高人工晶状体的可预测性,超越目前包括术中像差测量的任何方法。这将是一个受欢迎的发展,特别是对于屈光手术后的患者。

飞秒激光将如何影响人工晶状体设计?我们已经讨论了单独用于去除囊膜的一期激光后囊膜切开术。在手术过程中将后囊作为一种功能性组织,使其成为人工晶状体发展的条件而非负担。我们已经看到了这样的新产品,例如,通过激光囊膜切开术实现的晶状体袋(bag-in-the-lens)设计。在这种情况下,利用激光前后囊膜切开术的强度固定人工晶状体光学部,同时消除后囊混浊问题并降低屈光度变异性。另一个应用到现有人工晶状体的例子是复曲面人工晶状体的固定。这已用于自发旋转的复曲面人工晶状体的情况。在这些情况下,可以将人工晶状体旋转到所需要的位置,进行激光后囊膜切开术,并将人工晶状体夹持在后囊切开处以保证永久的子午线位置。除了目前的人工晶状体设计,我们还需要一种可调节的人工晶状体。无论使用什么材料,囊袋都可能继续作为人工晶状体的内固定点。定制化的囊膜切开(前部和后部)能力可能是手术操作和人工晶状体功能的重要组成部分。

飞秒激光将推动超声乳化机和其他白内障去除技术的进一步发展。到目前为止,人们一直致力于通过调节脉冲宽度、间隔和超声乳头的运动使超声能量最有效地传递。当晶状体被飞秒激光预裂时,另一种类型的能量变得更加重要,那就是负压吸引产生的剪切力能量。文丘里原理产生的负压吸引更有效,因为它是由手术医生控制的并施加在超声乳头上。它可以达到较高的水平且是恒定的,因此它会将裂解的晶状体拉向超声乳头。这使手术医生能够将超声乳头保持在安全的中心圆内,并有能力采用高负压吸引来显著降低超声能量。使用这种类型的系统,Burkhard Dick 教授和其他人已经证明可以在 90% 的时间内达到零超声能量。蠕动系统在管道上使用滚轮来产生负压吸引。负压吸引不会迅速建立或立即释放。直到超声乳头被阻塞才会形成负压。在高负压吸引的水平下,当超声乳头清空晶状体碎屑时,管道中的负压依然存在而产生不期望的闭塞后涌动。为了抵消这种情况,将传感器引导的间接前房压力测量与强制输注平衡盐溶液相结合,以帮助稳定前房。然而,即使有了这样的改进,蠕动系统也很难在零超声能量所需要的 500~600mmHg 的负压吸引水平范围内安全运行。对于基于文丘里的系统,当超声乳头上的晶状体碎屑被清除时也有理由保持警惕,因为在外科医生控制下的负压吸引可能会比预期的时间更长。因此,持续保持眼压稳定对于这两个系统都是有帮助的。未来的发展将是直接测量术中前房压力,以便它可以直接与灌注耦合,从而管理所有的流体情况。另一个领域是有效运用更先进的负压吸引应用。间歇性高负压吸引向晶状体施加更多的剪切力能量并提高效率,从而减少对超声能量的需求。

激光应该安装在哪里?这取决于预期用途。如果该系统仅限用于没有任何类型角膜病变、散瞳充分和经济条件良好的患者,那么它应该位于治疗室中。在这种情况下,最小化专用空间费用是有意义的。如果将其用作手术工具,并用于可能需要外科手术的复杂病例,例如瞳孔开大装置或囊膜切开术之前的分离粘连,那么它应该在手术室中。此外,如果需要全身麻醉,则需要在手术室进行。但迄今为止,大多数系统并未位于手术室中。基于激光作为术中工具的未来发展潜力,将激光系统放置在手术室的决定是合乎逻辑的。将手术室完全用于激光手术的成本令人担忧,这些问题成了一个待跨越的门槛,这让手术室激光系统更适合经济规模和手术量更大的医院。我们可能会看到整合。事实已经证明,一个机构有两间激光手术室,同一时间只由一名手术医生使用,“翻转”手术室是有效的。这种选择需要充分的利用率,且需要一个可以解决每个病例成本的商业模式。在我们的未来,由多名手术医生共用专业激光白内障中心是一种可能。

飞秒 LCS 将重新定义我们每一步手术操作的方式,并带来许多新的创新。从注吸/超声乳化机到人工晶状体的设计以及度数计算,令人激动的进步在不断发展。像所有技术一样,成本会随着数量的增加而降低,应用度也会更加广泛。提高手术的精准度、安全性和术后疗效是主要的驱动力。当然,消费者的理解和选择不容忽视,因为消费者会选择激光手术,当他们这样做时,他们也更有可能选择其他先进技术的产品,如散光矫正和老视矫正。颠覆性技术创新的新时代已经到来,飞秒 LCS 的未来一片光明。

(张钰 译)

参考文献

[1] Robin AL, Smith SD, Natchiar G, Ramakrishnan R, Srinivasan M, Raheem R, Hecht W. The initial complication rate of phacoemulsification in India. Investigative Ophthalmology & Visual Science 1997, Vol. 38:2331–2337.

[2] Abell RG, Davies PE, Phelan D, et al. Anterior capsulotomy integrity after femtosecond laser-assisted cataract surgery. Ophthalmology 2014; 121:1:17–24.

[3] Day AC, Gartry DS, Maurino V, Allan BD, Stevens JD. Efficacy of anterior capsulotomy creation in femtosecond laser-assisted cataract surgery. J Cataract Refract Surg 2014; 40: 12:2031–2034.

[4] Roberts TV, Lawless M, Sutton G et al. Anterior capsule integrity after femtosecond laser-assisted cataract surgery. J Cataract Refract Surg 2015;41:1109–1110.

[5] Schultz T, Joachim SC, Noristani R, Scott W, Dick HB. Greater vertical spacing to improve femtosecond laser capsulotomy quality. J Cataract Refract Surg 2017;43:353–357.

[6] Scott WJ, Owsiak RR. Femtosecond laser-assisted primary posterior capsulotomy for toric intraocular lens fixation and stabilization. J Cataract Refract Surg 2015;41:1767–1771.

索　引